Mindfulness en fysiotherapie

P. van Burken

Mindfulness en fysiotherapie

Met medewerking van:
T.C. de Boer
G. Browne

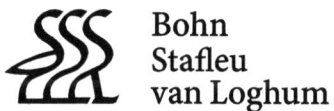
Bohn
Stafleu
van Loghum

Houten 2017

ISBN 978-90-368-0698-5   ISBN 978-90-368-0699-2 (eBook)
DOI 10.1007/978-90-368-0699-2

© Bohn Stafleu van Loghum, onderdeel van Springer Media B.V. 2017
Alle rechten voorbehouden. Niets uit deze uitgave mag worden verveelvoudigd, opgeslagen in een geautomatiseerd gegevensbestand, of openbaar gemaakt, in enige vorm of op enige wijze, hetzij elektronisch, mechanisch, door fotokopieën of opnamen, hetzij op enige andere manier, zonder voorafgaande schriftelijke toestemming van de uitgever.

Voor zover het maken van kopieën uit deze uitgave is toegestaan op grond van artikel 16b Auteurswet j° het Besluit van 20 juni 1974, Stb. 351, zoals gewijzigd bij het Besluit van 23 augustus 1985, Stb. 471 en artikel 17 Auteurswet, dient men de daarvoor wettelijk verschuldigde vergoedingen te voldoen aan de Stichting Reprorecht (Postbus 3060, 2130 KB Hoofddorp). Voor het overnemen van (een) gedeelte(n) uit deze uitgave in bloemlezingen, readers en andere compilatiewerken (artikel 16 Auteurswet) dient men zich tot de uitgever te wenden.

Samensteller(s) en uitgever zijn zich volledig bewust van hun taak een betrouwbare uitgave te verzorgen. Niettemin kunnen zij geen aansprakelijkheid aanvaarden voor drukfouten en andere onjuistheden die eventueel in deze uitgave voorkomen.

NUR 890
Basisontwerp omslag: Studio Bassa, Culemborg
Automatische opmaak: Scientific Publishing Services (P) Ltd., Chennai, India

Bohn Stafleu van Loghum
Het Spoor 2
Postbus 246
3990 GA Houten

www.bsl.nl

Ter introductie

Dit boek bestaat uit een theoriedeel en een praktijkdeel. De theorie geeft een stevige onderbouwing aan de plaats van mindfulness binnen de fysiotherapie. Hierbij komen zowel de elementaire processen van mindfulness aan bod, zoals aandacht en waarnemen, als ook de effecten van mindfulnesstraining op pijn en andere gezondheidsproblemen, en emotioneel welzijn. Speciale aandacht wordt geschonken aan het gedachtegoed van Jon Kabat-Zinn in de beschrijving van de formele mindfulnessoefeningen en omgaan met pijn. Het theoretische deel geeft een beschrijving van het begeleidingsproces en (contra)indicaties.

Het praktische deel bestaat uit acht hoofdstukken. Elke hoofdstuk beschrijft één les, zoals die door een fysiotherapeut aan bijvoorbeeld patiënten met chronische pijn of stressgerelateerde gezondheidsproblematiek gegeven kan worden. De hoofdstukken bevatten zowel een algemeen kader met formele mindfulnessoefeningen, als diverse oefeningen gericht op mindful bewegen.

In het theoretische deel wordt een aantal hersenregionen besproken die betrokken zijn bij aandacht, pijn en emotioneel welbevinden. Waar mogelijk zijn er figuren in de tekst geplaatst om een en ander te illustreren. Om het de lezer gemakkelijker te maken staat aan het eind van deze introductie een mediaal en lateraal aanzicht van het brein afgebeeld, met alle regionen en afkortingen die in dit boek genoemd worden.

Het theoretische deel en het praktische deel zijn onafhankelijk van elkaar te lezen.

Auteurs

Drs. P. van Burken
Psycholoog, psychosomatisch fysiotherapeut, directeur/docent Psychfysio opleidingen Nieuwegein.

T.C. de Boer
Feldenkrais en Child'Space practitioner, Fysiotherapeut, Feldenkraiscentrum Utrecht.

G. Browne
Feldenkrais practitioner, Fysiotherapeut, directeur Therapeutic Movement Seminars, Maple Valley Washington, USA.

Dankwoord

Mijn dank gaat in de eerste plaats uit naar Tjitske de Boer en Gordon Browne die op ongecompliceerde wijze een professionele bijdrage leverden aan dit boek. Tim van der Stam dank ik voor de waardevolle inhoudelijke en tekstuele correcties. Anja Boland-Aussen heeft de oefeningen van Gordon Browne vertaald. En natuurlijk dank aan Ilse, mijn lieve vrouw – altijd van alles op de achtergrond regelend.

Opleiding

Fysiotherapeuten die geïnteresseerd zijn in een mindfulnessopleiding gebaseerd op de inhoud van dit boek kunnen terecht bij Psychfysio-opleidingen: ▶www.psychfysio.nl.

Inhoud

Deel I De theorie

1	**Mindfulness en fysiotherapie**	3
1.1	Definitie van mindfulness	4
1.2	Uitgangspunten	8
1.3	Variaties binnen een fysiotherapeutische setting	9
1.4	Mindfulness meten	11
	Literatuur	11
2	**Aandachtsregulatie, executieve regelfuncties en zelfregulatie**	13
2.1	Aandacht en fysiotherapie	15
2.2	Welke functies spelen bij aandacht een rol?	16
2.3	Executieve regelfuncties, pijn en mindfulnesstraining	18
2.4	Zelfregulatie en het brein	20
2.5	Aandacht tijdens mindfulnesstraining	22
2.6	Het richten van de aandacht	23
	Literatuur	26
3	**Hier-en-nu, het zelf en het lichaam**	29
3.1	Mentaal-emotionele regulatie en het brein van de patiënt	31
3.2	'Uit het hoofd' naar het 'hier-en-nu'	36
3.3	Aandacht bij het lichaam staat centraal	41
3.4	Fysiotherapeutisch relevante effecten	44
	Literatuur	45
4	**Formele en informele mindfulnessoefeningen**	47
4.1	De bodyscan	48
4.2	Mindfulness in het dagelijks leven	51
4.3	Ademmeditatie	52
4.4	Zitmeditatie	53
4.5	Mindful yoga of mindful bewegen	56
4.6	Mindful lopen	57
	Literatuur	58
5	**Mindfulness en waarnemen**	59
5.1	Visueel	60
5.2	Tactiel	60
5.3	Auditief	61
5.4	Smaak	62
5.5	Proprioceptie	63
5.6	Interoceptie en orgaansensaties	63
5.7	Samenvattend	66
	Literatuur	66

6	**Mindfulness en bewegen**	69
6.1	Meer oog voor de kwaliteit van bewegen	71
6.2	De Feldenkraismethode als voorbeeld van mindful bewegen	71
6.3	Bewust en precies bewegen bevordert corticale reorganisatie	72
6.4	Bewegen ondersteunt de aandacht	74
6.5	Het effect van aandacht op bewegen	74
6.6	Integratie externe en interne aandachtsfocus	79
6.7	Andere effecten van mindfulness in relatie tot bewegen	82
	Literatuur	84
7	**Kabat-Zinn over mindfulness bij pijn**	87
7.1	Symptomen als feedbacksignalen	89
7.2	De patiënt is meer dan zijn pijn	90
7.3	Onderzoek	91
7.4	Niet *tegen* maar *met* de pijn werken	92
7.5	Gedachten en emoties	93
7.6	Mindful werken met chronische lage-rugpijn	94
7.7	Mindfulness-verbatims	97
	Literatuur	100
8	**Mindfulness, pijn en gezondheid**	103
8.1	Het brein van de patiënt met chronische pijn	105
8.2	Stress	107
8.3	Focused attention versus open monitoring bij pijn	108
8.4	Pijnmodulatie	110
8.5	Mindfulness bij klinische pijn	112
8.6	Werkingsmechanisme mindfulness bij pijn	115
8.7	Mindfulness en andere gezondheidseffecten	118
	Literatuur	120
9	**Mindfulness en mentaal welzijn**	125
9.1	Routes naar welzijn	127
9.2	Waken en slapen	127
9.3	Cognitieve vermogens	127
9.4	Fouten constateren: snel en gelijkmoedig	128
9.5	Piekeren	130
9.6	Emoties reguleren	130
9.7	Identificatie	136
9.8	Tijdwaarneming	138
9.9	Kan het sneller?	138
	Literatuur	139
10	**Mindfulness als interventie**	143
10.1	Mindfulness voor de fysiotherapeut en het hulpverleningsproces	145
10.2	De persoon van de mindful fysiotherapeut	147
10.3	Begeleidingsvaardigheden voor een groep	148
10.4	Voor wie is mindfulness (on)geschikt?	151
	Literatuur	158

Deel II De praktijk

11	**Les 1 – Automatismen**	163
11.1	Het mindfulnesskader	165
11.2	Mindful bewegen 1 – beweging door het skelet voelen gaan via duwen en trekken	175
11.3	Mindful bewegen 2 – lumbale stabilisatie in combinatie met flexie-extensie mobilisatie heup	183
11.4	Voorbeeld van de agenda en het huiswerk van les 1	187
	Literatuur	187
12	**Les 2 – Obstakels**	189
12.1	Mindfulnesskader	191
12.2	Mindful bewegen 1 – met behulp van beide voeten de wervelkolom bewegen	201
12.3	Mindful bewegen 2 – lumbale stabilisatie in combinatie met flexie-extensie mobilisatie heup	206
12.4	Voorbeeld van de agenda en het huiswerk van les 2	211
	Literatuur	211
13	**Les 3 – Aandacht**	213
13.1	Mindfulnesskader	215
13.2	Mindful bewegen 1 – vanuit arm en been naar een rotatiebeweging	225
13.3	Mindful bewegen 2: cervicale stabilisatie en thoracale mobilisatie	229
13.4	Voorbeeld van de agenda en het huiswerk van les 3	233
	Literatuur	233
14	**Les 4 – Afkeer**	235
14.1	Mindfulnesskader	237
14.2	Mindful bewegen 1 – de voeten verkennen en meer sensitief maken	247
14.3	Mindful bewegen 2 – cervicale stabilisatie en thoracale mobilisatie	251
14.4	Voorbeeld van de agenda en het huiswerk van les 4	255
	Literatuur	255
15	**Les 5 – Toelaten**	257
15.1	Mindfulnesskader	258
15.2	Mindful bewegen 1 – druk maken met verschillende lichaamsdelen in de vloer	263
15.3	Mindful bewegen 2 – uitbalanceren van krachtenkoppels rond het bekken	265
15.4	Voorbeeld van de agenda en het huiswerk van les 5	269
	Literatuur	269
16	**Les 6 – Gedachten**	271
16.1	Mindfulnesskader	273
16.2	Mindful bewegen – buigbeweging in ruglig en extensiebeweging in buiklig	281
16.3	Mindful bewegen 2 – uitbalanceren van krachtenkoppels rond het bekken	286
16.4	Voorbeeld van de agenda en het huiswerk van les 6	290
	Literatuur	290

17	**Les 7 – Zelfzorg**	291
17.1	Mindfulnesskader	293
17.2	Mindful bewegen 1 – met de hand strijkend bewegen	297
17.3	Mindful bewegen 2 – arm als verlengstuk van een dynamische romp	301
17.4	Voorbeeld van de agenda en het huiswerk van les 7	305
	Literatuur	305
18	**Les 8 – Vasthouden**	307
18.1	Mindfulnesskader	308
18.2	Mindful bewegen 1 – bewegingen in staan, spelen met gewicht en gewicht verplaatsen	311
18.3	Mindful bewegen 2 – arm als verlengstuk van een dynamische romp	314
18.4	Voorbeeld van de agenda en het huiswerk van les 8	317
	Literatuur	317
	Bijlagen	319
	Het brein	320
	Register	322

Deel I De theorie

Hoofdstuk 1   Mindfulness en fysiotherapie – 3

Hoofdstuk 2   Aandachtsregulatie, executieve regelfuncties en zelfregulatie – 13

Hoofdstuk 3   Hier-en-nu, het zelf en het lichaam – 29

Hoofdstuk 4   Formele en informele mindfulnessoefeningen – 47

Hoofdstuk 5   Mindfulness en waarnemen – 59

Hoofdstuk 6   Mindfulness en bewegen – 69

Hoofdstuk 7   Kabat-Zinn over mindfulness bij pijn – 87

Hoofdstuk 8   Mindfulness, pijn en gezondheid – 103

Hoofdstuk 9   Mindfulness en mentaal welzijn – 125

Hoofdstuk 10   Mindfulness als interventie – 143

Mindfulness en fysiotherapie

Samenvatting

In dit hoofdstuk wordt de plaats van mindfulness binnen de fysiotherapie verhelderd. Zelfregulatie en zelfmanagement van de patiënt – belangrijk begrippen in de fysiotherapie – vragen om een adequaat aandachtsvermogen. Daarnaast is een milde zorgzame attitude nodig, evenals een gezonde leefstijl. Afleiding van dit gezondheidsvoornemen, door zintuiglijke indrukken, emoties of gedachten ondermijnt het herstel van de patiënt. De aandachtcapaciteit kan prima binnen het fysiotherapeutische domein van houding, beweging en ademhaling getraind worden. *Mindfulness-based* benaderingen hebben binnen de gezondheidszorg een *evidence-based* plaats verworven. Deze trend zet zich ook door binnen de fysiotherapie. Het is verstandig om conform de internationale ontwikkeling aan te sluiten bij de twee meest onderzochte en toegepaste benaderingen; daardoor blijft een herkenbare structuur en inhoud behouden. Mindful bewegen moet daarbij een centrale plaats hebben. De mindfulness-based benadering kan op verschillende manieren binnen de fysiotherapie geïntegreerd worden. Het spectrum verloopt van incidentele aansporingen binnen een één-op-één setting tot intensieve chronische-pijnprogramma's, ondersteund door eHealth.

1.1   Definitie van mindfulness – 4

1.2   Uitgangspunten – 8

1.3   Variaties binnen een fysiotherapeutische setting – 9
1.3.1   Een-op-eensetting – 10
1.3.2   Groepen – 11

1.4   Mindfulness meten – 11

         Literatuur – 11

© Bohn Stafleu van Loghum, onderdeel van Springer Media B.V. 2017
P. van Burken, *Mindfulness en fysiotherapie*, DOI 10.1007/978-90-368-0699-2_1

1.1 Definitie van mindfulness

Zonder het vermogen ergens bewust aandacht aan te schenken is er geen zelfregulatie mogelijk. En zonder zelfregulatie is er geen zelfmanagement rond bijvoorbeeld gezondheid en ziekte. Mindfulness is een speciale manier van aandachtschenken: bewust, in het huidige moment, en met een niet-oordelende attitude [1]. Training van deze specifieke vorm aandacht heeft een vaste plaats verworven binnen de fysieke en mentale gezondheidszorg. Mindfulness is een bedrieglijk eenvoudig concept dat moeilijk precies te omschrijven is [2]; dat het met bewuste aandacht te maken heeft is zeker, maar er speelt meer. Een bekende definitie van mindfulness stelt dat mindfulness getypeerd wordt door twee centrale elementen [3]:

- Aandacht; de zelfregulatie van aandacht (attentie), zodat deze gericht blijft op de directe ervaring en mentale verschijnselen in het huidige moment beter waargenomen worden.
- Attitude; een bepaalde oriëntatie ten aanzien van wat men in het huidige moment ervaart die gekarakteriseerd wordt door nieuwsgierigheid, openheid en acceptatie.

▪ Bewustzijn versus aandacht

Er is een subtiel verschil tussen bewustzijn en aandacht. Bewustzijn verwijst naar het bewust ervaren van interne of externe verschijnselen. Aandacht is het focussen van het bewustzijn op een selectief deel van de realiteit. In figuur-achtergrondtermen: bewustzijn is het brede veld waarin aandacht meer specifiek iets laat oplichten [2]. Aandacht en bewustzijn gaan weliswaar vaak samen, maar hebben verschillende functies en ook verschillende onderliggende neurologische mechanismen.

▪ Mindfulness en waarden

In tegenstelling tot oosterse definities wordt in de westerse definities van mindfulness geen aandacht geschonken aan het cultiveren van een ethische mindset [4]. Dat is jammer, omdat ethisch leven feitelijk het fundament is voor fysiek en mentaal welzijn. Het is te vergelijken met het vuur onder een kokende pan met water; het kokende water is dan de mentaal-fysieke gespannenheid. Je kunt met mindfulnesstraining het 'kokende water' koelen, maar dat gaat natuurlijk veel gemakkelijker als je de bron, de vlam, eronder weghaalt. De bron onder stress en opwinding is doorgaans terug te voeren op overmatig verlangen/hunkering of overmatige afkeer – en de gedragsmatige uitingen daarvan, zoals overmatig eten, alcohol, seks, maar ook afgunst, roddelen, haat, agressie, liegen, stelen, hebzucht enzovoort. Niet zo ingewikkeld eigenlijk. Feitelijk verwijzen deze uitingen allemaal naar een verminderde zelfsturing. Als fysiotherapeut bied je dus naast de 'techniek' van mindfulness ook, op meer subtiele wijze, de 'ethiek' aan, bijvoorbeeld in de vorm van leefstijlcoaching.

▪ Wat is nieuw binnen de fysiotherapie?

Voor veel fysiotherapeuten zal het werken met 'aandacht als therapeutische factor' niet nieuw zijn. Ze doen dit bijvoorbeeld al als ze de patiënt begeleiden bij actieve of passieve bewegingen of tijdens een goed uitgevoerde aandachtige massage. Ook vragen zij aan de patiënt om letterlijk aandacht te hebben voor houding, bewegen en soms ook voor de ademhaling. Wat is er dan toch nieuw?

- Nieuw is dat deze aandacht expliciet gevraagd, geoefend en ingezet wordt, in plaats van impliciet.
- Nieuw is dat deze aandacht tijdens houding, beweging en adem veel langer achter elkaar volgehouden wordt en met veel meer precisie en intensiteit.

1.1 · Definitie van mindfulness

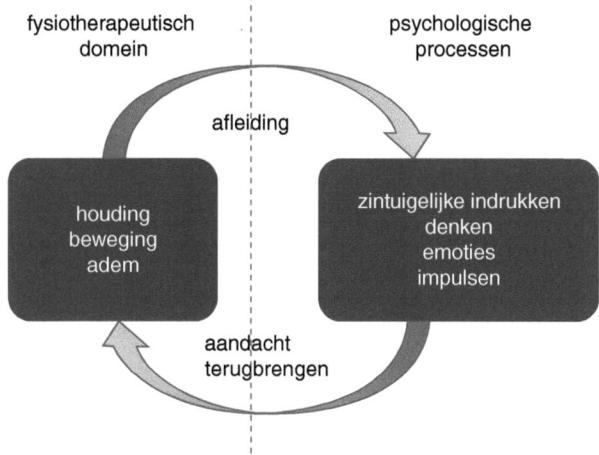

Figuur 1.1 Relatie tussen aandacht en afleiding binnen de fysiotherapie

- Nieuw is dat deze aandacht zich niet alleen richt op proprioceptieve en interoceptieve sensaties, maar ook op het opmerken en omgaan met 'afleidende' gedachten, emoties en gedragsimpulsen. Dit versterkt het aandachtsvermogen en daarmee de zelfregulatie rond bijvoorbeeld houding, beweging en ademhaling.
- Nieuw is ook de mindful attitude, waarmee dit alles nadrukkelijk nagestreefd wordt: vriendelijk, geduldig en bovenal zonder oordeel.

Aandacht versus afleiding

Tijdens een fysiotherapeutische behandeling – en daarna – is er binnen de patiënt feitelijk altijd een krachtenspel gaande tussen (1) aandacht houden bij een taak of voornemen en (2) afleiding daarvan. Binnen een fysiotherapeutische context betreft het eerste thema de taak om met de aandacht aanwezig te blijven bij houding, beweging en adem. Dit actief richten van de aandacht zal echter altijd op een gegeven moment verstoord worden door afleidende zintuiglijke indrukken, opkomende gedachten en emoties, en gedragsimpulsen. Op zichzelf is afgeleid raken een normaal proces, maar het ondermijnt de fysiotherapie als de afleiding te gemakkelijk, te vaak en te lang plaatsvindt.

Daarmee wordt ook direct de noodzaak duidelijk dat in een boek over mindfulness en fysiotherapie zowel aandacht als afleiding uitgebreid aan bod moeten komen. Ze zijn onlosmakelijk met elkaar verbonden. Het is het één of het ander: de patiënt is zich bewust van bepaalde aspecten rond houding, beweging of adem, of de patiënt is geabsorbeerd in zintuiglijke afleiding, gedachten, emoties of gedragsimpulsen. Dat is de reden waarom er in dit boek naast aandachtig bewegen ook veel aandacht is voor het omgaan met deze vier vormen van afleiding. In ◘fig. 1.1 symboliseert het linker gebied het traditionele fysiotherapeutische domein en het rechter gebied de afleiding vanuit het psychologische domein.

De praktijk van aandachtig bewegen staat voorop

Het uitgebreid bespreken van mentaal-emotionele afleiding lijkt op het eerste oog ver van de fysiotherapeutische praktijk te staan. De indruk kan ontstaan dat mindfulness vooral een psycho-educatieve interventie is met veel aandacht voor psychologie. Dat is niet juist; mindfulnesstraining is van oudsher vooral een vaardigheidstraining: een vorm van toegepaste aandachttraining (inclusief milde attitude) die voor een belangrijk deel de houding, beweging en

Tabel 1.1	Drie groepen mindfulness oefeningen	
houding	bewegen	adem
liggen zitten staan	lopen mindful bewegen I (rekken of eenvoudige yoga) mindful bewegen II (Feldenkrais) mindful bewegen III (alledaagse activiteiten)	adem

adem als primaire aandacht focus heeft. De patiënt moet het vooral veel zelf doen. De training die de patiënt geheel of gedeeltelijk ondergaat bestaat voor ongeveer 75 % van de tijd uit praktische mindfulnessoefeningen uit de volgende reeksen (zie ◘ tab. 1.1):

Ongeveer 25 % van de tijd tijdens de training wordt gebruikt voor uitleg of exploratie van de oefenervaring. Dit gebeurt bij voorkeur in een didactische dialoog met de patiënt. De theorie wordt daarbij rechtstreeks gekoppeld aan de oefenervaring van de patiënt.

- **Somatische aandachtsfocus**

De aandachtsfocus licht binnen een fysiotherapeutische setting hoofdzakelijk op de proprioceptieve, interoceptieve en tactiele gewaarwordingen, en op coördinatief moeiteloos bewegen. Daarnaast zal er natuurlijk aandacht zijn voor de verschillende vormen van afleiding, maar mindfulnesstraining is voor een belangrijk deel dus erg 'musculoskeletaal' gericht. De gunstige effecten van mindfulnesstraining op chronische pijn verlopen voor een deel via deze route van 'psychomusculoskeletale' zelfregulatie:

- houding en beweging beter waarnemen;
- grenzen voelen qua belasting en belastbaarheid;
- en vervolgens wijs handelen op dit gebied.

'Wijs' wil in dit geval zeggen, een balans zoeken tussen de fysieke grenzen oprekken en fysieke grenzen respecteren/accepteren. Je zou kunnen zeggen dat dit de gedragsroute is voor het gunstige effect van mindfulness bij musculoskeletale klachten.

- **Cognitief-emotionele aandachtsfocus**

Daarnaast is er ook een meer cognitief-emotionele route. Ook hier gaat het om het vinden van een balans tussen grenzen oprekken en grenzen respecteren/accepteren. Dit is essentieel voor het verminderen van stressgerelateerde gezondheidsproblematiek. Dat kan bij chronische pijn als volgt werken. Mindfulnesstraining leidt tot meer gelijkmoedig waarnemen en dus tot het meer gelijkmoedig omgaan met musculoskeletale klachten. Tijdens het ontwikkelen van deze mentaal-emotionele gelijkmoedigheid verminderen de automatische en geconditioneerde responsen die de patiënt rond zijn chronische pijn ontwikkeld heeft. Deze disfunctionele automatismen of responsen vallen in drie categorieën:

- cognities; catastrofale of andere negatieve gedachten zoals hopeloosheid en hulpeloosheid;
- emoties; sombere, angstige of boze emoties;
- gedrag; overt gedrag in de vorm van doordrukken, vermijden, klagen en sociale isolatie; covert gedrag zoals hypervigilant op de pijn letten.

1.1 · Definitie van mindfulness

Als deze automatische responsen verminderen laat de patiënt zich minder meeslepen in de dramatiek, het lijden, van de pijn. Het cognitieve, emotionele, gedragsmatige reageren op pijn wordt meer adequaat, wat de pijn uiteindelijk daadwerkelijk kan verminderen.

- **Basisinstructie**

De basisinstructie van mindfulness is erg eenvoudig:
- Houd de aandacht bij een van de genoemde lichamelijke aandachtsgebieden (houding, beweging, adem).
- Merk, als je afdwaalt, kort op wat de aandacht trok;
- En keer vervolgens met de aandacht weer terug naar het oorspronkelijke object van aandacht.

- **Mindful attitude**

Mindfulnesstraining is meer dan alleen maar het trainen van de proprioceptief, interoceptief en tactiel bewustzijn, en moeiteloos gecoördineerd bewegen. Als dat het enige zou zijn kan iedere fysiotherapeut dit, ongeschoold in mindfulness, de patiënt aanleren. Alles wat men dan met enige aandacht doet kunnen we dan mindfulness noemen. Dat is een misvatting [5]. Om mindful gefocust te blijven op houding, beweging en adem is naast aandachtsvermogen ook een speciale attitude nodig die te kenmerken is als niet-reactief, observerend, geduldig, open, oprecht en nieuwsgierig. Deze mentaal gezonde attitude is voor veel patiënten nieuw en zal langzaam aangeleerd moeten worden. Pas dan wordt het brein rustiger en meer gefocust, waardoor de patiënt de aandacht gemakkelijker en langer bij de houding, beweging en adem kan houden. Deze milde attitude is medeverantwoordelijk voor de gunstige effecten van mindfulness. Zonder deze attitude zal de patiënt zich gaan vervelen, zich ergeren, afgeleid raken, en boos op zichzelf worden omdat 'het maar niet wil lukken'.

- **Een mindful fysiotherapeut: houding, bewegen en adem centraal stellen**

Binnen zowel de traditionele mindfulnesstrainingen als de moderne vormen is er altijd al veel aandacht geweest voor houding, bewegen en adem, maar binnen een fysiotherapeutische setting wordt dit nog explicieter neergezet. De fysiotherapeut is bij uitstek de professional om binnen de mindfulness-based benaderingen dit accent op houding, beweging en adem te leggen. Houding, beweging en adem is en blijft vanuit fysiotherapeutisch perspectief het primaire object en ook het primaire doel waar positieve effecten worden beoogd. Een belangrijke aanvulling op traditioneel fysiotherapeutische doelen, zoals pijnvermindering en gerichtheid op activiteitenniveau, is dat bij aandachtig bewegen ook de subjectief ervaren kwaliteit van houding, beweging en adem centraal staat.

De kern van de mindfulnesstraining zoals beschreven in dit boek bestaat dus uit:
- aandachttraining in houding, beweging en adem;
- omgaan met afleiding door zintuiglijke indrukken, denken, emoties en gedragsimpulsen;
- niet-oordelende, accepterende attitude en een gezonde leefstijl.

- **Praktijklessen als inspiratiebron**

In het tweede deel van het boek staat de praktijk van de mindfulnesstraining beschreven. Het materiaal is beschreven in acht praktijklessen, maar hoeft niet precies gevolgd te worden. Het is meer bedoeld ter inspiratie waarna de fysiotherapeut per les een accent kan leggen – zonder het geheel uit het oog te verliezen. Alle elementen van mindfulness kunnen per les aan bod komen, maar het accent dat gelegd wordt verschilt. Bovendien kunnen de beschreven praktijklessen de fysiotherapeut inspireren adequaat te reageren op de ervaringen en belevingen van de patiënt.

- **Beladen woorden**

Het woord meditatie is een beladen woord dat voor veel fysiotherapeuten en patiënten een esoterische en spirituele bijklank heeft. Mindfulness heeft dat gelukkig veel minder, maar loopt het gevaar als populistisch afgedaan te worden. 'Iedereen doet tegenwoordig aan mindfulness', hoort men weleens zeggen. De benaming 'populistisch' is niet terecht. Er is rond mindfulness enorm veel wetenschappelijk onderzoek gedaan en de uitkomsten zijn erg gunstig. Een groot aantal gerenommeerde universiteiten heeft mindfulness op de onderzoeksagenda staan – iets wat vijftien jaar geleden misschien nog ondenkbaar was. In dit boek is ervoor gekozen de beladen term 'meditatie' zo veel mogelijk te vervangen door de termen aandachttraining of mindfulness omdat de inhoud van die woorden beter de inhoud van het proces beschrijven.

1.2 Uitgangspunten

Er is bij het schrijven van dit boek bewust gekozen om niet het boek van Jon Kabat-Zinn [1] als uitgangspunt te nemen (met zijn Mindfulness Based Stress Reduction (MBSR)), maar het stramien van de Mindfulness Based Cognitive Therapy (MBCT) te volgen [6]. Binnen MBCT is de structuur van de mindfulnesstraining in acht sessies veel gedetailleerder uitgewerkt. Weliswaar is het thema 'pijn en stress' waarop MBSR zich richt veel passender binnen de fysiotherapie dan het thema 'depressie', waarop MBCT zich oorspronkelijk richtte. Echter, Mark Williams, een van de grondleggers van MBCT, moedigt aan het stramien van MBCT vast te houden, en dit vervolgens specifiek te bewerken voor verschillende doelgroepen. Dat is op dit moment volop gaande. Het voordeel om het stramien van MBCT te volgen is dat dit de herkenbaarheid en ook de uitvoerbaarheid verhoogt. Bovendien bevordert MBCT, door de strakke protocollering, de opzet en interpretaties van wetenschappelijk onderzoek. Dat is de reden dat in dit boek over mindfulness en fysiotherapie gekozen is voor de MBCT-structuur.

MBCT is echter afgeleid van de MBSR van Jon Kabat-Zinn. Het basisboek over MBSR van Jon Kabat-Zinn draagt de titel: *Full catastrophe living: how to cope with stress, pain and illness using mindfulness meditation*. Jon Kabat-Zinn's boek geeft weliswaar nauwelijks de structuur aan van de trainingen, maar de beschrijvingen van de ervaringen en processen die spelen bij het aanleren en beoefenen van mindfulness zijn uitstekend. Dat is de reden dat we met de beschrijving van de mindfulnessoefeningen in lig, zit, lopen, mindful yoga, en ook mindful omgaan met pijn, sterk aansluiten bij de beschrijvingen die Jon Kabat-Zinn in zijn basisboek over MBSR geeft (zie ◘fig. 1.2.).

- **Nogmaals beeldvorming**

Er bestaat één valkuil in beeldvorming die al genoemd is. Door, zoals MBCT doet, ook aandacht te schenken aan het *denken* en de *gevoelens* van de patiënt, kan het lijken dat dit de kern is van de mindfulnesstraining. Maar dat is schijn; de focus op het lichaam is en blijft het allerbelangrijkst. Het is juist tegen de achtergrond van deze lichamelijke aandachtsfocus dat denkprocessen en gevoelsprocessen beter gezien worden en tot rust kunnen komen. De focus op het lichaam of de adem vormt als het ware een anker die voor stabiliteit zorgt.

Naast het lichaam als object van aandachtsfocus moet er echter ook aandacht zijn voor denken en emoties. Immers, denken en emoties zijn de belangrijkste afleiders tijdens fysiotherapeutische oefeningen en bij het uitvoeren van gezondheidsgedrag. De patiënt verliest daardoor gemakkelijk zijn aandacht en ondermijnt daarmee zijn zelfsturing, ook binnen het herstelproces. Bovendien zijn denken en emoties de belangrijkste gangmakers van

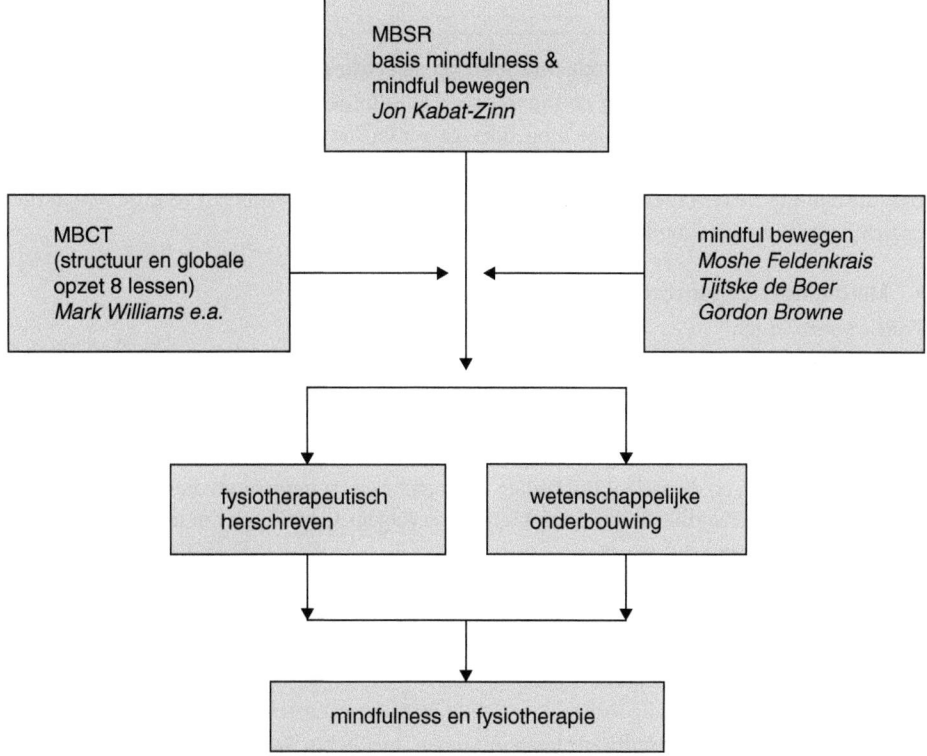

Figuur 1.2 Staan op de schouders van reuzen

lichamelijke spanningen, ook bij musculoskeletale problematiek. Omdat mentale afleiders zo hardnekkig en sterk zijn, is er een speciale aanpak nodig om hiermee om te gaan. Beter worden in volgehouden aandacht op het lichaam is er één van, maar ook een milde, niet-oordelende attitude is belangrijk.

- **Mindful bewegen in dit boek**

Om mindfulness meer nadrukkelijk binnen een fysiotherapeutische context te plaatsen hebben Tjitske de Boer en Gordon Browne ieder een eigen set van acht lessen in mindful bewegen ontwikkeld. Beide doen dit vanuit hun jarenlange deskundigheid als fysiotherapeut en Feldenkraistrainer/docent. Deze lessen in aandachtig bewegen zijn in te passen in groeps- en in individuele sessies. Ze hielden daarbij voor ogen dat de oefeningen eenvoudig door een fysiotherapeut over te dragen moeten zijn en voor de patiënten thuis eenvoudig zelfstandig te oefenen. De oefeningen staan in het tweede deel van dit boek volledig uitgeschreven.

1.3 Variaties binnen een fysiotherapeutische setting

Er is een aantal variaties mogelijk om elementen van mindfulness te integreren binnen de fysiotherapie. We geven enkele voorbeelden. De indeling verloopt van enkele elementen toevoegen in een traditionele fysiotherapeutische setting (één op één), naar de gehele methode in een groep aanbieden.

1.3.1 Een-op-eensetting

- **Mindfulness als algemeen gedachtegoed op de achtergrond**

De fysiotherapeut is bekend met de theorie over mindfulness en heeft de praktijk geoefend. De fysiotherapeut spreekt daardoor mogelijk rustiger en laat de patiënt de lichamelijke sensaties bij houding en beweging meer nadrukkelijk exploreren. De niet-oordelende en aandachtige attitude van de fysiotherapeut dient daarbij als inspirerend voorbeeld voor de patiënt ten opzichte van zijn eigen houding.

- **Mindfulness als gerichte deelinterventie**

Enkele voorbeelden:
- De fysiotherapeut moedigt de patiënt aan om niet op zichzelf te mopperen als hij/zij afgeleid raakt, maar om vriendelijk de aandacht weer naar de geïnstrueerde houding of beweging te brengen.
- Een spierrekking rustig en aandachtig uitvoeren, waarbij de volgehouden aandacht getraind wordt, en de patiënt bovendien zijn reacties leert herkennen die aangejaagd worden door bijvoorbeeld 'kinesiofobie', om vervolgens te besluiten om toch iets verder te bewegen dan 'gevreesd' wordt.
- Een accepterende en observerende instelling aanmoedigen ten aanzien van pijn, waardoor 'catastroferen' vermindert. Vaak blijkt ook de grootte van het pijngebied uiteindelijk kleiner voor de patiënt te zijn als hij dit mindful observeert, of de pijn die continu leek te zijn, blijkt toch te fluctueren.
- Bewegingsinstructies (bijvoorbeeld op activiteitenniveau) met veel herhalingen, precieze aandacht, en soepele coördinatie laten uitvoeren, met lichte variaties in houdingen en gewrichtshoeken, waardoor het motorisch beeld goed verkend en verder uitgebouwd wordt.

- **Gehele sessies aan mindfulness besteden**

De fysiotherapeut kan besluiten om een complete sessie aan mindfulness te besteden, bijvoorbeeld omdat bij de patiënt de musculoskeletale pijnen mede in stand worden gehouden door hoge spierspanning en/of onhandig bewegen. De fysiotherapeut kan dan welbewust langer dan gangbaar een mindful houdings- of bewegingsoefening aanbieden, met als doel het lichaamsgevoel, de concentratie, de spanningsherkenning en regulatie nog nadrukkelijker te bevorderen.

- **In combinatie met een website over mindfulness**

Als stress, uitputting of chronische pijn een aandachtspunt is binnen de fysiotherapeutische behandeling, dan kan de fysiotherapeut naast zijn meer traditionele doelstellingen, zoals het opheffen van beperkingen, de patiënt wijzen op informatieve websites rond mindfulness. Een informatieve website is een uitstekende manier om het biopsychosociale model een plaats te geven binnen een vaak gelimiteerd aantal sessies fysiotherapie. De fysiotherapeut werkt dan wat meer aan de 'biomedische' zijde, de patiënt zelf ook aan de 'psychologische' zijde. De fysiotherapeut kan ook zelf een website bouwen of teksten op zijn praktijksite plaatsen. Een goed voorbeeld is de website ▶www.demindfulfysiotherapeut.nl. Fysiotherapeuten die bij ▶www.psychfysio.nl de opleidingen 'de mindful fysiotherapeut' hebben gevolgd kunnen patiënten toegang geven tot deze website. Reviews tonen dat mindfulness en acceptatie via zelfhulp, bijvoorbeeld websites, aangeleerd kunnen worden en dat dit een sterk effect heeft op stressreductie [7, 8]. Het effect op stress en mindfulness van eHealth is beter als er enige begeleiding is (via email bijvoorbeeld). Dat hoeft niet veel te zijn; het kan bijvoorbeeld ook via een enkele vraag tijdens een fysiotherapeutische sessie: 'wat is voor u belangrijke informatie geweest in de les op de website?'

1.3.2 Groepen

De fysiotherapeut kan bijvoorbeeld lessen van een uur in mindful bewegen aanbieden en voor aanvullende informatie de patiënt wijzen op een boek of website. Daarnaast kan hij mindful bewegen combineren met andere mindfulnessthema's, bijvoorbeeld in lessen van 2 uur of 2,5 uur, waarbij niet alleen de mindful beweegoefeningen doorgenomen worden, maar ook de formele mindfulnessoefeningen, zoals mindfulness in zit of mindful lopen. Dan is er ook meer ruimte voor nabespreking en kan de thematische theorie per les meer nadrukkelijk aan bod komen.

Deze groepen kunnen opgebouwd zijn rond het thema musculoskeletale problematiek, meer gemixte chronische lichamelijke problematiek of gericht zijn op mensen met vooral onrust en stress (en misschien musculoskeletale problematiek).

1.4 Mindfulness meten

Als de kwaliteit van de aandacht een subdoel is van de fysiotherapeutische behandeling wil de fysiotherapeut dit waarschijnlijk evalueren. Als het gaat om mindfulness dan zijn er op dit moment twee vragenlijsten te adviseren:
- Five Facet Mindfulness Questionnaire (FFMQ) [9]. FFMQ meet vijf centrale aspecten van mindfulness: observeren, labelen, bewust handelen, niet-oordelen, niet-reactief zijn [9]. Hoewel niet elk onderzoek deze vijf facetten kan bevestigen [10] wordt de FFMQ in onderzoek erg veel gebruikt. Er is een Nederlandse versie voorhanden. Recent is er een acceptabele verkorte versie van 15 items in plaats van 39 items verschenen [11].
- Multidimensional Assessment of Interoceptive Awareness (MAIA) [12]. Deze vragenlijst evalueert mindfulness volledig vanuit een lichamelijk perspectief. De vragenlijst is responsief, in die zin dat acht sessies van twee uur mindfulnesstraining vijf van de acht subschalen beïnvloedt [13]. Deze vragenlijst is onder andere gebruikt bij chronische-rugpijnpatiënten en patiënten met chronische pijn en depressie [14, 15].

Literatuur

1 Kabat-Zinn J. Full catastrophe living: how to cope with stress, pain and illness using mindfulness meditation. 2nd ed. London: Piatkus; 2013.
2 Brown KW, Ryan RM. Perils and promise in defining and measuring mindfulness: observations from experience. Clin Psychol Sci Pract. 2004;11:242–8.

3. Bishop SR, Lau M, Shapiro SL, Carlson L, Anderson DN. Mindfulness: a proposed operational definition. Clin Psychol Sci Pract. 2004;11:230–41.
4. Nilsson H, Kazemi A. Reconciling and thematizing definitions of mindfulness: the big five of mindfulness. Rev Gen Psychol. 2016;20(2):183–93.
5. Schmalzl L, Crane-Godreau MA, Payne P. Movement-based embodied contemplative practices: definitions and paradigms. Front Hum Neurosci. 2014;8:205.
6. Segal ZV, Williams JMG, Teasdale JD. Mindfulness en cognitieve therapie bij depressie. Amsterdam: Uitgeverij Nieuwezijds; 2013.
7. Cavanagh K, Strauss C, Forder L, Jones F. Can mindfulness and acceptance be learnt by self-help?: a systematic review and meta-analysis of mindfulness and acceptance-based self-help interventions. Clin Psychol Rev. 2014;34:118–29.
8. Spijkerman MP, Pots WT, Bohlmeijer ET. Effectiveness of online mindfulness-based interventions in improving mental health: a review and meta-analysis of randomised controlled trials. Clin Psychol Rev. 2016;45:102–14.
9. Baer RA, Smith GT, Hopkins J, Krietemeyer J, Toney L. Using self-report assessment methods to explore facts of mindfulness. Assessment. 2006;13:27–45.
10. Siegling AB, Petrides KV. Zeroing In on mindfulness facets: similarities, validity, and dimensionality across three independent measures. PLoS One. 2016;11(4):e0153073.
11. Gu J, Strauss C, Crane R, Barnhofer T, Karl A, Cavanagh K, et al. Examining the factor structure of the 39-item and 15-item versions of the five facet mindfulness questionnaire before and after mindfulness-based cognitive therapy for people with recurrent depression. Psychol Assess. 2016;28(7):791–802.
12. Mehling WE, Price C, Daubenmier JJ, Acree M, Bartmess E, Stewart A. The Multidimensional Assessment of Interoceptive Awareness (MAIA). PLoS One. 2012;7(11):e48230.
13. Bornemann B, Herbert BM, Mehling WE, Singer T. Differential changes in self-reported aspects of interoceptive awareness through 3 months of contemplative training. Front Psychol. 2015;5:1504.
14. Mehling WE, Daubenmier J, Price CJ, Acree M, Bartmess E, Stewart AL. Self-reported interoceptive awareness in primary care patients with past or current low back pain. J Pain Res. 2013;6:403–18.
15. Jong M de, Lazar SW, Hug K, Mehling WE, Holzel BK, Sack AT, et al. Effects of mindfulness-based cognitive therapy on body awareness in patients with chronic pain and comorbid depression. Front Psychol. 2016;7:967.

Aandachtsregulatie, executieve regelfuncties en zelfregulatie

Samenvatting

Binnen de fysiotherapie is weinig aandacht voor aandacht. Dat is jammer omdat goede aandachtvaardigheden van de patiënt een voorwaarde zijn voor zelfregulatie. En adequate zelfregulatie is weer een voorwaarde voor zelfmanagement van gezondheidsproblemen. Voor zelfmanagement is niet alleen aandacht nodig, maar ook 'denken', in de vorm van complexe cognitieve functies zoals analyseren en plannen. Mindfulnesstraining blijkt op basaal niveau zowel de aandachtfuncties als de cognitieve functies van de patiënt te verbeteren. Aandacht zelf is een meervoudig proces van richten, afdwalen herkennen en her-richten. Verschillende hersennetwerken spelen hierbij een rol. De kracht en wendbaarheid van de aandachtfunctie is bij patiënten met chronische pijn vaak afgenomen. De fysiotherapeut kan door het inzetten van gerichte lichamelijke aandachtsopdrachten de aandacht van de patiënt weer 'fit' proberen te krijgen.

2.1   Aandacht en fysiotherapie – 15
2.1.1   Het belang van aandacht binnen de fysiotherapie – 15

2.2   Welke functies spelen bij aandacht een rol? – 16
2.2.1   Alertheid – 16
2.2.2   Oriëntatie – 16
2.2.3   Executieve aandacht – 16
2.2.4   Invloed op aandachtsfuncties – 18

2.3   Executieve regelfuncties, pijn en mindfulnesstraining – 18
2.3.1   Pijn ondermijnt executieve regelfuncties – 20
2.3.2   Invloed mindfulnesstraining op executieve regelfuncties en geheugen – 20

© Bohn Stafleu van Loghum, onderdeel van Springer Media B.V. 2017
P. van Burken, *Mindfulness en fysiotherapie*, DOI 10.1007/978-90-368-0699-2_2

2.4	**Zelfregulatie en het brein – 20**	
2.4.1	Zelfregulatie en mentale- en fysieke gezondheid – 21	
2.5	**Aandacht tijdens mindfulnesstraining – 22**	
2.5.1	Gefocuste aandacht versus open aandacht – 22	
2.6	**Het richten van de aandacht – 23**	
2.6.1	Aandacht en afleiding – 23	
2.6.2	Waarop is de aandacht gericht? – 24	
2.6.3	De aandacht fit, sterk en wendbaar maken – 25	
2.6.4	Mindfulness consolideren van *state* naar *trait* – 26	
	Literatuur – 26	

2.1 Aandacht en fysiotherapie

Aandacht is de meest cruciale factor om bewust in het leven te kunnen staan en er sturing aan te kunnen geven. Maar aandacht is ook zo'n vanzelfsprekend verschijnsel dat we er nauwelijks aandacht aan schenken. Onze belangstelling gaat normaal gesproken uit naar de *inhoud* van de aandacht, het object waarop de aandacht gericht is en daarmee wordt aandacht zelf als *proces* gepasseerd. Ook binnen de fysiotherapie is de aandachtsfunctie van de patiënt zelden een diagnostische of behandelbare grootheid. Terwijl aandacht bij nagenoeg alle klachten en beperkingen – en het herstel daarvan – betrokken is. Het belang van aandacht bij preventie mag in dit kader zeker niet onderbelicht blijven; hoe kan de patiënt immers iets corrigeren als hij er niet eerst aandacht voor heeft?

2.1.1 Het belang van aandacht binnen de fysiotherapie

Aandacht, bijvoorbeeld tijdens een fysiotherapeutische oefening, kan snel verslappen en afdwalen. Binnen de fysiotherapie doen we daarom ons best om de aandacht van de patiënt te blijven vangen. We doen dit bijvoorbeeld door afwisseling in de diverse oefeningen te geven. Dat werkt, want 'nieuwheid' trekt aandacht. Op deze wijze trekt men *passief* de aandacht van de patiënt. Echter, als men het zelfsturend vermogen van de patiënt wil bevorderen kan het nuttig zijn juist minder afwisseling te geven. Dat vraagt namelijk meer *actieve* aandacht en opmerkzaamheid van de patiënt, waardoor dit vermogen getraind wordt. Deze actieve aandacht heeft voordelen voor zelfregulatie, zelfsturing, zelfmanagement en zelfredzaamheid, net zoals actieve mobilisatietechnieken voordelen hebben boven de passieve mobilisatietechnieken [1–3].

Aandacht is dus een cruciale factor in het zelfregulatieproces: als de patiënt zijn aandacht moeilijk gefocust kan houden, is het ook moeilijk om bijvoorbeeld revalidatiedoelen te bereiken. Zelfregulatie en opmerkzame aandacht spelen een rol in veel fysiotherapeutische processen. Of het nu gaat om het aanleren of behouden van een betere houding, gemakkelijk en gecoördineerd bewegen, het detecteren en nalaten van overmatige spierspanning of het omgaan met chronische pijn. Opmerkzame aandacht is een van de uitgangspunten van mindfulness. De definitie van mindfulness van Jon Kabat-Zinn zou, vertaald naar een fysiotherapeutische context, als volgt kunnen luiden:

> Mindfulness is het gewaarzijn dat ontstaat als de patiënt doelbewust aandacht schenkt aan de zich ontvouwende ervaringen in een context van houding, beweging en adem – van moment tot moment, in het huidige moment en zonder oordeel.

Deze speciale vorm van aandacht is trainbaar. Recent neurofysiologisch bewijs toont dat regelmatige korte mindfulnesstrainingen een significante verbetering geeft van aandachtscontroleprocessen [4].

- **Mindfulness is geen flow**

Het besef van wat mindfulness is, kan aangescherpt worden door het te onderscheiden van flow. Flow is net als mindfulness een gunstige mentale toestand voor bijvoorbeeld een patiënt met chronische pijn. De patiënt kan daardoor tijdelijk met zijn aandacht opgaan (absorptie) in een persoonlijk waardevolle activiteit, zoals schilderen, borduren, een natuurwandeling, dans of een waardevol gesprek. Tijd, maar ook bijvoorbeeld pijn, wordt even 'vergeten' [5]. Mindfulness verschilt hier echter wezenlijk van omdat bij flow het zelfbewustzijn tijdens het handelen verdwijnt, terwijl bij mindfulness dit juist toeneemt. Experimenteel onderzoek toont ook aan dat beide toestanden van elkaar verschillen. Ze zijn negatief aan elkaar gecorreleerd voor wat betreft de 'absorptiecomponent' van flow [6].

2.2 Welke functies spelen bij aandacht een rol?

Omdat aandacht zo'n centrale factor voor het adequaat functioneren van de patiënt is, kijken we eerst naar de functies die erbij betrokken zijn. Net zoals de pijnervaring niet vanuit één hersenkern gegenereerd wordt maar vanuit een netwerk met verschillende functies, is dit bij aandacht ook zo [7]. Aandacht wordt opgebouwd en gestuurd vanuit drie hoofdfuncties [3, 7, 8]: alertheid, oriëntatie en executieve aandacht, zie ◘ fig. 2.1.

2.2.1 Alertheid

Alertheid is het algemene fundament onder de aandacht. Met alertheid wordt hier niet de 'angstige oplettendheid' bedoeld – de term daarvoor is vigilantie. Alertheid betreft een wakkere oplettende mentale toestand die vooral de snelheid van aandachtig reageren beïnvloedt. De 'aandachtsalertheidschaal' verloopt van coma, slaap, sloom, wakker, alert naar hyperalert. Zo kan bijvoorbeeld een patiënt door vermoeidheid een slappe aandacht hebben of door stress hyperalert reageren. In beide toestanden krijgt afleiding meer kans. Alertheid en wakker zijn vormen overigens een van de dimensies waarop mindfulnesstraining zich onderscheidt van ontspanningsoefeningen; beide kunnen tot meer rust en kalmte leiden, maar bij ontspanningsoefeningen ontstaat vaak een zeker mate van aangename loomheid/slaperigheid, terwijl bij mindfulnesstraining de kalmte juist samengaat met helder en alert wakker zijn. Dat maakt generalisatie van 'kalmte' naar het dagelijks leven van de patiënt vanzelfsprekender.

2.2.2 Oriëntatie

Bij de oriëntatiefunctie van aandacht gaat het om de vraag 'waar in de ruimte' iets plaatsvindt. Het heeft te maken van het ruimtelijk verplaatsen en richten van de aandacht. Je zou kunnen zeggen dat het hier de wendbaarheid van de aandacht betreft. Die gaat in drie stapjes: de aandacht loslaten, de aandacht verplaatsen en de aandacht vestigen. Interessant is dat aandacht weliswaar erg zintuigspecifiek gericht kan worden, maar dat de oriëntatiefunctie zelf een soort generieke basis heeft. Dat maakt generalisatie van mindfulnesstraining naar andere zintuigmodaliteiten mogelijk. Men traint bijvoorbeeld de aandacht op het lichaam en vervolgens treedt ook binnen andere aandachtsdomeinen verbetering in oriëntatie op.

2.2.3 Executieve aandacht

Hierbij gaat het om top-down gestuurde en gefocuste aandacht, ook wel volgehouden aandacht genoemd. Dit is ook het moment waarop iemand zich bewust wordt van de stimulus. Executieve aandacht is de meest wilsmatige component van de aandacht. Het heeft te maken met het 'zelf' in de zelfsturing van de aandacht van de patiënt. Deze volgehouden

2.2 · Welke functies spelen bij aandacht een rol?

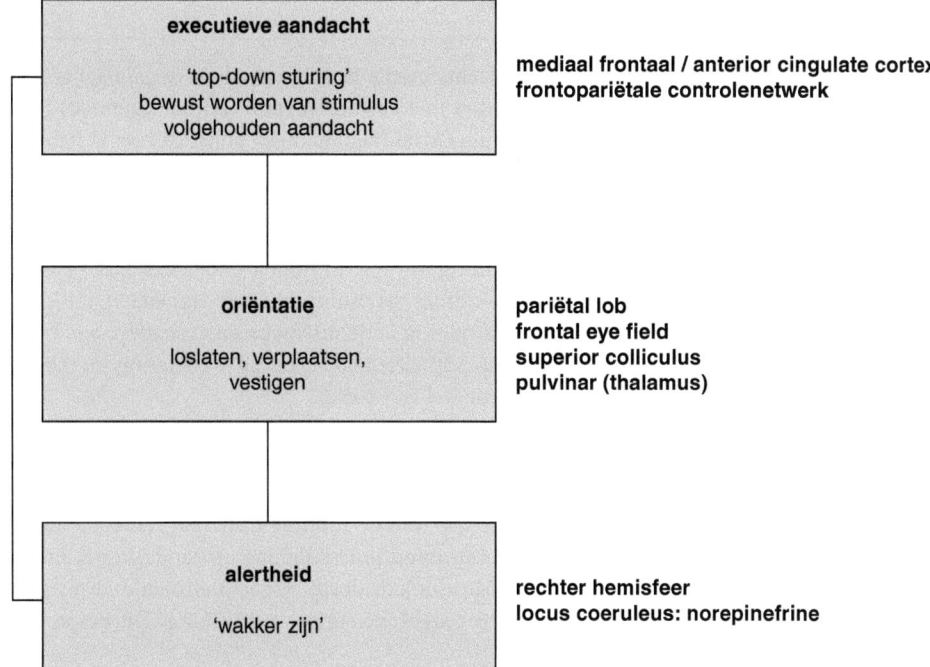

Figuur 2.1 De drie hoofdfuncties van aandacht (Kok 2004, aangepast naar Petersen et al. 2012) [2, 3]

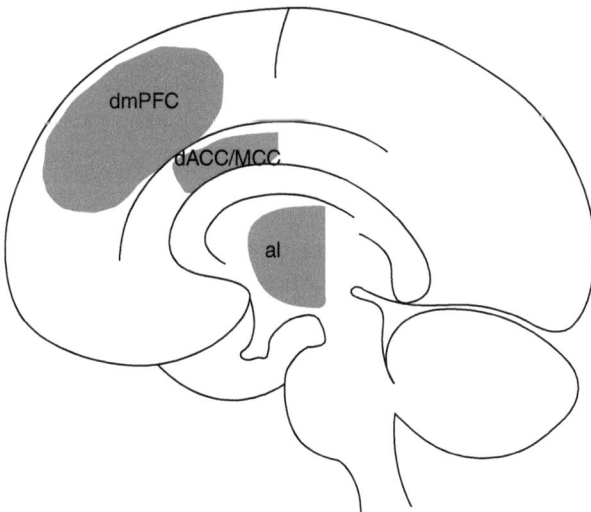

Figuur 2.2 Hersenregionen betrokken bij executieve aandacht

aandachtsfunctie wordt vanuit de mediale prefrontale cortex, de anterior cingulate cortex en de anterior insula gestuurd, zie ◘ fig. 2.2. Het accent ligt daarbij op volgehouden aandacht tijdens de taak, of zelfs in de tijd over meerdere taken heen. Een tweede netwerk, frontopariëtaal, is betrokken bij initiëren en fijnmazig bijsturen van de aandacht tijdens de taak.

2.2.4 Invloed op aandachtsfuncties

Bij patiënten met chronische pijn is de aandachtsfunctie in het brein door de pijn aangetast. Dat is een van de redenen waarom het omgaan met chronische pijn (zelfmanagement) juist voor deze patiëntengroep moeilijk is. Mindfulnesstraining blijkt een gunstig effect te hebben op de aandacht van mensen in het algemeen. Zowel de aandachtfuncties als de onderliggende neurologische structuur verbeteren erdoor. Dit is aangetoond voor zowel executieve aandacht (bijvoorbeeld monitoring van afdwalen) als voor de oriëntatiefunctie [9]. Ook alertheid gaat vooruit, mits de mindfulnesstraining lang voortgezet wordt. Recent onderzoek laat zien dat ook beginners hun aandachtsfunctie via mindfulnesstraining kunnen verbeteren [10]. Na acht weken 24 minuten per dag mindfulnesstraining is de oriëntatie en executieve aandacht verbeterd ten opzichte van een controlegroep. Op alertheid was geen verbetering merkbaar. Bij ervaren mediterenden is de alertheidfunctie wel verbeterd.

Aanvankelijk vraagt de volgehouden aandacht en alertheid nog veel inspanning, maar gaandeweg wordt het meer automatisch en kost het de patiënt minder moeite. Op den duur wordt het 'mindful wakker zijn' meer een alledaagse toestand. De aandachtsfunctie ontwikkelt dus zich van *effortful doing* in de vroege fase van de training naar *effortless being* in de late fase. De hersenregio waaraan het effect van mindfulnesstraining op aandacht het meest is gelinkt is de anterior cingulate cortex [9]. Maar ook de dorsolaterale prefrontale cortex gaat door mindfulnesstraining beter functioneren tijdens executieve verwerking. Dit bespreken we later.

2.3 Executieve regelfuncties, pijn en mindfulnesstraining

Niet alleen aandachtsvermogen is essentieel voor de zelfregulatie en zelfmanagement van de patiënt, maar ook het cognitieve functioneren. Aandacht doet feitelijk niets inhoudelijks met informatie, behalve het meer bewust maken en meer op de voorgrond te plaatsen. Cognitieve functies doen wel iets met de inhoud van informatie: de inhoud wordt bewerkt en verandert daardoor. Een simpel voorbeeld: de cijfers één plus één worden door onze cognitieve functie getransformeerd in twee.

We kijken in het nu volgende niet naar de specifieke cognitieve functies zoals taal of rekenen, maar naar meer algemene cognitieve functies die vooral met 'dingen regelen' te maken hebben. Deze worden, in tegenstelling tot bijvoorbeeld taalfuncties, de complexe executieve functies genoemd. Executief staat voor uitvoeren/regelen, vandaar dat ze ook regelfuncties worden genoemd. Voorbeelden van complexe executieve regelfuncties zijn: redeneren, analyseren, plannen en problemen oplossen. Daarmee is direct duidelijk dat ze een relatie hebben met zelfregulatie en zelfmanagement, bijvoorbeeld bij het vinden van antwoorden op allerlei vragen rond het gezondheidsprobleem van de patiënt die beginnen met *hoe, wat, waar, wanneer, waarom* enzovoort. Waarom is er een opleving van pijn? Hoe kan ik zorgen dat mijn man begrijpt dat ik dingen niet meer zo goed kan als vroeger? Hoe organiseer ik mijn dag zodat mijn belasting-belastbaarheid beter in balans is?

Deze complexe executieve regelfuncties zijn weer opgebouwd uit onderliggende eenvoudige componenten. Mindfulnesstraining beïnvloedt het executieve functioneren juist op dit onderliggende niveau. De drie belangrijkste onderliggende componenten zijn: werkgeheugen updaten, schakelen en responsinhibitie [11] (zie ◘ fig. 2.3). Deze drie eenvoudige executieve

2.3 · Executieve regelfuncties, pijn en mindfulnesstraining

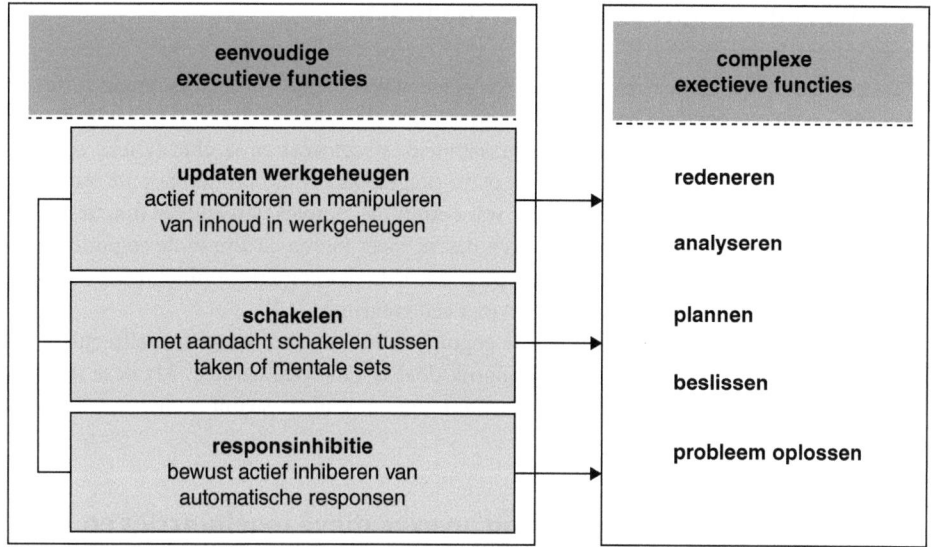

Figuur 2.3 Eenvoudige executieve functies als fundament voor complexe executieve functies

functies zijn belangrijk, omdat ze de kerncomponenten vormen van zelfbeheersing en zelfregulatie in het dagelijks functioneren [12]. Zelfregulatie betreft het vermogen om zelf doelen op te stellen en deze succesvol na te streven en te verwezenlijken. Binnen de fysiotherapeutische context wordt dit afgebakend tot het door de patiënt zelf reguleren van verschillende aspecten rond zijn gezondheidsprobleem. Adequate executieve functies zijn hiervoor nodig en dus nauw verbonden aan zelfregulatieprocessen.

Enkele voorbeelden [13]:

executieve regelfuncties	zelfregulatieprocessen
werkgeheugen updaten	– actief de doelrepresentatie voor ogen houden en doelrelevante informatie zoeken en verwerken; voorbeeld: de patiënt met chronische pijn denkt na over hoe ze weer halve dagen kan gaan werken en ziet in gedachten allerlei opties met voor- en nadelen langskomen
schakelen	– schakelen tussen middelen om een doel te bereiken; voorbeeld: de patiënt probeert iets van de grond te rapen maar kan door haar beperking daar net niet bij; dan verandert ze haar strategie en pakt ze haar grijptang
	– schakelen tussen doelen om een functionele en gezonde balans tussen doelen te handhaven; voorbeeld: de licht geblesseerde patiënt heeft tempotraining op zijn programma staan, maar bij de training aangekomen besluit hij toch voor een hersteloopje te gaan; het doel van de training verandert daarmee van tempo naar herstel
responsinhibitie	– actief remmen van automatisch 'mindless' gedrag; voorbeeld: de patiënt met chronische pijn heeft met behulp van de fysiotherapeut ontdekt dat ze nagenoeg elke beweging vergezeld laat gaan met een 'lijdende' en 'vermoeide' zucht; ze had dat niet door, maar begrijp het negatieve effect op haar mentale welzijn en de omgeving en heeft besloten deze automatische en niet-bewuste respons te remmen

2.3.1 Pijn ondermijnt executieve regelfuncties

Er is veel onderzoek dat laat zien dat de executieve regelfuncties en de prefrontale cortex er als eerste – en in verhouding het meeste – onder lijden als er iets niet goed is in het leven. Dit speelt bijvoorbeeld bij stress, verdriet, eenzaamheid, slaaptekort en slechte fysieke conditie of slechte gezondheid [14]. Meer specifiek is dit aangetoond voor chronische pijn. Patiënten met chronische pijn functioneren slechter wat betreft de complexe executieve functies en de onderliggende drie componenten. Ze maken daarin meer fouten en zijn in de cognitieve uitvoering minder snel dan mensen zonder pijn [15, 16]. Het cognitieve functioneren van de chronische pijnpatiënt is kort in te schatten met een vragenlijst [17].

Een chronische pijnpatiënt mist dus de cognitieve 'kracht' voor adequate zelfregulatie en zelfmanagement, terwijl dit juist een belangrijk doel is van fysiotherapie. Als deze functies binnen een fysiotherapeutische context een *boost* kunnen krijgen, steunt dit het functioneren van de patiënt met zijn chronische pijn.

2.3.2 Invloed mindfulnesstraining op executieve regelfuncties en geheugen

Mindfulnesstraining heeft in tegenstelling tot pijn juist gunstige effecten op de executieve regelfuncties. Dit is duidelijk aangetoond voor responsinhibitie, maar mogelijk ook voor het updaten van het werkgeheugen [18]. Mindfulness bevordert dus zowel aandachtsprocessen als de executieve regelfuncties. Men mag dus verwachten dat daardoor ook het langetermijngeheugen positief beïnvloed wordt. Voor het opslaan en herinneren van recente gebeurtenissen blijkt dit in ieder geval zo te zijn [19]. Een ander onderzoek toont dat de niet-oordelende attitude van mindfulness correleert met minder bevooroordeeld reageren (minder *bias*) tijdens een geheugentaak [20]. Vertaald naar fysiotherapie betekent dit dat de patiënt bijvoorbeeld de aangeboden educatie beter begrijpt en correct onthoudt of dat de oefeninstructie thuis goed uitgevoerd wordt.

2.4 Zelfregulatie en het brein

Een centraal aspect bij zelfregulatie is het opmerken wanneer de uitkomsten van de eigen reactie of het eigen gedrag niet in de richting van het voorgenomen doel gaat. We hebben het dan over het constateren van een afwijking, fout of conflict. De patiënt merkt bijvoorbeeld dat ze naast haar kopje koffie dreigt te grijpen. De anterior cingulate cortex (ACC) speelt een centrale rol bij het monitoren van conflicten/fouten. Het dorsale deel van de anterior cingulate cortex is meer betrokken bij cognitieve conflicttaken. Bijvoorbeeld: de patiënt hoort zeggen dat hij zeven keer geweest is en merkt direct dat dat niet klopt. Het voorste deel van de anterior cingulate cortex is meer bij emotionele conflicttaken betrokken [21]. Bijvoorbeeld: de patiënt zegt dat het niet uitmaakt dat de fysiotherapeut de afspraak verzet, maar merkt direct dat dit conflicteert met haar voornemens rond herstel. Als de ACC het conflict opmerkt speelt het dit door naar de dorsolaterale prefrontale cortex (dlPFC), waarna de patiënt met behulp van de executieve functies er bewust over nadenkt en een strategie bepaalt. Bijvoorbeeld 'niets laten merken' (responsinhibitie) of juist wel er iets van zeggen.

2.4 · Zelfregulatie en het brein

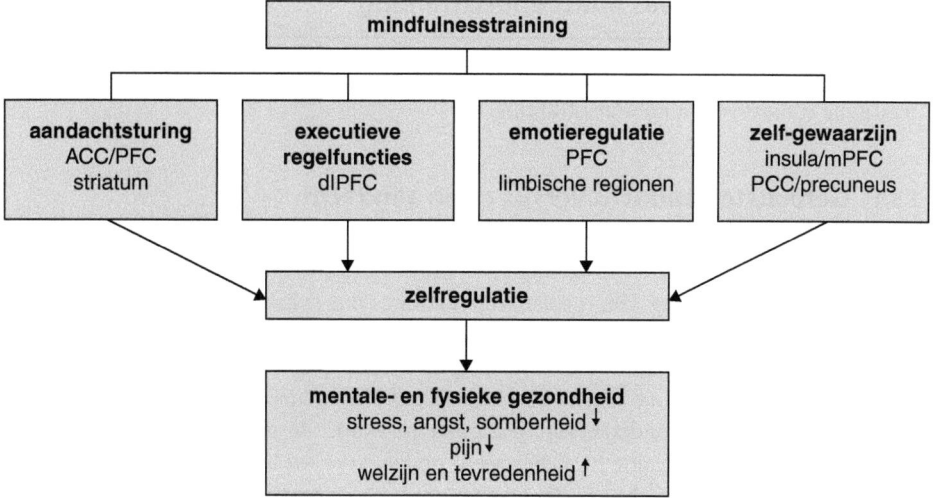

◘ **Figuur 2.4** Mindfulness bevordert gezondheid via een toename in zelfregulatie (Tang et al. 2016, aangevuld met executieve regelfuncties) [1]

De ACC doet echter meer dan alleen het monitoren en doorspelen van fouten. Ze stuurt samen met de insula de aandachtsbundel (zie ◘fig. 2.2). Bovendien kan de ACC de arousal onderdrukken. Als mensen selectief aandacht aan een bepaalde zintuigmodaliteit moeten besteden, vertoont de cingulate cortex functionele verbindingen met die specifieke zintuigmodaliteit; en bij emotionele taken met limbische regionen [3]. De ACC lijkt een centrale spin in het aandachtsweb te zijn.

2.4.1 Zelfregulatie en mentale- en fysieke gezondheid

Een stap verder is die van zelfregulatie naar klinische relevantie. Adequate zelfregulatie is noodzakelijk voor herstel van aandoeningen en behoud van gezondheid. Immers, de patiënt zal in het proces van herstel zijn (gezondheids)gedrag, cognities en stress/emoties moeten (bij)sturen. Voor adequate zelfregulatie zijn de volgende vier psychologische functies erg belangrijk [1]:
- aandachtssturing;
- executieve regelfuncties;
- emotieregulatie;
- zelf-gewaarzijn.

Mindfulnesstraining blijkt het functioneren te verbeteren van de hersennetwerken die betrokken zijn bij deze vier functies (zie ◘fig. 2.4.). Diverse onderzoeken laten zien dat mindfulnesstraining het aandachtsnetwerk en de executieve regelfuncties positief beïnvloedt. De emotionele reactiviteit wordt door mindfulnesstraining beïnvloed door het verlagen van de reactiviteit van de amygdala op negatieve emotionele stimuli. En ook de hersenstructuren die betrokken zijn bij zelf-gewaarzijn, zoals de insula, mediale prefrontale cortex en posterior cingulate cortex, blijken door mindfulnesstraining positief beïnvloed te worden.

2.5 Aandacht tijdens mindfulnesstraining

In deze paragraaf worden de aandachtsfuncties nogmaals besproken, maar nu binnen de praktische context van mindfulnesstraining.

2.5.1 Gefocuste aandacht versus open aandacht

Hoewel we de term proberen te vermijden is mindfulnesstraining ook te klasseren als een vorm van meditatietraining. Het is belangrijk hier oog voor te hebben, omdat men daardoor meer relevant onderzoek op het spoor kan komen. Er zijn echter erg veel verschillende vormen van meditatie. Hoe is mindfulnesstraining die we onze patiënt aanbieden te typeren binnen dit woud van meditatievormen? Lutz en collega's bieden hier een handzaam theoretisch raamwerk dat door veel onderzoekers geaccepteerd wordt. Ze onderscheiden twee hoofdvormen van aandachtmeditatie [22], gebaseerd op klassieke meditatieteksten en op modern neurowetenschappelijk onderzoek. Ze noemen de twee categorieën: *focused attention* (FA) en *open monitoring* (OM). Andere namen die dezelfde lading dekken zijn: geconcentreerde meditatie en receptieve meditatie. In essentie staat focused attention voor versmalde aandacht op één bewust gekozen object. Open motoring staat voor een brede ontvankelijk aandacht voor wat er zich ook maar aandient. Beide stijlen worden vaak gecombineerd binnen een sessie of het relatieve aandeel van iedere stijl verschuift over een aantal sessies.

- **Focused attention (FA)-training**

Bij focused attention-training richt de patiënt zijn aandacht langdurig en selectief op één bewust gekozen object, bijvoorbeeld op de ademsensaties. We zullen in dit boek de term 'object van aandacht' vaker gebruiken. Het is het onderwerp waarop de aandacht gevestigd wordt. Het object van aandacht kan van alles zijn: zintuiglijke waarnemingen, lichamelijke interne sensaties, gedachten, emoties en gedragsimpulsen.

Na het vestigen van de aandacht op een object houdt de patiënt de kwaliteit van die aandacht goed in de gaten. Bij het afdwalen van de aandacht wordt deze stelselmatig teruggebracht naar het gekozen object. De patiënt leert daardoor drie basale, en uiterst belangrijke, aandachtsregulatievaardigheden aan:

- het *monitoren* van de volgehouden aandacht op afleiding, terwijl de patiënt op het object gericht blijft;
- de vaardigheid om weer *los te komen* van de afleiding;
- de vaardigheid om de aandacht te *herrichten* op het gekozen object.

Gaandeweg de training herkent de patiënt de afleiding gemakkelijker en sneller. Voortgezette training maakt dat het een stabiele eigenschap wordt om de aandacht gemakkelijk, lang en met milde inspanning bij het gekozen object te houden. De voordelen van goede aandachtsvaardigheden in preventie en herstel van musculoskeletale problematiek mogen duidelijk zijn.

- **Open monitoring (OM)**

In het begin van de mindfulnesstraining ligt het accent op de focused attention-training om de patiënt te kalmeren en te leren afleiding te reduceren. Op een gegeven moment is de vaardigheid tot monitoring zo toegenomen dat de patiënt aan de volgende fase toe is: in een staat van 'open monitoring' verkeren zonder dat hij zich ergens specifiek op richt. Dit wordt ook wel 'kleurloos bewustzijn' of 'keuzeloos bewustzijn' genoemd. Ook deze ontvankelijke, open en ongerichte aandacht is een vaardigheid die getraind kan worden. Uiteindelijk wordt het *effortless* volgehouden aandacht zonder bewust gekozen object. Het met de aandacht 'zoeken' en 'grijpen' naar een object wordt losgelaten. Deze oefening is gunstig voor de patiënt omdat acceptatie en toelaten hier veel nadruk krijgen.

2.6 Het richten van de aandacht

Beide vormen van aandachtstraining vindt men terug in Vipassana, Zen en Tibetaans boeddhisme. De westerse vorm van mindfulnesstraining komt het meest overeen met Vipassana en Zen (als men de koans buiten beschouwing laat). Deze meditatiesystemen gebruiken alleen de twee meest essentiële elementen van meditatie: aandacht en niet-oordelen, ingebed in een ethische leefstijl. Aanhangers trainen hun mentale vaardigheden op een fundamenteel psychologisch niveau. Complexe visualisaties, zoals in sommige gepopulariseerde westerse meditaties, worden niet of nauwelijks gebruikt. Men hoeft in gedachten geen gele ballon te worden die naar de hemel stijgt of te visualiseren dat alle chakra's beginnen te draaien of dat er een kosmische straal via het hoofd het lichaam in komt en bij de voeten de aarde in trekt.

Belangrijk voor de nuchtere fysiotherapeut is het besef dat ook de Mindfulness-Based Stress Reduction (MBSR) zich beperkt tot de *basic* elementen van aandacht (focused attention en open monitoring) en de niet-oordelende attitude.

2.6.1 Aandacht en afleiding

Malinowski weet mooi het proces van aandachtig zijn en afleiding te beschrijven. Hij beschrijft het proces van gefocuste aandachttraining vanuit de volgende drie onderling verbonden niveaus [23]:
a) de *beleefde ervaring* tijdens de aandachtstraining;
b) de onderliggende *aandachtsfuncties*;
c) de *hersennetwerken* die deze aandachtsfuncties ondersteunen.

In ◘ fig. 2.5 staat het verloop van dit proces van afleiding en herrichten weergegeven.

Het richten en herrichten van de aandacht is in dit hoofdstuk al beschreven, het afdwalen echter nog niet. Bij dit proces speelt het default mode network (DMN) een centrale rol. De belangrijkste spelers in dit netwerk zijn onder meer: mediale prefrontale cortex (mPFC), anterior cingulate cortex (ACC) en posterior anterior cingulate cortex (PCC) [24]. Het DMN wordt actief als er geen externe taakgerichtheid is. Het netwerk gaat dan stimulusonafhankelijk denken, vaak met een onderwerp dat 'ik-gerelateerd' is. Feitelijk is dit een beschrijving van dagdromen, in gedachten wegdwalen of piekeren. Het brein kan dus taakgerelateerd 'in rust' zijn, maar dan juist in het DMN actief worden. Dat is de reden dat als patiënten niets te doen hebben of beginnen met stilzitten voor de mindfulnesstraining aangegeven dat ze juist dan merken hoe hun brein maar oeverloos door 'kwettert'.

De figuur laat duidelijk zien dat als de patiënt oefent om zijn aandacht bij de les te houden hij meerdere afzonderlijke functies en netwerken van de aandacht traint. Het effect van mindfulnesstraining kan dan ook door patiënten verschillende verwoord worden. Sommige patiënten merken dat ze zich langer kunnen concentreren, anderen dat ze niet meer zo snel afdwalen, weer ander patiënten melden dat ze sneller herkennen dat ze afgeleid zijn. Ook

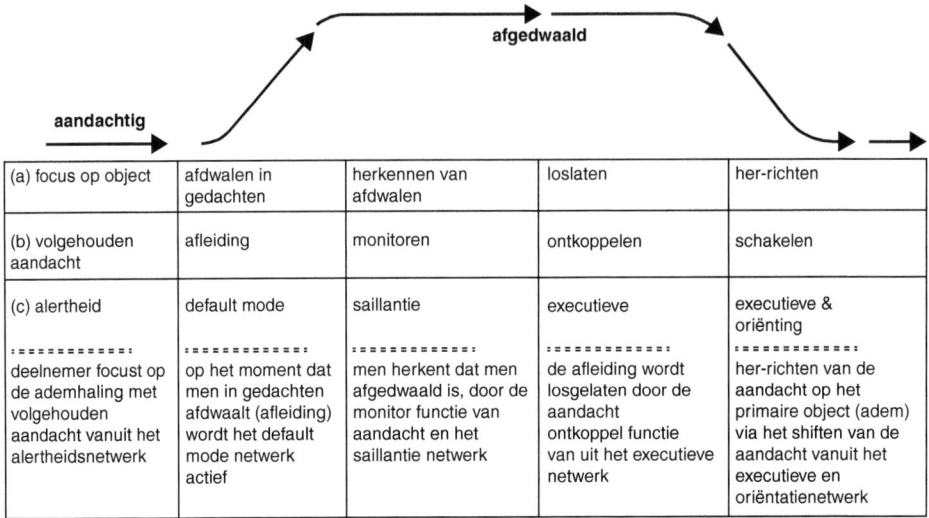

Figuur 2.5 Vijf fasen in aandacht en afleiding [23]

komt het voor dat de patiënten melden lastige gedachten makkelijker los te kunnen laten. En tot slot melden sommige patiënten dat ze na afleiding beter herinneren waar ze de aandacht op wilden richten.

2.6.2 Waarop is de aandacht gericht?

We hebben in het voorafgaande aandacht als een algemeen proces beschreven, opgebouwd uit alertheid, oriëntatie en executieve aandacht. We kunnen echter ook kijken op welke inhoud/object de aandacht gericht is. Vanuit dat oogpunt is een elementaire tweedeling mogelijk [25]: sensorische perceptuele aandacht en reflectieve aandacht:

- Sensorisch perceptuele aandacht is gericht op zintuiglijke verschijnselen en hun kenmerkende kwaliteiten, zoals kleur, toonhoogte, mate van zoetheid enzovoort. Daarnaast hebben zintuiglijke verschijnselen een locatie in de ruimte (spatiële aandacht) en een tijdsaspect, bijvoorbeeld het tijdsverloop in komen en gaan (temporele aandacht).
- Reflectieve aandacht (of centrale aandacht) is gericht op interne psychologische processen, zoals gedachten, gevoelens of gedragsneigingen (bijvoorbeeld de gedragsneiging om te gaan verzitten bij pijn).

Deze twee processen zijn binnen het zenuwstelsel verschillende georganiseerd. De systemen kunnen elkaar wederkerig remmen of juist tegelijkertijd actief zijn. Als men relatief sterk in één ervan geabsorbeerd raakt, remt dat systeem het andere systeem. Bijvoorbeeld: als iemand sensorisch sterk extern gericht is en daardoor zijn eigen gevoelens/gedachten niet waarneemt. Patiënten zeggen soms dat ze ergens niets bij denken of voelen, terwijl dit bij nader onderzoek (via reflectieve aandacht) vaak wel zo blijkt te zijn. Het omgekeerde kan ook; de patiënt zit in gedachten verzonken en neemt niet waar wat de fysiotherapeut zegt. Gelukkig is het ook goed mogelijk om gelijktijdig sensorisch perceptuele aandacht als reflectieve aandacht te hebben, bijvoorbeeld als een fysiotherapeut naar de patiënt luistert en zich tegelijkertijd empathisch afvraagt wat dit bij hem aan gevoelens oproept. Een van de voordelen die men met mindfulnesstraining leert, maar die zelden wordt genoemd, is deze gelijktijdige verdeelde aandacht.

Binnen mindfulnesstraining komt het onderscheid in sensorisch perceptuele aandacht en reflectieve aandacht prachtig terug. Bij de bodyscan, het focussen op de ademhaling, mindful lopen of bijvoorbeeld het waarnemen van smaken of geluiden, traint de patiënt primair zijn sensorisch perceptuele aandacht. Gaandeweg de training worden daar het observeren van gevoelens en gedachten bijgevoegd en ook het observeren van de gedragsimpulsen of eigen reactiviteit. Dit is het trainen van de reflectieve aandacht. Ook het gehele panorama kan waargenomen worden; bijvoorbeeld het lichaam sensorisch waarnemen inclusief de ademhaling en tegelijkertijd ook de geluiden. En dan op hetzelfde moment ook openstaan voor het waarnemen van gedachten, gevoelens of de eigen reactiviteit. Het spreekt voor zich dat dit lastiger is dan elk onderdeel apart, maar het kan geleerd worden.

2.6.3 De aandacht fit, sterk en wendbaar maken

De fysiotherapeut heeft veel mogelijkheden om de verschillende aspecten van de aandacht van de patiënt zowel (a) krachtig volhoudend te maken, als (b) meer flexibel:
- Krachtige volgehouden aandacht. De patiënt ontwikkelt een krachtige volgehouden aandacht door de aandacht langdurig bij één object te houden en bij afleiding hier steeds weer naar terug te keren.
- Flexibiliteit van de aandacht. Deze kan op verschillende dimensies getraind worden:
  - variëren tussen de polen 'smalle aandacht' en 'breed omvattende aandacht';
  - schakelen tussen de verschillende aandachtsvelden (ruiken, lichaam, gedachten enz.);
  - binnen één aandachtsveld schakelen tussen eigenschappen, spatiële locatie, temporele aspecten;
  - dit schakelen geleidelijk complexer en ook sneller uitvoeren, al dan niet 'op commando'.

Enkele willekeurige voorbeelden zijn: de aandacht richten op één teen, één been of beide benen, richten op warmtesensaties, kleur, de eigen reactiviteit, gedachten enzovoort. Men kan ook mindful observeren hoe sterk de aandacht ergens automatisch naartoe getrokken wordt. Er kunnen individuele observatieobjecten aangeboden worden, maar er kunnen ook interessante combinaties gemaakt worden, zoals het eigen zitvlak of de voeten voelen en tegelijkertijd bewust met iemand praten. Daardoor wordt de waarneming omvattender. Men kan de patiënt trainen om lang bij één objecten te blijven of juist 'op commando' te switchen. Door dit soort opdrachten wordt de kracht en de wendbaarheid van focused attention aangesproken. Patiënten met chronische pijn hebben doorgaans moeite met het verplaatsen van de aandacht. De aandacht blijft 'vergrendeld' bij de pijn hangen [26].

Als men de observatie open laat, door receptief en ontvankelijk te kijken wat er zoal verschijnt, dan traint men de open monitoring. De patiënt kan dus met veel verschillende parameters trainen om zijn aandachtvaardigheden fit, sterk, divers en flexibel te maken. Doorgaans komen tijdens een trainingscyclus alle aspecten in meer of mindere mate aanbod, maar soms zal de fysiotherapeut al klinisch redenerend een bepaald accent willen trainen.

2.6.4 Mindfulness consolideren van *state* naar *trait*

Het doel van training is dat de mindfulnesstoestand die de patiënt tijdens zijn oefenen bereikt niet slechts tijdelijk is, maar op den duur een meer duurzame persoonlijkheidstrek wordt. Dat blijkt het geval te zijn: een meta-analyse van 88 studies laat zien dat mindfulnesstraining – wat feitelijk het herhaaldelijk oproepen van een mindfulnesstoestand is – tot meer mindful zijn in het algemeen leidt; mindfulness als persoonskenmerk of *trait* [27]. Deze duurzame toename in mindfulness als persoonskenmerk is op haar beurt geassocieerd met diverse gunstige uitkomsten. De mate waarin de deelnemer tijdens de trainingsperiode in een mindful toestand komt, voorspelt hoe sterk mindfulness na de cursus een meer duurzame persoonlijkheidstrek is geworden [28].

Literatuur

1. Tang YY, Leve LD. A translational neuroscience perspective on mindfulness meditation as a prevention strategy. Transl Behav Med. 2016;6(1):63–72.
2. Kok A. Het hiërarchisch brein. Assen: Koninklijke Van Gorcum; 2004.
3. Petersen SE, Posner MI. The attention system of the human brain: 20 years after. Annu Rev Neurosci. 2012;35:73–89.
4. Moore A, Gruber T, Derose J, Malinowski P. Regular, brief mindfulness meditation practice improves electrophysiological markers of attentional control. Front Hum Neurosci. 2012;6:18.
5. Nakamura J, Csikszentmihalyi M, Snyder CR, Lopez SJ. The concept of flow. Handbook of positive psychology. New York: Oxford University Press; 2002. pag. 89–105.
6. Sheldon KM, Prentice M, Halusic M. The experiential incompatibility of mindfulness and flow absorption. Soc Psychol Pers Sci. 2015;6(3):276–83.
7. Posner MI, Petersen SE. The attention system of the human brain. Annu Rev Neurosci. 1990;13:25–42.
8. Posner MI, Boies SJ. Components of attention. Psychol Rev. 1971;78(5):391–408.
9. Tang YY, Holzel BK, Posner MI. The neuroscience of mindfulness meditation. Nat Rev Neurosci. 2015;16(4):213–25.
10. Becerra R, Dandrade, C., Harms, C. Can specific attentional skills be modified with mindfulness training for novice practitioners? Curr Psychol. 2016.
11. Miyake A, Friedman NP, Emerson MJ, Witzki AH, Howerter A, Wager TD. The unity and diversity of executive functions and their contributions to complex "Frontal Lobe" tasks: a latent variable analysis. Cogn Psychol. 2000;41(1):49–100.
12. Miyake A, Friedman NP. The nature and organization of individual differences in executive functions: four general conclusions. Curr Dir Psychol Sci. 2012;21(1):8–14.
13. Hofmann W, Schmeichel BJ, Baddeley AD. Executive functions and self-regulation. Trends Cogn Sci. 2012;16(3):174–80.
14. Diamond A. Executive functions. Annu Rev Psychol. 2013;64:135–68.
15. Berryman C, Stanton TR, Jane Bowering K, Tabor A, McFarlane A, Lorimer Moseley G. Evidence for working memory deficits in chronic pain: a systematic review and meta-analysis. Pain 2013;154(8):1181–96.
16. Berryman C, Stanton TR, Bowering KJ, Tabor A, McFarlane A, Moseley GL. Do people with chronic pain have impaired executive function? A meta-analytical review. Clin Psychol Rev. 2014;34(7):563–79.
17. Ojeda B, Salazar A, Duenas M, Torres LM, Mico JA, Failde I. Assessing the construct validity and internal reliability of the screening tool test your memory in patients with chronic pain. PLoS One. 2016;11(4):e0154240.
18. Gallant SN. Mindfulness meditation practice and executive functioning: Breaking down the benefit. Conscious Cogn. 2016;40:116–30.
19. Brown KW, Goodman RJ, Ryan RM, Analayo B. Mindfulness enhances episodic memory performance: evidence from a multimethod investigation. PLoS One. 2016;11(4):e0153309.
20. Rosenstreich E, Ruderman L. Not sensitive, yet less biased: a signal detection theory perspective on mindfulness, attention, and recognition memory. Conscious Cogn. 2016;43:48–56.

Literatuur

21. Bush G, Luu P, Posner MI. Cognitive and emotional influences in anterior cingulate cortex. Trends Cogn Sci. 2000;4(6):215–22.
22. Lutz A, Slagter HA, Dunne JD, Davidson RJ. Attention regulation and monitoring in meditation. Trends Cogn Sci. 2008;12(4):163–9.
23. Malinowski P. Neural mechanisms of attentional control in mindfulness meditation. Front Neurosci. 2013;7:8.
24. Tang YY, Rothbart MK, Posner MI. Neural correlates of establishing, maintaining, and switching brain states. Trends Cogn Sci. 2012;16(6):330–7.
25. Chun MM, Golomb JD, Turk-Browne NB. A taxonomy of external and internal attention. Annu Rev Psychol. 2011;62:73–101.
26. Kerr CE, Sacchet MD, Lazar SW, Moore CI, Jones SR. Mindfulness starts with the body: somatosensory attention and top-down modulation of cortical alpha rhythms in mindfulness meditation. Front Hum Neurosci. 2013;7:12.
27. Quaglia JT, Braun SE, Freeman SP, McDaniel MA, Brown KW. Meta-analytic evidence for effects of mindfulness training on dimensions of self-reported dispositional mindfulness. Psychol Assess. 2016;28(7):803–18.
28. Kiken LG, Garland EL, Bluth K, Palsson OS, Gaylord SA. From a state to a trait: trajectories of state mindfulness in meditation during intervention predict changes in trait mindfulness. Pers Individ Dif. 2015;81:41–6.

Hier-en-nu, het zelf en het lichaam

Samenvatting

De mentaal-emotionele vermogens van de patiënt bepalen de wijze waarop patiënten met gezondheid en ziekte omgaan. Mindfulnesstraining verbetert de mentale vermogens rond overzicht hebben, aandacht, lichaamsbewustzijn, emotieregulatie en desidentificatie. Verbeteringen in deze processen laten zich gemakkelijk vertalen naar bijvoorbeeld een patiënt met chronische pijn en kinesiofobie. De patiënt leert door de mindfulnesstraining meer met de aandacht in het hier-en-nu te zijn, waardoor hij adequater informatie kan verzamelen en reageren. Hij zit minder 'in zijn hoofd' en meer 'in het nu'. Dit schakelen van hoofd naar actuele ervaring wordt door verschillende hersennetwerken verzorgd en is trainbaar. Mindfulnesstraining gericht op lichamelijke sensaties speelt daarbij een centrale rol.

3.1 Mentaal-emotionele regulatie en het brein van de patiënt – 31
3.1.1 Metaoverzicht – 31
3.1.2 Aandachtsregulatie – 31
3.1.3 Minder afdwalen, dagdromen, piekeren – 32
3.1.4 Lichaamsbewustzijn – 33
3.1.5 Emotieregulatie: herwaardering – 33
3.1.6 Emotieregulatie: exposure, extinctie en reconsolidatie – 34
3.1.7 Veranderde kijk op zichzelf – 35

3.2 'Uit het hoofd' naar het 'hier-en-nu' – 36
3.2.1 Drie versies van 'het zelf' – 37
3.2.2 Het effect van mindfulness op de drie zelfnetwerken – 39

© Bohn Stafleu van Loghum, onderdeel van Springer Media B.V. 2017
P. van Burken, *Mindfulness en fysiotherapie*, DOI 10.1007/978-90-368-0699-2_3

3.3	**Aandacht bij het lichaam staat centraal – 41**
3.3.1	Alfaritme en de homunculus – 42
3.3.2	Chronische pijn vergrendelt 7–14 Hz alfa-activiteit – 44

3.4 Fysiotherapeutisch relevante effecten – 44

Literatuur – 45

3.1 Mentaal-emotionele regulatie en het brein van de patiënt

De effecten van mindfulness gaan verder dan alleen het effect op aandacht en executieve regelfuncties. Ook het mentaal-emotionele functioneren en het functioneren ten aanzien van de zelfidentiteit van de patiënt verandert in gunstige zin. Deze veranderingen steunen mede op veranderingen in het brein van de patiënt. Onderzoeken laten overtuigend de effecten zien van mindfulnesstraining op de functionele activiteit van de hersenen en zelfs op de dichtheid van de grijze stof. We geven een overzicht van deze effecten, met als insteek het gunstige effect van mindfulness op het mentaal-emotioneel functioneren [1–8] en geven een beschrijving hoe deze processen in elkaar grijpen bij de behandeling van een chronische-pijnpatiënt met kinesiofobie.

3.1.1 Metaoverzicht

■■ **Functie**
- overzicht hebben;
- bewust weten wat je denkt;
- overzicht over taken houden.

■■ **Voorbeeld**
De fysiotherapeut nodigt de patiënt uit om de aandacht bij de fysieke sensaties van de voetzolen te houden tijdens een graded exposure-tilopdracht. De patiënt probeert vanuit het metaoverzicht de opdracht en het doel van de opdracht te begrijpen, analyseert de situatie en bereidt zich mentaal voor op wat daarvoor nodig is.

■■ **Hersenstructuren**
- anterior prefrontale cortex (aPFC) en frontoparietaal controle netwerk (FPCN) (zie ◨fig. 3.1.) [9].

3.1.2 Aandachtsregulatie

■■ **Functie**
- aandacht bij het gekozen object houden en bij afdwalen de aandacht weer herrichten;

verbeterde prestaties in het executieve aandachtssysteem (volgehouden aandacht), oriëntatie en alertheid. De patiënt kan beter zijn aandacht sturen.

■■ **Voorbeeld**
De patiënt heeft al enige aandachtstraining achter de rug en kan gemakkelijker de aandacht langer bij de fysieke sensaties tijdens het bewegen houden. Als de patiënt afgeleid raakt door externe stimuli, zintuiglijke indrukken, emoties, gedachten of gedragsimpulsen, dan merkt zijn executieve aandachtssysteem de ontstane afleiding en het conflict met de oorspronkelijke aandachtstaak snel op.

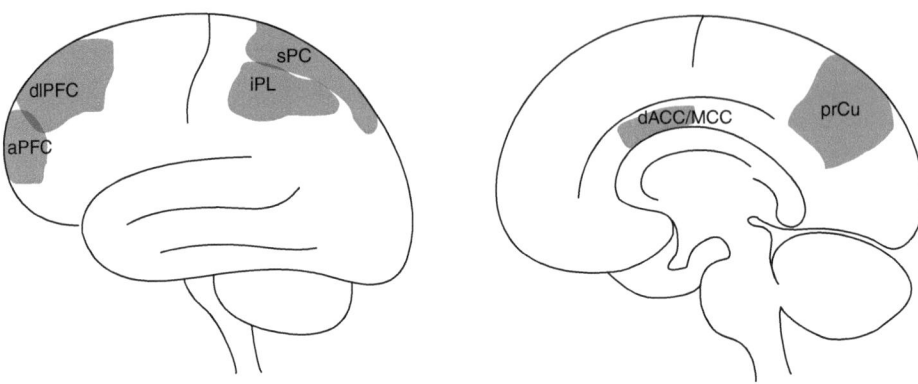

Figuur 3.1 Effect van mindfulness op het frontopariëtale controlenetwerk

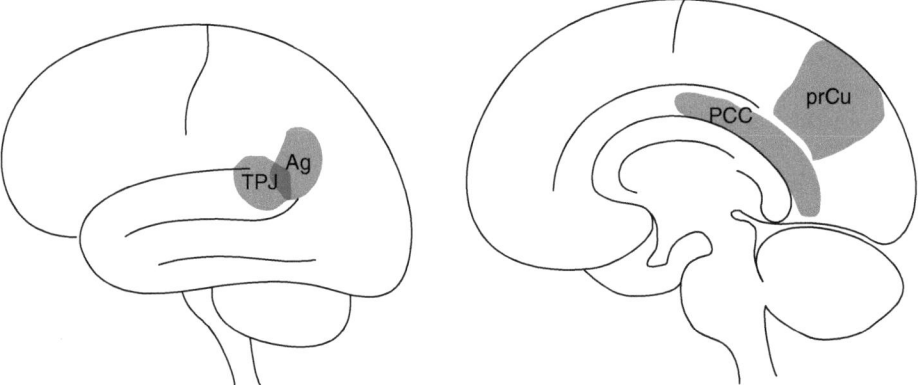

Figuur 3.2 Onderdelen van default mode netwerk die minder actief worden

▪▪ Hersenstructuren
— anterior cingulate cortex, mediale prefrontale cortex, anterior insula, locus coeruleus (zie ◘ fig. 2.2).

3.1.3 Minder afdwalen, dagdromen, piekeren

▪▪ Functie
Het default mode netwerk (DMN) wordt actief als de patiënt, zonder het bewust te weten, met de aandacht afglijdt in niet-taakgerelateerde cognities of dagdromen.

▪▪ Voorbeeld
Door de training is het DMN in de basis minder actief geworden, waardoor de patiënt tijdens de bewegingstaak minder snel afdwaalt in gepieker rond bewegingsangst.

▪▪ Hersenstructuren
— afname activiteit of grijze stof in DMN: posterior cingulate cortex, precuneus, gyrus angularis, temporoparietale junctie (zie ◘ fig. 3.2).

3.1 · Mentaal-emotionele regulatie en het brein van de patiënt

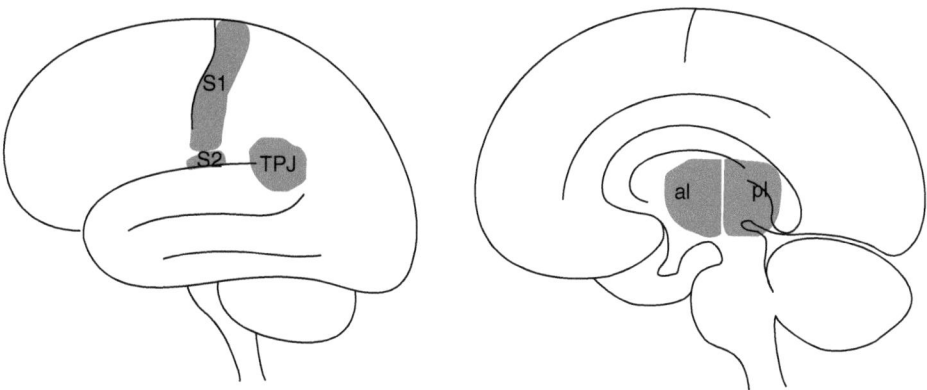

Figuur 3.3 Effect van mindfulnesstraining op hersenregionen betrokken bij lichaambewustzijn

3.1.4 Lichaamsbewustzijn

■■ Functie
- aandachtfocus houden op sensorische ervaring van houding, beweging en/of adem;
- verbeterde scores op vragenlijsten over lichaamsbewustzijn; de patiënt kan beter voelen (en dus bijsturen) wat er lichamelijk gebeurt; neemt emotionele gevoelens beter waar in zijn lichaam en ook bij anderen.

■■ Voorbeeld
Met behulp van het verbeterde lichaamsbewustzijn kan de patiënt sneller de fysiologische aspecten van zijn gevoelens detecteren (bijvoorbeeld verhoogde spierspanning). Daardoor kan hij sneller merken welke emotionele reactie die hem afleidt op gang komt, bijvoorbeeld angst bij kinesiofobie.

■■ Hersenstructuren
- insula, temporopariëtale junctie; S1 en S2 (zie ◘fig. 3.3).

3.1.5 Emotieregulatie: herwaardering

■■ Functie
- ontstane emoties met een niet-oordelende en accepterende attitude observeren; de patiënt kan makkelijker positieve aspecten ontdekken in moeilijke situatie, ook ten aanzien van zijn gezondheid.

■■ Voorbeeld
Tijdens de bewegingstaak komen er angstige emoties bij de patiënt op. De patiënt herkent dat niet alleen, maar kan ze ook beter toelaten, benoemen en accepteren. De emotie neemt daardoor minder sterk toe. Bovendien kan de patiënt ze door de mindfulnesstraining makkelijker plaatsen in een positief licht, bijvoorbeeld: 'ik ben aan het leren'.

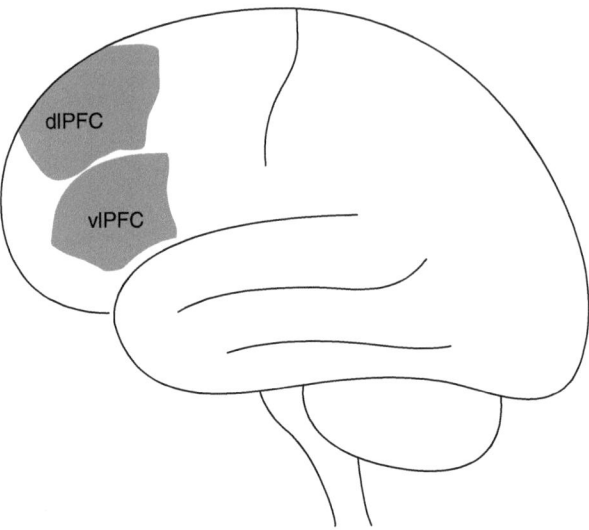

Figuur 3.4 Effect van mindfulness op hersenregionen betrokken bij emotieregulatie: herwaarderen

- **Hersenstructuren**
- dorsolaterale prefrontale cortex (dlPFC), ventrolaterale prefrontale cortex (vlPFC); versterkte remming vanuit de prefrontale regionen op de amygdala (zie fig. 3.4.).

3.1.6 Emotieregulatie: exposure, extinctie en reconsolidatie

- **Functie**
- toelaten wat zich ook aandient, ongeacht of de valentie (gevoelstoon, waardering) daarvan aangenaam, onaangenaam of neutraal is;
- niet meegaan met de opkomende interne reactiviteit in de vorm van 'approach/toenaderen/verlangen' of 'avoidance/vermijding/afkeer'; de patiënt reageert minder automatisch of geconditioneerd op de ervaringen en daardoor kan deconditionering optreden.

- **Voorbeeld**

De patiënt ziet zijn neiging om door te drukken en over zijn grenzen te gaan of – tijdens de exposure – zijn neiging om te gaan stoppen. De patiënt voelt bijvoorbeeld lijfelijk de kracht van de avoidance impuls en hoe deze gevoed wordt door angstige cognities. De patiënt besluit deze automatische reactiviteit te nemen 'zoals het is' en blijft in het hier-en-nu door met de aandacht bij zijn lichaam te blijven; bijvoorbeeld door het contact van de voeten met de grond keer op keer te voelen. Doordat de patiënt deze spannende bewegingstaak een paar keer herhaalt zonder te handelen naar zijn emoties en vermijdingsimpulsen, krijgen nieuwe corrigerende leerervaringen een kans bewust ervaren te worden. Daardoor dooft de oude automatische reactiviteit (kinesiofobie) uit. De patiënt durft de bewegingstaak beter uit te voeren en weet cognitief en door de directe ervaring dat het kan.

- **Hersenstructuren**
- ventromediale prefrontale cortex (vmPFC), hippocampus (H), amygdala (Am) (zie fig. 3.5).

3.1 · Mentaal-emotionele regulatie en het brein van de patiënt

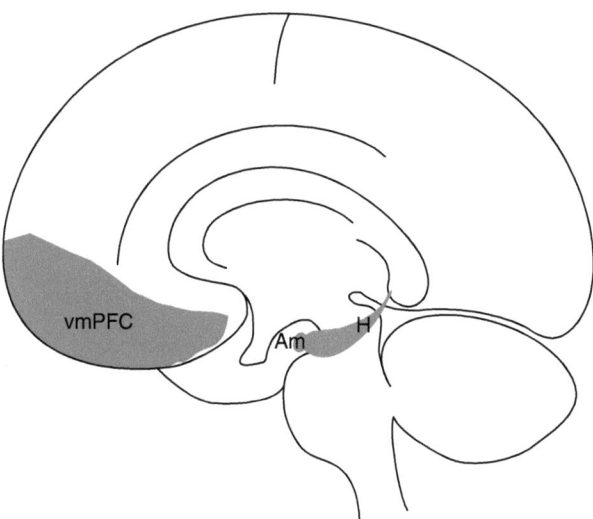

Figuur 3.5 Effect van mindfulness op hersenregionen betrokken bij emotieregulatie: deconditionering

Mindfulnesstraining verbetert ook de stemming van de patiënt in algemene zin. Een relatief verhoogde EEG-activiteit in de linker frontale hemisfeer ten opzichte van rechts is geassocieerd met positieve stemming en emoties [10]. Mindfulnesstraining kan dit bewerkstelligen. Een MBSR-programma van acht weken deed in het EEG de alfa-activiteit links frontaal significant toenemen ten opzichte van een wachtgroep, en verminderde het negatieve affect [11]. In een korter programma bleek mindfulnesstraining de doorbloeding in de linker frontaalkwab sterker te activeren dan relaxatietraining [4].

3.1.7 Veranderde kijk op zichzelf

■■ Functie
— loskomen van de identificatie met, of gehecht zijn aan een statische zelfbeschrijving; de patiënt kan loskomen van een door ziekte gedomineerd zelfbeeld.

■■ Voorbeeld
Doordat de patiënt niet blind gevangen zit in gewoontereacties, maar met open gewaarzijn zijn ervaringen tegemoet treedt, ontdekt hij dat feitelijk alle ervaringen (in waarnemen, denken, voelen en doen) van veranderlijke aard zijn. Ze worden allen gekenmerkt door tijdelijkheid, in de vorm van een 'komen en gaan'. Zijn statische zelfbeschrijving – 'ik ben een pijnpatiënt' – vastgelegd in een 'narratief zelf' (zie ▶par. 3.2) dat nooit ter discussie stond, wordt daardoor meer dynamisch, relatief en veranderlijk. De relevantie van stimuli, zoals pijn of beperkingen in activiteiten, worden minder geïnterpreteerd vanuit zijn oude zelfbeschrijving, terwijl de actuele directe ervaring voor correctieve informatie zorgt. Dit vermindert het automatische reageren vanuit oude zelfbeschrijvingen en creëert keuzevrijheid in reageren op basis van de actuele ervaring: zelfbeeld, reacties en keuzen worden daardoor beter afgestemd op de actuele context.

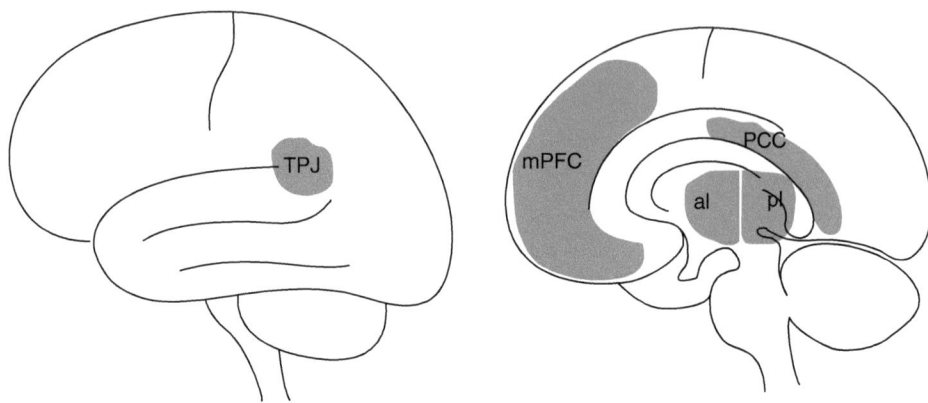

◘ Figuur 3.6 Effect van mindfulness op hersenregionen betrokken bij de kijk op zichzelf

▪▪ Hersenstructuren
– mediale prefrontale cortex (mPFC), posterior cingulate cortex, insula, temporoparietale junctie (zie ◘fig. 3.6.).

Al deze processen leiden tot een verbeterde zelfregulatie/zelfsturing van de patiënt. Zelfsturing van de patiënt is binnen de fysiotherapie een belangrijk thema. De beschreven processen faciliteren elkaar wederzijds. Volgehouden aandacht bevordert lichaamsbewustzijn en lichaamsbewustzijn bevordert herkenning van afwijkingen in voorgenomen houding of beweging en opkomende emoties. De patiënt kan daardoor beter bijsturen. Volgehouden aandacht, neutraal accepterend gericht op geconditioneerde, stimuli zorgt voor het succesvol uitdoven van geconditioneerde responsen. Dit is belangrijk bij het doorbreken van kinesiofobie, maar ook bij het doorbreken van geconditioneerde stressreacties die de musculoskeletale pijn kunnen versterken. Het verbeterde actuele lichaamsbewustzijn plaatst het statische narratieve zelf meer op de achtergrond, waardoor de zelfbeleving gaat steunen op actuele (leer)ervaringen. De veranderde zelfbeleving (doorgaans meer positief en minder statisch) zorgt dat de patiënt ervaringen anders gaat waarderen (vaak neutraler of positiever). Deze groei-ervaring kan een sterke motivationele stimulans voor de patiënt zijn om de aandachtregulatie en het lichaamsbewustzijn verder te trainen. Op deze wijze ontstaat een opwaartse spiraal. In ►H. 8 gaan we dieper in op de effecten van mindfulness op pijn en in ►H. 9 op mentaal-emotioneel welzijn.

3.2 'Uit het hoofd' naar het 'hier-en-nu'

Populair gezegd helpt mindfulnesstraining patiënten die erg 'in hun hoofd zitten' meer in het huidige moment te leven. Ook het bewegend functioneren wordt dan meer gebaseerd op actuele ervaringen dan op vastgeroeste overtuiging. In de jaren zestig van de vorige eeuw werd dit omschreven als een shift van hoofd naar lijf. Door velen werd dit afgedaan als 'zweverig' en 'soft'. Het fascinerende is dat pakweg vijftig jaar later dit een 'harde' evidence-based beschrijving blijkt te zijn! David Vago et al. hebben op basis van bevindingen uit hersenonderzoek een duidelijk model gemaakt die de gunstige effecten van deze shift van het hoofd naar het actuele moment begrijpelijk maakt [12, 13]. In vereenvoudigde vorm kan de fysiotherapeut het model van Vago gebruiken om de patiënt uit te leggen waarom mindfulnesstraining de patiënt letterlijk en figuurlijk fysiek en mentaal-emotioneel stabieler maakt. Stabiliteit – niet te verwarren met rigiditeit – is belangrijk, want een noodzakelijk onderdeel van zelfregulatie.

3.2.1 Drie versies van 'het zelf'

Het model van Vago onderscheidt drie 'zelf-subsystemen'. De patiënt verschijnt in de alledaagse ervaring van de fysiotherapeut weliswaar als één entiteit, maar met de huidige stand van de wetenschap in ons achterhoofd kunnen we zeggen dat er als het ware drie subdelen van de patiënt tegelijkertijd en geïntegreerd aanwezig zijn:

- Het *lijfelijke onbewust zelf* (LOZ); dit 'zelf' is een niet-bewust zelf dat ontstaat door de sensomotorische koppeling tussen het organisme en de omgeving. Dit 'fysieke zelf' [14] of 'proto-self' [15] stuurt op automatisch niveau de *embodied actions*. Het automatisch en ongemerkt aanpassen van de voet aan een hobbelige ondergrond is er een voorbeeld van.
- Het *actueel ervarende zelf* (AEZ); dit is het deel van het zelf dat ervaren wordt als een bewust ervarend en sturend 'ik', ook wel *core-self* genoemd [15]. Het is het zelf dat ervaren wordt in het actuele huidige moment, direct en zonder evaluatie of reflectie. Het is het eerste persoonsperspectief. Het is het zelf dat tijdens mindfulnessoefeningen sterk aangesproken wordt.
- Het *narratieve zelf* (NZ); dit betreft het zelf dat ontstaat vanuit zelfevaluaties en vanuit reflectief denken over het eigen ik. Het is het 'babbelende brein' met het verhaal dat we over onszelf maken. Een autobiografische narratieve constructie van het zelf, gebaseerd op het verleden, geprojecteerd in het heden en naar de toekomst.

De eerste twee vormen van het zelf worden gekenmerkt door hersennetwerken die betrokken zijn bij sensorische perceptie en aandacht voor de externe wereld. Het narratieve zelf wordt gekenmerkt door hersennetwerken die betrokken zijn bij interngericht mentaliseren (nadenken of piekeren over jezelf).

Lijfelijk onbewuste zelf (LOZ)
Deze biologische zelfrepresentatie beïnvloedt het gedrag volkomen buiten het bewustzijn om. Het is ontstaan door conditioneringsprocessen, waarbij exteroceptie, proprioceptie, kinesthesie en interoceptie betrokken zijn.

Interoceptie
Een deel van het LOZ-netwerk bevindt zich in de spino-thalamo-corticale lussen en is betrokken bij interoceptieve verwerking op onbewust niveau. De belangrijkste regio waar deze niet-bewuste interoceptieve informatie aankomt en verwerkt wordt, is de posterior insula. De informatie kan van daaruit doorgegeven worden naar de anterior insula, waar de informatie bewust wordt. Men wordt zich bijvoorbeeld bewust van lijfelijk ervaren gevoelens [16]. Deze informatie in anterior insula is op dat moment dan al een onderdeel van het actueel ervarende zelf (AEZ). Het lijfelijk onbewuste zelf en het actueel ervarende zelf hebben dus verbinding met elkaar.

Gedrag
Een ander deel van het lijfelijk onbewuste zelf is betrokken bij automatisch functioneel gedrag. Het gaat hierbij om onbewust gestuurd motorisch gedrag dat aangeboren is of door

leren is ontstaan. De activatie van dit biologische LOZ ondersteunt door het 'hier-en-nu'-karakter – ook al is ze onbewust – van het actueel ervarende zelf (AEZ). Daardoor treedt afdwalen in de richting van het narratieve zelf minder snel op. Het houdt de patiënt als het ware 'met beide benen stevig op de grond'. Mindfulnesstraining versterkt zowel de hersenactiviteit in het lijfelijk onbewuste zelfnetwerk als de groei van de grijze stof in dit netwerk.

- **Actueel ervarende zelf (AEZ)**

Dit is het bewust ervarende zelfnetwerk dat tijdens mindfulness sterk aangesproken wordt. De patiënt wordt zich bewust van de actuele interoceptieve en exteroceptieve gewaarwordingen – en ook van zijn eigen reactiviteit daarop. Reactiviteit staat voor de emotionele, cognitieve en gedragsmatige reacties die in relatie tot de bewuste waarneming ontstaan. Elke waarneming heeft een valentie (gevoelstoon, waardering) in de vorm van aangenaam, onaangenaam of neutraal. De automatische reactiviteit op deze gevoelstoon is 'verlangen' of 'afkeer', met als bijpassende gedragsimpuls *approach* of *avoidance*. Normaal gesproken is iemand zich van deze sturende processen rondom de valentie van ervaringen, niet bewust. De patiënt stuurt automatisch zijn leven en revalidatie op het thema aangenaam-onaangenaam. Overmatige vigilante aandacht op pijn en catastroferen over pijn hebben hier hun voedingsbodem. Als het AEZ beter getraind is, kan deze reactiviteit wel gemakkelijk waargenomen worden. De patiënt kan dan besluiten er niet naar te handelen, wat de zelfsturing aanzienlijk verbetert. Bovendien dooft de automatische reactiviteit op een gegeven moment uit, zoals we hebben gezien bij emotieregulatie in de vorige paragraaf.

De bewuste sturing van de aandacht, zoals die bij mindfulnesstraining geoefend wordt, vindt binnen het actueel ervarende zelfnetwerk plaats. Hetzelfde geldt voor training van het lichaamsbewustzijn via bijvoorbeeld de bodyscan. Deze laatste verloopt via het beter functioneren van de anterior insula. De anterior insula is betrokken bij het actueel ervarende zelf, vooral voor wat betreft het actueel lijfelijk ervarende zelf. Deze regio integreert enorm veel informatie tot een totaalbeeld van het actuele zelf.

- **Narratieve zelf (NZ)**

Dit is het zelf dat we claimen als 'onszelf'. Het zijn de herinneringen en eigenschappen waarmee we ons identificeren. Dit zelf is sterk cognitief van aard en wordt daarom binnen de *Acceptance and Commitment Therapy* (ACT) het conceptuele zelf genoemd. Het gaat daarbij om gedachten en opvattingen als: ik ben een man, aardig, wat verlegen, een fysiotherapeut, goed in … enzovoort. Het zijn letterlijk 'zelfbeschrijvingen', die over het fysieke, sociale en psychologische domein kunnen gaan. Het zijn de gewaarwordingen van een specifiek object – 'het zelf' – waarmee men zich identificeert.

Het narratieve zelf wordt gestalte gegeven via het HCMS-netwerk (Hippocampal Cortical Memory System). Dit wordt ook wel het E-netwerk genoemd, als gevolg van de evaluatieve aard van het netwerk. Zelfbeschrijvingen en zelfevaluaties treden dus gemakkelijk hand-in-hand op. De anterior thalamus en de hippocampus dragen bij aan de constructie van een zelfidentiteit in tijd en ruimte (een 'zelfbeeld') via het van moment tot moment vormen van *episodische* herinneringen. De nucleus accumbens en amygdala voegen respectievelijk motivationele en affectieve elementen toe aan het narratieve zelf. De retrosplenale cortex en de mediale prefrontale cortex (mPFC) zijn ook onderdeel van het narratieve zelf-netwerk.

- **Een integratief frontopariëtale controlenetwerk (FPCN)**

Deze drie 'gezichten' van het zelf moeten geïntegreerd worden wil het zelf als één geheel goed functioneren. Het frontopariëtale controlenetwerk (FPCN) zorgt voor deze integratie.

Het FPCN overlapt voor een belangrijk deel met het actueel ervarende zelf-netwerk (AEZ). Het actuele bewuste ervaren is dus erg belangrijk is voor de integratie tussen de drie delen van het zelf. De drie meest genoemde hersenregionen die door mindfulnesstraining actiever worden en meer dichtheid van de grijze stof laten zien [2], zijn de dorsolaterale prefrontale cortex, de anterior cingulate cortex en de insula. En juist deze regionen zijn intens betrokken bij zowel het FPCN als het actuele ervarende zelf-netwerk (AEZ).

3.2.2 Het effect van mindfulness op de drie zelfnetwerken

Mindfulnesstraining helpt de vanuit zijn hoofd levende patiënt tot een meer stabiele wijze van 'zijn' te komen. Mindfulnesstraining bereikt dat door zowel de representatie van het actueel ervarende zelf (AEZ) als het lijfelijke onbewuste zelf (LOZ) sterker te maken. Daardoor kan de patiënt meer in het nu en taakgericht blijven en neemt de invloed van het narratieve zelf (NZ) af. Bovendien versterkt mindfulnesstraining de integratieve sturing vanuit het FPCN.

- **Schakelen van het narratieve zelf naar het actueel ervarende zelf**

Zoals gezegd is activiteit van de anterior insula onderdeel van het actuele ervarende zelf. Deze is negatief gecorreleerd met de precuneus en de retrosplenale cortex. Deze laatste structuren zijn meer betrokken bij het narratieve zelf. Hier ziet men dat de 'actuele zelfervaring' versus 'nadenken over jezelf' twee tegengestelde activiteiten zijn die elkaar wederzijds remmen. Een patiënt die bijvoorbeeld veel piekert over zichzelf, kan op dat moment niet goed 'motorisch presteren'. Daarom is het belangrijk om de patiënt te leren schakelen van het narratieve zelf naar het actueel ervarende zelf, dat meer taakgericht is in het hier-en-nu. Mindfulnesstraining helpt daarbij. Het versterkt de activiteit in de anterior insula en laat ook de dichtheid van de grijze stof daar toenemen.

Interessant is dat er bij mensen die niet getraind zijn in mindfulness een sterke koppeling is tussen de posterior insula (interoceptie) en de mediale prefrontale cortex (zelfreflectie en zelfevaluatie: narratieve zelf). Lijfelijke informatie en piekeren over jezelf zijn dan sterk gekoppeld. Deze koppeling was bij getrainden in mindfulness niet aanwezig. Zij hadden juist een koppeling tussen de posterior insula en de dorsolaterale prefrontale cortex (actueel ervarende zelf) [17]. De patiënt leert dus om het huidige moment te 'belichamen' – en dan letterlijk en op bewuste en niet-evaluatieve wijze.

Onderzoekt toont dat ook de mPFC deel uitmaakt van het narratieve zelf [17]. Tijdens de directe ervaringsfocus neemt de activiteit in de mediale prefrontale cortex (mPFC) af ten opzichte van de narratieve focus. In een mindfulnessgetrainde groep (acht weken MBSR) is deze afname in mediale prefrontale cortexactiviteit sterker dan in de wachtlijstgroep. Bovendien ziet men tijdens de directe ervaringsfocus in de mindfulnessgroep ook een toename in activiteit aan de rechter zijde in de laterale prefrontale cortex (lPFC) en de viscerosomatische regionen zoals de insula, secundaire somatosensorische cortex (S2) en de inferior pariëtale kwab. Dit zijn regionen die betrokken zijn bij het actueel ervarende zelf. Interessant is dat het schakelen tussen deze twee modaliteiten in hersennetwerken door acht weken mindfulnesstraining te verbeteren is.

- **Het narratieve zelf en identificatie met het gezondheidsprobleem**

Het is belangrijk dat sommige patiënten binnen de fysiotherapie leren schakelen tussen het narratieve zelf en het actueel ervarende zelf. Vooral voor patiënten met chronische pijn die

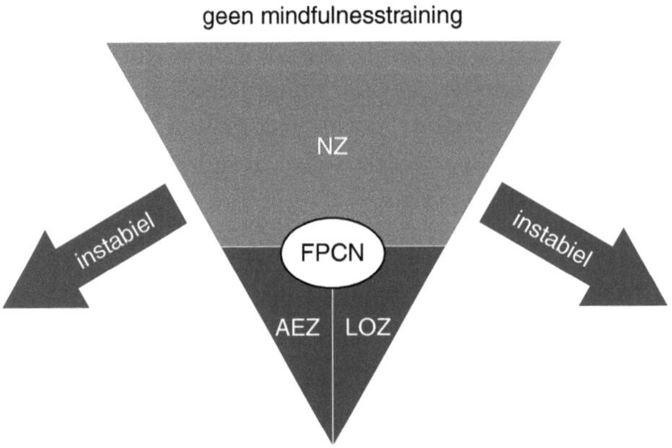

Figuur 3.7 Het narratieve zelf overheerst

daar disfunctioneel mee omgaan en die zich identificeren met hun klachten is dit gunstig. De chronische pijn is een belangrijk onderdeel geworden van hun narratieve zelf: 'ik ben mijn pijn'. Deze identificatie heeft natuurlijk nadelige gevolgen voor het emotionele en gedragsmatige functioneren van de patiënt: 'ik ben mijn ziekte, dus ben ik niets waard en kan niets...' enzovoort.

Sommige patiënten daarentegen vereenzelvigen zich minder of niet met hun ziekte. Ze zijn van mening: 'ik ben meer dan mijn ziekte of pijn'. Ze accepteren de ziekte voor wat die is, en gaan daar functioneel mee om. Ze leggen zich er niet passief bij neer, maar vechten er ook niet verbeten tegen. Op deze wijze verspillen ze geen mentale energie en houden ze psychische capaciteit over om in het actuele moment aanwezig te blijven (AEZ). Daardoor zijn ze in staat dingen te ervaren en te ondernemen die ze belangrijk vinden.

Fysiotherapeuten kunnen patiënten helpen meer in het actuele moment aanwezig te zijn, bijvoorbeeld door mindfulnessoefeningen die gebruikmaken van de 'lichaamsscan'. De meeste ontspanningsoefeningen hebben een somatisch gerichte ervaringsfocus in het huidige moment. Dat wil zeggen dat ze gedetailleerd, maar zonder oordeel, het lichaam van binnenuit voelend aftasten. Als de patiënt dit regelmatig oefent, dan traint hij een hersennetwerk dat hem in staat stelt makkelijker over te schakelen van narratief gepieker over zichzelf, naar actueel aanwezig zijn bij zichzelf in het huidige moment.

Een metafoor voor de patiënt over de 'zelfdelen'
Hoe kan een fysiotherapeut deze kennis over de 'drie zelven' begrijpelijk overdragen op de patiënt? De volgende metafoor kan daarbij behulpzaam zijn. Teken een omkeerde driehoek en zet daar de drie delen van het zelf in. Zorg dat het narratieve zelf het grootste oppervlakte krijgt (zie fig. 3.7). De patiënt krijgt daarna eerst de trainbaarheid van het brein uitgelegd. Vertel daarbij dat datgene wat hij het meest doet of traint, in de hersenen als het ware in grootte toeneemt. Daardoor wordt men er beter in. Een patiënt die veel in zijn hoofd zit en veel piekert is daar dus 'goed' in geworden. Een belangrijk nadeel van veel in denken verzonken zijn, is dat binnen het denkende zelf geen vaste tijd-ruimteassen zijn. De patiënt kan dan al denkend net zo makkelijk naar het verleden als naar de toekomst afglijden en met gemak verplaatst worden van thuis naar werk. Het denkende zelf is dus letterlijk oeverloos – daardoor makkelijk uit het lood te krijgen en dus relatief instabiel.

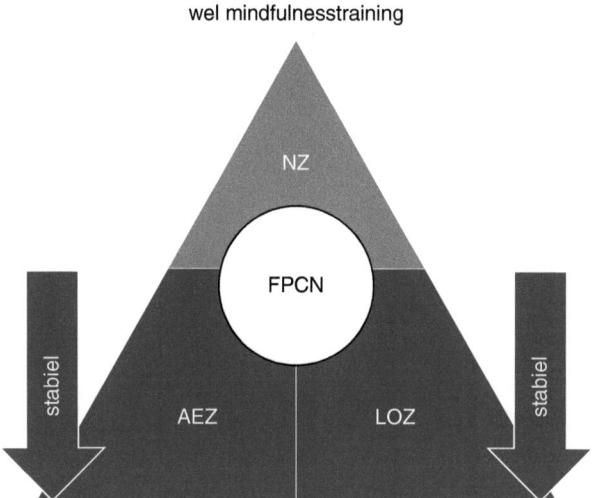

☐ **Figuur 3.8** Het actueel ervarende zelf en het lijfelijk onbewuste zelf overheersen

Tijdens mindfulnesstraining oefent de patiënt steeds weer te schakelen van afgedwaald zijn in het narratieve zelf (NZ), terug naar het actueel ervarende zelf (AEZ) en het lijfelijk onbewuste zelf (LOZ). In het lijfelijk onbewuste zelf zitten wel vaste tijd-ruimteassen. Als de patiënt met de volle aandacht bij zijn lijf is, dan is hij met de aandacht vanzelf in het hier-en-nu. Immers, het lijf kan alleen 'nu' en 'hier' ervaren worden. Om dat voor de patiënt te verhelderen kun je het volgende doen. Je tikt de patiënt een paar keer op het been. Terwijl je dat doet, zeg je hem dat hij dat tikken 'nu' voelt en 'hier' en niet 'gisteren' en 'daar'. Het lijf direct ervaren biedt een toegang of anker naar het hier-en-nu. Het oeverloze denken wordt door de remmende koppeling relatief afgeremd. Daardoor neemt, na veel training, de representatie van het lijfelijk onbewuste zelf en het actueel ervarende zelf in de hersenen toe. De grote van het narratieve zelf neemt door de training af. De driehoek van het brein komt daardoor op zijn basis te staan (zie ☐fig. 3.8). De driehoek, en daarmee de patiënt, staat weer stevig op zijn basis en is moeilijker fysiek of mentaal uit het lood te krijgen. Bovendien gaat de patiënt meer geïntegreerd als één geheel functioneren, door een toename in het frontopariëtale controlenetwerk (FPCN). Voor veel patiënten is dit een begrijpelijke en aansprekende metafoor die motiveert om de training serieus op te pakken.

3.3 Aandacht bij het lichaam staat centraal

Zowel MBSR als de daarvan afgeleide MBCT beginnen met het trainen van de aandacht op het lichaam. Ook in de beschrijvingen in de vroege geschriften van het boeddhisme begint men met de aandachttraining bij het lichaam. De *satipatthana sutta* en de *anapanasati sutta* zijn de belangrijkste bronbeschrijvingen van mindfulness uit het vroege boeddhisme. Daarin wordt het trainen van de 'vier velden van aandacht' genoemd, dat wil zeggen vier gebieden waarop men de aandacht richt:
- het lichaam;
- gevoelens;
- mentale toestand;
- cognitie.

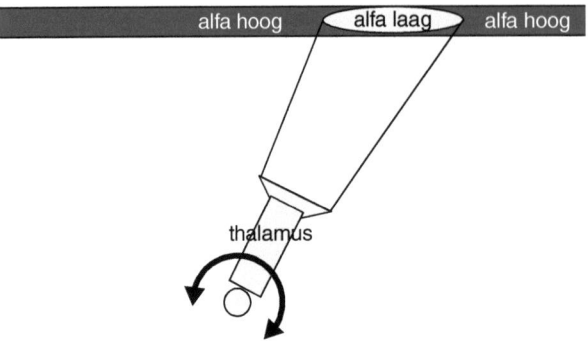

 Figuur 3.9   Thalamus als richter van de aandacht

Binnen deze velden van aandacht wordt het trainen van mindfulness eerst gericht op het lichaam (adem, houding, beweging/handeling) en pas later op de andere drie velden. Het trainen van de aandacht voor het lichaam blijft ook in latere fases een belangrijke aandachtsfocus. Dat is niet zonder reden, zoals we hierna zullen zien.

3.3.1 Alfaritme en de homunculus

Aandachtstraining gericht op het lichaam bevordert de controle over het thalamocorticale 7-14 Hz-alfaritme [18]. Dit alfaritme vanuit de thalamus in de richting van de sensorische neocortex heeft als functie de signaal-ruisverhouding te verbeteren: de lichaamssensaties komen beter door doordat de irrelevante sensorische input weggefilterd wordt. Omdat 7-14 Hz-alfa tot stand komt via thalamocorticale circuits, traint men ook de diverse onderdelen van dit circuit. De patiënt leert op deze wijze om stimuli waarop hij zijn aandacht niet richt, beter buiten te sluiten. Daardoor neemt men niet alleen beter waar, maar is de kans op afleiding ook verminderd. Hoge 7-14 Hz alfa-activiteit sluit als het ware de poort naar de primaire sensorische map, lage 7-14 Hz alfa-activiteit opent die. Het is alsof de thalamus een zaklantaarn is die op de sensorische cortex schijnt en daar 'zicht' creëert door de alfa 7-14 Hz alfa-activiteit te verlagen en in de overige gebieden te verhogen (zie fig. 3.9). Let wel, 7-14 Hz alfa-activiteit dempt de verwerking, dus komen de stimuli alleen door vanuit regionen waar de 7-14 Hz activiteit laag is. Het is alsof de thalamus overal een deksel op legt, waardoor die informatie daar niet verwerkt wordt. De regio die 'gespaard' wordt, is de regio van de sensorische cortex waar de informatie wel verwerkt wordt.

Tijdens de opbouw van de mindfulnesstraining wordt de aandacht eerst op lokaal afgebakende lichaamsdelen getraind: tenen links, voet, enkel, onderbeen, knie enzovoort. En zo worden in kleine stapjes alle lichaamsdelen heel nauwkeurig afgescand. Dit traint in de sensorische cortex, in de bijbehorende regionen van de 'homunculus', het 7-14 Hz alfaritme (althans een afname ervan). In een latere fase, als de aandacht op het 'lichaam en adem als één geheel' is gericht, traint dit de alfa-activiteit voor de gehele primaire sensorische cortex (zie fig. 3.10).

En in weer een latere fase van de mindfulnesstraining worden ook andere sensorische systemen, zoals horen, ruiken en kijken, bij deze alfatraining betrokken.

3.3 · Aandacht bij het lichaam staat centraal

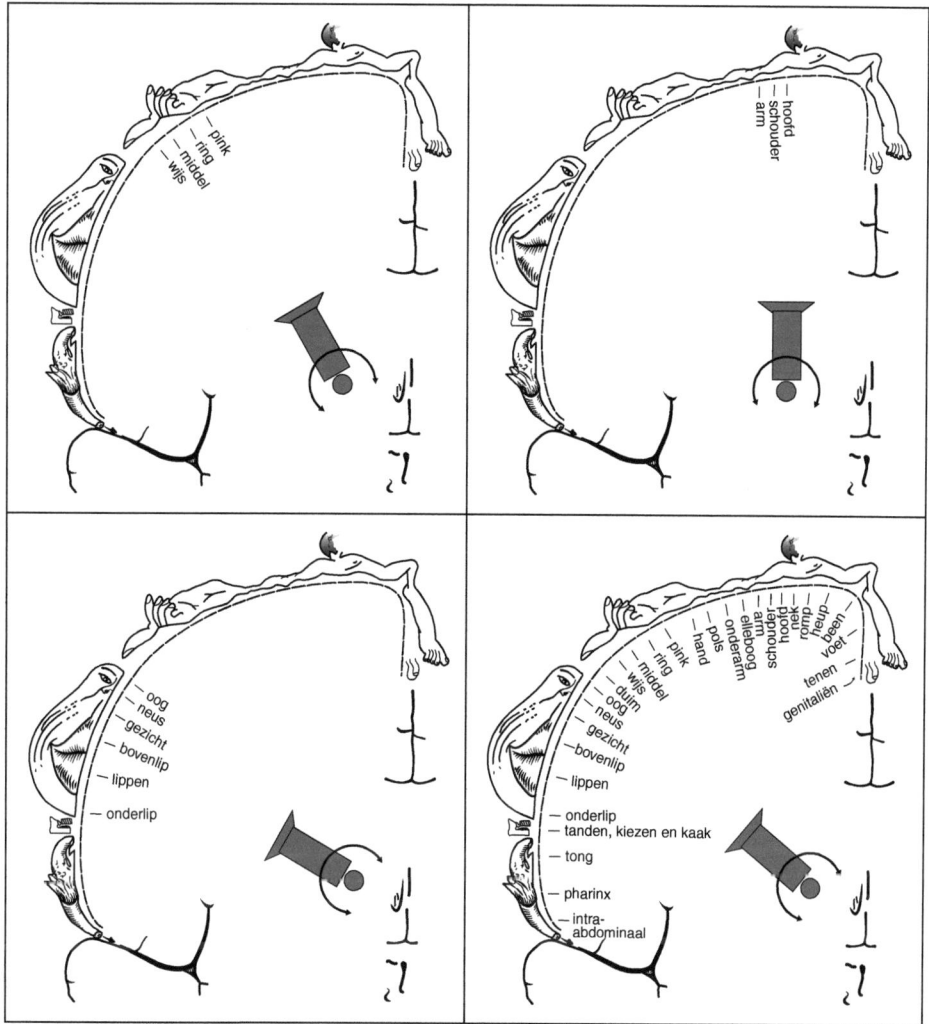

◘ Figuur 3.10 Van lokaal loslaten, verplaatsen en vestigen van de aandacht naar totaal lichaamsgewaarzijn

De verbeterde signaal-ruisverhouding (hogere kwaliteit) bevordert de daaropvolgende verwerking van informatie in bijvoorbeeld het werkgeheugen. En inderdaad blijkt dat mensen na mindfulnesstraining een beter werkgeheugen hebben [19]. Het is alsof een radiozender beter afgestemd staat en dat men daardoor de radio beter kan gebruiken voor waar deze voor bedoeld is. De patiënt kan beter waarnemen wat er lijfelijk en emotioneel speelt en daardoor adequater reageren. De auteurs beschrijven ook onderzoek waaruit blijkt dat mindfulnesstraining ook leidt tot een betere algehele 7–14 Hz alfamodulatie. Dat wil zeggen, een generalisering naar zintuigmodaliteiten en locaties die niet bewust getraind zijn. Dit zou tot een betere algehele exteroceptieve, proprioceptieve en interoceptieve aandacht en perceptie moeten leiden. Dit laatste werd bevestigd in eerder onderzoek van de auteurs [20]. Daarin blijkt dat beoefenaars van tai chi met lichamelijke aandachtsconcentratie op bewegen, een beter tactiel discriminatievermogen van de vingertoppen hadden. Hier ziet men dat lichamelijke aandachtstraining kan generaliseren naar effecten elders (van lichaamsbewegingen naar vingertoppen).

De effecten van mindfulnesstraining op 7–14 Hz alfa-activiteit zijn ook aangetoond voor de auditieve en de visuele cortex.

Ook afgeleid raken door piekeren kan verminderen door een verbetering in alfamodulatie:
- Door de verbeterde alfamodulatie die na een aantal trainingssessies optreedt, kan de patiënt de aandacht beter bij zijn lichaamssensaties houden.
- Bovendien kan 7–14 Hz alfa-activiteit irrelevante interne stimuli (piekeren) als ruis blokkeren.

3.3.2 Chronische pijn vergrendelt 7–14 Hz alfa-activiteit

Bij chronische pijnpatiënten is de somatosensorische aandacht gebiased in de richting van de pijnlocatie. Kerr et al. veronderstellen dat dit patroon ontstaat doordat lage 7–14 Hz alfa-activiteit min of meer permanent vergrendeld is in de richting van de pijnlijke regio. Het is alsof de 'zaklantaarn' van de aandacht in één stand is vastgeroest. Proefpersonen zonder chronische pijn kunnen de alfamodulatie flexibel verplaatsen om pijnsensaties weg te filteren. Op deze wijze kunnen ze hun aandacht blijven richten op bijvoorbeeld een cognitieve taak. Chronische-pijnpatiënten kunnen dit aanzienlijk slechter. Tijdens de bodyscan leert de patiënt dit loslaten-verplaatsen-vestigen van de aandacht weer aan. Daardoor traint hij het flexibel inzetten van alfa 7–14 Hz en blijft hij minder met de aandacht in de pijnregio vergrendeld zitten. De vastgeroeste zaklantaarn van de aandacht is door de training als het ware geolied en weer soepel bewegelijk geworden. Een recente studie bevestigt dat mindfulnesstraining de *attention bias* voor pijn vermindert [21].

3.4 Fysiotherapeutisch relevante effecten

Omdat mindfulnesstraining basale fysieke en mentale processen aanspreekt, kan ze op een breed veld van menselijk functioneren effecten hebben. Kristeller ordent dit naar zes domeinen [22]. Vertaald naar de fysiotherapie kan men daarbinnen een tweedeling hanteren, in primaire en secundaire fysiotherapeutische uitkomstmaten:

Primaire fysiotherapeutische uitkomstmaten:
- Fysiek; bijvoorbeeld toegenomen lichaamsbewustzijn, pijnvermindering en relaxatierespons.
- Gedrag; bijvoorbeeld minder impulsief reageren, betere bewegingscoördinatie, meer bewust van wijze van reageren, meer zorgzaam gedrag voor zichzelf.

Secundaire fysiotherapeutische uitkomstmaten:
- Cognitief; bijvoorbeeld meer bewust, betere aandacht, minder piekeren en oordelen.
- Emotioneel; minder reactief, meer bewust van emotionele patronen, meer gelijkmoedig, meer positieve emoties.
- Relatie tot zelf en ander; bijvoorbeeld meer zelfbewust en zelfacceptatie, minder egogericht, meer verbonden met anderen, meer empathie.
- Spiritueel; bijvoorbeeld meer spiritueel betrokken, meer compassie en onbaatzuchtige liefde.

Natuurlijk is de fysieke uitkomst de belangrijkste dimensie binnen de fysiotherapie. Bepaalde elementen van de gedragsdimensie zijn ook primaire fysiotherapeutische uitkomstmaten, vooral als dit tot uiting komt in het motorische gedrag. De overige dimensies zijn weliswaar secondair, maar kunnen toch belangrijk zijn in het herstelproces. Ze zijn te beschouwen als herstelbevorderende of herstelbelemmerende factoren. Het krachtige van mindfulnesstraining is dat ze een brede waaier van gunstige effecten heeft, die volledig passen binnen de fysiotherapeutische context.

- **Trainen, trainen, trainen ...**

Om deze effecten te bereiken, moet de patiënt trainen, standvastig trainen. Het is moeilijk te zeggen wanneer men een expert in mindfulnessbeoefening is, die zonder mentale inspanning mindful kan zijn. De patiënt hoeft ook geen expert te worden, zoals een monnik in Thailand, om toch de gunstige effecten van mindfulnesstraining te ervaren. In ▶H. 8 en 9 beschrijven we onderzoek dat laat zien dat de effecten in ieder geval al aantoonbaar zijn na acht weken training. Recent is uit onderzoek gebleken dat ook kortere programma's effecten laten zien. Gelukkig is het zo dat het aantal uren dat men per dag mindfulness oefent, beter correleert met aandachtsprestaties dan het totale aantal uren mindfulnessbeoefening gedurende het gehele leven [23]. Kortom, de patiënt hoeft niet jaren te oefenen, maar gaat al relatief snel effect ervaren als hij regelmatig – vijf van de zeven dagen – gaat oefenen.

Literatuur

1. Hölzel BK, Carmody J, Vangel M, Congleton C, Yerramsetti SM, Gard T, et al. Mindfulness practice leads to increases in regional brain gray matter density. Psychiatry Res. 2011;191(1):36–43.
2. Hölzel BK, Lazar SW, Gard T, Schuman-Olivier Z, Vago DV, Ott U. How does mindfulness meditation work? Proposing mechanisms of action from a conceptual and neural perspective. Perspect Psychol Sci. 2011;6(6):537–59.
3. Tang YY, Leve LD. A translational neuroscience perspective on mindfulness meditation as a prevention strategy. Transl Behav Med. 2016;6(1):63–72.
4. Tang YY, Lu Q, Feng H, Tang R, Posner MI. Short-term meditation increases blood flow in anterior cingulate cortex and insula. Front Psychol. 2015;6:212.
5. Tang YY, Holzel BK, Posner MI. The neuroscience of mindfulness meditation. Nat Rev Neurosci. 2015;16(4):213–25.
6. Brewer JA, Worhunsky PD, Gray JR, Tang Y, Weber J, Kober H. Meditation experience is associated with differences in default mode network activity and connectivity. PNAS. 2011;108(50):20254–9.
7. Fox KC, Nijeboer S, Dixon ML, Floman JL, Ellamil M, Rumak SP, et al. Is meditation associated with altered brain structure? A systematic review and meta-analysis of morphometric neuroimaging in meditation practitioners. Neurosci Biobehav Rev. 2014;43:48–73.
8. Fox KC, Dixon ML, Nijeboer S, Girn M, Floman JL, Lifshitz M, et al. Functional neuroanatomy of meditation: A review and meta-analysis of 78 functional neuroimaging investigations. Neurosci Biobehav Rev. 2016;65:208–28.
9. Vincent JL, Kahn I, Snyder AZ, Raichle ME, Buckner RL. Evidence for a frontoparietal control system revealed by intrinsic functional connectivity. J Neurophysiol. 2008;100(6):3328–42.
10. Davidson RJ. Emotion and affective style: hemispheric substrates. Psychol Sci. 1992;3:39–43.
11. Davidson RJ, Kabat-Zinn J, Schumacher J, Rosenkranz M, Muller D, Santorelli SF, et al. Alterations in brain and immune function produced by mindfulness meditation. Psychosom Med. 2003;65(4):564–70.
12. Vago DR, Silbersweig DA. Self-awareness, self-regulation, and self-transcendence (S-ART): a framework for understanding the neurobiological mechanisms of mindfulness. Front Hum Neurosci. 2012;6:296.
13. Vago DR. Mapping modalities of self-awareness in mindfulness practice: a potential mechanism for clarifying habits of mind. Ann N Y Acad Sci. 2013.
14. James W. The priciples of psychology. New York: Henry Holt; 1890.

15. Damasio AR. The feeling of what happens: body and emotion in the making of consciousness. New York: Harcourt; 1999.
16. Craig AD. How do you feel – now? The anterior insula and human awareness. Nat Rev Neurosci. 2009;10:59–70.
17. Farb NAS, Segal ZV, Mayberg H, Bean J, McKeon D, Fatima Z, Anderson AK AK. Attending to the present: mindfulness meditation reveals distinct neural modes of self-reference. Scan. 2007;2:313–22.
18. Kerr CE, Sacchet MD, Lazar SW, Moore CI, Jones SR. Mindfulness starts with the body: somatosensory attention and top-down modulation of cortical alpha rhythms in mindfulness meditation. Front Hum Neurosci. 2013;7:12.
19. Jha APJ, Stanley EA, Baime MJ. What does mindfulnesstraining strengthen? Working memory capacity as a functional marker of traing succes. In: Baer RA, editor. Assessing mindfulness and acceptance processes in clients. Oakland: New Harbinger Publications; 2010. pag. 207–21.
20. Kerr CE, Shaw JR, Wasserman RH, Chen VW, Kanojia A, Bayer T, Kelley JM. Tactile acuity in experienced Tai Chi practitioners: evidence for use dependent plasticity as an effect of sensory-attentional training. Exp Brain Res. 2008;188:317–22.
21. Garland EL, Howard MO. Mindfulness-oriented recovery enhancement reduces pain attentional bias in chronic pain patients. Psychother Psychosom. 2013;82(5):311–8.
22. Kristeller JL. Mindfulness meditation. In: Lehrer PM, Woolfolk RL, Sime WE, editors. Principles and practice of stress management. 3rd ed. New York: The Guilford Press; 2007. pag. 393–427.
23. Chan D, Woollacott M. Effects of level of meditation experience on attentional focus: is the efficiency of executive or orientation networks improved? J Altern Complement Med. 2007;13(6):651–7.

Formele en informele mindfulnessoefeningen

Samenvatting

De Mindfulness Based Stress Reduction (MBSR) van Jon Kabat Zinn bestaat uit vijf formele mindfulnessoefeningen en één informele. Bij de formele oefeningen is het object van aandacht achtereenvolgens het lichaam, adem, zit, mindful bewegen en lopen – domeinen waarmee de fysiotherapeut goed bekend is. De informele toepassing vraagt de patiënt om ook aandacht voor dagelijkse routinebezigheden te hebben, zoals douchen of ontbijten. De formele mindfulnessoefeningen hebben diverse gunstige effecten voor chronische patiënten; de informele ook: de patiënt kan daardoor meer mindful met zijn beperkingen omgaan, waardoor hij meer kan of minder ongemak heeft. Dit hoofdstuk sluit dicht aan bij de werkwijze van Kabat-Zinn. Naast de oefeninstructie wordt ook de mentale attitude van 'niet-streven' en acceptatie benadrukt.

4.1   De bodyscan – 48
4.1.1   De uitvoering van de bodyscan – 49
4.1.2   Acceptatie en niet-streven tijdens de bodyscan – 50

4.2   Mindfulness in het dagelijks leven – 51

4.3   Ademmeditatie – 52

4.4   Zitmeditatie – 53

4.5   Mindful yoga of mindful bewegen – 56

4.6   Mindful lopen – 57

         Literatuur – 58

© Bohn Stafleu van Loghum, onderdeel van Springer Media B.V. 2017
P. van Burken, *Mindfulness en fysiotherapie*, DOI 10.1007/978-90-368-0699-2_4

Binnen het door Jon Kabat Zinn ontwikkelde programma van MBSR staan de volgende mindfulnessoefeningen centraal [1]:
1. bodyscan;
2. mindfulness in het dagelijks leven;
3. ademmeditatie;
4. zitmeditatie;
5. mindful yoga of mindful bewegen;
6. mindful lopen.

In dit hoofdstuk sluiten we nauw bij deze werkwijze aan.

4.1 De bodyscan

De bodyscan is een belangrijke mindfulnessoefening die uitstekend toepasbaar is binnen de fysiotherapie. Onderzoek toont dat de lichaamsperceptie erdoor verbetert, piekeren en stress vermindert, concentratie toeneemt en acceptatie van pijn toeneemt. Het meest centrale verschil met bijvoorbeeld progressieve relaxatie is dat ontspanning niet het doel is. Het gaat om een helder en gedetailleerd gewaarzijn van lichamelijke sensaties, waarbij alles met interesse, neutraal geobserveerd wordt. De bodyscan leert de patiënt stilstaan bij zichzelf, thuiskomen bij zichzelf.

Is dat nodig binnen een fysiotherapeutische patiëntenpopulatie? Veel stress die zich uit in pijn in het bewegingsapparaat, is cognitief van aard. De patiënt zit te veel in het hoofd bij de zorgen over het verleden en toekomst. Mindfulnesstraining, bijvoorbeeld in de vorm van de bodyscan, brengt de patiënt meer in het heden. Het heden is doorgaans veel minder stresserend dan de piekergedachten over verleden of toekomst.

De bodyscan vormt de basis voor alle latere mindfulnessoefeningen die geïntroduceerd worden in MBSR en MBCT. Aandacht voor het lichaam wordt echter niet alleen beoefend binnen de mindfulnesstraditie, maar ook binnen andere methoden, zoals progressieve relaxatie of autogene training, hypnotherapie, focusing, Sensory Awareness (Charlotte Selver) en yoga. Enkele belangrijke verschillen zijn dat deze methoden vaak wat meer 'doenerig' zijn, meer verbale suggesties of verbeelding bevatten, en gericht zijn op 'verandering' in plaats van 'zien en accepteren' van wat er is [2].

Diverse onderzoeken laten zien dat de bodyscan door de deelnemers aan het MBSR-programma het meest beoefend wordt; de zitmeditatie veel minder. Welke oefening de patiënt ook doet, het feit dat hij deze formele oefeningen doet is het belangrijkste. Hoe meer de formele MBSR-oefeningen thuis geoefend worden, des te sterker het uiteindelijke effect op mindfulness en psychologisch welzijn [3].

Wat betreft verschillen in effectiviteit komt de bodyscan er in één onderzoek niet als beste uit in vergelijk tot zitmeditatie en mindful yoga. Het betrof een groep van 141 studenten die drie sessies van één uur ondergingen in bodyscan, zitmeditatie of mindful yoga. Elke sessie bevatte 45 minuten training en 15 minuten discussie [4]:
- Mindful yoga was geassocieerd met een sterkere toename in psychologisch welzijn dan de andere twee oefenmethoden.
- Zitmeditatie en mindful yoga waren beide geassocieerd met een grotere reductie in moeite met het omgaan met moeilijke emoties dan de bodyscan.
- Zitmeditatie was geassocieerd met een sterkere toename in niet-evaluatief observeren dan de bodyscan.

4.1.1 De uitvoering van de bodyscan

De bodyscan is de eerste formele mindfulnessoefening binnen de MBSR. De oefening wordt in lig uitgevoerd en volledig plat gestrekt uitgevoerd [5]. Als dat bijvoorbeeld door pijn niet haalbaar is, kan de houding worden aangepast. De ogen zijn gesloten, maar kunnen bij slaperigheid opengehouden worden.

We werken vanaf de tenen van de linker voet heel gedetailleerd omhoog in de richting van het linker bekken. Tenen, voetzolen, hielen, wreef, enkel, onderbeen/kuit, knie enzovoort. De fysiotherapeut noemt in het begin van de training de lichaamsdelen waar de aandacht naartoe moet gaan. Telkens landt en blijft de patiënt met de aandacht even in de regio die genoemd wordt, om daar de sensaties of afwezigheid van sensaties waar te nemen. Hij kan in verbeelding met de adem naar een bepaalde lichaamsregio toe ademen en daar ook weer vanuit weg ademen. De aandacht kan dan met de adem 'meeliften'. De aandacht wordt zo goed mogelijk gehouden bij wat er lichamelijk op te merken valt. Natuurlijk raakt de patiënt steeds weer afgeleid en de instructie luidt dan: merk kort op waar je naar afgeleid was en keer vervolgens vriendelijk en zonder oordeel met de aandacht terug naar waar je in de oefening gebleven was. Hetzelfde doet men dan bij het rechter been, en vervolgens bij de onderrug en de buik, de bovenrug en de borst, de schouderbladen, oksels en schouders. Vervolgens richten we de aandacht op de vingers van de beide handen, en daarna de beide palmen, polsen, onderarmen en zo verder tot en met de schouders. De beide armen worden tegelijk geoefend door Jon Kabat-Zinn. Daarna brengen we de aandacht naar de nek, de keel, de verschillende gezichtsregionen (lippen, neusregio, ogen, en wenkbrauwen en voorhoofd), achterkant van het hoofd, en de top van het hoofd.

Jon Kabat-Zinn introduceert aan het eind een lichamelijk beleefde verbeeldingsoefening die echter voor de nuchter ingestelde patiënt een stap te ver kan zijn. Hij vraagt de deelnemer zich te verbeelden door een denkbeeldige opening in het hoofd te ademen en de adem helemaal door het lichaam te laten stromen. Van de top van het hoofd richting de voetzolen en ook weer terug naar boven. De patiënt kan dan de ervaring hebben dat het lichaam wegvalt, transparant wordt of dat de substantie van het lichaam oplost – alsof er alleen maar adem is.

We eindigen de bodyscan door de patiënt aan te moedigen zich te laten drijven in de verstilling, in een bewustzijn dat meer omvattend is dan alleen het lichaam. Dit is de open monitoring (OM), in tegenstelling tot de focused attention (FA) die in hoofdstuk 2 besproken werd. Na een tijdje keert de patiënt weer met de aandacht terug naar het lichaam, beweegt wat, opent de ogen en vervolgt zijn dag.

Het gaat er dus om om de lichaamsregio te voelen en te 'bewonen' in het tijdloze heden. Als de patiënt de sensaties loslaat – evenals de gedachten over bijvoorbeeld het lichaam – kan het gebeuren dat het lichaam zichzelf ook loslaat uit een zekere mate van verkramping. Soms kan het helpen als je je verbeeldt dat je spanning en vermoeidheid uitademt en vitaliteit, energie en openheid inademt.

- **Tijdpad**

Bij MBSR oefenen de patiënten de eerste vier weken intensief de bodyscan. Kabat-Zinn's lessen duren doorgaans twee uur lang en bestaand uit mindfulnessoefeningen, bespreking daarvan, mindful bewegen en psycho-educatie. De bodyscan is de eerste formele meditatie. Samen met het gewaar zijn van de adem, vormt de bodyscan het fundament voor alle latere meditaties. De patiënt leert zijn geest te stabiliseren (concentratie), en leert kalmte en mindfulness aan. Tijdens de bodyscan ontstaat vaak de eerste ervaring van welzijn en tijdloosheid. Vooral voor chronische-pijnpatiënten of patiënten met andere aandoeningen die veel moeten liggen, is dit een ideale oefening.

In de eerste twee weken oefent de patiënt minstens één keer per dag (zes keer per week) de 45 minuten durende bodyscan. Deze wordt op cd begeleid. De volgende twee weken wordt de bodyscan om en om afgewisseld met mindful yoga in lig. Als yoga niet gaat, dan oefent men gewoon verder met de bodyscan.

Kabat-Zinn beschrijft dat er patiënten waren met ernstige medische problemen en PTSS als gevolg van seksueel of psychologisch misbruik in de kindertijd. De stress die door repressie in het lichaam aanwezig blijft, ondermijnt de fysieke gezondheid. Mindfulnesstraining wordt ook bij deze problematiek meer en meer toegepast. Samenwerking met een traumageoriënteerde psychotherapeut is echter gewenst.

Door het trainen van de bodyscan komen mensen meer in contact met delen van het lichaam die ze voorheen niet voelden. Ze voelen zich daardoor meer ontspannen en meer thuis in hun lichaam. Ze raken weer 'bevriend' met het lichaam en voeden het met een zorgzame en wijze aandacht. Ze leven daardoor een meer 'belichaamd leven'.

- **Wat als de patiënt niets voelt of pijn heeft?**

Als de patiënt een bepaald lichaamsdeel niet voelt, dan is het 'niet voelen' de gewaarwording die aanwezig is. Iets niet-voelen is op zichzelf niet goed of fout, maar gewoon de ervaring van dat moment. We merken het op, accepteren het, en gaan weer verder. In die zin hoeft de patiënt zijn tenen niet te gaan bewegen om ze alsnog te voelen (maar het mag wel).

Als er bijvoorbeeld rugpijn is die niet verminderd door een klein beetje te verliggen, is het eerste advies om toch bij de bodyscan te blijven. In ▶H. 7 zullen we andere manieren van omgaan met pijn tijdens de mindfulnessoefening bespreken.

Elke ervaring kan de patiënt iets leren als hij er op zorgzame en niet-oordelende wijze aandacht aan schenkt. Hij traint daarmee openstaan en acceptatie. Gaandeweg gaat de patiënt het lichaam als één geheel in het huidige moment waarnemen. Dit gevoel van heelheid kan ervaren worden, ongeacht wat er 'verkeerd' is in het lichaam. Ook de pijnlijke delen kunnen opgenomen worden in deze zorgzame aandacht voor het gehele lichaam en zijn. Jezelf zien als meer dan je gezondheidsprobleem of pijn, zelfs meer dan je lichaam. Jezelf identificeren met je 'totale zijn' in plaats van met je klachten of je angsten. Deze ervaring van heelheid ontstaat op natuurlijke wijze als de bodyscan regelmatig geoefend wordt.

4.1.2 Acceptatie en niet-streven tijdens de bodyscan

De kern van de bodyscan is de aandacht in het huidige moment bij de adem in het lichaam. De patiënt wordt aangemoedigd dit met lichtheid en zonder te forceren te oefenen; open te staan voor elke ervaring; volledig aanwezig te zijn waar hij op dit moment is. Als de patiënt alleen maar de spanning probeert weg te ademen, beoefent hij geen mindfulness. Ergens proberen te komen, in plaats van hier zijn, brengt alleen maar stagnatie, frustratie of verveling, omdat men de huidige realiteit verwerpt, zonder deze volledig bewust te zijn of te begrijpen. Heling vindt alleen plaats vanuit het huidige moment. In werkelijkheid *is* er geen andere plaats om naartoe te gaan, dus dat zal altijd mislukken.

Bij mindfulnesstraining gaat het om gedisciplineerd oefenen. Zelfdiscipline is nu eenmaal de ruggengraat voor het ontwikkelen van zelfregulatie. Tegelijkertijd moet men ervoor waken dat de patiënt te zwaarmoedig of Spartaans te werk gaat. Enige lichtheid of speelsheid

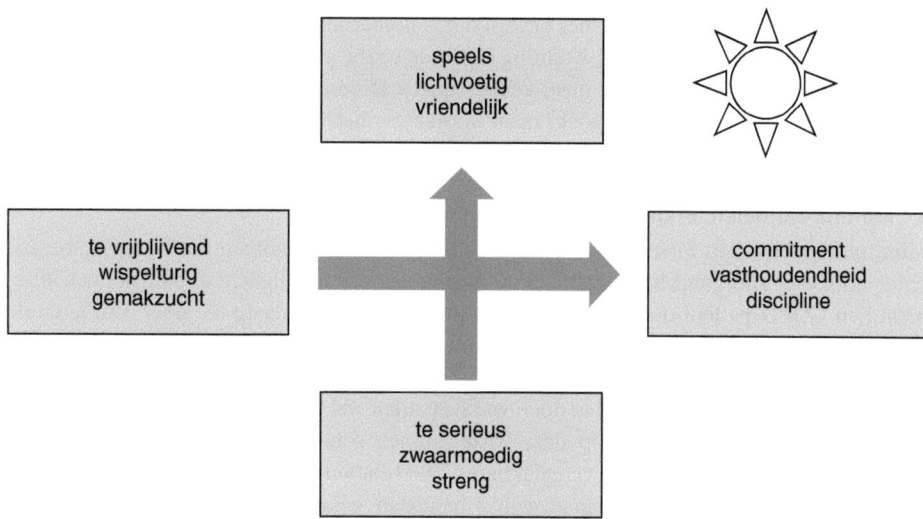

☐ **Figuur 4.1** Mindfulnesstraining doen met een attitude van discipline in combinatie met enige lichtheid

in relatie tot het oefenen is daarentegen gunstig. In ☐fig. 4.1 staan beide dimensies afgebeeld. Het kwadrant rechtsboven is het beste kwadrant voor het oefenen: een combinatie van discipline en lichtheid. Er is dus wel degelijk inspanning nodig bij de beoefening van meditatie, maar niet een inspanning die gericht is op het bereiken van ontspanning, inzicht of minder pijn. Die laten zich niet afdwingen, maar komen vanzelf als de patiënt leert met acceptatie aanwezig zijn in het huidige moment. Dat betekent ook dat het hebben van een verlangen of gedachten over lukken en mislukken met dezelfde zorgzame aandacht en acceptatie benaderd kan worden. Dergelijke gedachten zijn niet 'fout' – het zijn eenvoudigweg verschijnselen die in het huidige moment aanwezig zijn, geobserveerd en geaccepteerd kunnen worden zonder erop in te gaan. Vervolgens kan de patiënt ze weer loslaten door verder te gaan met de kern van de oefening. Kortom, doelen en verwachtingen zijn weliswaar de aanleiding voor de training, maar de bodyscan is vooral een manier van 'zijn met je lichaam zoals het is', een manier om bij jezelf te zijn in het huidige moment.

4.2 Mindfulness in het dagelijks leven

De uitdaging voor de patiënt is om kalmte, innerlijke balans en helder waarnemen onderdeel te maken van zijn dagelijks leven [6]. Men noemt dit de informele mindfulnessoefeningen, dus niet alleen tijdens de formele mindfulnessoefeningen, maar ook tijdens het tandenpoetsen, koken en andere handelingen mindful waarnemen. Als de patiënt dat doet, worden de handelingen meer levendig, helderder en echt. Ook afwassen of schoonmaken kan een plezierige mindful ervaring worden. De formele mindfulnessoefeningen versterken het vermogen om ook in het dagelijks leven mindful aanwezig te zijn. Handelen wordt minder verkrampt top-down aangestuurd en daardoor meer moeiteloos. Het kan de patiënt ook inzicht geven in de herhalingen die in activiteiten zitten of meer gevoel voor de uitvoering ervan geven. Dit zijn woordloze inzichten. Mindfulness in het dagelijks leven kan ook tot nieuwe beslissingen leiden, bijvoorbeeld om bepaalde dingen anders te doen. Behalve het bewustzijn van het handelen zelf, kan de patiënt ook het bewustzijn aanscherpen voor de intenties, verwachtingen, normen, afkeur en verlangen, hechting en oordelen die aan de handeling verbonden zijn. Deze inzichten kunnen leiden tot meer keuzevrijheid. Dit onderzoek van het eigen handelen is geen 'logisch-analytisch onderzoek', maar vooral een beter gaan zien wat het niet-oordelende gewaarzijn de patiënt toont.

- **Mindful handelen bij chronische aandoeningen**

Mindful handelen kan bijvoorbeeld bij een COPD-patiënt voorkómen dat hij op automatische piloot over zijn grenzen gaat en kan op die manier kortademigheid of paniek doen afnemen. Een COPD-patiënt die dagelijks vijftien minuten de ademmeditatie doet, kan leren de adem op niet-oordelende wijze te observeren en als het ware vanzelf tot rust te laten komen. Ook het handelen kan trager en bewuster uitgevoerd worden, waardoor de patiënt tot meer in staat is. Het gaat erom mindful te doen wat de patiënt wel kan doen en mindful na te laten wat de patiënt niet kan doen. Op deze wijze kunnen sommige ernstige COPD-patiënten opvallend beter functioneren dan vergelijkbare COPD-patiënten zonder training.

Het belang van 'bewustzijn van dagelijks handelen' geldt voor ieder van ons, in zowel goede als moeilijke tijden. Het gaat erom meer ten volle te realiseren dat 'dit het is'. *Nu* is het enige moment in je leven dat je kunt leven. En daarmee ontstaat een vitale kijk op vragen als: wat is mijn relatie tot het leven? Blijf ik een gevangene van mijn omstandigheden, verplichtingen, lichaam, verleden of *to-do list*? Wat zijn mijn keuzes?

4.3 Ademmeditatie

De ademmeditatie is de tweede formele mindfulnessoefening binnen de MBSR [7]. Concentratie op de ademhaling is intiem verbonden is met de ervaring van 'levend zijn' [7]. De adem leert ons dat alles constant verandert en in beweging is. De adem is je hele leven en in elke situatie altijd voorhanden als manier om met je aandacht in het hier-en-nu te komen. Het ankert ons direct aan ons lichaam en de fundamentele ritmiek van het leven.

De adem kan ook als onprettig ervaren worden. Patiënten met hyperventilatie bijvoorbeeld vinden het vaak onaangenaam om de adem te observeren en het is voor hen moeilijk om hem niet te beïnvloeden. Als de patiënt volhoudt, ontstaat er langzamaan meer vertrouwen. De patiënt raakt meer bekend met de adem en voel zich daardoor meer op zijn gemak in zijn eigen lichaam.

De instructie is om met de aandachtfocus bij de neusvleugels te zijn of bij het uitzetten van de borst of de buik. De patiënt hoeft zich alleen maar bewust te zijn van de ademsensaties van bijvoorbeeld het rijzen en dalen van de buik en daar van moment tot moment bij te blijven. De adem proberen te veranderen of controleren kan juist averechts werken. Attendeer de patiënt ook op de sensaties tijdens de overgangen tussen de in- en de uitademing. Het gaat niet om *denken* aan de ademhaling maar om bewust de sensaties en de constante veranderingen daarin te *voelen*.

- **Extra aandacht voor de buikademhaling**

Binnen MBSR gaat de voorkeur ernaar uit om op de sensaties van de ademhaling in de buik te letten. Dit kan extra ontspannend en kalmerend werken. Jon Kabat Zinn geeft daarbij het volgende beeld [7].

> **De buikademhaling**
> Net zoals een onrustige wind golven aan de oppervlakte van de oceaan laten ontstaan, kan ook een onrustige geest de adem beïnvloeden. En net zoals het bij storm in de diepte van de oceaan toch rustig is, kan het in de diepte van ons lichaam ook rustig zijn, zelfs als het hoofd erg druk is.
> De buik vormt een relatief rustpunt bij emotionele opwinding of als de patiënt veel aan zijn hoofd heeft. De adem is altijd beschikbaar om onder het oppervlak van de geagiteerde geest te duiken, in de richting van meer stabiliteit en rust. Bij geoefendheid, lukt dat zelfs als het leven hectisch is. De buik vormt een stabiel centrum ver weg van het geagiteerde hoofd en kan daardoor makkelijk rust bieden. Deze rust verandert het perspectief op ervaringen. Dat is de reden dat we vanaf het begin oefenen bevriend te raken met onze buik.

De patiënt wordt aangemoedigd de ademsensaties met dezelfde nieuwsgierige sensitiviteit te benaderen als hij bij de rozijnoefening deed. De basisinstructie is weer: houd de aandacht bij de volle inademing en bij de volle uitademing. Als je afgeleid raakt, merk dan kort op wat op dat moment de aandacht heeft, en keer vriendelijk maar kordaat terug naar de adem in de buik.

Ademen met het middenrif (buik) is vaak rustig en diep, terwijl ademen met de borstkas vaak snel en oppervlakkig is. Bij een gespannen buik kan het middenrif minder goed dalen, vandaar dat we bij mindfulnesstraining het ontspannen van de buik aanmoedigen. Daardoor kan de buik verder uitzetten als het middenrif bij het inademen daalt. De ademcyclus wordt daardoor iets voller en rustiger. Beginners kunnen moeite hebben met het ontspannen laten uitzetten van de buik (bijvoorbeeld door spierspanning bij stress), maar ook nu geldt: het is een kwestie van volhouden. Het kan helpen om in lig een hand op de buik te houden en zo het rijzen en dalen van de buik te observeren. Het kan voelen als een ballon die uitzet en weer leegloopt. Maar forceer het niet. Als de patiënt het voelt is het goed, als hij niets voelt is het ook goed.

Een ander punt is dat de adem naar verschillende lichaamsdelen gericht kan worden waardoor die als het ware 'zachter' worden. Op deze wijze kan pijn wat tot rust komen. Aandacht bij de adem helpt ook om langere tijd te kunnen rusten in gefocuste aandacht. De eenvoudige ademstimulus vervangt de drukte van gedachten en gevoelens. Gaandeweg zal de patiënt echter merken dat het niet zozeer de adem is, die zo helend is, maar de aandacht zelf in combinatie met niet-oordelen geeft het helende effect.

Mindfulness van de ademhaling kan ook informeel gedurende de dag geoefend worden. Daarbij gaat het niet alleen om de concentratie te oefenen, maar ook het zonder oordeel opmerken van wat er aan mentale fenomenen nog meer aanwezig is aan gedachten, gevoelens of impulsen.

4.4 Zitmeditatie

Veel patiënten worden opgejaagd door een brein dat constant plezierige dingen najaagt en tegelijkertijd drukdoende is om onplezierige dingen te vermijden. De agenda staat zo vol gepland met 'doen' dat ze zelden contact hebben met de wereld van gewoon 'zijn' [8].

De mindfulnessoefeningen creëren voor de patiënt een moment om weer volledig met zichzelf en de wereld om hem heen in contact te staan. Dat geeft niet alleen rust, maar laat de patiënt ook weer beseffen waar het hem feitelijk allemaal om te doen is. Kabat-Zinn kan het mooi verwoorden: de patiënt leert op deze mindful momenten de tijd achter zich te laten en in de tijdloze kwaliteit van het nu te verkeren. Meditatie is feitelijk 'niet-doen' en 'zijn waar je al bent'.

- **Uitvoering**

Zitmeditatie is de derde formele mindfulnessoefening binnen de MBSR [8]. Het vormt het hart van de formele mindfulnessoefeningen. De patiënt zit daarbij rechtop met een houding die waardigheid uitstraalt. Hoofd, nek en rug in één lijn, de schouders ontspannen. De houding straalt zelfvertrouwen, zelfacceptatie en alerte aandacht uit. Als de patiënt op een stoel zit, kan hij het beste een stoel met een rechte rugleuning kiezen en rechtop zitten bij voorkeur zonder de rugleuning te gebruiken. Voeten plat op de grond, handen op de benen. Op de grond kan de patiënt op een meditatiekussen (zafu) zitten of op een kussen dat één of twee keer dubbelgevouwen is. Zitten op een kussen kan in kleermakerszit of geknield met de benen aan de beide zijden van het kussen. De waardige, geduldige, presente en zelfaccepterende zithouding ondersteunt het innerlijke proces. De focus van aandacht is weer bij het observeren van de sensaties van de inademing en de uitademing. Het lijkt weliswaar simpel, maar na een paar minuten heeft het lichaam of de geest er al genoeg van en wil het iets anders gaan doen. En dat is het moment dat het interessant begint te worden en het echte oefenen begint. De patiënt voelt de innerlijke neiging groeien om te stoppen, afleiding te gaan zoeken of te gaan verzitten. In dit geval zijn het neigingen gericht op het vermijden van ongemak. Bij mindfulnesstraining oefent de patiënt deze handelingsimpulsen neutraal te observeren zonder ernaar te handelen en met de aandacht terug te keren naar de buik en de adem. Hij oefent zo het accepteren van onrust.

- **Wat te doen bij lichamelijk ongemak?**

In de regel zal na een tijdje zitten lichamelijk ongemak ontstaan dat de patiënt afleidt van de mindfulnessoefening. Normaal zijn we continu onbewust met het lichaam aan het verschuiven. Binnen de zitmeditatie weerstaan we die impuls en brengen we juist aandacht naar de sensaties van het ongemak. Ongemak in het hier-en-nu is even waardevol om te observeren en te verkennen als plezierige gewaarwordingen. Hoe oncomfortabel de lichamelijke sensaties ook zijn, ze kunnen de patiënt iets leren over zijn automatische reactiviteit, zoals het willen verminderen van die sensaties en de geagiteerdheid die ontstaat. Bovendien kan de patiënt zijn concentratie, kalmte en gewaarzijn juist trainen met deze stevige afleiders. Afleiding en ongemak zijn de gewichten waarmee men traint, is de visie binnen de MBSR. Het welkom heten van datgene wat opkomt, ook al is dat ongemak, in plaats van geforceerd bij de adem te blijven, is een van de belangrijkste kenmerken van mindfulness. Het is wel een speciaal soort van welkom heten. Je hoeft er niet blij om te zijn, maar observeert met een houding van 'ook dit mag er zijn'. Als de patiënt uiteindelijk door te sterk ongemak toch moet bewegen, doet hij ook dat mindful, vol aandacht. Mindful zijn bij ongemak is niet zozeer de pijn en ongemak negeren, maar eerder bestuderen. Soms kan de patiënt dan in het ongemak ontspannen, wat de intensiteit van de pijn of het ongemak vermindert. Mindfulness rond ongemak ontwikkelt kalmte, gelijkmoedigheid en flexibiliteit van de geest. Eigenschappen die in veel stresssituaties bruikbaar zijn.

- **Hoe omgaan met gedachten tijdens meditatie?**

Tegen de vaste achtergrond van de aandacht bij de adem ziet de patiënt beter de constante en beweeglijke stroom van gedachten. Door vanaf een afstandje de gedachtestroom waar te nemen ontdekt de patiënt dat hij niet hetzelfde is als zijn eigen gedachten – hij valt er niet

4.4 · Zitmeditatie

mee samen. Er is daardoor meer vrijheid om wel of niet op gedachten te reageren. Ook bij afleiding door gedachten geldt dat de patiënt steeds weer met de aandacht terugkeert naar de buikademhaling. Voordat de aandacht naar de buik teruggebracht wordt, is het zinvol om eerst even te erkennen dat er gedachten waren. De patiënt kan ze waarnemen, maar oefent om niet op de inhoud in te gaan. Hij merkt wel de kracht en de emotionele lading die de aandacht trekt, maar keert dan weer terug met de aandacht naar de ademhaling en het zitten 'in het lichaam' in het nu – ongeacht hoe belangrijk, hoe sterk of hoe urgent de gedachte ook leek! Dit laatste is erg belangrijk, want het is de bedoeling dat de patiënt een gezonde vorm van eigenwijsheid ten aanzien van zijn gedachten ontwikkelt. Het is zinvol om ook je houding steeds te monitoren omdat die bij afleiding vaak inzakt.

Het gaat er dus niet om om geen gedachten te hebben of ze te onderdrukken, maar om het gewaarzijn van gedachten of gevoelens en het gewaarzijn van de relatie die je daarmee hebt (je reactiviteit). Gedachten wegdrukken zal de frustratie versterken en leidt niet tot kalmte, inzicht en helderheid.

- **Andere objecten van aandacht tijdens zitmeditatie**

Normaal gesproken wordt de zitmeditatie in de tweede les van de MBSR geïntroduceerd. De opdracht luidt: elke dag 10 minuten in aanvulling op de 45 minuten bodyscan. In de daaropvolgende weken wordt de tijd opgevoerd totdat de cursist 45 minuten achter elkaar kan zitten. Terwijl de patiënt dit opbouwt, verbreedt de range van ervaringen die in het veld van gewaarzijn worden uitgenodigd. De basis is en blijft het observeren van de ademhaling. De bijkomende observaties zijn niet beter of hoger dan deze ademobservatie, maar gewoon anders. In het achtweekse programma worden de volgende domeinen verkend:
- adem;
- sensaties van lichaamsdelen;
- sensatie van het lichaam als geheel;
- geluiden;
- het gedachteproces zelf en onze emoties erbij.

Soms kan de patiënt de aandacht bij één domein houden, op een ander moment doorlopen we ze allemaal en eindigen met een breed gewaarzijn van alles wat er ook maar opkomt. Dit laatste noemen we 'keuze-loos gewaarzijn' of open monitoring. Eenvoudig receptief zijn voor wat zich toont in het huidige moment terwijl de patiënt rust in gewaar zijn. Dit kan de patiënt pas doen nadat zijn geest relatief stabiel, kalm en aandachtig is geworden en wordt het best gecultiveerd door de aandacht in het begin van de training bij één domein van ervaren te houden, doorgaans de adem. Sommige patiënten oefenen dit maandenlang. Binnen de MBSR is er echter een snellere uitbouw in het curriculum opgenomen:

- **Oefening 1. Zitten met de adem**

Zitten en op de aandacht in de buik concentreren. Van tien minuten uitbreiden tot meer dan een half uur.

- **Oefening 2. Zitten met de adem en lichaam als één geheel**

Als de patiënt zover gevorderd is dat hij de aandacht goed en stabiel bij de adem in de buik kan houden, kan hij de aandacht langzaam uitbreiden naar grotere delen van zijn lichaam rondom de adem in de buik. Net zo ver totdat het lichaam en adem als één geheel waargenomen wordt. Als dan afleiding optreedt, keert de patiënt terug naar de adem.

■■ Oefening 3. Zitten met geluiden

Tijdens de formele zitmeditatie kan ook 'horen' in het centrum van het gewaar zijn geplaatst worden. Het gaat daarbij om open te staan voor de geluiden die er al zijn, zonder te denken of te oordelen over wat men hoort – gewoon geluiden als geluiden. De patiënt kan ook experimenteren met het horen van de stiltes tussen de geluiden in.

■■ Oefening 4. Zitten met gedachten en gevoelens

Als de patiënt zijn aandacht relatief stabiel bij de adem kan houden, kan hij het denkproces tot object van gewaar zijn maken. Hij kan zich voorstellen gedachten te observeren als wolken die langs de hemel drijven of als het beeld van met een vinger op water schrijven. Hij leert gedachten als vergankelijke gebeurtenissen te zien: ze komen op, zijn even aanwezig, en verdwijnen weer. De patiënt neemt de gedachte waar zonder erin op te gaan. Er zijn veel verschillende soorten gedachten. Sommige gaan over gebeurtenissen, andere gaan bijvoorbeeld over de identiteit of bevatten oordelen, of gaan over verlangen en afkeer enzovoort. De patiënt kan ook letten op gevoelens die verschijnen en weer verdwijnen en op het verband tussen gevoelens en gedachten. Dit alles blijft hij open en relatief onbewogen observeren. Als de patiënt zich toch verliest in gedachten en/of gevoelens, kan hij zijn stabiliteit hervinden door met de aandacht terug te keren naar de adem. Deze oefening vraagt stabiliteit van aandacht en kan daarom in het begin het best in korte periodes geoefend worden – zelfs twee of drie minuten kan al erg waardevol zijn.

■■ Oefening 5. Zitten met keuzeloos gewaarzijn

In dit geval gaat de patiënt zitten en richt zich nergens in het bijzonder op. Hij oefent om open en receptief te zijn voor wat zich ook maar aandient in het veld van gewaarzijn. Het komen en gaan van de verschijnselen en daar stil getuige van zijn; zichzelf toestaan om in het niet-conceptuele weten te verblijven.

4.5 Mindful yoga of mindful bewegen

Mindful yoga is de vierde formele meditatievorm binnen MBSR [9]. Het bevordert kracht, lenigheid en balans als de patiënt traag en vol bewustzijn de houdingen uitvoert. Sommige patiënten geven hier de voorkeur aan boven zitmeditatie of de bodyscan: ze zijn blij dat ze na dat 'stille' weer wat mogen bewegen. Het zoeken naar grenzen in het bewegen is weliswaar de bedoeling, maar wordt zonder streven en forceren uitgevoerd. De patiënt accepteert geduldig wat er is. De creatieve ruimte tussen 'helemaal geen uitdaging zoeken' en 'te ver doordrukken' wordt onderzocht: het optimum tussen grenzen oprekken en grenzen respecteren.

Binnen de fysiotherapie wordt kracht en lenigheid doelgericht en prestatiegericht ingezet, zonder veel aandacht voor de adem of voor het aangeboren vermogen om ontspannen aanwezig te zijn in de oefeningen. Het toevoegen van een vriendelijke milde attitude en gewaarzijn in het nu, maakt het oefenen meer heilzaam voor de patiënt. Het maakt de fysieke training tot mindfulnessmeditatie. Daardoor worden oefeningen soms op een hoger niveau mogelijk dan voorheen. Door nauwlettend rond de grenzen te bewegen, kunnen deze langzaam maar zeker toch opschuiven.

Mindful yoga bevordert kracht, flexibiliteit en balans, maar heeft geen cardiovasculair effect. Als men dat nastreeft moet men rennen, fietsen, zwemmen of stevig wandelen toevoegen – activiteiten die overigens ook mindful uitgevoerd kunnen worden.

Patiënten die geen ontspanning ervoeren tijdens bodyscan of zitmeditatie ervaren dit vaak wel na de mindful yoga die in de derde week toegevoegd wordt. Bovendien kan de patiënt tijdens het oefenen beter wakker blijven en vervolgens rust en kalmte ervaren. Daarna 'begrijpen' ze de bodyscan vaak beter.

Vijf of tien minuten yoga kan al iets brengen, maar als men het stramien van MBSR wil volgen is het advies om vanaf week drie 45 minuten yoga te beoefenen en dat om de dag af te wisselen met de bodyscan. De mindful yogaoefeningen worden binnen MBSR heel erg langzaam uitgevoerd. En in de doelgroep van patiënten zijn het allemaal milde oefeningen. Houding en beweging hebben een directe invloed op de attitude en stemming. Hier bewust van zijn kan helpen om daar kleine veranderingen in aan te brengen. Voer mindful yoga altijd uit met 'gemak' en respect voor het lichaam. In dit boek hebben we de term mindful yoga vervangen door mindful bewegen. De oefeningen komen niet uit de yoga maar uit de Feldenkraismethode (zie het praktijkgedeelte van het boek).

4.6 Mindful lopen

Mindful lopen is de vijfde formele mindfulnessoefening binnen de MBSR [10] en kan daarnaast ook gemakkelijk als informele oefening in het dagelijks leven gedaan worden. Bij de loopmeditatie loopt de patiënt opzettelijk met aandacht. De aandacht wordt bij de sensaties van de voeten, benen of bijvoorbeeld het complete bewegende lichaam gehouden. De patiënt kan ook het bewustzijn van de adem erbij mengen.

▪ Uitvoering

De patiënt begint de oefening met stilstaan, terwijl hij zich bewust wordt van het staande lichaam in zijn geheel en het gewaarzijn van de adem. Vervolgens neemt hij de impuls tot bewegen waar, en ook de verschuiving van gewicht van de ene voet naar andere voet, al voordat de eerste stap gemaakt wordt. Daarna neemt hij waar dat de voet zich heft, zich naar voren verplaatst, en weer contact maakt met de grond. De patiënt let vervolgens op het gewicht dat langzaam verschuift naar het standbeen, terwijl de andere voet zich begint te heffen. Het gewaarzijn richt zich dus op de volgende sequentie: heffen, verplaatsen, landen en gewicht verschuiven.

Als de patiënt in een rechte lijn op en neer loopt is het mooi om aan de overkant even stil te staan om de kwaliteit van de aandacht te hernieuwen. Als de aandacht weer optimaal is draait hij stapje voor stapje langzaam en aandachtig om. Vervolgens pauzeert de patiënt weer even om de aandacht te hernieuwen. Pas dan loopt hij weer rustig en met aandacht naar de overkant. Deze pauzes met het hernieuwen van de aandacht maken mindful lopen intenser.

Binnen MBSR wordt mindful lopen heel langzaam uitgevoerd. Als de aandacht wegdrijft van de voeten, de benen of het lopende lichaam in het geheel, merkt de patiënt op wat de geest bezighield en keert hij terug naar waar hij binnen de loopmeditatie gebleven was. Bij afwalen kan de patiënt ook even op de plaats stilstaan, de aandacht verzamelen, de houding opnieuw waarnemen, evenals de adem, en vervolgens weer starten met lopen. Om de interne gerichte concentratie te bevorderen dient de patiënt niet om zich heen te kijken maar in een hoek van 45 graden voor zich naar de grond. Het oefenen mag licht en makkelijk zijn, en hoeft niet serieus of somber.

Het is handig om de aandacht eerst een tijdje bij de voeten en de benen te brengen. Als de concentratie sterker wordt, kun je die uitbreiden naar het hele lichaam dat loopt en naar de adem. De patiënt kan zelfs de lucht rond zijn gezicht waarnemen, het zicht op de grond, en de geluiden om hem heen.

Aanvankelijk is het looptempo heel langzaam, soms zelfs met één stap per minuut zodat alles heel intens is waar te nemen. Mindful lopen kan echter ook in een normaal tempo of zelfs heel snel gedaan worden. In een snel tempo zijn de passen waarschijnlijk niet meer precies te volgen en wordt de aandacht verlegd naar het bewegende lichaam als geheel. Zo kan de patiënt leren zich mindful te 'haasten'.

In het begin van de training is het handig slechts tien minuten mindful te lopen en dan op één aspect te letten, bijvoorbeeld de voeten. De patiënt kan zelf het tempo kiezen waarbij hij maximaal zijn aandacht kan richten.

Als de patiënt mindful lopen in zijn dagelijks leven toepast schakelt hij zijn 'automatische piloot' uit en wordt het lopen levendiger, interessanter en voedend, in plaats van uitputtend. Het toevoegen van mindfulness aan wandelingen buiten is ook een goede optie en kan de wandelervaring sterk verlevendigen [11].

Literatuur

1. Kabat-Zinn J. Full catastrophe living: how to cope with stress, pain and illness using mindfulness meditation. 2nd ed. London: Piatkus; 2013.
2. Dreeben SJ, Mamberg MH, Salmon P. The MBSR body scan in clinical practice. Mindfulness. 2013;4:394–401.
3. Carmody J, Baer RA. Relationships between mindfulness practice and levels of mindfulness, medical and psychological symptoms and well-being in a mindfulness-based stress reduction program. J Behav Med. 2008;31:23–33.
4. Sauer-Zavala SE, Walsh EC, Eisenlohr-Moul TA, Lykins ELB. Comparing mindfulness-based intervention sStrategies: differential effects of sitting meditation, body scan, and mindful yoga. Mindfulness. 2013;4(4):383–8.
5. Kabat-Zinn J. Being in your body: the bodyscan-meditation. Full catastrophe living: how to cope with stress, pain and illness using mindfulness meditation. 2nd ed. London: Piatkus; 2013. pag. 75–97.
6. Kabat-Zinn J. Really doing what you're doing: mindfulness in daily life. Full catastrophe living: how to cope with stress, pain and illness using mindfulness meditation. 2nd ed. London: Piatkus; 2013. pag. 147–55.
7. Kabat-Zinn J. The power of breathing: your unsuspected ally in the healing process. Full catastrophe living: how to cope with stress, pain and illness using mindfulness meditation. 2nd ed. London: Piatkus; 2013. pag. 39–53.
8. Kabat-Zinn J. Sitting meditation: nourishing the domain of being. Full catastrophe living: how to cope with stress, pain and illness using mindfulness meditation. 2nd ed. London: Piatkus; 2013. pag. 54–74.
9. Kabat-Zinn J. Cultivating strength, balance, and flexibility: yoga is meditation. Full catastrophe living: how to cope with stress, pain and illness using mindfulness meditation. 2nd ed. London: Piatkus; 2013. pag. 98–122.
10. Kabat-Zinn J. Walking meditation. Full catastrophe living: how to cope with stress, pain and illness using mindfulness meditation. 2nd ed. London: Piatkus; 2013. pag. 123–31.
11. Teut M, Roesner EJ, Ortiz M, Reese F, Binting S, Roll S, et al. Mindful walking in psychologically distressed individuals: a randomized controlled trial. Evid Based Complement Alternat Med. 2013;2013:489856.

Mindfulness en waarnemen

Samenvatting

Bij mindfulnesstraining verbetert het waarnemings- en onderscheidingsvermogen van de zintuigen. Voor de visueel, auditieve en tactiele zintuigen is dit duidelijk aangetoond. Over het effect op ruiken en proeven is minder bekend. Ook de proprioceptie verbetert, wat binnen een fysiotherapeutische context van primair belang kan zijn. De bevindingen rond interoceptie van orgaansensaties zijn minder duidelijk. Een belangrijk onderdeel van waarnemen ligt op het vlak van het 'levende lijf'. De patiënt leert accurater zijn eigen lichaam waarnemen en beleven. Niet dan alleen de fysieke aspecten, maar ook de emotionele, cognitieve en gedragsmatige aspecten die vermengd zijn in het lijfelijke waarnemen. Accurate empathie en juiste persoonlijke keuzen maken hebben hier hun basis. Op deze wijze ondersteunt waarnemen de zelfregulatie van de patiënt. Mindfulness verhoogt de sensitiviteit van de waarneming, maar beschermt de patiënt tegelijkertijd tegen de nadelige effecten van een te hoge sensorische verwerkingssensitiviteit.

5.1   Visueel – 60

5.2   Tactiel – 60

5.3   Auditief – 61
5.3.1   EP en ERP – 61
5.3.2   Effecten van meditatie op auditieve EP's en ERP's – 61

5.4   Smaak – 62

5.5   Proprioceptie – 63

5.6   Interoceptie en orgaansensaties – 63

5.7   Samenvattend – 66

Literatuur – 66

© Bohn Stafleu van Loghum, onderdeel van Springer Media B.V. 2017
P. van Burken, *Mindfulness en fysiotherapie*, DOI 10.1007/978-90-368-0699-2_5

5.1 Visueel

Mensen die goed getraind zijn in mindfulness hebben een hogere visuele sensorische sensitiviteit. Ze kunnen kortere lichtflitsen van een tachistoscoop waarnemen dan ongetrainde mensen [1]. Ook de perceptie van de lengte van lijnstukken verbetert [2]. Een derde onderzoek toonde een verbeterde gezichtsscherpte gemeten op een letterkaart bij mensen die regelmatig mindfulnessoefeningen deden [3].

5.2 Tactiel

Fox et al. lieten deelnemers met verschillende mate van ervarenheid in mindfulness direct na de bodyscan de helderheid en intensiteit van de lichaamswaarneming van twintig verschillende lichaamsregionen vastleggen [4]. Ze deden dit op een schaal van één tot negen. Bij de deelnemers met veel mindfulnesservaring correleerde deze introspectieve scoring sterk met de proporties van de homunculus van Penfield en de 2-puntsdiscriminatiedata van Weber. Bij de deelnemers met geen of weinig mindfulnesservaring was er geen significante correlatie. De onderzoekers concluderen dat mindfulnesstraining de introspectieve accuraatheid verhoogt, in ieder geval voor de proprioceptieve lichaamswaarneming.

> **Diverse onderzoeken naar tast**
> Mindfulnesstraining verbetert dus de visuele sensitiviteit en perceptie. Toch is lichamelijke aandacht niet altijd gunstig voor de waarneming in andere zintuigmodaliteiten. Onderzoek van Mirams et al. liet bijvoorbeeld zien dat aandacht voor de hartslag tot een soepeler detectiecriterium voor tast leidde; men rapporteerde vaker een taststimulus bij zowel aanwezigheid als afwezigheid ervan. Mogelijk dat aandacht voor de interoceptie de sensorische ruis laat toenemen en daarmee de misperceptie [5].
> Aan de andere kant is er onderzoek dat laat zien dat zes dagen mindfulnesstraining van vijftien minuten (op cd) de tastdetectie van wijsvinger verbetert ten opzicht van een controlegroep die dezelfde tijd naar een verhaaltje luisterde [6].
> Mindfulnesstraining kan ook het tactiele spatiële waarnemingsvermogen verbeteren zonder dat er expliciet getraind wordt met directe tactiele stimulatie. Tai chi is een vorm van aandachtsvol bewegen zonder dat daarbij specifiek de tactiele perceptie van de hand via tasten getraind wordt. In het onderzoek van Kerr et al. bleek dat tai chi-leerlingen met minstens twee jaar ervaring en drie per week trainen en beter tactiel onderscheidingsvermogen hadden dan een op leeftijd gematchte controlegroep [7].
> *Focused attention* op de vinger verbetert de tweepuntsdiscriminatie [8]. Het onderzoek vond plaats tijdens een vier dagen durende retraite. Een deel van deelnemers moest twee uur per dag focused attention op de rechter wijsvinger doen en de rest van de dag (zes uur) open monitoring beoefenen. De controlegroep deed alleen open monitoring tijdens de retraite. Na drie dagen trainen is in de experimentele groep de tactiele tweepuntsdiscriminatie aanzienlijk verbeterd (17 %) ten opzichte van net vóór de retraite; in de controlegroep is er geen verschil. Al met al is er voor de tast redelijk veel bewijs dat deze door mindfulnesstraining verbetert.

5.3 Auditief

5.3.1 EP en ERP

Het effect van diverse vormen van meditatie op auditieve informatieverwerking is vooral onderzocht met *evoked potentials* (EP) en *event related potentials* (ERP). Bij auditieve evoked potentials biedt men aan het oor een herhaalde stimulus aan en meet men met Eeg-apparatuur de elektrische potentialen om te schedel. Door het effect van de herhaalde geluidsstimulus te middelen ontstaat er uiteindelijk een goed herkenbaar signaal. Deze auditieve evoked potentials bevatten verschillende pieken en dalen die door neurogene bronnen op verschillende lagen binnen het zenuwstelsel worden gegenereerd. In ◘fig. 5.1. staan EP en ERP afgebeeld. Onder aan de tijdas staan de fase en welke neurogene structuur de potentiaal veroorzaakt vermeld.

De amplitude verwijst naar de mate van neurogene activatie en de locatie op de tijdas (latentietijd) geeft aan hoe snel de transmissie is. Het laatste deel in de grafiek vanaf P_3 verwijst naar hogere verwerking, zoals het herkennen van een afwijkende targetgeluidsstimulus tussen andere geluidsstimuli [10]. Dit zijn event related potentials (ERP), die vaak onderzocht worden via een *oddball*-experiment. Daarbij wordt een reeks van standaard auditieve stimuli aangeboden met af en toe daartussen een afwijkende auditieve stimulus. De proefpersoon moet dan aangeven wanneer hij de afwijkende auditieve stimulus opmerkt. In de grafiek is dat de actieve conditie. De passieve conditie bestaat uit gewoon zitten en de standaard reeks met afwijkende stimuli laten langskomen. In de actieve conditie ontstaat op de afwijkende stimulus (de target) dan een nieuwe potentiaal die de P300 of P_3 genoemd wordt. Als mindfulnessmeditatie de amplitude laat toenemen van EP's en ERP's, dan is dit in het kader van chronische pijn mogelijk interessant. Patiënten met chronische pijn worden namelijk juist gekenmerkt door een verlaagde amplitude van zowel sensorisch opgewekte ERP's als cognitief opgewekte ERP's [11].

5.3.2 Effecten van meditatie op auditieve EP's en ERP's

- **Auditieve EP's**

Nadere analyse van een omvangrijke review naar het effect van meditatie op auditieve EP's laat zien dat meditatie zowel de amplitude als de latentietijd van de EP's beïnvloedt [11]. Helaas zijn de gegevens verder niet te interpreteren, omdat de richting van de beïnvloeding in de verschillende onderzoeken verschilt. In sommige onderzoeken versterkt de amplitude en/of verkort de latentietijd –wat een teken is voor verhoogde activatie van sensorische transmissie respectievelijk versnelde transmissie. Andere onderzoeken laten echter een tegengesteld patroon zien. Beide patronen te rijmen met het onderscheid in focused attention training (FA) en open monitoring (OM) [13]. Als FA gericht is op de sensorische modaliteit zal dit de waarneming versterken, men richt immers de aandacht erop. Als FA gericht is op een andere sensorische modaliteit, zal dit de sensorische transmissie verminderen (op te vatten als afleiding). Open monitoring heeft altijd, door het receptieve karakter ervan, een faciliterend effect. Helaas is dit onderscheid in de review van Singh en Telles niet terug te vinden [12].

- **Auditieve ERP's**

De gegevens rond ERP zijn eenduidiger. Het gaat dan om het discrimineren tussen auditieve stimuli en hier beslissingen op nemen. Door mindfulnesstraining neemt de sterkte van de

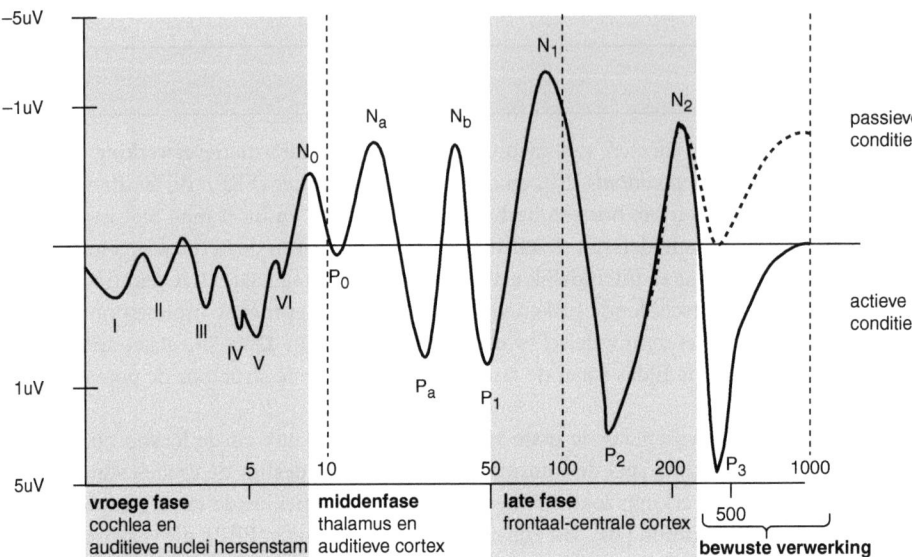

☐ **Figuur 5.1** Auditieve evoked potentials en event related potentials (bewerkt en aangevuld naar Picton [9] en Kok [10])

mismatch negativity toe. Dat is een ERP die rond de 150–200 ms verschijnt nadat er onverwacht een afwijking is de fysische kenmerken van een auditieve stimulus. Dit is een onbewuste detectie. In het algemeen neemt door mindfulnesstraining ook de P300 in amplitude toe en latentietijd af. Men neemt dus de target bewuster en sneller waar.

De gegevens van de auditieve EP en ERP's zijn als volgt samen te vatten. Op sensorisch auditief niveau kan er zowel een toename als afname zijn door meditatie. Mogelijk houdt dit verband met het verschil tussen FA- of OM-meditatie. De perceptie van auditieve taakstimuli verbetert door de diverse meditatievormen, zowel op onbewust als bewust niveau.

- **Beter horen, beter luisteren?**

Op theoretische gronden mag men aannemen dat mindfulnesstraining ook de luistervaardigheden verbetert. Burleson verheldert dit aan de hand van het onderscheid tussen op de automatische piloot luisteren versus mindful luisteren [14]. Op de automatische piloot luisteren kenmerkt zich door een vorm van top-down luisteren. Men luistert dan terwijl men niet doorheeft dat allerlei aannames, vooroordelen en stereotypen het luisteren beïnvloeden. Mindful luisteren is meer bottom-up. Door een luisterhouding van 'niet weten' en tegelijkertijd de wens om te luisteren naar wat er zich actueel in het gesprek ontvouwt, kan de fysiotherapeut relatief onbevooroordeeld de informatie tijdens het gesprek waarnemen en verwerken.

5.4 Smaak

Mindfulnesstraining begint standaard met de zogenoemde 'rozijnoefening'. De deelnemers worden daarbij uitgenodigd heel aandachtig één rozijn op te eten. Dat betekent dat ze met alle zintuigen de rozijn moeten onderzoeken: aftasten, ruiken, luisteren, bekijken en dan proeven. Het resultaat is steeds dat de deelnemers aangeven dat ze veel meer waarnemen dan in het dagelijks leven het geval is. Mindful een rozijn eten verbetert het proeven en genieten.

Wetenschappelijk onderzoek hiernaar is echter nog niet gedaan. Deelnemers geven bovendien aan dat één rozijntje al de moeite waard is, en dat is de reden dat mindful eten als strategie voor gewichtsreductie is aangewend. De effecten zijn positief op *binge eating*, emotioneel eten en eten op basis van omgevingscues, gewichtsbehoud en gewichtsverlies [15].

Aangezien chronische pijn geassocieerd is met zowel obesitas als de kwaliteit van het voedsel dat genuttigd wordt, is mindful eten een relevant onderwerp voor de fysiotherapeut [16, 17]. Op zijn minst kan de fysiotherapeut de patiënt hierover educatie geven. De principes van mindful eten zijn eenvoudig [18]. In essentie eet men langzamer, met meer aandacht voor honger- en verzadigingscues en of deze intern of extern liggen, kleinere afmetingen van de portie, afleiding door bijvoorbeeld tv voorkomen, beter proeven en genieten.

5.5 Proprioceptie

Mindfulnesstraining kan ook de proprioceptie verbeteren. Dit is vooral aangetoond bij mindful bewegen. Ervaren tai chi-beoefenaars hebben bijvoorbeeld een betere proprioceptie van enkels en knieën dan mensen die een zittende leefstijl hebben, maar ook beter dan zwemmers en hardlopers [19]. Een training van twaalf weken tai chi verbetert de positiezin van de schouder [20]. Ook yoga-beoefenaars hebben een betere positiezin van de gewrichten dan ongeoefenden [21]. Slechtziende kinderen gaan op proprioceptie van de elleboog vooruit ten opzichte van een wachtgroep als ze meedoen aan een yoga-training van anderhalf uur per dag gedurende een maand [22]. Waarnemen is noodzakelijk voor bijsturing en mindfulness blijkt afwijkingen in geplande bewegingen inderdaad eerder te detecteren [23]. Het mag duidelijk zijn dat verbeterde proprioceptie vanuit fysiotherapeutisch oogpunt bevorderlijk is voor het herstel van musculoskeletale houdings- en bewegingsproblematiek.

5.6 Interoceptie en orgaansensaties

De aanname dat opmerkzame aandachtstraining gericht op het lichaam ook de perceptie van interoceptie verbetert, ligt genuanceerd. In ieder geval bleek de accuraatheid van de hartslagdetectie van ervaren mediterenden niet beter was dan van ongetrainden [24, 25]. In tegenstelling tot de voorgaande onderzoekers richten Daubenmier et al. zich op het detecteren van ademsensaties [26]. Immers, tijdens mindfulnesstraining is de adem het object van aandacht, hartfrequentie niet. Ze vonden geen verschil tussen ervaren mediterende en leken wat betreft de sensitiviteit en onderscheidingsvermogen ten aanzien van een objectieve *respiratory load*. Wel waren mediterenden meer accuraat bij de loads die de minste plafondeffecten hadden. Ook het volgen van de adem met een schuifregelaar is op bepaalde maten beter bij mediterenden. Al met al geen forse verschillen maar wel enige aanwijzing voor een toegenomen interoceptieve accuraatheid.

Samenvattend zijn er voorzichtige aanwijzingen dat mindfulness de accuraatheid van de interoceptie kan bevorderen, mits gemeten in een modaliteit die ook expliciet de aandacht krijgt tijdens de training (zoals ademsensaties).

- **Interoceptie en belichaamd aanwezig zijn**

Interoceptie gaat echter verder dan slechts de 'orgaansensaties' voelen van de ademhaling of de hartslag. In het voelen van je lichaam zit meer informatie besloten dan alleen de sensorische. Craig, een belangrijke neurowetenschapper, schreef twee artikelen met de titel *How*

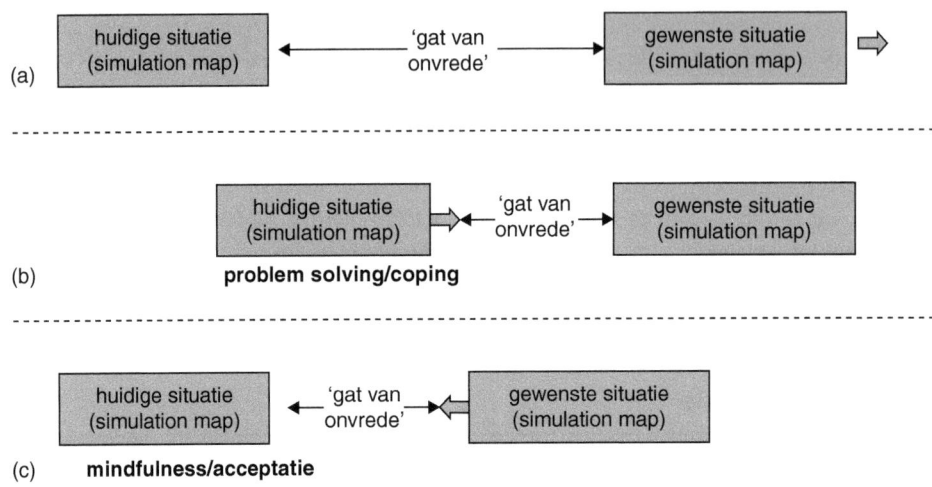

□ Figuur 5.2 Verschillende manieren van reduceren van onvrede

do I feel? [27, 28]. Hij maakt aannemelijk dat de anterior insula cortex een associatieregio is voor het totale lichamelijke voelen: alle fysiologische en homeostatische lichaamsprocessen worden hier gerepresenteerd. Bovendien worden ze hier bijgemengd met cognities vanuit de neocortex. De anterior cingulate cortex voegt hier emotionele valentie aan toe. Zo ontstaat een soort 'totaal preverbaal lijfelijk ervaren gevoel'. 'Hoe voel ik me?' richt zich op het in het lijf voelen hoe dat reageert op sociale situaties, fysiologische toestanden, emoties, bepaalde gedachten enzovoort. Daar ligt een bron van informatie besloten die weliswaar preverbaal en niet-rationeel van aard is, maar desondanks erg informatief. Veel beslissingen nemen we immers niet zozeer rationeel, maar op een soort lijfelijk 'buikgevoel' van 'dat voelt goed' of 'dat voelt slecht'. Door de aandacht naar het lijf te brengen, kan men emoties en andere persoonlijke belevingen ook beter waarnemen. Bij focusing, een psychologische interventie, maakt men hier expliciet gebruik van [29]. In essentie vraagt men de patiënt daarbij niet zozeer te redeneren over een bepaald probleem, maar 'te voelen aan het lijf wat dat ervan vindt'. Dat kan informatie geven als 'de situatie benauwt me', 'geeft me een beklemd gevoel', 'ik voel me klein' enzovoort. De patiënt kan dit inzicht dan gebruiken om nieuwe beslissingen te nemen. Het lijf voelen, interoceptie, kan dus ingezet worden ter bevordering van inzicht en daarmee van zelfregulatie. In wezen maakt het elke psychologische interventie meer effectief [30], ook binnen de fysiotherapie.

- **Zelfregulatie: juiste aandacht, denken en handelen**

Een voorbeeld van hoe het brein met deze lichaamsinformatie om kan gaan zijn de zogenoemde *simulation maps*. Simulation maps zijn abstracte representaties die de onderliggende diffuse lichamelijke sensaties interpreteren. Simulation maps bestaan hiërarchisch gezien uit verschillende lagen, waarbij de onderste lagen ruw sensorisch zijn en hogere lagen meer abstract en beter voor het bewustzijn toegankelijk zijn. Door de simulation map is het uitvoerende brein (executive brein) in staat te reageren. Binnen dit systeem van simulation maps kan zowel de actuele lichamelijk toestand gerepresenteerd zijn, als de gewenste lichamelijke toestand [31]. Als het gat tussen de actuele en de gewenste situatie groot is, kan dat onvrede geven (zie ◘fig. 5.2 deel a). Een manier om deze onvrede' te verminderen is meer oorzaak- en actiegeoriënteerd: bijvoorbeeld met *problem solving* de huidige situatie aanpassen. Stel dat patiënt zich rusteloos voelt in de werksituatie en dit op basis van eerdere ervaringen met

5.6 · Interoceptie en orgaansensaties

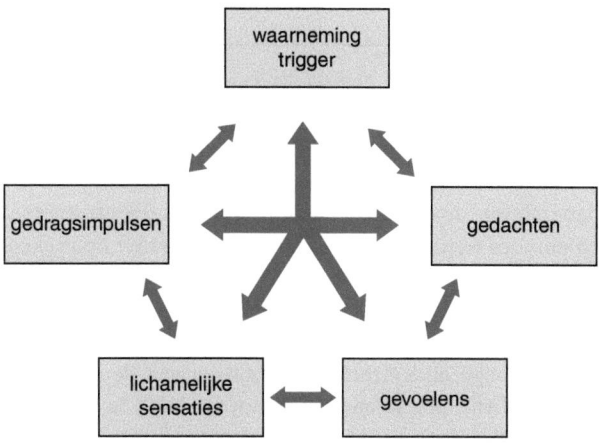

Figuur 5.3 De ervaring als samenhangend geheel van vijf elementen

rusteloosheid toeschrijft aan honger, dan zal hij geneigd zijn de rusteloosheid op te lossen door te gaan eten. Daarmee verschuift al snel de aandacht van interoceptief voelen naar de actie die het oplost. Je zou dit coping kunnen noemen (zie fig. 5.2 deel b). Een andere manier om de 'onvrede' te reduceren is de gewenste simulation map meer accuraat in overeenstemming te brengen met de actuele sensaties. Dit kan met acceptatie en gelijkmoedigheid bereikt worden (zie fig. 5.2 deel c). In ons voorbeeld betekent dat dat de rusteloosheid met een open aandacht als actuele situatie benaderd wordt, zonder dat die direct geïnterpreteerd en opgelost moet worden. Daarmee blijft de patiënt meer open voor de actuele sensaties en kan hij mogelijk ook een relatie leggen met bijvoorbeeld 'denken aan werk'. Vanuit dit inzicht kunnen dan weer beslissingen genomen worden. Open de interoceptie als totaal lijfgevoel waarnemen – een mengeling van sensaties, emoties en cognities – kan dus tot reëler waarnemen en inzicht leiden dan als men direct overschakelt naar cognitief en actiegericht handelen.

Mindfulness bevordert dit reële en 'juiste' waarnemen en daarmee ook het wijze handelen. Iedere ervaring bestaat feitelijk uit een conglomeraat van vijf elementen die elkaar onderling beïnvloeden (zie fig. 5.3). Zo kunnen gedachten bijvoorbeeld de waarneming kleuren, kunnen lichaamshoudingen gevoelens opwekken, en kunnen gevoelens in de vorm van hunkering of afkeer gedragsimpulsen uitlokken. Door mindfulnesstraining gaat de patiënt beter de verschillende elementen in een ervaring herkennen en ook de onderlinge invloed waarnemen. Daarmee is de patiënt niet meer 'verstrengeld' in de waarneming, maar beziet hij, relatief onthecht, de ervaring van een afstand. Dit bredere perspectief en de desidentificatie met de ervaring leidt tot juister waarnemen en kwalitatief betere inzichten en uiteindelijk tot wijzere beslissingen.

- **Gebruik van lichaamsbewustzijn**

Bornemann en collega's laten zien dat een op MBSR gebaseerd programma van drie maanden, waarin de bodyscan en mindful ademen een centrale plaats innam, de zelfrapportage van interoceptief lichaamsbewustzijn laat toenemen. In dit onderzoek nam de dimensie van 'mindful observeren van het lichaam' weliswaar toe, maar duidelijk minder sterk dan de andere dimensies, zoals zelfregulatie rond lichaamssensaties, aandachtregulatie rond lichaamssensaties, 'luisteren naar het lichaam' en vertrouwen in het lichaam [32]. Dit cluster van 'aandacht→ luisteren→ vertrouwen→ reguleren' verwijst naar het toepassen van het lichaamsbewustzijn in het dagelijks leven.

5.7 Samenvattend

Mindfulnesstraining kan ervoor zorgen dat de patiënt dichter bij de pure waarneming blijft, omdat meer geïnvesteerd wordt in de directe waarneming en minder in het denken over de waarneming. Dit kan via een betere exteroceptie (visueel/tactiel/auditief/smaak) en proprioceptie tot sensitiever waarnemen leiden. Ook de interoceptie kan verbeteren, mits dit het onderwerp was van de mindfulnesstraining, zoals de ademhaling. De effecten op waarnemen van pijn, motorbewustzijn en emoties werden in de betreffende paragrafen besproken. Bovenal helpt mindfulnesstraining de verschillende componenten en reactiviteit in het waarnemen te onderscheiden, terwijl er tegelijkertijd enige afstand ontstaat om wijzer te kunnen reageren.

Dit sensitiever waarnemen, met verhoogd onderscheidingsvermogen van de elementen die meespelen in de actuele ervaring, terwijl men relatief gelijkmoedig blijft, is een voorwaarde voor zelfregulatie van de patiënt. Immers, als de patiënt beter wil sturen rond zijn eigen gezondheid en ziekte, dan zal bij beter moeten waarnemen en minder emotioneel reactief moeten zijn. Interessant is de gedachte dat door mindfulnesstraining de waarneming van de patiënt als vanzelf meer in de richting van het biopsychosociale model verschuift.

- **Sensitiever zonder overprikkeling**

Aan de ene kant maakt mindfulness de patiënt dus sensitiever, maar tegelijkertijd beschermt mindfulness tegen de nadelige effecten van een hoge sensorische verwerkingssensitiviteit [33]. Mensen met een hoge sensorische verwerkingssensitiviteit raken gemakkelijk sensorisch overprikkeld. Bij 15-10 % van de bevolking zou dit spelen. Het is geassocieerd met meer angst en depressie, stress en pijn. Een hoge sensorische verwerkingssensitiviteit is echter niet per se slecht. Sommigen mensen zijn daardoor juist beter afgestemd in denken en voelen over zichzelf en anderen. Ze nemen ook meer subtiele verschillen waar. Mindfulness helpt te beschermen tegen de nadelige effecten van hoge sensorische verwerkingssensitiviteit. Mensen die hoog scoren op hoge sensorische verwerkingssensitiviteit zijn minder angstig als ze ook hoog scoren op mindfulness en acceptatie [33].

Literatuur

1 Brown D, Forte M, Dysart M. Differences in visual sensitivity among mindfulness meditators and non-meditators. NCBI. 1984;58(3):727–33.
2 MacLean KA, Ferrer E, Aichele SR, Bridwell DA, Zanesco AP, Jacobs TL, et al. Intensive meditation training improves perceptual discrimination and sustained attention. Psychol Sci. 2010;21(6):829–39.
3 Garcia-Martin E, et al. Assessment of visual function and structural retinal changes in zen meditators: potential effect of mindfulness on visual ability. Mindfulness. 2016;7:979–87.
4 Fox KC, Zakarauskas P, Dixon M, Ellamil M, Thompson E, Christoff K. Meditation experience predicts introspective accuracy. PLoS ONE. 2012;7(9):e45370.
5 Mirams L, Poliakoff E, Brown RJ, Lloyd D. Interoceptive and exteroceptive attention have opposite effects on subsequent somatosensory perceptual decision making. Q J Exp Psychol. 2012;65(5):926–38.
6 Mirams L, Poliakoff E, Brown RJ, Lloyd DM. Brief body-scan meditation practice improves somatosensory perceptual decision making. Conscious Cogn. 2013;22(1):348–59.
7 Kerr CE, et al. Tactile acuity in experienced tai chi practitioners: evidence for use dependent plasticity as an effect of sensory-attentional training. Exp Brain Res. 2008;188:317–22.
8 Philipp ST, Kalisch T, Wachtler T, Dinse HR. Enhanced tactile acuity through mental states. Sci Rep. 2015;5:13549.
9 Picton TW, Hillyard SA, Krausz HI, Galambos R. Human auditory evoked potentials. I. Evaluation of components. Electroencephalogr Clin Neurophysiol. 1974;36(2):179–90.

Literatuur

10. Kok A. Het hiërarchisch brein. Assen: Koninklijke Van Gorcum; 2004.
11. Pinheiro ES, Queiros FC de, Montoya P, Santos CL, Nascimento MA do, Ito CH, et al. Electroencephalographic patterns in chronic pain: a systematic review of the literature. PLoS ONE. 2016;11(2):e0149085.
12. Singh N, Telles S. Neurophysiological effects of meditation based on evoked and event related potential recordings. Biomed Res Int. 2015;2015:406261.
13. Lutz A, Slagter HA, Dunne JD, Davidson RJ. Attention regulation and monitoring in meditation. Trends Cogn Sci. 2008;12(4):163–9.
14. Burleson BR. A constructivist approach to listening. Int J Listening. 2011;25:27–46.
15. O'Reilly GA, Cook L, Spruijt-Metz D, Black DS. Mindfulness-based interventions for obesity-related eating behaviours: a literature review. Obes Rev. 2014;15:453–61.
16. Okifuji A, Hare BD. The association between chronic pain and obesity. J Pain Res. 2015;8:399–408.
17. Totsch SK, Waite ME, Tomkovich A, Quinn TL, Gower BA, Sorge RE. Total Western diet alters mechanical and thermal sensitivity and prolongs hypersensitivity following complete freund's adjuvant in mice. J Pain. 2016;17(1):119–25.
18. Monroe JT. Mindful eating: principles and practice. Nutr Rev. 2015;9:217–20.
19. Xu D, Hong Y, Li J, Chan K. Effect of tai chi exercise on proprioception of ankle and knee joints in old people. Br J Sports Med. 2004;38(1):50–4.
20. Jacobson BH, Chen HC, Cashel C, Guerrero L. The effect of t'ai chi chuan training on balance, kinesthetic sense, and strength. Percept Mot Skills. 1997;84(1):27–33.
21. Telles S, Naveen KV, Shreevidya N. A comparison of the bilateral elbow joint position sense in yoga and non yoga practitioners. J Indian Psychol. 2007;25:1–4.
22. Mohanty S, Pradhan B, Nagathna R. The effect of yoga practice on proprioception in congenitally blind students. Br J Visual Impairment. 2015;32(2):124–35.
23. Naranjo JR, Schmidt S. Is it me or not me? Modulation of perceptual-motor awareness and visuomotor performance by mindfulness meditation. BMC Neurosci. 2012;13(1):88.
24. Khalsa SS, Rudrauf D, Damasio AR, Davidson RJ, Lutz A, Tranel D. Interoceptive awareness in experienced meditators. Psychophysiology. 2008;45(4):671–7.
25. Parkin L, Morgan M, Evans D, Buchan K, Hawkins A, Dunn BD. Exploring the relationship between mindfulness and cardiac perception. Mindfulness. 2014;5(3):298–313.
26. Daubenmier J, Sze J, Kerr CE, Kemeny ME, Mehling W. Follow your breath: respiratory interoceptive accuracy in experienced meditators. Psychophysiology. 2013;50(8):777–89.
27. Craig AD. How do you feel? Interoception: the sense of the physiological condition of the body. ISSN 2002;3:655–66.
28. Craig AD. How do you feel – now? The anterior insula and human awareness. Nat Rev Neurosci. 2009;10:59–70.
29. Gendlin ET. Focusing. New York: Bantam Books; 1981.
30. Hendricks MN. The role of experiencing in psychotherapy: attending to the "bodily felt sense" of a problem makes any orientation more effective. J Contemp Psychother. 2007;37:41–6.
31. Farb N, Daubenmier J, Price CJ, Gard T, Kerr C, Dunn BD, et al. Interoception, contemplative practice, and health. Front Psychol. 2015;6:763.
32. Bornemann B, Herbert BM, Mehling WE, Singer T. Differential changes in self-reported aspects of interoceptive awareness through 3 months of contemplative training. Front Psych. 2014;5:1504.
33. Bakker K, Moulding R. Sensory-Processing Sensitivity, dispositional mindfulness and negative psychological symptoms. Personality Individ Differ. 2012;53:341–6.

Mindfulness en bewegen

Samenvatting

Mindful bewegen bevordert de corticale plasticiteit en kan de bewegingskwaliteit van de patiënt verbeteren, vooral als er traag, precies, aandachtig, onderzoekend, gevarieerd en herhaald bewogen wordt. Hoewel externe aandacht tijdens het bewegen vaak gunstig is voor de uitkomsten van het bewegen, laten we in dit hoofdstuk zien dat interne aandacht gericht op proprioceptieve bewegingssensaties ook een plaats binnen de fysiotherapie verdient. De Feldenkraismethode vertegenwoordigt mindful bewegen bij uitstek en past naadloos binnen een fysiotherapeutische setting. Bewegingskwaliteit is een lichamelijke focus die, gecombineerd met externe doelaandacht, tot optimale beweeguitkomsten leidt. Bewijs wordt aangeleverd dat mindful bewegen een gepaste interventie is voor patiënten met chronische pijn, stressgerelateerde problematiek en centraal-neurologische problematiek.

6.1   Meer oog voor de kwaliteit van bewegen – 71

6.2   De Feldenkraismethode als voorbeeld van mindful bewegen – 71

6.3   Bewust en precies bewegen bevordert corticale reorganisatie – 72
6.3.1   Motorische vaardigheidstraining werkt beter dan kracht- of duurtraining – 72
6.3.2   Sensorische discriminatietraining – 73
6.3.3   Niet geïsoleerd maar geïntegreerd bewegen – 73

6.4   Bewegen ondersteunt de aandacht – 74

6.5   Het effect van aandacht op bewegen – 74
6.5.1   Externe aandachtsfocus en het effect op bewegen – 74
6.5.2   Interne aandachtsfocus en het effect op bewegen – 75

© Bohn Stafleu van Loghum, onderdeel van Springer Media B.V. 2017
P. van Burken, *Mindfulness en fysiotherapie*, DOI 10.1007/978-90-368-0699-2_6

6.5.3	Interne aandacht en motorisch leren – 77
6.5.4	Mindfulness bevordert 'bewegingsvrijheid' – 78
6.5.5	Betere evenwichtsreactie door mindfulnessdispositie – 79

6.6 Integratie externe en interne aandachtsfocus – 79

6.6.1	Bewegingskwaliteit is een lichaamsgerichte externe aandachtsfocus – 79
6.6.2	Wat bewegingsexperts ons leren – 81

6.7 Andere effecten van mindfulness in relatie tot bewegen – 82

Literatuur – 84

6.1 Meer oog voor de kwaliteit van bewegen

Houding en bewegen wordt door fysiotherapeuten vaak beoordeeld in de basale tijd-ruimtedimensies van het bewegen. Er zijn echter ook andere perspectieven die vanuit de mindfulnessoptiek relevant zijn en die te vangen zijn onder de term bewegingskwaliteit. Het gaat dan om kwaliteiten als de ritmiek, flow, gebruik van bewegingsruimte, bewegingspad, geïntegreerd totaal bewegen, intentie, presentie, vrije adem, vitale spierspanning, expressie, bewust bewegen en authenticiteit van bewegen [1]. Mindful bewegen, in de vorm van Feldenkrais of de *Bartenieff fundamentals*, maar ook tai chi en mindful yoga, zijn gericht op deze bewegingskwaliteiten. De Feldenkraismethode sluit qua oefeningen en theorie het meest direct aan bij de fysiotherapie. Dat is de reden dat in het praktijkdeel van dit boek een groot aantal oefeningen in mindful bewegen beschreven staan die geïnspireerd zijn op deze methode.

6.2 De Feldenkraismethode als voorbeeld van mindful bewegen

Het centrale idee achter de methode is om bewegingen met minimale inspanning en maximale efficiëntie uit te voeren [2]. De Feldenkraismethode vergroot het bewustzijn bij de patiënt van lichaamsdelen die niet geïntegreerd of disfunctioneel zijn tijdens functionele bewegingen. Bij deze methode worden patiënten gestimuleerd om tijdens de gestructureerde bewegingsoefeningen alle delen van hun lichaam nauwgezet 'van binnenuit' te onderzoeken, evenals de controle en coördinatie ervan. De patiënt wordt zich daardoor bewust van de subtiele verschillen in bewegingspatronen [3], bijvoorbeeld dat een beweging niet in het lichaam doorloopt, maar stokt, of een beweging waarbij overmatig veel inspanning betrokken is. De bewegingen worden tijdens dit leerproces met aandacht en sensitiviteit uitgevoerd. Men laat zich daarbij leiden door het gevoel of een beweging gemakkelijk aanvoelt. Gaandeweg, door het herhaald uitvoeren van de beweging, verminderen de disfunctionele bijbewegingen. Het gaat om nieuwe manieren van uitvoering te ontdekken en te ervaren, vaak van bewegingen die de patiënt wel al kende. Dit verbreedt zijn bewegingspotentieel en daarmee de flexibiliteit en de vrijheid in het bewegen.

Feldenkrais stelt dat kinderen deze voelende en ontdekkende manier van bewegen gaandeweg verliezen als ze zich aanpassen aan de eisen en de druk van de sociale omgeving [4]. Het bewegen wordt minder spontaan-organisch en meer stereotype. Door deze rigide aanpassingen gaan bewegingen gepaard met verhoogde spierspanning en dat kan pijnklachten geven. Feldenkrais meent dat patiënten die na letsel hun bewegingen weer goed weten te herorganiseren in een nieuw functioneel patroon, zich daarbij laten leiden door nauwgezette kinesthetische waarnemingen. Bewustzijn van beweging en bewegingssensaties nemen in deze methode dan ook een centrale plaats in, evenals het verkennen van het gemak van bewegen.

De oefeningen van Feldenkrais zijn ideale voorbeelden van mindful bewegen. Langzame, kleine en eenvoudige bewegingen worden als eerste uitgevoerd om overmatige inspanning te reduceren en het gewaarzijn te optimaliseren. Hier geldt het Weber-Fechner-principe: hoe kleiner de stimulus, des te sterker men subtiele veranderingen kan waarnemen. Hoe meer de patiënt overbodige inspanning kan nalaten, des te fijngevoeliger wordt hij in het waarnemen van subtiele verschillen, en des te beter kan hij de beweging reguleren. Niet zozeer de externe bewegingsprestatie staat centraal – zoals bij sport – maar meer het moeiteloze efficiënte bewegen zoals dat van binnenuit beleefd wordt.

- **Effecten van de Feldenkraismethode/mindful bewegen**

De kwaliteit en functionaliteit van bewegen blijkt door de Feldenkraisoefeningen te verbeteren. Dit sluit aan bij de primaire doelen binnen de fysiotherapie. Daarnaast kunnen deze bewegingsoefeningen ook ingezet worden om het welzijn van patiënten te verbeteren en stress te reduceren [4]. Deze doelen zijn binnen de fysiotherapie te typeren als secundaire doelen, gericht op het verminderen van algemene herstelbelemmerende factoren.

Hoewel de kwaliteit van onderzoek gematigd is, worden in de literatuur gunstige effecten gevonden op pijn, bewegings- en houdingscontrole, lichaamsbewustzijn en psychologisch welzijn [4, 5]. Over het geheel vinden patiënten met chronische musculoskeletale pijn de oefeningen 'weldadig' maar wel 'moeilijk' [6]. Om effecten op welzijn te bereiken moet er waarschijnlijk door de patiënt drie keer per week getraind worden, bijvoorbeeld één keer op de praktijk en twee keer thuis [7].

6.3 Bewust en precies bewegen bevordert corticale reorganisatie

Mindful bewegen wordt doorgaans aandachtig, langzaam en precies uitgevoerd. Dit zijn gunstige voorwaarden voor corticale reorganisatie. Onderzoek naar motorische controle en pijn toont dat de kwaliteit van de motorische training van doorslaggevend belang is voor behandelsucces. We citeren Paul Hodges [8]:

> Verbeteringen in motorische controle lijken afhankelijk te zijn van bewuste en preciezë correcties van de beweging en de spieractiviteit. Simpelweg de spier activeren zonder feedback of correctie van fouten, zoals de activatie van het transversus abdominus tijdens een sit-up, leidt niet tot veranderingen in temporele of spatiële kenmerken van de spieractivatie. Dit is consistent met de observatie dat corticale plasticiteit afhankelijk is van de mate van bewuste aandacht en vaardigheidsniveau tijdens de motorische training. Het simpelweg repeteren van bewegen zonder vaardigheid of precisie heeft geen invloed op de corticale reorganisatie. Hoewel andere klinische technieken ook de coördinatie kunnen beïnvloeden (bijvoorbeeld tape die de symptomen en spieractivatie verandert of gewrichtsmobilisaties) blijkt dat vooral motorische controletraining met bewuste aandacht voor correcties effectief is. (...) Pijn kan het motorisch leren beperken door de negatieve invloed op de taakuitvoering en niet zozeer door een direct effect van pijn op plastische processen die nodig zijn voor motorisch leren. Dit benadrukt dat de kwaliteit van de motorische training de sleutel is tot behandelsucces.

Alles bij elkaar genomen tonen de bevindingen dat motorplasticiteit bevorderd wordt door motorische training zonder pijnprovocatie en motorische training met feedback van hoge kwaliteit.

6.3.1 Motorische vaardigheidstraining werkt beter dan kracht- of duurtraining

Motorische vaardigheidstraining veroorzaakt veranderingen in de organisatie van bewegingsrepresentatie in de primaire motorische cortex. De corticale representatie van de spieren die betrokken zijn bij de taak is vergroot en gemakkelijker exciteerbaar. Het simpel herhalen van een gekende beweging (krachttraining) heeft dit centrale effect niet. Vier weken vaardigheidstraining van de biceps (dertien sessies) verhoogde de exciteerbaarheid van de corticospinale projectie naar deze spier; vier weken krachttraining had daar juist een negatief effect op. [9]. Aansluitend is recent aangetoond dat motorische vaardigheidstraining de corticale plasticiteit (leervermogen) ook beter bevordert dan duurtraining [10]. Men kan hieruit afleiden dat kracht- of duurtraining alléén niet volstaat als men de patiënt ook in kwaliteit van bewegen op een hoger niveau wil brengen.

6.3.2 Sensorische discriminatietraining

Sensorische aandacht voor subtiele verschillen en patronen heeft meer effect op corticale reorganisatie dan uitsluitend letten op de intensiteit van de gewaarwording. Dus de vraag 'voelt u dat u beweegt' of 'voel het contact van uw lichaam op de onderlaag' is een eenvoudiger vraag voor het brein met minder impact dan de vraag 'merk op waar u met meer druk op de grond ligt en waar met minder druk' of 'merk op of er verschil is tussen links en rechts'. Het gaat dus om het onderscheiden van verschillen en veranderingen. Dit is een vorm van sensorische discriminatietraining. Sensorische discriminatietraining kan fantoompijn reduceren en dit correleert met corticale plastische veranderingen [11]. Sensomotorische discriminatietraining van de arm geeft motorische schorssysteemveranderingen die echt als een blijvende verandering als gevolg van actief 'leren' zijn te kenmerken en niet slechts het passieve gevolg van sensomotorische facilitatie [12].

Door sensomotorische discriminatietaken in te bouwen in de oefentherapie, kan deze meer 'corticaal' gericht worden. Romp- of bekkenoefeningen die aandachtig uitgevoerd worden, een element van nieuwheid hebben en waarbij de patiënt uitgedaagd wordt zijn onderscheidingsvermogen te ontwikkelen, zijn daar een voorbeeld van. De therapeut kan vragen stellen als: 'wat valt u op als u beweging x doet ten opzichte van y of de beginsituatie', 'hoe ver voelt u de beweging doorlopen in uw romp', 'verandert dat na twintig herhalingen'? Dit zijn typische vragen die bij de Feldenkraisbenadering gesteld worden [3]. Ze bevorderen de bewegingsexploratie bij de patiënt. In het praktijkdeel van dit boek toont Tjitske de Boer de kunst van deze verbale vorm van begeleiden van de patiënt.

6.3.3 Niet geïsoleerd maar geïntegreerd bewegen

Aandacht voor bewegen kan zeer geïsoleerd en lokaal worden toegepast, maar ook meer geïntegreerd en totaal. Als men de aandacht sterk bij de lokale effecten houdt, mag men ook lokale effecten binnen het zenuwstelsel verwachten. Kwaliteit van bewegen bouwt zich echter niet vanzelf op vanuit losse geïsoleerde eenheden. Het is belangrijk om ook bewegingservaringen aan te bieden die gericht zijn op de onderlinge samenhang van de delen: hoe beïnvloeden de bewegende lichaamsdelen elkaar in het grotere geheel? Binnen Feldenkrais en de Bartenieff fundamentals krijgt deze connectiviteit expliciet de aandacht door de patiënt te vragen hoe bewegingseffecten doorwerken in het lichaam [13, 14]. Zo kan bijvoorbeeld een beweging van de voet kleine bewegingssensaties geven in de onderrug. Voor herstel van de corticale bewegingsmappen is het trainen van deze samenhang erg belangrijk. Uit onderzoek bleek dat lokale aandachtige sensorische stimulatie van de voet alleen, de activiteit in de primaire motorische cortex verhoogt. Werd daarentegen de aandacht gericht op het verloop van de bewegingssensaties door het gehele lichaam heen, dan werd naast de primaire motorische cortex ook de supplementaire motorische cortex en cingulate motorische regio geactiveerd

[15]. Deze laatste regionen zijn hogere motorische netwerken. Met andere woorden: proprioceptief voelen hoe een bewegingseffect zich door het lichaam voortzet activeert meer hogere motorisch integratieve regionen.

6.4 Bewegen ondersteunt de aandacht

In dit boek staat vooral het positieve effect van aandacht op bewegen centraal. Het is echter interessant en fysiotherapeutisch relevant te beseffen dat het omgekeerde ook geldt: bewegen heeft een positief effect op de aandacht. Voor sommige patiënten, vooral patiënten met stressgerelateerde problematiek, is het moeilijk om de aandacht gefocust te houden en stil te zitten. De aandacht dwarrelt als een blad in de wind of springt onrustig heen en weer als nerveuze apen in een boom. Mindful bewegen bevordert het aandachtsvermogen en kan daarom voor deze patiënten erg behulpzaam zijn [16]. Dat bewegen de aandacht ondersteunt, komt doordat er tussen bewegen en aandacht belangrijke neurofysiologische en neuropsychologische overeenkomsten zijn. Bij beide zijn de locus coeruleus en het werkgeheugen betrokken, waardoor ze elkaar kunnen versterken [16]. Bewegen maakt 'wakker', trekt via locus-coeruleusactivatie de aandacht, en houdt de patiënt met de aandacht erbij. Mindful bewegen is doorgaans langzaam en precies en deze twee eigenschappen zorgen ervoor dat het werkgeheugen stevig belast wordt [17]. Daardoor blijft er binnen het werkgeheugen minder capaciteit over om af te dwalen naar andere (afleidende) stimuli. Bewegen en mindfulnesstraining horen dus op een natuurlijke wijze bij elkaar.

6.5 Het effect van aandacht op bewegen

Bij mindful bewegen probeert de patiënt langdurig zijn volle aandacht zonder oordeel bij de lichamelijke sensaties van het bewegen te houden. Dit is een vorm van interngerichte aandacht. Dat dit gunstig is voor het bewegen, is voor de beoefenaars van de diverse vormen van mindful bewegen een ervaringsgegeven. Wetenschappelijk gezien blijkt dit echter geheel niet vanzelfsprekend. Onderzoek toont dat aandacht bij het bewegen houden, zowel de kwaliteit van het bewegen kan bevorderen, maar ook kan verstoren. In deze paragraaf zullen we proberen beide bevindingen een begrijpelijke plaats te geven. We beginnen met het kort benadrukken van het belang van een externe aandachtsfocus voor het bewegen. Men let dan niet op het lichaam, maar op bijvoorbeeld een bewegingsdoelwit in de omgeving. Daarna zullen we uitgebreid het onderzoek belichten dat het belang van een interne aandachtsfocus op bewegen laat zien. Dit onderzoek is in de tijd gezien later op gang gekomen.

6.5.1 Externe aandachtsfocus en het effect op bewegen

Er zijn talloze onderzoeken die laten zien dat een externe aandachtsfocus op het beoogde effect van de beweging gunstiger is voor motorische prestaties en motorisch leren dan een interne aandachtsfocus op de beweging van een lichaamsdeel. Een voorbeeld van externe versus interne instructie is: 'focus op de zwaai van je golfclub' versus 'focus op de zwaai van je arm'. Vooral Garbiele Wulf heeft hier veel over gepubliceerd. Een externe aandachtsfocus leidt, in vergelijking met een interne aandachtsfocus, tot een hoger vaardigheidsniveau wat betreft bewegingseffectiviteit en bewegingsefficiëntie, en tot beter geïntegreerd totaal). Zo bezien lijkt externe aandachtsfocus voor elk aspect van het bewegen beter dan een interne aandachtsfocus.

Om het negatieve effect van een interne aandachtsfocus op het bewegen te verklaren, wordt vaak de hypothese van *constrained action* aangehaald. Deze hypothese stelt dat het bewust aandacht schenken aan lichaamsbewegingen interfereert met de automatische processen die beter geschikt zijn voor motorisch presteren en leren [18]. Een vaak aangehaald voorbeeld is de duizendpoot die men vraagt hoe het kan dat hij zijn vele pootjes zo mooi kan verplaatsen. De duizendpoot schenkt daarop aandacht aan de beweging en begint te struikelen.

Een aanvullende verklaring van Wulf stelt dat een interne aandachtsfocus het zelfsysteem activeert: de patiënt is zich dan meer bewust van zichzelf. Eenmaal geactiveerd heeft dit systeem vrij dominant invloed op vele vlakken van functioneren. Een thema als falen op een bewegingstaak wordt dan opeens veel persoonlijker genomen, met *micro shocking* (een korte verstijving met discoördinatie) als gevolg. Bovendien, zo concludeert Wulf, is het voordeel van een externe aandachtfocus algemeen geldig. Dat wil zeggen dat het effect aangetoond is bij veel verschillende bewegingstaken, vaardigheidsniveaus en leeftijden. De externe aandachtsfocus lijkt dus de grote winnaar te zijn, maar wat doen we dan nog met lichaamsbewustzijn tijdens het bewegen?

6.5.2 Interne aandachtsfocus en het effect op bewegen

In deze paragraaf wordt bewijs aangedragen voor het gegeven dat voor bepaalde type bewegingen of bewegingssituaties een interne aandachtsfocus juist gunstig is.

- **Aandacht bij het lichaam activeert de somatosensorische en motorische cortex**

Tactiele stimulatie activeert de primaire en secondaire somatosensorische cortex aan de contralaterale zijde, ook al schenkt men geen aandacht aan de stimulus. Richt men echter welbewust de aandacht op de tactiele stimulatie, dan worden bovendien de primaire en supplementaire motorische cortex aan beide zijden geactiveerd [19]. Aandachtsvolle bewegingsinterventies die een sterk appel doen op het aandachtig somatosensorische waarnemen, faciliteren dus mogelijk de motorische regionen en hiermee mogelijk weer het bewegen. Ook als men zonder tactiele stimulatie de aandacht op een lichaamsdeel richt, wordt contralateraal de primaire somatosensorische cortex geactiveerd [20]. De mate van activatie correspondeerde met een gemiddelde score op een Likert-vragenlijst naar de sterkte van de somatosensorische sensaties (zoals tintelen, warm, etc.) [21].

- **Aandacht bevordert de efferentie en afferentie van de spier**

Efferentie naar de spier

Als men tijdens krachttraining de aandacht specifiek op een bepaalde spier richt, dan neemt de Emg-activiteit van die spier toe. Dit effect is voor diverse arm-, been- en rompspieren aangetoond en bij verschillende typen krachtoefeningen. Dit faciliterende effect van proprioceptieve aandacht (mindful aandacht) op één spier werkt alleen bij een trainingsbelasting tussen de 20–60 % RM; bij 80 % RM is het effect verdwenen [22]. Bij eenzelfde intensiteit kan met gerichte proprioceptieve aandacht dus een hogere neuronale drive in richting van de spier bereikt worden en daarmee een groter krachttrainingseffect. Bij laag belastbare patiënten is dat een relevant voordeel. De vraag is wel of deze facilitatie via aandachtsfocus op spierniveau ook gunstige effecten heeft bij lichtere vormen van mindful bewegen zoals bij de Bartenieff fundamentals, Feldenkrais of tai chi.

▪▪ *Afferentie vanuit de spier*

Aandacht bij proprioceptie doet de spierafferentie vanuit perifeer naar centraal toenemen [23]. In het onderzoek van Hospod et al. moesten gezonde proefpersonen zonder te kijken raden welke letter/cijfer-beweging de onderzoeker met hun enkel/voet maakte. Dit deden de proefpersonen met de aandacht op de bewegingssensaties gericht op het cijfer/letter raden of zonder deze aandacht. De auteurs maten aan de peroneus 32 spierspoelafferenten (type Ia en II). Interessant is dat aandacht schenken aan de perifere sensaties bij de voet de afferente output bij meer dan de helft (58 %) van de type Ia-spierspoeltjes veranderde. Als de afferente output veranderde, was het aantal correct geraden letters hoger. Proprioceptieve aandacht zet blijkbaar niet alleen centraal, maar ook perifeer de proprioceptieve poorten open.

▪ Meer motorisch bewustzijn en minder fouten

Mindfulnesstraining verbetert het motorisch bewustzijn. Proefpersonen die acht weken mindfulnesstraining (MBSR) hadden gehad, maken in vergelijking tot ongetrainden minder motorische fouten en bewegen trager [24]. De drempel om een perceptueel-motorisch conflict op te merken ('er klopt iets niet tijdens het bewegen') is in de mindfulnessgroep verlaagd. Dit is een teken van verbeterd motorisch bewustzijn. Dit onderzoek laat zien dat mindfulnesstraining het motorische bewustzijn versterkt en dat daardoor meer informatie beschikbaar komt die aangewend kan worden voor correcte uitvoering van de beweging. Een andere manier om motorisch bewustzijn te meten is via een knijpkracht-reproductietaak. Men vraagt de proefpersoon met de hand een object op te tillen en drie seconden in de lucht te houden. Direct daarna volgt een reproductietaak waarbij de proefpersoon het object met de hand probeert vast te pakken, zonder het op te tillen, maar met *precies dezelfde knijpkracht* als bij de voorafgaande tilopdracht. De mate waarin het de proefpersoon lukt om de knijpkracht te reproduceren is een maat voor motorisch bewustzijn. Mensen die goed in mindfulness getraind zijn, kunnen de knijpkracht significant beter reproduceren dan mensen die ongetraind zijn [25].

▪ De ene beweging is de andere niet

Het model van Bernstein suggereert dat intern consistente spatio-temporele coördinatiepatronen georganiseerd worden door een controlestructuur op *synergieniveau*; een controlestructuur op *ruimtelijk niveau* stemt de output van het synergieniveau af op de omgeving en de taakeisen [26]. In die zin zijn er bij bewegen dus twee verschillende controlestructuren betrokken. De eerste organiseert de coördinatiepatronen en de tweede stemt ze af op de omgeving. Taken die intern gecoördineerde bewegingen vragen terwijl er weinig afstemming op de omgeving noodzakelijk is, zouden vooral op synergieniveau georganiseerd worden, bijvoorbeeld opstaan uit stoel. Taken die vooral de output als criterium hebben, zullen primair geleid worden vanuit het ruimtelijke controleniveau, bijvoorbeeld mikken op een dartbord. Kortom: de ene bewegingstaak is de andere niet en dat kan verklaren waarom onderzoek naar het effect van een interne aandachtsfocus op bewegen tegenstrijdige resultaten geeft. Onderzoek naar het effect van interne of externe aandacht werd namelijk nagenoeg steeds gedaan rond motorische taken die in hoge mate gericht zijn op een omgevingseffect, bijvoorbeeld putten bij golf of het mikken met darts.

Er zijn nagenoeg geen onderzoeken gedaan waarbij de motorische taak nauwelijks omgevingsafstemming vroeg [27]. Een uitzondering hierop vormt het onderzoek van James et al. uit 2012 [28]. De deelnemers werden random verdeeld over een groep die instructies kreeg over de *uitvoering* van de lichaamsbewegingen (bewegingsinstructie-groep) of een groep die instructies kreeg over de externe *uitkomst* van de beweging (bewegingsuitkomst-groep). De deelnemers zaten op de grond in een halfgeroteerde houding. Ze kregen de opdracht zover mogelijk én comfortabel achterom naar de muur te kijken. De groep die instructies kreeg over het bewegen van het lichaam werd geattendeerd op het bewegen en liften van het bekken en de coördinatie met de rotatie van de romp. Dit is een kenmerkende instructievorm die men ook ziet bij de Feldenkraisbenadering en andere lichaamsgeoriënteerde benaderingen. De proefpersonen in de bewegingsuitkomst-groep werden vooral geïnstrueerd zo ver mogelijk achterom naar de muur te kijken. De groep met de bewegingsinstructie behaalde direct na de test en na 24 uur een significant grotere uitslag dan de bewegingsuitkomst-groep. De auteurs concluderen dat slechts tien bewegingstrails met instructies rond efficiënte lichaamsbewegingen – in plaats van instructies gericht op het maximaliseren van de externe bewegingsuitslag – tot beter leren, transfer en retentie leidt op een romprotatietaak [28]. Dit onderzoek laat mooi zien dat een taak die vooral op synergieniveau georganiseerd wordt, gebaat is bij instructies gericht op dit interne synergieniveau. Dat betekent binnen de fysiotherapie dat interne regulatie van bijvoorbeeld synergieën, coördinatie, spierspanning, fixaties en bewegingsgemak wel degelijk gebaat zijn bij een interne gerichte aandachtsfocus en instructies op dit gebied.

6.5.3 Interne aandacht en motorisch leren

In een omvangrijke review stelt Peh et al. dat een extern gerichte focus weliswaar vaak voordelen heeft, maar dat de intern gerichte focus vooral nuttig is bij het aanleren van een nieuwe beweging (langzaam de delen samenvoegen tot een gecoördineerd geheel) [27]. Dit is natuurlijk bij veel bewegingen binnen de fysiotherapie het geval: het aanleren van een betere houding of beweging. Als de patiënt vaardiger is, kan dit verder getraind worden met een externe aandachtsfocus.

- **Proprioceptieve aandacht**

Een interne aandachtfocus, gericht op de proprioceptie, bevordert het motorische leren. Zo blijkt bijvoorbeeld dat aandacht gericht op mechanische vibraties op de abductor pollicis brevis het motorisch leren van duimbewegingen sterk bevordert [29]. Door deze vibratie wordt de deelnemer gestimuleerd zich te focussen op de propriocepsis van deze spier. Bij elektrische stimulatie van de huid in hetzelfde gebied wordt de aandacht juist afgeleid van de propriocepsis en neemt het motorisch leren niet toe. De proprioceptieve aandacht leidt tot een afname van intracorticale inhibitie in de betrokken spierregio en tot een toename van inhibitie in de omliggende spierregionen. Er ontstaat dus meer selectiviteit in de motorische regio van de betrokken spier. Proprioceptieve aandacht kan ook gefaciliteerd worden door langzaam met de arm van de patiënt in de gewenste richting te bewegen. Dit blijkt motorisch leren sterk te bevorderen, vooral als de patiënt dit passief, maar aandachtig ondergaat [30]. Activiteit staat hoog in het vaandel, maar soms moet de patiënt blijkbaar gewoon even nietsdoen behalve opletten.

- **Motorische leren**

Een algemene mindfulnesstraining verbetert specifieke motorische vaardigheden. Dit is aangetoond bij de golfputting-test en bij darten [31, 32]. Ook waren deelnemers die hoog scoren op mindfulness als persoonskenmerk in een pre-test en een post-test beter in het met de hand draaiende houden van een rollerball op een vooraf aangeven snelheid, dan de mensen die laag scoorden [33].

- **Offline consolidatie**

Offline consolidatie wil zeggen dat het leerproces dat gestart is tijdens de bewegingsoefening doorgaat nadat de oefening geëindigd is, bijvoorbeeld tijdens de slaap. Aandacht tijdens bewegen blijkt de belangrijkste variabele te zijn voor het al dan niet optreden van offline consolidatie [34]. Bewegingsmethoden die veel aanspraak doen op interne aandachtsprocessen, zoals tai chi en Feldenkrais, met als doel gevarieerd bewegen met minimale inspanning, hebben door offline consolidatie het voordeel van een hoog leerrendement op het gebied van bewegen op synergieniveau.

- **Autonoom motorisch leren**

Motorisch leren wordt bevorderd als de patiënt daarin zelf keuzes kan maken [35]. Dit gegeven past bij de beroemde en veel onderzochte *self determinaton theory* die stelt dat intrinsieke motivatie – en daarmee leren – sterk bevorderd wordt door leersituaties die gekenmerkt worden door autonomie, competentie en sociale verbondenheid [36]. In die zin past hier de Feldenkraismethode (en mindful bewegen in het algemeen) goed bij. Men laat immers de patiënt vooral zelf ontdekken wat er beter kan en op welke wijze.

6.5.4 Mindfulness bevordert 'bewegingsvrijheid'

Neuringer houdt een uitgebreid pleidooi dat het bevorderen van variabiliteit, het leren van nieuwe responsen, creativiteit en het probleemoplossend vermogen op vele gebieden bevordert [37]. Ook binnen de context van motorische controle is dat aangetoond. Neuringer suggereert bovendien dat de functionele variabiliteit ook toeneemt als men de aandacht verhoogt die men aan een taak schenkt. In het onderzoek van Kee et al. wordt dit voor een motorische taak bevestigd [38]. Studenten kregen de opdracht om vijf minuten lang met een computermuis in willekeurige volgorde (random) op de vlakken van een 3 x 3-matrix klikken. Na de eerste test moesten de deelnemers zes minuten lang hun wijsvinger horizontaal onder hun neus houden. De mindfulnessgroep moest daarbij letten op de sensaties van de lucht die door het ademhalen langs de vinger streek. De controlegroep kreeg deze aandachtsinstructie niet. Na deze zes minuten werd de bewegingstest herhaald. Uit het resultaat bleek dat alleen in de mindfulnessinductiegroep de mate van random bewegen significant toeneemt van pretest naar posttest. Het beweeggedrag wordt dus creatiever of vrijer. Dit komt omdat de aandacht en sensorische informatie tijdens mindfulness een gedeelte van de capaciteit van het werkgeheugen verbruikt, waardoor men minder aandacht heeft voor de voorgaande bewegingen. Daardoor is de kans groter dat elke nieuwe beweging met frisse blik opnieuw start.

Deze toename in functionele bewegingsvariabiliteit is belangrijk vanuit fysiotherapeutisch perspectief. Een patiënt ontwikkelt namelijk op basis van pijn of een andere aandoening een stereotype bewegingsoplossing en zit daar als het ware in opgesloten. Door traag en aandachtig te bewegen (mindful bewegen) neemt de functionele variabiliteit in het bewegen toe. Vrij vertaald zou je dit letterlijk de 'bewegingsvrijheid' kunnen noemen. De patiënt kan op basis van deze toename in bewegingsvrijheid en bewegingscreativiteit het beschikbare perceptueel motorische landschap weer gaan verkennen en uitbreiden.

Toename van functionele bewegingsvariabiliteit is ook gunstig in het kader van bewegen onder stress. Stress heeft een afname in bewegingsvariatie tot gevolg. Een auteur spreekt treffend van *freezing degrees of freedom under stress* [39]. Men mag op theoretische gronden verwachten dat chronische stress een langdurige vermindering in de functionele variatie van bewegen geeft, waardoor op den duur de corticale map aan dit ingeperkte bewegen aangepast wordt. Immers, zelfs een korte immobilisatie van een ledemaat gedurende een paar uur laat al negatieve sporen na in het motorisch functioneren en waarschijnlijk ook in de corticale organisatie [40]. Door deze corticale reorganisatie gaat er een gedeelte spontaan op te roepen bewegingspotentieel verloren. Mindful bewegen zou de bewegingsvariabiliteit weer kunnen verhogen.

6.5.5 Betere evenwichtsreactie door mindfulnessdispositie

Een algemene bevinding is dat aandacht gericht op lichaamsbewustzijn minder fouten geeft in het positioneren van de enkel of de pols dan een afleidende rekentaak. Aandacht gericht op lichaamsbewustzijn verbetert eveneens de posturele stabiliteit bij het staan op één been [41]. Mensen die hoog scoren op mindfulness als duurzame persoonskenmerk profiteren waarschijnlijk meer van het positieve effect van het oproepen van een toestand van aandacht op de evenwichtsreactie dan mensen die laag scoren op mindfulness als persoonskenmerk [42].

6.6 Integratie externe en interne aandachtsfocus

Hoe kunnen we deze tegenstrijdige resultaten ten aanzien van het effect van externe versus interne aandachtsfocus verenigen? We zullen zien dat aandacht bij het lichamelijk bewegen niet meer als intern wordt opgevat als de aandacht in de richting van bewegingskwaliteit gaat. En deze aandacht blijkt wel bevorderlijk voor bewegen. Bovendien zullen we zien dat men niet hoeft te kiezen tussen een interne aandachtsfocus of een externe aandachtfocus – men kan ze beide tegelijk doen. Tot slot merken we op dat een interne aandachtsfocus gunstig is voor motorisch leren én dat we voor optimaal bewegen feitelijk nooit uitgeleerd zijn.

6.6.1 Bewegingskwaliteit is een lichaamsgerichte externe aandachtsfocus

Bij een externe aandachtsfocus kijkt men naar het effect van een beweging. Vaak is dit onderzocht tijdens darten, golf of het maken van een bicepscurl met bijvoorbeeld een dumbell. Maar wat als er geen materiaal gebruikt wordt, zoals bij een sit-up? Letten op de kwaliteit van de beweging is dan feitelijke de externe aandachtsfocus. Immers, men let op het effect van de beweging. Neumann onderzocht dit door als externe aandachtfocus de deelnemer te vragen op de bewegingskwaliteit van de sit-up te letten. Dit werd aangemoedigd door instructies als 'maak je beweging glad' of 'maak je bewegingen stromend'. De interne aandachtsfocus werd aangemoedigd door instructies als 'concentreer je op je buikspieren', 'voel de spanning in je buikspieren' of 'voel hoe je buikspieren werken'. De extern geassocieerde aandachtsfocus bleek gunstiger te zijn, want dezelfde sit-up (bewegingseffect) kon met minder spieractivatie (EMG) bereikt worden (=efficiënter) [43]. Deze externe aandachtsfocus op de kwaliteit van de beweging bleek ook het gunstigst voor de hartfrequentie en de grootte van de

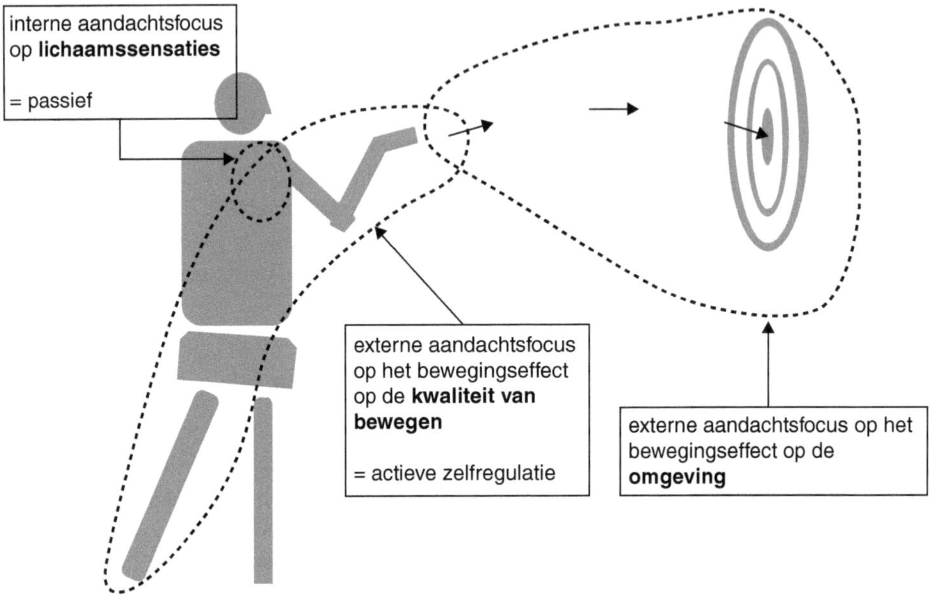

Figuur 6.1 Drie vormen van aandachtsfocus op de dimensie intern – extern

bewegingsuitslag van de romp. Dezelfde resultaten ziet men ook bij duursporten. Een interne aandachtsfocus op lichaamssensaties is ongunstig voor de duurprestaties en de inspanningsperceptie. Een externe aandachtsfocus in de vorm van taakrelevante aandacht op techniek, cadans en ontspannen lopen, blijkt juist wel gunstig te zijn [44].

De definitie van externe aandachtsfocus is hier subtiel maar belangrijk veranderd. Bij een externe aandachtsfocus gaat het weliswaar nog steeds om het letten op het effect van de beweging. En het effect kan nog steeds betrekking hebben op bijvoorbeeld het raken van een extern doel, zoals bij darten. Echter, de aandacht bij het effect van het bewegen kan ook op de kwaliteit van het bewegen zelf gericht zijn. Ook Wulf is in deze richting opgeschoven [45]. Wordt de beweging bijvoorbeeld soepel en vloeiend uitgevoerd, verloopt de beweging mooi door het lichaam? Het begrip extern wordt opgedeeld in 'echt extern', los van het lichaam, en 'semi extern' met de kwaliteit van bewegen als object van aandacht. Neumann reserveert voor deze semi-externe aandachtsfocus de term 'actieve zelfregulatie'. Een goed gekozen term omdat men met deze aandachtsfocus de kwaliteit van het bewegen zelf actief kan reguleren. Een betere kwaliteit van bewegen resulteert uiteindelijk in een beter bewegingseffect en betere bewegingsefficiëntie. De interne aandachtsfocus, geïsoleerd gericht op de lichaamssensaties, is in dat opzicht als passief te kenmerken. In ◘ fig. 6.1. staan deze drie vormen van aandachtsfocus gevisualiseerd.

En mindfulness? Mindfulness vernauwd tot alleen fysieke lichaamssensaties maakt bewegen inderdaad 'blind' ten op zichtte van de omgeving. Het is dan ook niet vreemd dat dit de motorische effectiviteit en efficiëntie niet ondersteunt. Als men echter de aandacht richt op lichaamssensaties die een directe relatie hebben met de kwaliteit van bewegen, zoals bij mindful bewegen het geval is, en waarbij dus actieve bijsturing gedaan kan worden, dan is deze vorm van interne aandacht (ofwel semi-externe aandacht) wel degelijk gunstig voor het bewegen. Je zou kunnen zeggen dat letten op de kwaliteit van bewegen een combinatie is van intern en externe aandacht. We komen daarop terug.

6.6.2 Wat bewegingsexperts ons leren

Onderzoek onder 53 actuele en ex-professionele internationale balletdansers laat zien dat 75 % van hen tijdens bepaalde balletbewegingen een interne fysieke aandachtsfocus hadden of een combinatie van intern en extern [45]. Dit zijn bewegingsexperts die qua motorische vaardigheid bij de internationale top behoren. Ze zijn daar gekomen omdat ze het blijkbaar goed doen. We kunnen dus iets van ze leren. Het feit dat bijna driekwart van deze succesvolle professionals in meer of mindere mate gebruikmaken van een interne aandachtfocus doet sterk vermoeden dat een interne aandachtsfocus wel degelijk een belangrijke functie heeft voor motorisch functioneren op hoog niveau.

Atleten brengen meer bewustzijn naar het bewegen als ze bijvoorbeeld een bepaalde bewegingskwaliteit willen terugwinnen of als ze een detail binnen de beweging willen verbeteren [46]. Ze moeten zich meer bewust worden van de vaak subtiele kinesthetische verschillen tussen de huidige uitvoering en de gewenste uitvoering van de beweging. Atleten gebruiken vaak echter beide informatiestromen tegelijk (of alternerend). Ze zijn gericht op het effect van de beweging op de omgeving (bijvoorbeeld het doel) én verwerken bewust informatie uit het proprioceptieve systeem. Zo alterneert een golfer tussen gericht zijn op het doel en de kinetische sensaties van de beweging. Het is niet aannemelijk dat een verkeerde beweging optimaal gecorrigeerd zal worden als er alleen maar een externe focus is.

Traditionele motorische leertheorieën stellen dat die bewuste aandacht na deze beginnersfase niet meer nodig is en juist storend gaat werken. Shusterman heeft hierover duidelijk andere gedachten [47]; hij stelt dat het leerproces nooit volledig af is en dat daarom kritische zelfaandacht altijd nodig blijft, ook al heeft men het stadium van vergaande automatisering bereikt.

Vormen van mindful bewegen, zoals Feldenkrais, tai chi, Bartenieff fundamentals of Alexandertechniek, worden door hun nadruk op lichaamsbewustzijn vaak gelijkgesteld met een interne aandachtsfocus. Dat is niet juist en bemoeilijkt een discussie over de effecten van mindful bewegen. Dergelijke methoden leggen weliswaar een focus bij het lichaam, maar het accent ligt op de bewegingskwaliteit en dat maakt ze, volgens de moderne definitie, relatief extern gefocust [48].

- **Een gecombineerde aandachtfocus**

Dit alles pleit voor een model van functioneren waarbij de aandacht zowel bij het lichaam als de omgeving is. Bij voorkeur wordt de aandacht functioneel bij het lichaam gehouden in de vorm van bewegingskwaliteit en niet geabsorbeerd in slechts één lichaamsdeel als object van aandacht. Essentieel is dat de verschillende vormen van aandacht tegelijkertijd in verschillende verhoudingen aanwezig kunnen zijn. In ◘fig. 6.2. wordt dit gevisualiseerd. Het biedt een raamwerk om te theoretiseren over de effecten van aandachttoewijzing op het bewegen.

Aan de linker en rechter kant van de figuur ziet men bovenin de term 'aandachtabsorptie' staan. Dit betreft de toestand waarbij de patiënt maximaal opgaat in een van de vormen van aandacht. Daarmee wordt andere aanvullende informatie buitengesloten en dit zal de prestatie ondermijnen. Het nadeel van maximale absorptie van de aandacht bij eigen lichaamssensaties hebben we al genoemd: het maakt het bewegen 'blind' en dus ongericht ten opzichte van de omgeving. Het tegenovergestelde, een maximale aandachtabsorptie op de (bewegings)omgeving, is echter ook ongunstig. De patiënt is bijvoorbeeld overmatig geconcentreerd op het doel. Op zichzelf is een sterke concentratie gunstig, maar als daardoor alle informatie over de lichamelijke toestand en de bewegingskwaliteit buitengesloten wordt, dan werkt het averechts. De patiënt verliest zich in de externe taak en heeft bijvoorbeeld niet door dat hij met opgetrokken verkrampte schouders staat te mikken – een spanningstoestand die de bewegingsuitvoering belemmert.

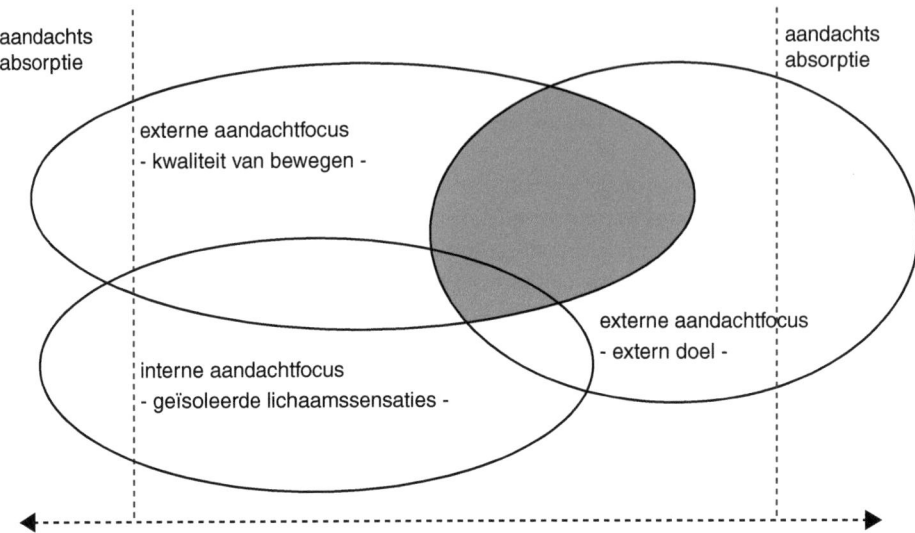

Figuur 6.2 Model over de optimale mix (grijs gearceerd) van drie vormen van aandacht; afhankelijk van het type bewegingstaak kunnen de optimale verhoudingen verschillen

- **Overlap**

Het zijn de overlappende regionen die de beste mix van aandacht en dus informatieverwerking bieden. De overlap van externe aandachtfocus (kwaliteit van bewegen) en externe aandachtfocus (extern doel) is de beste combinatie. Deze 'en-en'-aandachtfocus, in plaats van 'of-of', is verder te nuanceren door de termen voorgrond en achtergrond te introduceren. Op de voorgrond houdt de patiënt de externe aandachtfocus op het doel, maar op de achtergrond blijft informatie over de bewegingskwaliteit mindful aanwezig (ten dienste van het doel). Daardoor kunnen correctieve strategieën ingezet worden, terwijl de patiënt ondertussen met de aandacht primair gericht blijft op het doel. Zeker als de patiënt erin getraind is, vraag dit weinig wilsmatige aandacht.

Interne aandacht ondersteunt het effect van externe aandacht Bij patiënten met CVA is extern gerichte feedback gunstiger voor de reik-grijptaak dan interne feedback. Belangrijk is echter dat de extern gerichte feedback het meest effectief was als het voorafgegaan werd door interne feedback [49]. Dit onderzoek laat zien dat aandacht voor interne feedback wel degelijk een functie heeft: de interne verwerking van de beweging bevordert daarna het sturen op basis van externe feedback.

6.7 Andere effecten van mindfulness in relatie tot bewegen

We beperken ons hier tot een kort overzicht.
Algemene effecten:
- Negatieve emoties vernauwen het denk-doe-patroon tot stereotiep bewegingsgedrag (een boze of angstige houding) [50]. Positieve emoties daarentegen verbreden juist de denk-doe-patronen in de richting van exploreren, spel en creativiteit. Hierdoor neemt ook de variatie, lichtheid en speelsheid van het bewegen toe.

- Mensen die hoger scoren op 'mindful observeren' hebben een betere multisensorisch verbeeldingsvermogen [51]. Mogelijk kunnen ze daardoor beter adequaat en moeiteloos bewegen verbeelden en op deze wijze de corticale mappen bijstellen [52].
- Twee keer per week een wandeling van één uur te maken en daarbinnen een segment van tien minuten echt mindful wandelen reduceert in vier weken tijd significant de stress [53].
- Afleidende gewoonten kunnen het omzetten van de intentie om meer sportief te gaan bewegen in de weg staan. Daardoor kan het gebeuren dat een inactieve patiënt die zich ertoe heeft kunnen zetten een trainingspak aan te trekken, binnen de kortste keren toch weer op de bank ligt. Mindfulness gaat gewoonten tegen en blijkt het omzetten van de intentie tot bewegen in daadwerkelijk bewegen te bevorderen [54].

Mindfulnesstraining bij neurologische patiënten:
- Er zijn aanwijzingen dat mindfulnesstraining, inclusief mindful bewegen, bij patiënten met multiple sclerose een gunstig effect heeft op het domein van mentale gezondheid en gezondheidgerelateerde kwaliteit van leven, en op enkele fysieke aspecten [55–57]. Mindfulnesstraining via Skype werkt ook [58].
- Positieve effecten van mindfulnesstraining zijn ook gevonden bij patiënten met een TIA of CVA. Men ziet verbetering op het gebied van angst, depressie, mentale vermoeidheid, bloeddruk, waargenomen gezondheid en kwaliteit van leven [59].

> **Voorbeeld van onderzoek**
> De patiënten met Parkinson die het achtweekse MBSR-programma van Kabat-Zinn doorliepen, hadden na afloop van het programma een grotere grijze-stofdichtheid dan de gebruikelijke zorggroep in regionen die zowel bij Parkinson- als bij mindfulnessmeditatie betrokken zijn [60]. Cohen et al. testten twee tegengestelde sets houdingsinstructies bij patiënten met Parkinson [61]. De *pull up*-instructie betrof de instructie om krachtig actief zo rechtop mogelijk te gaan staan (een vrij gangbare instructie binnen de fysiotherapie). De *lighten up*-instructie is gebaseerd op het loslaten van musculaire activiteit in een rechtopstaande positie; het ging daarbij om de instructie om jezelf 'toe te staan in lengte toe te nemen'. Dit past meer bij de attitude van mindfulness. De lighten up-instructie had duidelijk positievere effecten op diverse aspecten van houdingskwaliteit dan de pull up-instructie, zoals minder axiale spierspanning en minder weerstand bij romprotaties.

Mindful bewegen in de vorm van tai chi:
- Tai chi heeft positieve effecten op balans en houdingsstabiliteit, spierkracht en lenigheid, cardiorespiratoire fitheid, immuunfunctie en stress [62].
- Tai chi heeft bij fibromyalgie, net zoals intensieve training, diverse positieve effecten op pijn, vermoeidheid en functioneel bewegen, echter zonder de nadelige gevolgen van intensieve training [63].
- Tai chi vermindert valincidenten sterker dan een gangbaar oefenprogramma voor de benen (kracht, lenigheid, balans) [64].
- Naarmate we ouder worden is er een toename in posturo-respiratoire synchronisatie. Dat is te zien aan de *postural sway*, waarin het effect van de adembeweging duidelijk te zien is. Dat is relatief ongunstig omdat het een teken van verminderde flexibiliteit-adaptiviteit van de twee systemen is. Tai chi-training bij ouderen (>70 jr) verminderde deze koppeling [65].

Literatuur

1. Skjaerven LH, Kristoffersen K, Gard G. An eye for movement quality: a phenomenological study of movement quality reflecting a group of physiotherapists' understanding of the phenomenon. Physiotherapy Theory and Practice. 2008;24(1):13–27.
2. Feldenkrais M. Awareness through movement. New York: Harper & Row; 1972.
3. Henry LJ, Paungmali A, Mohan V, Ramli A. Feldenkrais method and movement education – an alternate therapy in musculoskeletal rehabilitation. Pol Annals Med. 2015; in press.
4. Stephens J, Miller TM. Feldenkrais method in rehabilitation: using functional integration and awareness through movement to explore new possibilities. In: Davis CM, editor. Complementary therapies in rehabilitation: evidence for efficacy in therapy, prevention, and willness. 3rd ed. Thorofare: Slack Incorporated; 2009. p. 227–44.
5. Hillier S, Worley A. The effectiveness of the feldenkrais method: a systematic review of the evidence. Evid Based Complement Alternat Med. 2015;2015:752160.
6. Öhman A, Äström L, Malmgren-Olsson E. Feldenkrais therapy as group treatment for chronic pain – a qualitative evaluation. J Bodywork & Movement Therapies. 2010; in press.
7. Kelley GA, Kelley KS. Meditative movement therapies and health-related quality-of-life in adults: a systematic review of meta-analyses. PLoS ONE. 2015;10(6):e0129181.
8. Hodges PW. Pain and motor control: from the laboratory to rehabilitation. J Electromyogr Kinesiol. 2011;21(2):220–8.
9. Jensen JL, Marstrand PC, Nielsen JB. Motor skill training and strength training are associated with different plastic changes in the central nervous system. J Appl Physiol (1985). 2005;99(4):1.558–68.
10. Kumpulainen S, Avela J, Gruber M, Bergmann J, Voigt M, Linnamo V, et al. Differential modulation of motor cortex plasticity in skill- and endurance-trained athletes. Eur J Appl Physiol. 2015;115(5):1.107–15.
11. Flor H, Denke C, Schaefre M, Grüsser S. Effect of sensory discrimination training on cortical reorganisation and phantom limb pain. The Lancet. 2001;357(1):763–4.
12. Vahdat S, Darainy M, Ostry DJ. Structure of plasticity in human sensory and motor networks due to perceptual learning. J Neurosci. 2014;34(7):2.451–63.
13. Bartenieff I, Lewis D. Body movement: coping with the environment. New York: Gordon and Breach Science Publishers; 1980.
14. Hackney P. Making connections: total body integration through Bartenieff fundamentals. London: Routledge; 2002.
15. Verrel J, Almagor E, Schumann F, Lindenberger U, Kuhn S. Changes in neural resting state activity in primary and higher-order motor areas induced by a short sensorimotor intervention based on the Feldenkrais method. Front Hum Neurosci. 2015;9:232.
16. Russell TA, Arcuri SM. A neurophysiological and neuropsychological consideration of mindful movement: clinical and research implications. Front Hum Neurosci. 2015;9:282.
17. Maes PJ, Wanderley MM, Palmer C. The role of working memory in the temporal control of discrete and continuous movements. Exp Brain Res. 2015;233(1):263–73.
18. Wulf G, McNevin N, Shea CH. The automaticity of complex motor skill learning as a function of attentional focus. Q J Exp Psychol A. 2001;54(4):1.143–54.
19. Galazky I, Schütze H, Noesselt T, Hopf J, Heinze H, Schoenfeld M. Attention to somatosensory events is directly linked to the preparation for action. J Neurol Sci. 2009;279(1):93–8.
20. Bauer CC, Diaz JL, Concha L, Barrios FA. Sustained attention to spontaneous thumb sensations activates brain somatosensory and other proprioceptive areas. Brain Cogn. 2014;87:86–96.
21. Bauer CC, Barrios FA, Diaz JL. Subjective somatosensory experiences disclosed by focused attention: cortical-hippocampal-insular and amygdala contributions. PLoS ONE. 2014;9(8):e104721.
22. Calatayud J, Vinstrup J, Jakobsen MD, Sundstrup E, Brandt M, Jay K, et al. Importance of mind-muscle connection during progressive resistance training. Eur J Appl Physiol. 2016;116(3):527–33.
23. Hospod V, Aimonetti JM, Roll JP, Ribot-Ciscar E. Changes in human muscle spindle sensitivity during a proprioceptive attention task. J Neurosci. 2007;27(19):5.172–8.
24. Naranjo JR, Schmidt S. Is it me or not me? Modulation of perceptual-motor awareness and visuomotor performance by mindfulness meditation. BMC Neurosci. 2012;13(1):88.
25. Delevoye-Turrell YN, Bobineau C. Motor consciousness during intention-based and stimulus-based actions: modulating attention resources through mindfulness meditation. Front Psychol. 2012;3:290.
26. Bernstein NA. On dexterity and its development. In: Latash M, Turvey MT, editors. Dexterity and its development. Mahway, NJ: Lawrence Erlbaum; 1996. p. 3–244.

Literatuur

27. Peh SY, Chow JY, Davids K. Focus of attention and its impact on movement behaviour. J Sci Med Sport. 2011;14(1):70–8.
28. James EG. Body movement instructions facilitate synergy level motor learning, retention and transfer. Neurosci Lett. 2012;522(2):162–6.
29. Rosenkranz K, Rothwell JC. Modulation of proprioceptive integration in the motor cortex shapes human motor learning. J Neurosci. 2012;32(26):9.000–6.
30. Wong JD, Kistemaker DA., Chin A, Gribble PL. Can proprioceptive training improve motor learing? J Neurophysiol. 2012;108(12):3.313–21.
31. Meeus M, Pilip B, Cuyper B de. The effect of mindfulnesstraining on performance in closed-skill sports: the power of mild acceptance. J Sport Exerc Psychol. 2010;32:s199–200.
32. Zhang C, Si G, Duan Y, Lyu Y, Keatley DA, Chan DKC. The effects of mindfulnesstraining on beginners' skill acquisition in dart throwing. Psychol Sport Exerc. 2015;22:279–85.
33. Kee YH, Liu YT. Effects of dispositional mindfulness on the self-controlled learning of a novel motor task. Learning and Individual Differences. 2011;21:468–71.
34. Song S. Consciousness and the consolidation of motor learning. Beh Brain Res. 2009;196:180–6.
35. Sanli EA, Patterson JT, Bray SR, Lee TD. Understanding self-controlled motor learning protocols through the self-determination theory. Front Psychol. 2012;3:611.
36. Deci LE, Ryan RM. The support of autonomy and the control of behavior. J Pers Soc Psychol. 1987;55:1024–37.
37. Neuringer A. Reinforced variability in animals and people: implications for adaptive action. Am Psychol. 2004;59(9):891–906.
38. Kee YH, Chaturvedi I, Wang CK, Chen LH. The power of now: brief mindfulness induction led to increased randomness of clicking sequence. Mot Control. 2013;17(3):238–55.
39. Higuchi T, Imanaka K, Hatayama T. Freezing degrees of freedom under stress: kinematic evidence of constrained movement strategies. Hum Mov Sci. 2002;21:831–46.
40. Moisello C, et al. Short-term limb immobilization affects motor performance. J Mot Behav. 2008;40(2):165–76.
41. Yasuda K, Higuchi T, Sakurai R, Yoshida H, Imanaka K. Immediate beneficial effects of self-monitoring body movements for upright postural stability in young healthy individuals. Journal of Bodywork & Movement Therapies. 2012;16(2):244–50.
42. Kee YH, Chatzisarantis N, Kong PW, Chow JY, Chen LH. Mindfulness, movement control, and attentional focus strategies: effects of mindfulness on a postural balance task. J Sport Exerc Psychol. 2012;34(5):561–79.
43. Neumann DL, Brown J. The effect of attentional focus strategy on physiological and motor performance. J Psychophysiol. 2013;27(1):7–15.
44. Brick N, MacIntyre T, Campbell M. Attentional focus in endurance activity: new paradigms and future directions. Int Rev Sport Exerc Psychol. 2014;7(1):106–34.
45. Guss-West C, Wulf G. Attentional focus in classical ballet: a survey of professional dancers. J Dance Med Sci. 2016;20(1):23–9.
46. Toner J, Moran A. Enhancing performance proficiency at the expert level: considering the role of 'somaesthetic awareness'. Psychol Sport Exerc. 2015;16:110–7.
47. Shusteram R. Body consciousness and performance: somaesthetics East and West. J Aesthetics and Art Critisism. 2009;67(2):133–45.
48. Mattes J. Attentional focus, the Feldenkrais method and mindful movement. Perceptual and Motor Skills. 2016.august.
49. Durham KF, Sackley CM, Wright CC, Wing AM, Edwards MG, Vliet P van. Attentional focus of feedback for improving performance of reach-to-grasp after stroke: a randomised crossover study. Physiotherapy. 2014;100(2):108–15.
50. Fredrickson BL. Cultivating positive emotions to optimize health and well-being. Prev Treatm. 2000;3: ►http://journals.apa.org/prevention.
51. Kharlas DA, Frewen P. Trait mindfulness correlates with individual differences in multisensory imagery vividness. Personality and individual differences. 2016;93:44–50.
52. Daffada PJ, Walsh N, McCabe CS, Palmer S. The impact of cortical remapping interventions on pain and disability in chronic low back pain: a systematic review. Physiotherapy. 2015;101(1):25–33.
53. Teut M, Roesner EJ, Ortiz M, Reese F, Binting S, Roll S, et al. Mindful walking in psychologically distressed individuals: a randomized controlled trial. Evid Based Complement Alternat Med. 2013;2013:489856.

54 Chatzisarantis NL, Hagger MS. Mindfulness and the intention-behavior relationship within the theory of planned behavior. Pers Soc Psychol Bull. 2007;33(5):663–76.
55 Grossman P, Kappos L, Gensicke H, D'Souza M, Mohr DC, Penner IK, et al. MS quality of life, depression, and fatigue improve after mindfulnesstraining: a randomized trial. Neurology. 2010;75(13):1.141–9.
56 Tavee J, Rensel M, Planchon SM, Butler RS, Stone L. Effects of meditation on pain and quality of life in multiple sclerosis and peripheral neuropathy: a pilot study. Int J MS Care. 2011;13(4):163–8.
57 Mills N, Allen J. Mindfulness of movement as a coping strategy in multiple sclerosis. Gen Hosp Psychiatry. 2000;22:425–31.
58 Bogosian A, Hughes A, Norton S, Silber E, Moss-Morris R. Potential treatment mechanisms in a mindfulness-based intervention for people with progressive multiple sclerosis. Br J Health Psychol. 2016.
59 Lawrence M, Booth J, Mercer S, Crawford E. A systematic review of the benefits of mindfulness-based interventions following transient ischemic attack and stroke. Int J Stroke. 2013;8(6):465–74.
60 Pickut BA, Hecke W van, Kerckhofs E, Marien P, Vanneste S, Cras P, et al. Mindfulness based intervention in Parkinson's disease leads to structural brain changes on MRI: a randomized controlled longitudinal trial. Clin Neurol Neurosurg. 2013;115(12):2.419–25.
61 Cohen RG, Gurfinkel VS, Kwak E, Warden AC, Horak FB. Lighten up: specific postural instructions affect axial rigidity and step initiation in patients with Parkinson's disease. Neurorehabil Neural Repair. 2015;29(9):878–88.
62 Wayne PM, Kaptchuk TJ. Challenges inherent to t'ai chi research: part I – t'ai chi as a complex multicomponent intervention. J Alt Complement Med. 2008;14(1):95–102.
63 Jones KD, Sherman CA, Mist SD, Carson JW, Bennett RM, Li F. A randomized controlled trial of 8-form tai chi improves symptoms and functional mobility in fibromyalgia patients. Clin Rheumatol. 2012;31(8):1.205–14.
64 Hwang HF, Chen SJ, Lee-Hsieh J, Chien DK, Chen CY, Lin MR. Effects of home-based tai chi and lower extremity training and self-practice on falls and functional outcomes in older fallers from the emergency department-a randomized controlled trial. J Am Geriatr Soc. 2016;64(3):518–25.
65 Holmes ML, Manor B, Hsieh WH, Hu K, Lipsitz LA, Li L. Tai Chi training reduced coupling between respiration and postural control. Neurosci Lett. 2016;610:60–5.

Kabat-Zinn over mindfulness bij pijn

Samenvatting

Fysiotherapeuten zullen mindfulness vooral inzetten voor het omgaan met of reduceren van chronische lichamelijke klachten, vooral van chronische pijn of stressgerelateerde musculoskeletale pijnen. De mindfulnessbenadering is compatibel met de moderne opvattingen over chronische pijn. in dit hoofdstuk beschrijven we de visie van Kabat-Zinn op het werken met chronische pijn. Elementen daarin zijn: pijn mede zien als feedbacksignalen die iets zeggen over de patiënt en zijn leven; 'vluchten' voor pijn is begrijpelijk is, maar zorgt er ook voor dat de patiënt van zijn lijf en leven vervreemdt; werken met pijn (revalideren) kan alleen goed plaatsvinden vanuit waar de patiënt nu is en niet vanuit het denkbeeld waar de patiënt hoopt te zijn. Kabat-Zinn geeft aan hoe tijdens mindfulnessoefeningen met pijn omgegaan kan worden. Bovendien laat hij zien het mindful werken rond de grenzen van het bewegen de patiënt verder helpt. Het hoofdstuk sluit af met twee verbatims over mindfulness rond pijn.

7.1   Symptomen als feedbacksignalen – 89
7.1.1   MBSR en symptomen – 89
7.1.2   Starten vanuit nu – 90

7.2   De patiënt is meer dan zijn pijn – 90
7.2.1   Clean en dirty pain – 90

7.3   Onderzoek – 91

7.4   Niet *tegen* maar *met* de pijn werken – 92
7.4.1   Matige pijn – 92
7.4.2   Sterke pijn – 93

© Bohn Stafleu van Loghum, onderdeel van Springer Media B.V. 2017
P. van Burken, *Mindfulness en fysiotherapie*, DOI 10.1007/978-90-368-0699-2_7

7.5	Gedachten en emoties – 93
7.6	**Mindful werken met chronische lage-rugpijn – 94**
7.6.1	Bewegen – 95
7.6.2	Thuis zitten – 95
7.6.3	Geen perfect mens, maar wel perfect menselijk – 96
7.6.4	Pijn tijdens de mindfulnessoefening – 96
7.7	**Mindfulness-verbatims – 97**
	Literatuur – 100

7.1 Symptomen als feedbacksignalen

In dit hoofdstuk wordt de benadering van Jon Kabat-Zinn beschreven ten aanzien van fysieke klachten en met name chronische pijn [1–3]. Zijn visie sluit aan bij een moderne biopsychosociale kijk op pijn, maar hij legt daar een eigen accent in en verwoordt het op een manier die ook de zorgzame en respectvolle attitude van mindfulness benadrukt.

Het is begrijpelijk dat patiënten met chronische pijn verlichting voor hun klachten zoeken. Elke ervaring kent immers een valentie in de vorm van aangenaam, onaangenaam of neutraal. Psychologen noemen dit de *pain pleasure*-dimensie. Daaraan gekoppeld is de motivationele dimensie van 'verlangen naar het aangename' en 'afkeer van het onaangename'. Uiteindelijk wordt dit in gedrag omgezet in de vorm van benaderen van het aangename (*approach*) of vermijding van het onaangename (*avoidance*) [4]. Dit systeem is evolutionair gezien al heel oud en dominant sturend in het gedrag. Het vermijden of dempen van pijnsignalen, of andere signalen van fysiek ongemak, is weliswaar functioneel, maar kent ook nadelen. Bekend is bijvoorbeeld het vermijden van bewegen in verband met pijn, waardoor de fysieke conditie sterk achteruitloopt en de patiënt juist pijngevoeliger wordt. Bovendien kunnen door vermijding van bewegen de disfunctionele catastrofale cognities over pijn niet bijgesteld worden [5]. Jon Kabat-Zinn benadrukt daarnaast een nadeel rond zelfregulatie. Bij symptoomverlichting worden de symptomen niet meer verder onderzocht en de patiënt mist daardoor een bron van feedback. Symptomen kan men immers ook zien als een manier van het lichaam om te vertellen dat er iets uit balans is. En voor (bij)sturen in het leven is waarnemen nodig, ook van symptomen [6].

7.1.1 MBSR en symptomen

Aan het eind van een MBSR-programma wordt in emotionele en fysieke klachtenlijsten doorgaans 36 % minder symptomen aangekruist [7]. Mensen *leren* iets in het programma, want de bereikte klachtenreductie blijft na het programma behouden en neemt zelfs nog toe. De symptomen verminderen terwijl er in de MBSR-sessies weinig aandacht aan symptomen wordt besteed. Er worden geen pogingen ondernomen om ze te laten verdwijnen. Een verschil met gangbare benaderingen rond symptomen is dat binnen MBSR de patiënt zich focused op wat er goed is, in plaats van op wat er fout is, zonder – en dat is essentieel – datgene wat fout is te ontkennen. Als symptomen de aandacht trekken, dan kan er wel op gefocust worden, maar dan als een ervaring in het huidige moment. Jon Kabat-Zinn noemt deze vorm van aandacht *wijze aandacht*, dit bijvoorbeeld in tegenstelling tot de zorgelijke aandacht die met de *pain vigilance scale* gemeten wordt [8]. Door wijze aandacht voor zijn symptomen te hebben brengt de patiënt de stabiliteit, kalmte en helderheid van mindfulness naar deze symptomen toe en ook naar zijn reacties op die symptomen. De patiënt probeert daarbij deze fysieke of mentale gebeurtenissen niet persoonlijk op te opvatten. Mindfulness streeft in die zin *desidentificatie* van de pijn na. Dit is belangrijk, omdat patiënten die zich minder vereenzelvigen met hun pijnprobleem beter functioneren [9], in tegenstelling tot de gangbare aandacht van veel patiënten die erg zelf-gecentreerd is en waarbij de patiënt zich laat meeslepen in een disfunctioneel 'denkverhaal' over de pijn, zichzelf, anderen en de wereld.

7.1.2 Starten vanuit nu

Als de patiënt mindful luistert naar het lichaam, dan vraagt hij zich het volgende af: wat zeggen deze symptomen op dit moment over mij en mijn lichaam en geest? Dat vraagt bij pijn of ernstige ziekte wel om een zekere mate van moed. Met dit ongewone standpunt zal de patiënt merken dat er waarschijnlijk ook gevoelens en emoties over die symptomen zijn. De patiënt wordt aangemoedigd om ook deze gevoelens over de pijn – of er nu boosheid, wanhoop, angst of afwijzing opkomt – compassievol in zijn bewustzijn te houden. De gevoelens zijn immers al onderdeel van zijn ervaring, het is er al. Om naar een hoger gezondheidsniveau te komen, dient de patiënt te starten vanaf de plek waar hij al is en niet van waar hij zouden willen zijn. Het 'nu' is het platform voor toekomstige mogelijkheden.

Als de patiënt zo naar zijn pijn kijkt, ziet hij deze ervaring opgebouwd is uit een constellatie van sensaties, gevoelens, gedachten, impulsen, oordelen enzovoort. Als de patiënt weinig bekend is met het biopsychosociale model in het algemeen en de mindfulnessbenadering meer specifiek, is er grote kans dat de inhoud van deze ervaring zich centreert rond de wens 'dat het anders is dan het is' en identificatie met de pijn: 'mijn pijn' in plaats van 'er is pijn'. Om beter te kunnen luisteren naar de symptomen en ze te observeren, moet de patiënt eerst de vertroebelende zelfidentificatie herkennen en deze proberen los te laten. Het gaat er daarbij om pijn of bijvoorbeeld vermoeidheid als *proces* te observeren en niet als eigenschappen van het zelf. Langzaamaan gaan de patiënt zien dat het verhaal dat hij aan zichzelf vertelt niet het hele verhaal is. Als de patiënt niet een ontkennende en negerende relatie met zijn symptomen heeft, zal zijn lichaam blijven proberen deze symptomen duidelijk te maken. De symptomen vertellen de patiënt dan bijvoorbeeld: 'Je bent te gejaagd en te hectisch aan het leven.' Jan van Dixhoorn verwoordde dit treffend: als we symptomen hebben, klagen we over het lichaam, terwijl het vaak omgekeerd is: het lichaam klaagt over ons.

7.2 De patiënt is meer dan zijn pijn

Als de patiënt zich open objectief onderzoekend (als het ware wetenschappelijk) en liefst zelfs nieuwsgierig concentreert op bijvoorbeeld pijnsensaties, dan ontstaat een centrum van kalmte in hem van waaruit hij de hele episode kan observeren [2]. Dat komt omdat de patiënt dan niet meer 'wegloopt' voor de gevreesde ervaring maar rustig blijft staan waar hij staat. Er is geen onrustig voortgejaagd 'weg moeten' meer. Dit kan voor de patiënt aanvoelen alsof hij relatief onthecht is van de sensaties; alsof het niet 'zijn pijn' is, maar gewoon pijn. En zelfs pijn kan bij nadere beschouwing een bundel intense lichaamssensaties blijken te zijn. Interessant en inspirerend in dit verband is de *spiegelmetafoor*. Daarbij beschouwt men bewustzijn als een spiegel waarin van alles kan 'verschijnen' zonder dat de spiegel zelf wordt aangetast. Bij het mindful observeren van pijn is dat ook zo; de patiënt neemt het verschijnsel van pijn waar, maar tegelijkertijd blijft een deel van hem onaangetast – het zuiver observerende zelf.

7.2.1 Clean en dirty pain

Zoals gezegd, bestaat er een soort natuurlijke aversie tegen pijn, zelfs tegen de gedachte aan pijn. Veel mensen gaan bijvoorbeeld al snel verzitten zodra ze maar een klein beetje pijn of ongemak voelen. Deze aversie vormt een obstakel in het leren met chronische pijn om te gaan. De patiënt kan daardoor het verschijnsel pijn immers nooit goed observeren en dus ook niet leren wat er zoal 'bijgemengd' is. Door dit vermijden van ongemak en zoeken naar gemak leert de patiënt niet het verschil kennen tussen pijn en lijden. Pijn is een natuurlijk onderdeel van het leven; lijden is een van de vele manieren om te reageren op pijn. Bij lijden zijn vooral gedachten en gevoelens betrokken en de manier waarop we de gebeurtenis kaderen. Binnen de *Acceptance and Commitment Therapy* spreekt wel men van *clean pain* en *dirty pain* [10]. *Clean pain* zijn de pijnsensaties zoals die zich primair en puur sensorisch aandienen, terwijl *dirty pain* deze sensaties zijn waaraan bovendien allerlei dramatische, catastrofale en/of hopeloze cognities en gevoelens toegevoegd zijn. Men zegt daarom weleens: lijden is pijn in het kwadraat.

Veel patiënten met chronische pijn krijgen na een lange weg uiteindelijk te horen: je moet ermee leren leven. Vertellen dat de patiënt ermee moeten leren leven moet echter nooit het eindpunt van de route zijn, maar het begin! De patiënt moet leren de *clean pain* te managen via zijn leefstijl (bijvoorbeeld gedoseerd bewegen) en geen *dirty pain* te ontwikkelen. Om van vechten naar accepteren te komen is voor veel patiënten een hele klus. Mindfulness helpt daarbij, omdat tijdens de vele mindfulnesstrainingen de patiënt geleerd heeft om allerlei sensaties, prettig of onprettig, relatief onthecht waar te nemen. Hij heeft geleerd met de aandacht bij het lichaam en het hier-en-nu te blijven, zodat afdwalen in catastrofaal denken veel minder optreedt. Minder goede kandidaten voor mindfulness zijn patiënten die erop blijven staan dat een arts of fysiotherapeut 'het' repareert en de pijn weghaalt. Goede kandidaten zijn patiënten die bereid zijn zelf iets te betekenen in het leven met pijn. Mindfulnesstraining kan hier onderdeel van zijn. Onderzoek bevestigt het positieve effect van mindfulnesstraining op pijn en het functioneren met pijn [11]. Dat komt onder andere doordat de patiënt die in mindfulness getraind is beter met de aandacht in het nu kan blijven. Daardoor zijn er minder angstige anticipaties en minder reactiviteit op de pijnstimulus.

De pijnervaring kent drie dimensies: sensorisch, emotioneel en cognitief. In ▶H. 8 zullen we die nader verkennen. Binnen MBSR leert de patiënt deze drie dimensies van pijn uit elkaar te houden en dat leidt tot een sterke reductie in lijden.

7.3 Onderzoek

Kabat-Zinn beschrijft zijn eerdere studies naar patiënten met chronische pijn binnen MBSR [7, 12]. Ongeveer 72 % van de patiënten bereikt minstens een derde minder pijn en 61 % heeft minstens de helft minder pijn. Aan het eind van het programma geeft men aan dat 30 % van het 'aantal lichaamsdelen' minder problematisch is. Het negatieve lichaamsbeeld is dus veranderd. Dezelfde deelnemers melden ook 30 % verbetering in het effect van de pijn op het dagelijks leven en handelen en dit correleert met een afname in negatieve stemming en een toename in positieve stemming. Na afloop neemt men minder medicijnen, is men meer actief en voelt men zich in het algemeen beter. Tijdens een follow-up na vier jaar blijkt het resultaat behouden te zijn en soms zelfs verder verbeterd [13]. Veel ex-deelnemers blijven mediteren, sommige zelfs intensief. Ander onderzoek van Kabat-Zinn toont dat de toevoeging van MBSR aan standaardzorg (medicatie en bijvoorbeeld fysiotherapie) in een pijnkliniek het effect sterk verbetert. Dit zien we binnen de fysiotherapie ook [14]; bij een subgroep van patiënten met stressgerelateerde pijnproblematiek heeft biomedisch georiënteerde fysiotherapie onvoldoende effect, maar het combineren van mindfulnesstraining en bijvoorbeeld manuele therapie kan onverwacht goede effecten hebben.

7.4 Niet *tegen* maar *met* de pijn werken

Afleiding, negeren en doorbijten werkt soms, maar zeker niet altijd. Het kan binnen bepaalde grenzen een zinvolle copingstijl zijn, maar in veel gevallen ook averechts werken. Verschillende laboratoriumstudies laten zelfs zien dat acceptatie van pijn beter werkt om het pijnniveau te verminderen dan afleiding [15, 16]. Bovendien kan de patiënt door inzoomen iets van de pijn leren, iets wat hij door afleiding niet zou waarnemen. Dat helpt om met de pijn *te leren leven* in plaats van het met de pijn *uit te houden*. De patiënt kan bijvoorbeeld leren dat de sensorische, emotionele en cognitieve dimensies in het bewustzijn gehouden kunnen worden als onafhankelijke aspecten van pijn; en dat de gedachten *over* de sensaties niet de sensaties van pijn zelf zijn [17].

Het advies bij chronische pijn is om minstens acht weken elke dag 45 minuten lang de formele mindfulnessmeditaties te doen. Elke dag betekent in de realiteit: zes van de zeven dagen. In het begin moet vooral de bodyscan geoefend worden. Alle suggesties rondom mindfulness die voor gezonde deelnemers gelden – zoals vriendelijk terugkeren met de aandacht – gelden ook voor patiënten met chronische pijn. Het gaat het er daarnaast om het besef aan te kweken dat de patiënt altijd 'heel' is, pijn of geen pijn. De patiënt moet bovendien leren om naast het accepteren van het negatieve ook meer mindful te worden van de positieve elementen in zijn leven. Positieve elementen die dan niet alleen hedonistisch gedefinieerd als 'even wat minder pijn', maar als positieve elementen die diepere waarden bij de patiënt raken [18].

Bij chronische pijn is de bodyscan de beste manier om te beginnen, zeker als bewegen of zitten moeilijk is. De patiënt kan zijn lichaamshouding aanpassen zoals hij wil, maar een relatief gestrekte houding heeft de voorkeur. De instructies voor de patiënt met chronische pijn voor het doen van de bodyscan en het omgaan met afleiding (in dit geval vaak pijn) zijn in essentie hetzelfde als bij mensen zonder pijn. Een uitzondering kan erg sterke pijn die continu de aandacht vraagt zijn; dit wordt later besproken.

7.4.1 Matige pijn

Als de patiënt zijn lichaam tijdens de bodyscan langzaam en aandachtig doorwerkt, kan het zijn dat hij een regio met ongemak of pijn tegenkomt. Hij kan deze pijnlijke regio dan op dezelfde wijze benaderen als de voorgaande lichaamsdelen:
- door er naartoe en er weer vandaan te ademen;
- door de sensaties nauwkeurig te observeren;
- door toestaan de sensaties te voelen en zich ervoor te openen;
- door het hele lichaam te laten verzachten op de uitademing.

De patiënt wordt uitgenodigd elke lichaamsregio te 'bewonen' met volledig bewustzijn; alles 'welkom te heten', zelfs sensaties van ongemak; en dit met zorgzaamheid en vriendelijkheid voor zichzelf en zijn lichaam. Tegelijkertijd observeert de patiënt de gedachten en emoties die daarbij opkomen op dezelfde manier en heet ze welkom, zonder iets te willen repareren of op te lossen. De patiënt kijkt of hij even kan rusten in de stilte van het huidige moment. Of de pijn verandert of niet, na een tijdje gaat hij gewoon verder naar de volgende regio. Het helpt daarbij om geen verwachtingen te hebben.

Alles wat de patiënt observeert rond de pijn of zijn gedachten en emoties dient zonder oordeel opgemerkt te worden en steeds keert de aandacht weer terug bij de bodyscan. Na een aantal weken kan de patiënt gaan afwisselen tussen de bodyscan, de zitmeditatie en mindful yoga. Vooral patiënten met chronische pijn moeten de bodyscan echter niet te snel opgeven.

7.4.2 Sterke pijn

Als de pijn zo intens is dat deze constant de aandacht trekt en het de patiënt niet lukt om de aandacht op andere lichaamsdelen te richten, kan hij de aandacht beter op de pijn zelf richten. Als het de patiënt lukt om met een attitude van 'bevrienden' (*befriending*) één ademhaling kalm bij de pijn te blijven, of zelfs maar een halve ademhaling lang, dan is dat een eerste stap in de goede richting. Met bevrienden bedoelt Kabat-Zinn het welkom heten en omarmen van de ervaring in plaats van er vijandig tegen te vechten. Van daaruit kan de patiënt langzaam meer of langer zijn pijn 'omvatten' terwijl hij er rustig onder blijft. Het gaat erom de pijn als het ware welkom te heten op neutrale wijze, zonder oordeel, en gewoon te voelen zoals het is. In details zelfs. Dat betekent dat de patiënt zich leert openen voor de 'rauwe' onbewerkte pure sensaties. De patiënt wordt aangemoedigd zo dicht mogelijk bij de oorspronkelijke sensaties te komen, de ongekleurde sensaties (clean pain). Behalve het open waarnemen van deze pure sensaties kan hij ze ook verder onderzoeken: hoe erg is het feitelijk op dit moment? Is dit te dragen? Is dit oké? Er is dan een grote kans dat de patiënt merkt dat het wel degelijk te doen is en dat het misschien zelfs meevalt. Open objectief onderzoeken vermindert het catastroferen.

Kabat-Zinn geeft de volgende aansporing: 'Neem het moment dat er is voor de volle honderd procent als het moment dat er is, en neem het daaropvolgende moment opnieuw voor de volle honderd procent als het moment dat er is.' De patiënt observeert objectief 'wat er is' en daardoor vermindert zijn angstige anticipatie en catastroferen. Via mindful observeren leert de patiënt vanzelf dat elk verschijnsel dat hij waarneemt, gekenmerkt wordt door een komen en gaan. Dit geldt voor elke categorie van verschijnselen: zintuiglijke indrukken, lichaamssensaties, gevoelens, gedachten en gedragsimpulsen. Door oog te hebben voor deze veranderlijkheid, kan de patiënt ontdekken dat de pijnervaring geen monoliet (geheel uit één stuk) is.

7.5 Gedachten en emoties

De gedachten en emoties rondom pijn zijn ook kandidaten om zonder oordeel te observeren en te 'bevrienden'. De patiënt kan ontdekken dat hij geneigd was om de gehele constellatie van sensaties, gedachten en emoties te labelen als pijn. Het is belangrijk dat hij merkt dat geen van deze gevoelens en gedachten de pijn zelf is. En bovendien zijn ze ook niet de patiënt als persoon! Het zijn slechts reacties van het brein, dat zo reageert als het iets ervaart dat het niet wil hebben. De fysiotherapeut kan de patiënt uitleggen dat hij ook zijn brein niet is. Op deze wijze kan er makkelijker afstand genomen worden van de bijkomende cognitieve, emotionele en gedragsmatige reactiviteit die de pijnsensaties vergezellen en die onderdeel uitmaken van onnodig extra lijden (dirty pain). Als de patiënt zijn pijnervaring leert waarnemen als pure simpele sensaties, dan gaat hij zijn gedachten over deze pijn als zinloos zien. Hij kan gaan beseffen dat het geloven van dergelijke pijngedachten de dingen erger maakt dan nodig is. Beter is het om ze te laten gaan, wat binnen een mindfulnessbenadering feitelijk betekent ze te laten zijn en ze te accepteren voor wat ze zijn.

De pijn accepteren kan pas als de patiënt beseft dat zijn brein deze sensaties labelt als 'slecht', maar dat de sensaties dat in zichzelf niet zijn. Misschien beseft de patiënt zelfs dat het niet 'hij als persoon' is die de pijn niet kan accepteren, maar zijn brein. Het is het denken van de patiënt dat de pijn niet kan accepteren en, zoals we eerder zagen: de patiënt is niet zijn denken. Als de patiënt via het observerend gewaarzijn merkt dat hij meer is dan de pijn en de bijkomende reacties, kan hij ook ontdekken dat het observerende gewaarzijn zelf niet door de pijn aangetast wordt. Kabat-Zinn formuleert dit als volgt: het gewaar zijn van pijn *kent* de pijn wel, maar is er zelf vrij van. Dit bijzondere perspectief proberen we tijdens mindfulnesstraining te oefenen. Aan het eind van de bodyscan is er bijvoorbeeld een fase van *keuzeloos gewaarzijn*. De patiënt wordt aangemoedigd zich te desidentificeren van alles wat er in zijn gewaarzijn verschijnt en zich daarentegen te verbinden met zichzelf als 'heel zijn in dit moment' en tegelijkertijd te beseffen onderdeel te zijn van een groter geheel. Het gaat erom zichzelf waar te nemen als alleen maar zijn. Zijn – voorbij gedachten, gevoelens, identiteit, leeftijd enzovoort.

De patiënt kan dan merken dat concepten (ideeën over de wereld, anderen en jezelf) min of meer verdwijnen. Dat er een bijzondere stilte aanwezig is in het gewoon maar aanwezig zijn. Er verschijnt een niet-conceptuele en directe vorm van kennen. Hij kan gaan beseffen dat dit omvattende keuzeloze gewaarzijn zijn essentiële zelf is, en dus niet de constant veranderende verschijnselen. Dit gewaarzijn verwijst naar een ongecompliceerde natuurlijke staat van zijn. Als de patiënt leert om dit domein van het zijn te bewonen, zal zijn verhouding ten aanzien van pijn veranderen.

7.6 Mindful werken met chronische lage-rugpijn

Omgaan met of herstellen van rugklachten verloopt beter als de patiënt mindful is [3]. Het vraagt immers om meer bewustheid rond het handelen. Daardoor kan hij escalatie van klachten voorkomen door niet te ver over zijn grenzen te gaan en tegelijkertijd ook zijn conditie, kracht, lenigheid en pijntolerantie verbeteren, door wijs aan de randen van zijn grenzen te werken. Als dit alles plaats kan vinden met een zekere mate van emotionele gelijkmoedigheid voorkomt de patiënt dat de vlam onder de dirty pain weer oplaait. Daarvoor is mindfulness absoluut essentieel. Als een patiënt wil werken aan zijn chronische rugpijn, dan is een langetermijnvisie erg belangrijk. In acht weken kan er weliswaar al wat bereikt worden, maar feitelijk is het beter om te denken in zes maanden of zelfs één of twee jaar. De kwaliteit van leven kan soms al wel vanaf de eerste bodyscan toenemen. Maar waarschijnlijker is dat men lang, consistent, rustig en systematisch aan zijn chronische rugpijn moet werken. Het gaat om het opnieuw 'betrekken/bewonen' van je lichaam en je leven. Het is welbewust bouwen aan een comeback nadat patiënt lang afwezig is geweest – afwezig in zijn lichaam en afwezig in zijn leven. Vanuit de visie van mindfulness is het 'nu' de stuurknuppel naar de toekomst. Omdat de rugpijn en de gevolgen daarvan ellendig zijn, is het begrijpelijk dat de patiënt zijn best doet om daar vandaan te komen. Dat lukt natuurlijk niet, want niemand kan ontsnappen uit het 'nu' van zijn lichaam en leven. We kunnen ons alleen maar afleiden, vervreemden of verdoven, waardoor de kwaliteit van het 'nu' van het lichaam en leven alleen maar verder afneemt. Revalidatie betekent dat de patiënt zichzelf weer opnieuw gaat bewonen. Het betekent niet dat alles weer mogelijk is, maar wel dat je weer volledig in je lijf en leven aanwezig bent. Interessant is dat dat juist maakt dat er meer veel mogelijk wordt. Kabat-Zinn beschrijft het volgende voorbeeld. In 1984 trainde hij het Olympische roeiteam in MBSR. Hij leerde de roeiers met ongemak tijdens een wedstrijd omgaan, net zoals pijnpatiënten dit leren. John

7.6 · Mindful werken met chronische lage-rugpijn

Biglow was een roeier in dat team. Hij werd de beste Amerikaanse *single sculler* in dat jaar terwijl hij rugklachten had. In 1979 kreeg hij een hernia met een terugval in 1983. Hij kon nog slechts vijf minuten roeien en moest dan weer stoppen. Maar hij wist een comeback te maken tot op wereldniveau door heel rustig rond zijn grenzen te werken. Hij deed aan wedstrijden op wereldniveau mee, waarbij hij een race van 2000 meter in vijf minuten aflegde. Daar is enorme kracht, doorzettingsvermogen én mindfulness voor nodig.

7.6.1 Bewegen

Bij dat langetermijnperspectief hoort ook mindful werken met fysiotherapeutische oefeningen en mindful yoga. De patiënt wordt aangemoedigd elke dag te oefenen, of beter, te werken aan en met zijn lichaam. De patiënt gunt zichzelf daarbij twee dingen: (a) dat hij tegen zijn grens aan werkt en daardoor zijn grenzen oprekt, en (b) tegelijkertijd zorgzaam blijft ten aanzien van het te ver over zijn grens gaan. Werken binnen deze subtiele grenzen van te weinig doen en te veel doen, zorgt dat de patiënt sterker wordt zonder overbelasting. Die marge zal door omstandigheden van dag tot dag verschillen. Dus elke keer moet de patiënt opnieuw mindful werken binnen de actuele situatie. Het beste is om alleen oefeningen te doen die binnen deze beschreven grenzen mogelijk zijn. Ze worden gekenmerkt door een zekere mate van 'lukken', wat het zelfvertrouwen van de patiënt gaandeweg versterkt. Dit alles wordt uitgevoerd met de attitude die bij mindfulness hoort en die medeverantwoordelijk is voor de positieve effecten ervan: open, geduldig, accepterend en vriendelijk werken met jezelf en je lichaam.

Een fysiotherapeut die met veel patiënten van Kabat-Zinn werkt, merkte dat zijn patiënten na het MBSR-programma meer responsief en relaxed waren tijdens de fysiotherapie. Ze hadden de aandacht beter bij het lichaam en hadden bijvoorbeeld geleerd in te ademen tijdens een spierrekking. Ze hadden geleerd met pijnsensaties te werken in plaats van ertegen te werken. Zelf ervoeren de patiënten de fysiotherapie ook anders nu ze wisten hoe ze mindful moesten bewegen en hoe ze de adem konden inzetten.

Naast mindful yoga kan de patiënt het MBSR-programma ook aanvullen met regelmatig wandelen, fietsen, zwemmen of extra oefeningen. Als de patiënt zichzelf wil revalideren, betekent dat dat hij elke dag rekkingen en krachtoefeningen moet doen, desnoods om de dag, of desnoods zelfs maar vijf minuten per dag. Daarnaast moet hij dagelijks de bodyscan doen. De bodyscan is een basisstrategie om het lichaam en het leven letterlijk weer te belichamen.

7.6.2 Thuis zitten

Een patiënt met chronische rugpijn die thuis zit, heeft veel tijd; tijd die dan geïnterpreteerd wordt als saai, waardoor verveling toeslaat. Als hij besluit om een deel van die tijd te besteden aan mindfulness en mindful bewegen dan transformeert die tijd in mindful revalideren. Elke dag kan de patiënt de adem gebruiken om de pijnregio van binnenuit met vriendelijkheid en geduld wat te verzachten. Kabat-Zinn beschrijft dat je je kunt verbeelden dat de inademing er naartoe gaat en het gebied verzacht, en dat de uitademing het lichaam meer ontspannen en zachter achterlaat. Dit is in wezen een soort kinesthetische verbeeldingsoefening.

Meer mindfulness in het dagelijks leven brengen is essentieel voor patiënten met rugpijn. Een verkeerde handeling kan het probleem immers plotseling verergeren en een spasme creëren. Dingen op de automatische piloot doen, kan terugval geven. Dat vraagt dus aandacht voor houding en beweging oftewel mindful bewegen in het dagelijks leven. Niet vanuit angst, maar vanuit respect en zorgvuldigheid voor zichzelf. Het huishouden doen, kan de patiënt opvatten als onderdeel van zijn oefenprogramma om mobieler en sterker te worden. Onder het bed stofzuigen of een bed opmaken, kan de patiënt op gaan vatten als onderdeel van mindful yoga. Dat wil zeggen, rustig uitstrekken in de richting van een grens die doenbaar is en vervolgens weer rustig terug, en altijd de adem daarbij gebruikend om de bewegingen te begeleiden. Het is precies zoals beschreven bij mindful yoga. Als de patiënt genoeg gedaan heeft, of misschien zelfs te veel, dan moet hij stoppen en later of de volgende dag doorgaan. Het kan goed helpen om na activiteit even vijf minuten rustige mindful yoga te doen om de opgebouwde spanning die door pijn of inspanning ontstaan is weer los te laten. Het lichaam bewonen betekent ook het huis 'onderhouden'.

7.6.3 Geen perfect mens, maar wel perfect menselijk

Om met de tegenslag en grenzen tijdens de revalidatie om te gaan is het belangrijk dat de patiënt het vertrouwen heeft het te kunnen doorstaan, om door te gaan, en verbinding te blijven zoeken met zijn intrinsieke heelheid. Het is niet zo dat dat iets is wat *bereikt* moet worden, want op een dieper niveau is volgens Kabat-Zinn die intrinsieke heelheid altijd al aanwezig. In dit besef includeren we ook al onze imperfecties. Het zou mooi zijn als de patiënt beseft dat hij geen perfect mens is, maar wel perfect menselijk. Vanuit het 'nu' bezien is er geen plaats om heen te gaan, niets om te doen, en niets om te bereiken. Men is altijd al waar men is. Paradoxaal genoeg ontstaat door het besef dat je nergens naar toe hoeft te werken, juist groei en verandering. Dit daadwerkelijk naleven is de kracht van het belichamen van niet-doen en niet-streven.

7.6.4 Pijn tijdens de mindfulnessoefening

Tijdens de mindfulnesstraining kan pijn ontstaan door het langdurig stilzitten in een houding die de patiënt niet gewend is. De statische houding en de opbouwende spierspanningen veroorzaken de pijn. De patiënt kan natuurlijk besluiten op te staan en wat te bewegen, maar tijdens de mindfulnesstraining kies je er welbewust voor om naar het ongemak te blijven kijken en ook naar de neiging om op te staan. Het gaat dus om het mindful observeren van twee verschijnselen: de pijn en de aversie ertegen die zich omzet in een lichamelijk gevoelde behoefte om te gaan verzitten. In plaats van vermijden leert de patiënt zo om kalmte, concentratie en gelijkmoedigheid te cultiveren, midden in het ongemak. Dat is niet gemakkelijk om te leren. Hij moet daarvoor zijn pijn dagelijks willen benaderen, ermee werken, ermee ademen en het accepteren. Zo wordt mindfulnesstraining als het ware een pijnlaboratorium om binnen te experimenteren. Deze moedige volhardendheid wordt beloond. Door zonder heftige verwachtingen te oefenen, worden paradoxaal genoeg verwachtingen juist vervuld. In ▶H. 8 beschrijven we de wetenschappelijke bevindingen van mindfulnesstraining op de pijnervaring en het functioneren met pijn en bovendien de gunstige effecten op het brein dat aangetast is door de chronische pijn.

7.7 Mindfulness-verbatims

> **Mindfulness-verbatim I: Adem en pijn**
> (Peter van Burken, gebruikmakend van de strategie van Kabat-Zinn)
> In deze oefening leer je met pijn en andere ongemakken om te gaan die tijdens de oefening je aandacht trekken.
> We beginnen met het settelen van onze aandacht in onze houding. Dus merk op hoe je zit of ligt, en wat daarbij op dit moment waarneembaar is. Probeer als je zit, waardig te zitten: gestrekt. Want mindfulnessbeoefening vraagt een zekere mate van frisse alertheid …
> Neem nu rustig de tijd om de sensaties waar te nemen in de voeten …, de onderbenen, knieën, bovenbenen, beide benen als een geheel. Het zitvlak, misschien het contact met het kussen, de rug gestrekt, het gewicht volop het kussen. Opmerken wat je kunt waarnemen bij de handen, armen en schouders. En moment voor moment de aandacht bij het gezicht brengen…
> En dan breng je de focus van de aandacht naar de ademhaling. Het volgen van de ademhaling en de sensaties van het rijzen en dalen in de buik of de borstkas. En dan blijf je op vriendelijke en zorgzame wijze de ademhaling observeren. En bij afleiding dat zonder oordeel te erkennen om vervolgens weer terug te keren naar het oorspronkelijke object van aandacht. In dit geval de sensaties van de adem. Keer op keer terugkeren naar het opmerken van de sensaties van de ademhaling.
> En terwijl jij je aandacht bij de ademhaling probeert te houden, kan het goed zijn dat je afgeleid raakt door pijn of ander ongemak. De sensaties kunnen zo intens en sterk zijn dat de aandacht er als het ware vanzelf naartoe gezogen wordt. Waarschijnlijk zullen er dan ook allerlei negatieve gedachten en gevoelens rondom deze pijn zijn. Daar werken we op een later moment mee. Nu richten we ons vooral op lichamelijke sensaties, namelijk die van de ademhaling en die van de pijn.
> Er zijn twee strategieën om deze ademmeditatie voort te zetten, ook al is er pijn.
>
> *Bij de adem blijven*
> Het eerste wat je kunt proberen is om toch bij de ademsensaties te blijven, ook al trekt pijn je aandacht. Dus erken dat er pijn en ongemak is, en merk op hoe dat je aandacht trekt, maar heb daar verder geen oordeel over. Zoek dan als het ware terug naar de sensaties van de ademhaling. En ook al kun je dat maar voor een paar seconden, dan heb je toch een paar seconden je aandacht teruggebracht. En terwijl je je ademsensaties voelt, kan het best zijn dat ook de pijn aanwezig is, maar dat is niet belangrijk. Het belangrijkste is dat je probeert keer op keer terug te keren naar de sensaties van de ademhaling, ook al trekt pijn je aandacht. Keer op keer geduldig en vriendelijk terugkeren naar je adem.
> Als er veel pijn is die de aandacht afleidt, helpt het je misschien als je de aandacht eerst bij een halve ademhaling brengt. Dus begin eerst met de aandacht terug te brengen naar alleen de inademing. Volg elke keer vooral één volledige inademing. Vanaf de start, het volledige traject van het rijzen, tot het eindpunt van stilstand. Telkens één hele inademing. En als dat gaat, kun je de aandacht voorzichtig wat uitbreiden naar de daaropvolgende uitademing. Dus een hele inademing volgen, die overgaat in het volgen van een hele uitademing. Op deze wijze bereid je in kleine stukjes de ketting uit, van aandacht voor de adem ook al is er misschien pijn. Daar kun je nu even zelf mee doorgaan…

Pijn in de oefening opnemen
Misschien blijf je als maar afgeleid raken door de pijn. Misschien kun je een paar ademhalingen de aandacht bij de adem houden om vervolgens weer naar de pijn toegetrokken te worden. Je zou dan een andere strategie kunnen proberen. Je kunt dan proberen de pijnsensaties in de ademmeditatie op te nemen. Dus niet met de aandacht er vanaf keren en alsmaar terugkeren naar de ademsensaties. Want als de pijn te sterk is, ontstaat er waarschijnlijk een gevecht tegen de pijn, in de hoop dat het minder wordt. Een heel andere strategie is dan om juist met de aandacht en de adem naar de pijnregio toe te gaan. Kijk of je als het ware kunt inademen naar de pijnregio en ook weer kunt uitademen vanuit die pijnregio. Op die manier koppel je de ademsensaties aan de sensaties in de pijnregio. En sta je jezelf toe om beide sensaties tegelijkertijd te ervaren, nu, op dit moment. Deze ademsensaties en deze pijnsensaties. En de inademing naar pijngebied toe laten stromen en de uitademing daar weer uit laten stromen. Het gaat er niet om de pijn weg te ademen, maar om er op een open, geduldige en vriendelijke manier naartoe en eruit te ademen, terwijl je ook de sensaties in de pijnregio waarneemt. De ademsensaties die als de golven uit de zee het strand oprollen en weer terug de zee instromen. En je blijft op een heel lichte manier bij deze ervaring van adem en pijn. Niet te zwaar observerend, maar licht, zoals je kijkt naar een vlinder die op je hand is neeregestreken. Kijk naar wat er is en wat zich toont. Betrek je pijn in het oordeelloze bewustzijn van het huidige moment. Het is een manier om vriendschap met je pijn te sluiten, ook al heeft die onaangename trekken. Je kunt oefenen het gevecht tegen de pijnsensaties te stoppen en ze samen met de ademsensaties te verkennen en toe te laten in het veld van je gewaarzijn.
De welkomstmat uitrollen voor alle gasten die er zijn. Ook voor deze onaangename gast. Om vervolgens te observeren wat er gebeurt.
Het is een variant op de oefening om alles te omarmen wat er feitelijk al is of dit nu aangenaam, onaangenaam of neutraal is. Je moedig openstellen voor de pijn en het verkennen, samen met de ademsensaties, in plaats van het weg te duwen, te negeren of overweldigd te worden. Er intiemer mee worden, omdat de pijn nu eenmaal in het hier en nu aanwezig is.
Het ervan wegdraaien kan soms wat helpen, maar vaak ook niet. Vooral bij heel sterke pijnsensaties blijkt het effectiever om ze met vol bewustzijn recht aan te kijken. De pijn aan te kijken en daar zelfs een stukje tederheid en compassie in leggen, al is het maar voor heel even. Al is het maar voor een halve ademhaling. En diezelfde ademhaling gebruiken als een anker naar het huidige moment. De pijn observeren en verkennen met de adem als anker naar het huidige moment.
Door op deze manier geduldig en vriendelijk naar de ademsensaties en de pijn te kijken, gaan je misschien dingen opvallen die je voorheen minder duidelijk zag. De pijn die zo constant aanvoelde, blijkt te fluctueren: dan weer lijkt ze onhoudbaar sterk om vervolgens toch draaglijk te zijn. En ook de kwaliteit van de pijn verandert van moment tot moment.
En behalve het kijken naar de pijnsensaties kun je ook onderzoeken of je misschien pijn hebt over de pijn die je hebt. Dubbele pijn. Door het niet welkom heten van pijn en het gevecht tegen de pijn, heb je extra pijn. Door niet te vechten en open te staan voor alles wat zich aandient, leren we ook dat we meer zijn dan de pijn. Dat we kunnen kiezen in hoe we ons willen verhouden ten aanzien van onze pijn. Er mindful mee omgaan in plaats van er automatisch op te reageren.
Oefen nu zelfstandig verder met de adem, adem en lichaam, of adem en pijn.

Mindfulness-verbatim II: pijn, pijngedachten en stemming
(Peter van Burken)

Inleidende tekst
Je kunt je pijn en de bijkomende mentale processen meer objectief leren observeren. Misschien zou je zelf verbaasd en nieuwsgierig kunnen worden over hoe het verschijnsel pijn nu eigenlijk in zijn werk gaat. Dat doen we namelijk zelden. We kijken zelden echt goed naar negatieve dingen. Denk aan regen. Regen is alleen maar lastig en nat worden onprettig; het enige wat we doen is mopperen over de regen en er zo snel mogelijk doorheen zien te komen. We vinden prettige en mooie dingen in de wereld interessant om wel te bestuderen, maar vieze en onaangename dingen niet. Het is te vergelijken met marsmannetjes die de aarde moeten bestuderen en alleen de bloemen beschrijven, maar bijvoorbeeld niet hoe op aarde een mens sterft. Maar ook kletsnat worden van de regen kan een interessante ervaring zijn: wat gebeurt er nu eigenlijk echt en hoe voelt het als de wolken zich samenpakken en de eerste regendruppels op je hoofd vallen? Hoe voelt het als de wind aanzwelt en stotend tegen je aandrukt? Wat gebeurt er en wat voel je als je langzaam tot op de huid nat wordt? Wat komt er dan allemaal in je geest op? Versmalt de aandacht naar alleen de regen en natte huid, welke gedachten ontstaan, hoe is het met de stemming, en welke neiging of impulsen tot handelen voel in je lijf ontstaan?
Het observeren van pijn en de bijkomende reacties in je geest of lijf kun je met dezelfde neutrale nieuwsgierigheid leren benaderen.
Dit zijn de categorieën van verschijnselen die je kunt observeren:
- pijnsensaties;
- aandachtsprocessen;
- gedachten;
- fysieke verschijnselen van spierspanningen en vermoeidheid;
- stemming en emoties;
- impulsen tot handelen.

Verbatim van meditatie
In deze meditatie oefenen we het neutraal en nieuwsgierig observeren van pijn en de bijkomende reacties. Oefen dit niet met de intentie om je pijn kwijt te raken, maar met de oprechte en moedige intentie om meer te leren over deze gast in je leven...
Ga daarvoor liggen of zitten en neem even de tijd om bij jezelf te komen. Met de aandacht te landen op de plek waar je al bent. De ruimte om je heen te voelen en de geluiden waar te nemen die aanwezig zijn. Jezelf de tijd gunnend om op te merken wat je waarneemt van het contact met je lichaam op de onderlaag...
Enige aandacht houden voor lichaam en adem tijdens de gehele oefening vormt het anker om contact te blijven houden met het hier en nu.
Als je wat meer gefocust bent, laat je een 'beginnersgeest' in jezelf ontstaan: een voornemen om open en zonder vooroordelen te gaan kijken naar pijn. Nieuwsgierig naar wat pijn eigenlijk precies is en hoe het werkt. Kies daarvoor een moment en pijnsensaties die oefenbaar voor je zijn. Deze neutrale nieuwsgierige observatie moet te doen zijn voor je. Dus oefen niet op te zware pijn die je al helemaal overweldigd heeft. Als pijn qua zwaarte een rij van 10 stenen zou zijn, dan pak je niet rotsblok nummer 10 die je niet kunt tillen, maar ook niet een klein kiezeltje met nummer 1. Kies een steen met wat oefengewicht, maar wel te doen; nummer 4 tot 6.

Nodig de pijn uit op de werkbank van je geest. Erken de pijnsensaties en houd de intentie levend om het te willen bestuderen. Wat valt je daarbij in algemene zin op? Zijn er alleen de pijnsensaties of zijn er ook andere verschijnselen in je lichaam of geest merkbaar? Als je mindful je pijn observeert, zal je merken dat er naast de pure fysieke pijnsensaties van alles in je geest op gang komt…

Hoe is het met je aandacht? Is de aandacht nog even vrij om te gaan en staan waar die wil of versmalt die alsof die gegijzeld wordt door de pijn? …

Kun je het effect van pijn op je aandacht neutraal en nieuwsgierig observeren en accepteren? Of, als je dat moeilijk vindt, kun je het jezelf toestaan dat je het moeilijk vindt? …

Zijn er gedachten aanwezig? Hebben die betrekking op de pijn of op iets anders? Zijn het negatieve gedachten of positief of neutraal? Zijn ze snel of traag? Gaan ze misschien ook over jezelf en je leven? Merk je op dat er oordelen zijn of misschien herinneringen? …

Kun je de opkomende gedachten rond pijn neutraal en nieuwsgierig observeren en accepteren? Of, als je dat moeilijk vindt, kun je het jezelf toestaan dat je het moeilijk vindt? …

Zijn er naast de pijnsensaties ook andere lichamelijke gevoelens merkbaar? Zijn er spierspanningen en verkrampingen die samengaan met de pijn? Is er vermoeidheid? …

Kun je deze bijkomende spierspanningen en vermoeidheid neutraal en nieuwsgierig observeren en accepteren? Of, als je dat moeilijk vindt, kun je het jezelf toestaan dat je het moeilijk vindt? …

Nu je je pijn open observeert, wat valt je dan op aan je stemming of emoties? Zijn er boze, zorgelijke en/of verdrietige emoties rond de pijn? Waar zijn deze emoties voelbaar in je lichaam? Wat voel je daar dan precies? Zijn ze constant of veranderen ze? …

Kun je de pijn en deze emoties neutraal en nieuwsgierig observeren en accepteren? Of, als je dat moeilijk vindt, kun je het jezelf toestaan dat je het moeilijk vindt? …

Welke impulsen tot handelen merk je op als je deze pijn observeert? Ontstaat er afkeer, weerzin, een neiging om van houding te veranderen? Voel je wat de kracht is van die impulsen tot handelen? Is de sterkte van deze impulsen constant of nemen ze eerst toe en dan weer af? …

Kun je deze impulsen neutraal en nieuwsgierig observeren en accepteren? Of, als je dat moeilijk vindt, kun je het jezelf toestaan dat je het moeilijk vindt? …

Blijf zo nog enige tijd relatief ongericht, dus zonder ergens naar te zoeken, het komen en gaan van deze verschillende verschijnselen van pijn observeren. Alsof je het podium voor iedereen openstelt en zelf als toeschouwer toekijkt wat zich toont. Valt het je op dat je als gastheer, als ontvangende ruimte, 'groter' bent dan de pijn? Houd ondertussen vriendelijk en zorgzaam contact met de basis van lichaam en adem…

Literatuur

1. Kabat-Zinn J. Working with symptoms: listening to your body. Full catastrophe living: how to cope with stress, pain and illness using mindfulness meditation. 2nd ed. London: Piatkus; 2013. pag. 353–60.
2. Kabat-Zinn J. Working with physical pain: your pain is not you. Full catastrophe living: how to cope with stress, pain and illness using mindfulness meditation. 2nd ed. London: Piatkus; 2013. pag. 361–85.

Literatuur

3. Kabat-Zinn J. More on working with physical pain. Full catastrophe living: how to cope with stress, pain and illness using mindfulness meditation. 2nd ed. London: Piatkus; 2013. pag. 386–410.
4. Jensen MP, Ehde DM, Day MA. The behavioral activation and inhibition systems: implications for understanding and treating chronic pain. J Pain. 2016;17(5):529 e1– e18.
5. Volders S, Boddez Y, Peuter S de, Meulders A, Vlaeyen JW. Avoidance behavior in chronic pain research: a cold case revisited. Behav Res Ther. 2015;64:31–7.
6. Carver SC, Scheier MF. Control theory: a useful conceptual framework for personality-social, clinical and health psychology. Psychol Bull. 1982;92:111–35.
7. Kabat-Zinn J. An outpatient program in behavioral medicine for chronic pain patients based on the practice of mindfulness meditation: theoretical considerations and preliminary results. Gen Hosp Psychiatry. 1982;4(1):33–47.
8. Roelofs J, Peters ML, McCracken L, Vlaeyen JW. The pain vigilance and awareness questionnaire (PVAQ): further psychometric evaluation in fibromyalgia and other chronic pain syndromes. Pain. 2003;101(3):299–306.
9. Ryckeghem DML van, Houwer J de, Bockstale B van, Damme S van, Schryver M de, Crombez G. Implicit associations between pain and self-schema in patients with chronic pain. Pain. 2013;154(2):700–6.
10. Dahl J, Lundgren T. Living beyond your pain. Oakland: New Harbinger Publications; 2006.
11. Veehof MM, Trompetter HR, Bohlmeijer ET, Schreurs KM. Acceptance- and mindfulness-based interventions for the treatment of chronic pain: a meta-analytic review. Cogn Behav Ther. 2016;45(1):5–31.
12. Kabat Zinn J, Lipworth L, Burney R. The clinical use of mindfulness meditation for the self-regulation of chronic pain. J Behav Med. 1985;8(2):163–90.
13. Kabat-Zinn J, Lipworth L, Burney R, Sellers W. Four-year follow-up of a meditation-based program for the self-regulation of chronic pain: treatment outcomes and compliance. Clin J Pain. 1986;2(1):159–73.
14. Banth S, Ardebil MD. Effectiveness of mindfulness meditation on pain and quality of life of patients with chronic low back pain. Int J Yoga. 2015;8(2):128–33.
15. Masedo AI, Esteve MR. Effects of suppression, acceptance and spontaneous coping on pain tolerance, pain intensity and distress. Behav Res Ther. 2007;45:199–209.
16. Kohl A, Rief W, Glombiewski JA. How effective are acceptance strategies? A meta-analytic review of experimental results. J Behav Ther Exp Psychiatry. 2012;43(4):988–1001.
17. McCracken LM, Gutiérrez-Martínez O, Smyth C. "Decentering" reflects psyhological flexibility in people with chronic pain and correlates with their quality of functioning. Health Psychol. 2013;32(7):820–3.
18. Hayes SC, Strosahl KD, Wilson KG. Acceptance and commitment therapy: the process and practice of mindful change. 2nd ed. New York: The Guilford Press; 2012.

Mindfulness, pijn en gezondheid

Samenvatting

Mindfulness heeft gunstige effecten op pijn en op de stressreactiviteit – twee belangrijke factoren die vaak gelijktijdig bij patiënten binnen de fysiotherapie aanwezig zijn. De pijnintensiteit kan door mindfulnesstraining minder worden, maar vooral het lijden onder de pijn en de impact van pijn op het functioneren van de patiënt neemt af. Deze gunstige effecten van mindfulnesstraining op pijn zijn meer dan alleen placebo. Het effect van mindfulness op pijn verloopt via diverse routes, waaronder het vrijkomen van endogene opioïden, ademhaling, bewegen en acceptatie. Chronische pijn tast het brein van de patiënt aan in regionen die betrokken zijn bij pijn en zelfregulatie. Mindfulnesstraining bevordert juist het functioneren van die regionen. Andere fysiotherapeutisch relevante effecten van mindfulnesstraining bij patiënten zijn: minder kans op somberheid bij een chronische aandoening, beter gezondheidsgedrag, minder sterke ontstekingsrespons en beter omgaan met onbegrepen klachten.

8.1　Het brein van de patiënt met chronische pijn – 105

8.2　Stress – 107

8.3　Focused attention versus open monitoring bij pijn – 108
8.3.1　Aandacht weg van de pijn – 108
8.3.2　Aandacht naar de pijn toe – 109
8.3.3　Pijn zonder lijden – 109

8.4　Pijnmodulatie – 110

8.5　Mindfulness bij klinische pijn – 112
8.5.1　Chronische pijn in het algemeen – 112
8.5.2　Chronische lage-rugpijn – 113

© Bohn Stafleu van Loghum, onderdeel van Springer Media B.V. 2017
P. van Burken, *Mindfulness en fysiotherapie*, DOI 10.1007/978-90-368-0699-2_8

8.5.3	Fibromyalgie – 114	
8.5.4	Chronische spanningshoofdpijn – 114	

8.6 Werkingsmechanisme mindfulness bij pijn – 115
- 8.6.1 Opioïde- en niet-opioïde mechanismen – 115
- 8.6.2 Mindful ademen – 115
- 8.6.3 Pijnmodulatie – 115
- 8.6.4 Mindful bewegen – 115
- 8.6.5 Afleiding – 116
- 8.6.6 Acceptatie – 116
- 8.6.7 Desidentificatie met pijn – 117
- 8.6.8 Kwaliteit van leven – 117

8.7 Mindfulness en andere gezondheidseffecten – 118
- 8.7.1 Gezondheidsgedrag – 118
- 8.7.2 Ontstekingsrespons – 119
- 8.7.3 Telomerase-activiteit – 119
- 8.7.4 Medisch onverklaarde klachten – 119
- 8.7.5 Chronisch vermoeidheidsyndroom – 120
- 8.7.6 COPD – 120
- 8.7.7 Overactieve blaas – 120

Literatuur – 120

Om de effecten van mindfulness op pijn en het brein te begrijpen is het goed om enige feiten rond pijn te kennen. De pijnervaring is opgebouwd rond drie pijndimensies: de sensorisch-discriminatieve dimensie, de affectieve dimensie en de cognitieve dimensie:
- De sensorisch-discriminatieve dimensie is als het ware de zakelijk rapporterende dimensie van de pijn. De pijnervaring is vrij precies gelokaliseerd. De patiënt zou binnen deze dimensie relatief koel kunnen aangeven dat de pijn erg sterk is.
- De affectieve dimensie van pijn is de dramatische en soms zelfs theatrale dimensie van de pijn. Men zegt weleens: 'er is pijn en er is lijden'. Het lijden verwijst dan meer naar de affectieve dimensie van de pijn. Ook het gesteun en gekreun van de patiënt is vaak een expressie van de affectieve dimensie.
- De cognitieve dimensie is de verhalende dimensie van de pijn. De pijn wordt bijvoorbeeld cognitief bezien vanuit een hoopvol of juist hopeloos perspectief. Of de patiënt weet de impact van de pijn op zijn leven te relativeren of gaat juist catastroferen. Deze cognitieve interpretaties hebben vervolgens weer een effect heeft op de affectieve dimensie van de pijn.

De drie dimensies van pijn hebben elk aparte baansystemen en hersennetwerken. In ◘fig. 8.1, 8.2 en 8.3 staan de betrokken hersenlocaties weergegeven.

Onderzoek laat zien dat als men selectief aandacht schenkt aan de lokalisatie van een pijnstimulus versus de onplezierigheid van een pijnstimulus, dat dan de corresponderende hersenregionen van respectievelijk de sensorisch-discriminatieve dimensie of de affectieve dimensie van pijn geactiveerd worden [1].

8.1 Het brein van de patiënt met chronische pijn

Een patiënt met chronische lage-rugpijn heeft niet alleen perifeer allerlei stoornissen in functies en anatomische eigenschappen, maar ook centraal. Chronische pijn heeft een negatief effect op het brein [2, 3]. Er zijn duidelijke lokale veranderingen in grijze-stofdichtheid te vinden in S1, dorsolaterale en ventrolaterale prefrontale cortex, mediale prefrontale cortex en de anterior insula. Ook in de baansystemen is een duidelijke afname geconstateerd in de witte stof van de corpus callosum, de regio superior van de corpus callosum, en de capsula interna. Wat betreft functionele activatie zijn de ongunstige veranderingen het meest duidelijk aantoonbaar (fMRI). Er is bij chronische lage-rugpijn een verhoogde activatie in diverse pijnregionen waaronder de mediale prefrontale cortex, cingulate cortex, amygdala en insula.

Al deze veranderingen tezamen versterken de pijnervaring, vertekenen de sensorische en motorische lichaamsrepresentaties in het brein en ondermijnen de cognitieve vermogens:
- Pijnervaring; bij mechanische stimulatie bijvoorbeeld worden bij patiënten met chronische rugpijn diverse pijnregionen – zoals de S1 en S2, SMA, insula en posterior cingulate cortex – sterker geactiveerd dan bij gezonde mensen. Tegelijkertijd is er juist een lagere activatie van een belangrijke pijndempende regio: het periaqueductale grijs.
- Lichaamsrepresentaties; bijvoorbeeld een vertekende lichaamsmap [4], verminderde positiezin van de wervelkolom [5] en verminderd complex sensorisch lichaamsbewustzijn [6].
- Cognitieve vermogens; de lijdenslast van de patiënt is door een sterkere pijnervaring en vertekeningen in lichaamsrepresentaties toegenomen, terwijl de patiënt minder cognitieve vermogens heeft om met deze ziektelast om te gaan [7, 8].

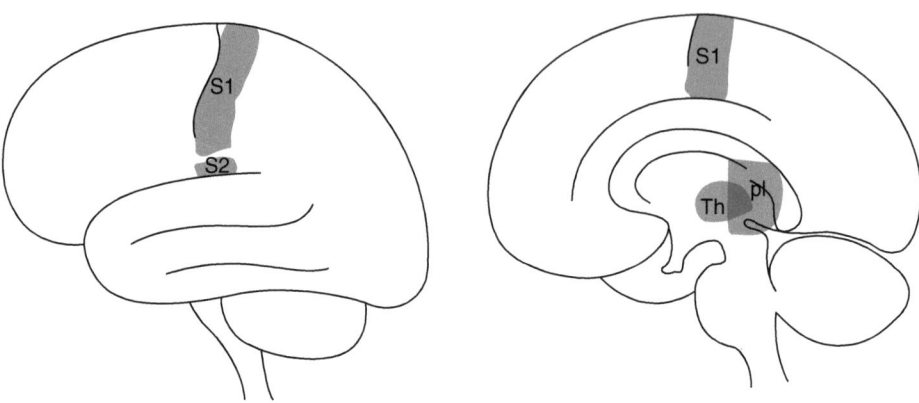

Figuur 8.1 Sensorisch-discriminatieve pijndimensie: primaire en secundaire somatosensorische cortex (SI, SII), thalamus (Th), posterior insula (pI)

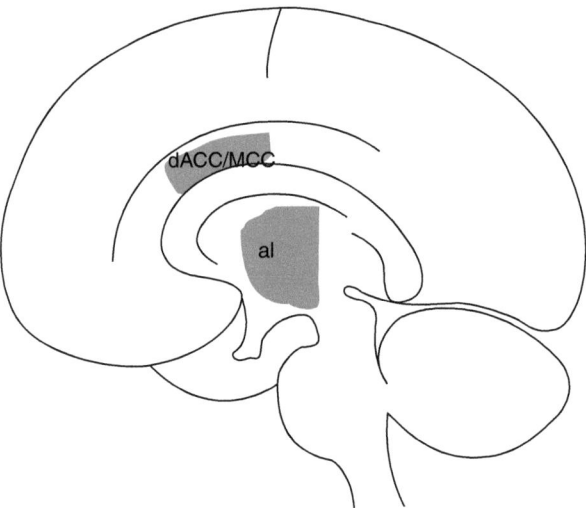

Figuur 8.2 Affectieve pijndimensie: dorsale anterior cingulate cortex (dACC), anterior insula (a)

In tab. 8.1 staan deze bevindingen samengevat. In deze tabel kan men zien dat alle drie de dimensies van pijn bij patiënten met chronische pijn aangetast zijn. Vaak zijn dit regionen die ook betrokken zijn bij zelfregulatie, zoals de dorsolaterale en ventrolaterale prefrontale cortex, cingulate cortex en insula. De chronisch pijnpatiënt is dus dubbel belast: hij heeft een brein dat extra lijden creëert terwijl de coping om ermee om te gaan verminderd is.

Er is ook duidelijk bewijs voor een verstoring in de default mode network. De default mode network (DMN) is in rust sterker geactiveerd richting de insula en juist minder geactiveerd richting pregenuale anterior cingulate cortex. Mogelijk effect is een toename in piekeren (DMN) over lichaamssensaties (insula), in dit geval de pijn. Het is alsof het narratieve zelf zich alsmaar bezighoudt met de pijn (zie hoofdstuk drie).

8.2 · Stress

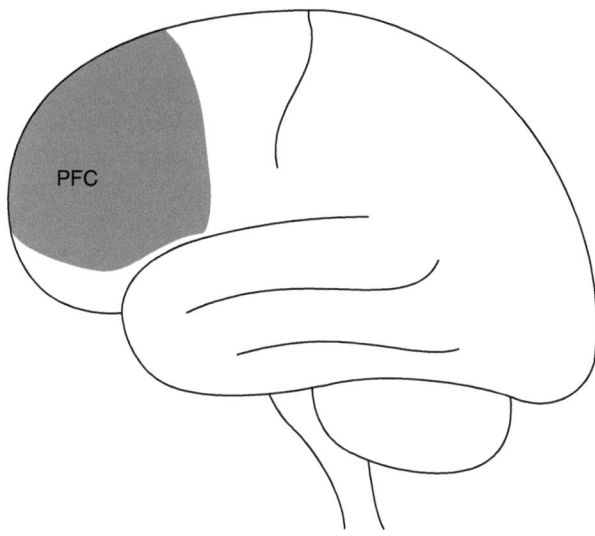

◘ Figuur 8.3 Cognitief-evaluatieve pijndimensie: prefrontale cortex (PFC)

◘ Tabel 8.1 Hersenregionen die 'aangetast' zijn bij chronische pijn

pijndimensie	hersenregionen	afname grijze stof	activatie in vergelijk met gezonde mensen	reactiviteit op pijnstimulatie
sensorisch-discriminatieve dimensie	S1, S2	↓		↑
	supplementaire motorische cortex (SMA)			↑
affectieve dimensie	mediale prefrontale cortex	↓	↑	
	cingulate cortex		↑	↑
	amygdala		↑	
	insula	↓	↑	↑
	periaqueductale grijs			↓
cognitieve dimensie	dorsolaterale en ventrolaterale prefrontale cortex	↓		

8.2 Stress

Eén belangrijke route waarlangs mindfulnesstraining een gunstig effect op pijn en gezondheid heeft, is via het beïnvloeden van stress. De mindfulness-stresshypothese stelt dat dit via twee routes verloopt [9]:

- top-down via de stresswaarderingsprocessen;
- bottum-up via het verminderen van de stressreactiviteit.

Daaruit volgt dat mindfulness beter zal helpen bij gezondheidsproblemen waarbij stress een oorzakelijke of onderhoudende rol speelt. Mindfulnesstraining verhoogt de activatie van stressregulerende regionen in de prefrontale cortex (bijvoorbeeld de dorsale en ventrale laterale prefrontale regionen). Deze regionen inhiberen top-down het stresssysteem. Ze doen dat via twee strategieën: (a) anders tegen de situatie aankijken (*reappraisal*) en (b) het labelen van gevoelens (*naming is taming*). Mindfulnesstraining vermindert ook de stressreactiviteit van meer centraal in het brein gelegen stressverwerkingsregionen, zoals de amygdala, anterior cingulate cortex, ventromediale prefrontale cortex, hypothalamus en de parabrachiale pons. Personen die hoog scoren op mindfulness hebben bijvoorbeeld een lagere basisactiviteit in de amygdala [10] en ook het volume van de amygdala is kleiner [11]. Ook de functionele connectiviteit tussen de subgenuale anterior cingulate cortex en de amygdala is minder. Deze verbinding neemt bij chronische stress toe, terwijl een driedaagse training in mindfulness de verbinding weer reduceert [12].

Mindfulnesstraining beïnvloedt ook de perifeer gelegen stressverwerkingsregionen. De training vermindert de autonome vasculaire reactiviteit op acute stressoren [13] en versterkt de parasympathische activiteit gemeten via hartfrequentievariabiliteit [14].

Het effect van mindfulnesstraining op de cortisolrespons is echter minder duidelijk. Sommige onderzoeken vinden een afname in cortisolrespons na MBSR, andere geen verschil of een toename [15].

8.3 Focused attention versus open monitoring bij pijn

Mindfulnesstraining kan zowel met focused attention (geconcentreerde aandacht) als met open monitoring (receptieve aandacht) uitgevoerd worden. De effecten op pijn zijn voor beide vormen gunstig, maar er zijn ook subtiele verschillen.

8.3.1 Aandacht weg van de pijn

Mindfulnesstraining in focused attention, bijvoorbeeld een gedetailleerde bodyscan, heeft via drie routes effect op pijn [16]: (1) het kalmeert de stressfysiologie, (2) het vermindert piekeren en (3) het leidt af van de pijn. Sterke concentratie, bijvoorbeeld op de ademhaling, kan door de aandachtsabsorptie dermate sterk afleiden dat de pijn minder of zelfs geheel niet meer gevoeld wordt. Indrukwekkend is de casestudy rond een 65-jarige yogi-master [17]. Hij claimt tijdens focused attention-meditatie geen pijn te voelen. Uit de fMRI-scan blijkt dat als de yogi niet mediteert een pijnlijke laserstimulus op de voetrug dezelfde hersenregionen activeert als bij normale proefpersonen, namelijk: (1) thalamus, (2) primaire en secundaire sensorische cortex, insula, en (3) cingulate cortex. Tijdens meditatie blijkt de pijnstimulus deze regionen niet te activeren. Opvallend is dat er dan wel een toename in activiteit is in de superior frontale gyrus beiderzijds en superior pariëtale gyrus rechts. Dit zijn regionen die betrokken zijn bij aandachtsconcentratie. Kortom, tijdens de focused attention worden de aandachtsconcentratieregionen 'aangezet' en de pijnregionen 'uitgezet'. Deze gegevens zijn natuurlijk niet zomaar naar de klinische realiteit te vertalen, maar het geeft wel aan waartoe een getraind brein bij pijn in staat is. De vraag is of daar jarenlange training voor nodig is. Waarschijnlijk niet. Na vijf maanden training waren beginners in meditatie net zo goed in

Tabel 8.2 Effect van mindfulness op pijn bij veel of weinig ervaring in mindfulness

	ervaren in Zen-meditatie	leken
FA op pijnstimulus	pijn gelijk =	pijn toename ↑
OM op pijnstimulus	pijn afname ↓	pijn gelijk =

pijnreductie als mediterenden met jarenlange ervaring (50 % reductie) [18]. Een bemoedigende bevinding voor onze patiënten!

8.3.2 Aandacht naar de pijn toe

De beschreven 'prestatie' werd bereikt door de aandacht van de pijn weg te leiden. Wat als men de aandacht bij de pijn houdt? Om daar baat bij te hebben, is enige training noodzakelijk. Mindful observeren (open monitoring) verminderde namelijk de pijnintensiteit van een thermische prikkel op de kuit bij ervaren Zen-beoefenaars, maar niet bij de ongetrainde leken [19]. Geconcentreerd op de pijnstimulus letten (focused attention) verhoogde de pijnintensiteit bij de ongetrainde leken, maar niet bij de Zen-beoefenaars. De affectieve dimensie van de pijn, de pijnonplezierigheid, vertoonde eenzelfde patroon (zie ◘ tab. 8.2).

Wat leert dit onderzoek ons? Normaal gesproken mag je verwachten dat op de pijn letten de pijnintensiteit versterkt. Dat bleek ook in dit onderzoek, maar alleen bij de ongetrainde deelnemers. Op de pijnstimulus letten terwijl men met open aandacht én zonder oordeel de stimulus toelaat, lijkt de pijn te kunnen verlichten, maar alleen als men hierin getraind is.

Dit betekent dat ongetrainde patiënten die mindfulness willen inzetten bij pijn misschien aanvankelijk wat meer pijn ervaren omdat ze nog geen goede mindfulnessvaardigheden hebben ontwikkeld terwijl ze zich wel op de pijnstimulus concentreren. Volgehouden training geeft meer mindfulnessvaardigheden in de vorm van niet-oordelen en niet-reactief zijn en dan kan de pijnervaring daadwerkelijk verminderen.

8.3.3 Pijn zonder lijden

Zen-mediterenden hadden een significant hogere thermische stimulus nodig om gematigde pijn te ervaren dan proefpersonen zonder meditatie-ervaring [20], waarbij de Zen-groep expliciet gevraagd werd gedurende het experiment niet te mediteren. Dat is op zichzelf al een gunstige bevinding. Interessant is dat ervaren mediterenden en leken tijdens de pijnlijke stimulatie verschillende hersendelen activeren. In vergelijk met de controlegroep hadden Zen-getrainden tijdens de pijnlijke stimulatie een hogere activatie van regionen die betrokken zijn bij pijnintensiteit en pijnonplezierigheid, terwijl ze een lagere activatie hadden van regionen die betrokken zijn bij evaluatie, emotie en geheugen. Ook was er een ontkoppeling tussen regionen betrokken bij pijn/onplezierigheid (dACC) en regionen betrokken bij evaluatie/oordelen (dlPFC). Mediterenden nemen dus tijdens open monitoring wel degelijk de pijn waar, maar evalueren hem minder en reageren er minder emotioneel op. Ze hebben de onplezierigheid als het ware functioneel ontkoppeld van oordelen en reactiviteit. Ze nemen de onplezierigheid van pijn gelijkmoedig waar. Dit patroon is ook bij mindfulnessmeditatie aangetoond [21, 22]. Als patiënten dit kunnen leren, zou dat veel 'lijden', bijvoorbeeld in de vorm van catastroferen, wegnemen. Het activatiepatroon in de hersenen tijdens mindfulnessmeditatie past prachtig bij de 'bedoeling' van mindfulnessmeditatie [16]:

Hogere hersenactivatie:
- De dorsale anterior cingulate cortex en anterior insula zijn betrokken bij pijnwaarneming.
  - Mindfulness streeft beter waarnemen na.

Lagere hersenactivatie:
- De orbitofrontale cortex speelt een belangrijke rol bij het bepalen van de waarde of belangrijkheid van een zintuiglijke stimulus.
  - Mindfulness streeft geen voor- of afkeur na.
- De amygdala speelt een rol bij de emotionele saillantie. En ze speelt, samen met de hypocampus en de mediale PFC, een belangrijke rol bij associatief leren en klassieke conditionering.
  - Mindfulness streeft niet-reactief zijn na en zo het 'ontleren' van geconditioneerde emotionele responsen.
- De hippocampus is een geheugenstructuur en de dlPFC helpt bij de raadplegen van het geheugen; dit proces zorgt ervoor dat mentale verhalen (narratieven) in het brein op gang komen.
  - Mindfulness bevordert 'uit je hoofd gaan' en in het huidige moment blijven.
- De mediale prefrontale cortex (mPFC) speelt een rol bij zelf-gerelateerde verwerking.
  - Mindfulness streeft desidentificatie na.

Deconditionering:
Een sterke sensorische focus in het huidige moment dempt de activatie van uitgebreide mentale narratieven, zelf-gerelateerde verwerking en hogere interpretatieprocessen. Als vuistregel geldt immers: hoe meer men sensorisch georiënteerd is in het nu, des te minder uitgebreid is de geheugenraadpleging. Als geheugenprocessen minder bij de pijnwaarneming betrokken zijn, kan de emotionele lading die is opgeslagen in het geheugen minder aan de pijn gekoppeld raken. De regionen die minder actief worden bij open monitoring op pijn zijn belangrijke spelers bij associatief leren (conditionering). De amygdala, hippocampus en mediale prefrontale cortex bijvoorbeeld zijn nauw betrokken bij de opslag van geconditioneerde angstresponsen. Mindfulness helpt dus conditionering van pijn aan andere neutrale stimuli te voorkomen [16]. Vertaald naar onze chronische-pijnpatiënt betekent dit dat de pijn meer primair 'de pijn' blijft (clean pain). En dat dit lijden niet door associatie generaliseert naar andere domeinen van het leven van de patiënt, waaronder bewegen, werk en relaties.

8.4 Pijnmodulatie

Zeidan et al. heeft een handzaam overzichtsartikel geschreven dat duidelijk maakt dat mindfulness van andere pijnmodulerende mechanismen gebruikmaakt dan cognitieve technieken [23].

- **Cognitieve technieken**

Er is een breed scala van cognitieve technieken die een modulerend effect hebben op de pijn. Men kan daarbij denken aan positieve verwachtingen (placebo-effect), hypnose, bewust inzetten van afleiding enzovoort. Al deze technieken verminderen de activatie in

8.4 · Pijnmodulatie

Tabel 8.3 Mate van activatie van pijn gerelateerde hersenregionen betrokken bij cognitieve technieken versus mindfulness

	hersengebieden	cognitieve technieken	beginner in mindfulness	ervaren in mindfulness
sensorische verwerking van pijn	S1, S2	↓	← →	↑
	posterior insula	↓		↑
	thalamus		↓	↑
cognitieve modulatie van pijn	subgenuale anterior cingulate cortex (cognitieve en affectieve controle op pijn)	↑	↑	
	anterior insula (modulatie afferente nociceptie en interoceptief gewaarzijn)	↑	↑	
	laterale prefrontale cortex	↑		↓
betekenis van/oordelen over pijn	vmPFC (zelf-gerelateerd)			↓
	OFC (contextuele betekenis geven/veranderen)		↑	↓

pijngerelateerde regionen zoals S1, S2 en de posterior insula. Deze vermindering komt tot stand doordat de activiteit verhoogd wordt in pijnmodulerende regionen, zoals de anterior cingulate cortex, dorsolaterale prefrontale cortex en insula [24]. In deze drie regionen bevinden zich veel opioïde receptoren. De dorsolaterale prefrontale cortex en de anterior cingulate cortex projecteren vervolgens naar het periaqueductale grijs (PAG), waardoor pijndemping ontstaat [23]. Het geheel wordt wilsmatig aangestuurd door activatie van de dorsolaterale prefrontale cortex en vraagt daarom mentale inspanning. In ◘tab. 8.3 staat deze activatie weergegeven.

▪▪ Beginner in mindfulness

Beginners in mindfulness die een korte training van bijvoorbeeld viermaal twintig minuten instructie hebben gehad, vertonen op een pijnlijke stimulus tijdens mindfulnessmeditatie verminderde activatie van het sensorische systeem, maar in dit geval al op een vroeger niveau van de verwerking, namelijk in de thalamus. Ook dit wordt bereikt via aandachts- en bewustzijnsprocessen (sgACC en insula), nu niet zozeer wilsmatig aangestuurd vanuit de dorsolaterale prefrontale cortex, maar meer vanuit een verhoogde activatie van de orbitofrontale cortex (OFC) (zie nummer 1 in ◘tab. 8.3). Dat laatste betekent dat deze 'beginners' actief de pijnstimulus een andere waarde (minder afkeur) geven. Globaal passen deze inspanningvragende methoden bij focused attention.

▪▪ Ervaren in mindfulness

Mensen de goed getraind zijn in mindfulness vertonen echter een geheel ander patroon. Nu is de activiteit in de sensorische regionen juist toegenomen in plaats van afgenomen (zie nummer 2 in ◘tab. 8.3). Dat staat voor beter waarnemen van de sensorisch-discriminatieve dimensie van de pijn. De goed getrainden maken ten opzichte van beginners minder gebruik van gerichte aandachtsprocessen (zie nummer 3 in ◘tab. 8.3), terwijl ze ook minder gebruikmaken van veranderde betekenisverlening of oordelen; ze interpreteren de pijn minder in relatie tot het zelf (zie nummer 4 in ◘tab. 8.3). Dit patroon van de ervaren mediterende past bij vaardigheid in open monitoring en zonder oordeel toelaten wat er aanwezig is. In geval van pijn neemt men wel de pijnintensiteit en locatie waar, maar de onplezierigheid van de pijn (affectieve dimensie) is afgenomen.

Voor de fysiotherapeut betekent dit dat men de patiënt met mindfulnesstraining leert om, naast de cognitieve 'inspanningsvolle' route, ook een geheel andere route in te zetten. Het spreekt voor zich dat naarmate de patiënt meer verschillende routes voor pijnmodulatie tot zijn beschikking heeft de chronische pijn uiteindelijk minder impact heeft op zijn leven.

8.5 Mindfulness bij klinische pijn

8.5.1 Chronische pijn in het algemeen

De effecten van mindfulness-acceptatiebenaderingen op pijnintensiteit zijn significant maar klein. In die zin wijken deze bevindingen niet af van andere gangbare behandelingen. Interessant is echter dat de effecten op de 'impact van pijn' groter zijn. Deze effecten nemen zelfs nog toe na afloop van de training [25]. Dit is conform de verwachting van toegenomen zelfregulatie en voortgezette oefening. Het effect van acceptatie en mindfulnessbenaderingen op de impact van pijn op het functioneren kan gaandeweg zelfs groot genoemd worden. Dat moet voor fysiotherapeuten een bemoedigende bevinding zijn. Immers, chronische-pijnpatiënten zijn patiënten die vaak langdurig onder behandeling zijn, al dan niet op lage frequentie, terwijl het effect op de pijn niet al te overtuigend is. Acceptatie- en mindfulnessbenaderingen gooien het daarom over een geheel andere boeg. Niet het reduceren van de pijnintensiteit staat centraal, maar het verminderen van de impact van pijn op het functioneren van de patiënt. En dat werkt. Patiënten hebben na acceptatie- of mindfulnesstraining een bescheiden pijnverlichting, maar de impact van de pijn op diverse aspecten van hun leven is aanzienlijk gedaald. Ook dat geeft verlichting van lijden. De sterkte van het effect van mindfulness is weliswaar gemiddeld 'klein' tot 'medium' maar bij sommige patiënten met chronische pijn behoorlijk sterk [26].

- **Juist bij de sombere pijnpatiënt**

Bij een sombere patiënt met reuma is mindfulness effectiever op pijncoping dan cognitieve gedragstherapie [27]. Vooral de pijn- en stressreactiviteit verbetert [28]. Acceptatie in een vroeg stadium van reuma kan een latere ontwikkeling van depressie voorkomen [29]. Sombere chronische-pijnpatiënten gebruiken extra veel opioïde pijnstillers om zowel de pijn als de sombere stemming te verminderen. Mindfulness kan de patiënt leren beide beter te accepteren, waardoor de opioïdverslaving kan afnemen [30].

- **Jongeren: cognitief-gedragsmatige benadering; ouderen: mindfulness-acceptatiebenadering**

Er zijn aanwijzingen dat jongeren met musculoskeletale chronische pijn beter reageren op een cognitief-gedragsmatige aanpak, terwijl ouderen beter reageren op een mindfulness-acceptatiebenadering. Dit effect was opvallend sterk [31]. Zie ◘tab. 8.4 voor een overzicht van het verschil in inhoud van de therapieën.

Tabel 8.4 Jonge en oude patiënten met chronische pijn reageren verschillend op therapievorm

jongeren	ouderen
reageren beter op cognitief-gedragsmatige aanpak bestaande uit: – relaxatie; – afleiding; – disfunctionele pijncognities aanpakken; – problem solving.	reageren beter op een mindfulness-acceptatie-benadering bestaande uit: – acceptatie; – mindfulness; – desidentificatie van pijn-zelfbeeld; – ontdekken en nastreven van belangrijke levenswaarden.

- **Standaard zorg aanvullen met mindfulness**

Chronische-pijnpatiënten die naast de standaardzorg in een pijnkliniek een MBSR-programma volgen doen het duidelijk beter op vitaliteit, angst- en depressiereductie, vermogen pijn te beheersen, grotere bereidheid tot activiteiten ondanks pijn, en behaalden een hogere mentale kwaliteit van leven [32]. Ook patiënten met chronische lage-rugpijn in de eerste lijn ervaren de voordelen als de gangbare fysiotherapeutische/medische zorg aangevuld wordt met mindfulnesstraining [33].

- **Harde functioneringsmaten**

Mindfulnesstraining verbetert zelf-gerapporteerd fysiek functioneren. Naar het effect op objectief fysiek functioneren is echter meer onderzoek nodig [34].

8.5.2 Chronische lage-rugpijn

Er zijn duidelijke aanwijzingen dat er bij aspecifieke chronische lage-rugpijn stoornissen voorkomen in het sensorische en motorische functioneren, bijvoorbeeld:
- vertekende lichaamsmap [4];
- verminderde positiezin van de wervelkolom [5];
- verminderd complexe sensorisch lichaamsbewustzijn [6];
- problemen in integreren van lichaamsschema met motorische processen [35, 36];
- minder corticale activatie en meer diffuus verbonden tijdens verbeelding van dagelijkse activiteiten [37].

Dat pleit ervoor om lichaamsbewustwordingstraining in de vorm van mindfulnesstraining toe te voegen aan de behandeling van aspecifieke chronische rugpijn. Mindfulness kan door aandachtig bewegen niet alleen het motorische en perceptuele functioneren verbeteren, maar ook door de open accepterende attitude het catastroferen en het daaraan gekoppelde vermijden beïnvloeden [38]. Als men mindfulnesstraining binnen de fysiotherapie inzet, kan men naast de gangbare MBSR/MBCT-inhoud extra aandacht besteden aan:
- mindful bewegen met speciale aandacht voor het werken met pijn en bijkomende cognities en emoties;
- mindful bewegen toesnijden op dagelijkse bewegingen (tillen, bukken enz.);
- bewust verminderen van de maladaptieve motorische vermijdingspatronen;
- ontspannen ademen en vooral mild bewegen zonder vast te zetten of compensatie;

- graded mindful bewegen van voorheen vermeden bewegingen; eerst virtueel geoefend en daarna daadwerkelijk uitgevoerd; virtueel bewegen bevordert op niet-provocatieve wijze de sensomotorische integratie [39];
- geleidelijk en tijdcontingent opbouwen van de cardiovasculaire conditie;
- psycho-educatie rond een uitgebreid biopsychosociaal model van pijn.

- **Ondersteunde bewijzen voor effectiviteit bij rugpijn**

Het MBSR-programma geeft een significante vermindering in beperkingen in activiteiten en de last die patiënten van de chronische lage-rugpijn hebben in vergelijk tot gebruikelijke zorg. Het effect is vergelijkbaar met een cognitief-gedragsmatig programma van gelijke zwaarte [40]. Ook ouderen met chronische lage-rugpijn rapporteerden significant betere acceptatie van chronische pijn en fysiek functioneren na een MBSR-programma [41–43].

- **Aan pijnstillers verslaafde patiënten met rugpijn**

Een mindfulness-acceptatiebenadering heeft gunstige effecten op het brein van patiënten met chronische rugpijn (>12 maanden) die ook een opioïdverslaving hadden [44]. In vergelijk met gezondheidseducatie had de mindfulness-acceptatiegroep een aanzienlijk lagere activatie van pijngerelateerde hersenregionen. Ook de connectiviteit in en naar het Default Mode Network (DMN) was in rust afgenomen. Dit duidt op minder zelf-gerelateerd piekeren.

- **Beter emotioneel reageren**

MBSR verbetert het emotioneel reageren van patiënten met chronische rugpijn. Men zag onder andere een verhoogde activatie optreden in de sgACC, die correleerde met het beter waarnemen van de eigen emotionele toestand [45]. Dat is gunstig, want meer gedifferentieerd emotioneel waarnemen en reageren is geassocieerd met een grotere mentale en fysieke gezondheid [46].

- **Acceptatie van pijn extra belangrijk bij psychisch trauma**

Bij patiënten met chronische rugpijn die ook psychologisch getraumatiseerd zijn is een op acceptatie gerichte benadering extra belangrijk. Bij deze dubbelbelaste patiënten blijkt dat pijnacceptatie tot een beter aanpassing aan de pijn leidt. Vermijding van moeilijke ervaringen is daarentegen geassocieerd met meer psychotraumagerelateerde symptomen, hogere pijnintensiteit, meer beperkingen door pijn en meer emotionele disstress [47].

8.5.3 Fibromyalgie

MBSR heeft bij patiënten met fibromyalgie kleine maar significante positieve effecten op pijnintensiteit, fibromyalgiesymptomen, stress, slaapstoornissen en kwaliteit van leven laten zien [48, 49].

8.5.4 Chronische spanningshoofdpijn

Chronische spanningshoofdpijn is een lastig te behandelen aandoening. De effecten van MBSR/MBCT op hoofdpijn en de impact ervan zijn positief maar bescheiden [50, 51]. De positieve invloed verloopt vooral via de toegenomen acceptatie van de klachten [52]. Het vraagt waarschijnlijk een wat langere training van minimaal zeven weken [53].

8.6 Werkingsmechanisme mindfulness bij pijn

8.6.1 Opioïde- en niet-opioïde mechanismen

Mindfulnesstraining zorg ervoor dat deelnemer een hitte- of koudestimulus als minder pijnlijk of onaangenaam ervaart. Dit effect is sterker dan een placebo-pijnstillende crème [54]. In sommige onderzoeken doet toediening van naloxon dit effect verdwijnen, wat een aanwijzing is dat het pijndempende effect veroorzaakt wordt door endogene opioïdnetwerken [55]. In ander onderzoek vermindert naloxon dit effect echter niet [56]. Het is aannemelijk dat het pijndempende effect van mindfulnessmeditatie zowel via endogene opioïdnetwerken als niet-opioïde-, supraspinale netwerken tot stand komt – wellicht bij beginners niet via opioïde wegen, maar bij gevorderden wel via opioïde mechanismen?

8.6.2 Mindful ademen

Hoewel mindfulnesstraining niet expliciet een vertraging van de ademhaling nastreeft, mag de patiënt dit zichzelf natuurlijk wel 'gunnen'. Als de patiënt zijn adem op geduldige en vriendelijke wijze weet te vertragen kan dit de pijnregulatie ondersteunen. Een paar minuten ademen op de helft van de normale frequentie vermindert al pijnintensiteit en pijnonplezierigheid van een thermale pijnstimulus [57]. Mindful op de adem letten kan na een tamelijk eenvoudige mindfulnessademtraining van vier keer twintig minuten bij beginners al een forse reductie geven in pijnintensiteit (40 % reductie) en pijnonplezierigheid (57 %) van pijnlijke thermische stimuli [58]. Het ongetraind letten op de adem gaf geen reductie in pijnintensiteit of pijnonplezierigheid. Deze reductie correspondeert met door mindfulnessoefening geactiveerde of gedeactiveerde hersenregionen.

8.6.3 Pijnmodulatie

Veel onderzoeken zijn gedaan met een korte thermische stimuli. Reiner et al. deden daarom onderzoek naar het effect van mindfulnesstraining op de respons op een continue pijnstimulus (hittepijn gedurende één minuut) [59]. De mindfulnesstraining bestond uit één instructiesessie van twintig minuten, gevolgd door de opdracht dit dagelijks twee weken te oefenen. Na de training was de pijndrempel toegenomen. Belangrijker is dat de adaptatie (pijnmodulatie) tijdens de pijnstimulus sneller is dan in de controlegroep. Voor chronische pijn kan dit een belangrijk gegeven zijn. Bij chronische pijn is de pijnmodulatie immers verminderd en tonen veel patiënten zelfs een pijnsensitisatie op pijnstimuli.

8.6.4 Mindful bewegen

De primaire motorische cortex heeft het vermogen om pijndemping te geven. Dat is een van de routes waardoor patiënten met chronische pijn baat hebben bij fysieke training. Mindful bewegen kan hier mogelijk extra dienstbaar zijn omdat de primaire cortex door het trage, aandachtige en precieze bewegen sterk gestimuleerd wordt, zonder dat er al te veel nociceptieve prikkeling door het bewegen ontstaat [60].

8.6.5 Afleiding

Afleiding van pijn is een interessant gegeven. Afleiding van pijn vindt het best plaats indien de patiënt zijn aandacht intensief gevangen houdt in taken die betrokkenheid van het werkgeheugen vragen [61]. Waarschijnlijk dringt pijn minder door tijdens lichaamsbewustwordingstraining als de patiënt actief probeert genuanceerde verschillen of veranderingen op te merken in lichaamssensaties, in plaats van dat hij relatief passief waarneemt. Actief verschillen waarnemen of onderscheidingen aanbrengen vraagt inzet van het werkgeheugen, omdat voor het waarnemen van veranderingen immers de begintoestand vastgehouden moet worden om deze te kunnen vergelijken met een volgende toestand. Een andere interessante implicatie is bijvoorbeeld het aanleren van gecompliceerde bewegingen zoals tai chi (of een willekeurig andere complexe choreografie). Deze beweging aanleren vraagt erg veel aandacht en werkgeheugen, waardoor er minder ruimte is voor het gewaarzijn van pijn.

8.6.6 Acceptatie

Er aanwijzingen dat het onderdrukken van pijnsensaties en pijngedachten juist meer pijnsensaties en meer pijngedachten geeft. Masedo et al. gaven studenten een korte training van twintig minuten in een van de volgende drie pijnstrategieën [62]:
- Onderdrukken, door bij de ongewenste pijngedachte, pijnsensatie of pijngevoel innerlijk 'stop' te zeggen, gevolgd door diep inademen en langzaam uitademen.
- Spontane coping, op basis van enige kennis van de psychologie van pijn.
- Acceptatie van pijnsensatie, pijngedachten of pijnemoties.

Vervolgens moesten ze hun hand in een bank met ijswater houden. De ervaren pijn en spanning was het laagst in de acceptatiegroep en de pijntolerantie het langst. Na de test (30 sec en 60 sec later) was de intensiteit van de pijn en spanning het sterkst toegenomen in de 'onderdrukken-groep' en het minst in de acceptatiegroep.

Een systematische review van dertig kortdurende experimentele laboratoriumonderzoeken bevestigt de voordelen van de acceptatiestrategie ten opzichte van andere emotieregulatiestrategieën op pijn en negatieve emoties [63]. In de daaropvolgende statistische analyse bleef het voordeel van acceptatiestrategieën alleen bestaan voor pijntolerantie en negatief affect bij patiënten die veel piekeren of onderdrukken (suppressie) aanwenden. Dat is voor fysiotherapeuten een belangrijke positieve bevinding. Pijntolerantie is immers een belangrijk performancegerelateerde variabele. Het bepaalt bijvoorbeeld of de patiënt met pijn doorloopt en hoever. En ook piekeren komt bij een subgroep van patiënten met pijn binnen de fysiotherapie veel voor. Klinische studies naar het effect van mindfulness en acceptatie bij chronische pijn tonen eveneens positieve resultaten [25, 64].

Het fear-avoidance model en acceptatie Catastroferen over pijn zou men het tegendeel van mindful accepteren kunnen noemen [65]. Mindfulness gemeten via vragenlijsten correleert negatief met elk van de gemeten variabelen uit het *fear-avoidance model*: pijnintensiteit, catastroferen, angst voor pijn, pijnhypervigilantie en functionele beperkingen [65]. Het verklaart 17–41 % van de factoren van het fear-avoidance model. Het thema acceptatie dat bij mindfulnesstraining zo'n prominente plaats inneemt, is erg belangrijk voor het in de fysiotherapie bekende model van fear-avoidance en kinesiofobie.

8.6.7 Desidentificatie met pijn

Een gezond besef van 'het zelf' – bijvoorbeeld een gevoel van zelfwaarde – is belangrijk voor mentale gezondheid in het algemeen en ook meer specifiek bij chronische pijn. Het 'zelf' ten aanzien van chronische pijn is weliswaar behoorlijk onderzocht, maar vooral vanuit de zelfbeschrijvingen en identificatie met eigenschappen. Mindfulnessbenaderingen benadrukken het belang en ontwikkelen van een 'overstijgend zelf' – een besef dat er naast de inhoudelijke, vaak narratieve, zelfervaring er ook een zelf ontwikkeld kan worden dat door alle inhoud en veranderingen heen een onveranderlijke constante blijft. Dit wordt ook wel het 'observeerde zelf' of 'kleurloze zelf' genoemd. Het ontwikkelen van dit meer overstijgende zelf creëert een perspectief op het zelf (en het leven) dat negatieve zelfbeschrijvingen weliswaar opmerkt, maar zich daarmee niet identificeert. Dat laatste zorgt dat de chronische-pijnpatiënt los kan komen van zijn beperkte identiteit als 'pijnpatiënt', en kan leven vanuit het helende besef dat hij meer is dan zijn kenmerken als pijnpatiënt. Dit is erg belangrijk omdat identificatie met pijn geassocieerd is met slechter functioneren (zie ▶H. 9). Onderzoek naar dit fenomeen binnen een pijncontext moet nog op gang komen, maar is een kansrijke route [66].

8.6.8 Kwaliteit van leven

MBSR-training verbetert bij patiënten met chronische musculoskeletale pijn, hoofdpijn of fibromyalgie niet alleen de pijnregulatie maar ook de kwaliteit van leven [67].

> **Enkele aanwijzingen rond mindfulnesstraining bij pijn**
> *Pijngroepen vullen*
> Hoewel algemene mindfulnessgroepen gemakkelijk volstromen, geldt dit niet altijd voor specifieke groepen, zoals een chronische-pijngroep, zelfs niet als er aanvoer vanuit twintig samenwerkende klinieken voor geestelijke gezondheid kan plaatsvinden [68].
>
> *Mindfulness vraagt veel van een beginner*
> Als men de patiënt mindfulness aanleert, dan kan dat in aanvang best veel zelfregulatie van de patiënt vragen, waardoor de pijncoping in eerste instantie juist slechter wordt [69]. Dit komt omdat zelfregulatiebronnen een beperkte capaciteit hebben die bovendien uitputbaar is. Er blijft dan minder over voor de regulatie rond de pijn zelf. Ditzelfde patroon zagen we in ▶H. 6 ook rond het motorisch bewustzijn. Voortgezette training zorgt ervoor dat mindfulness als vaardigheid minder zelfregulatiebronnen aanspreekt. Daardoor kunnen de positieve effecten van mindfulness (objectief observeren, niet-reactief zijn) op pijnregulatie en motoriek merkbaar worden. Een voorbeeld: zes trainingssessies van één uur in drie weken, met aanmoediging dagelijks met de cd te oefenen, verbeterde wel de pijntolerantie op een *cold pressure task* [70].

Motivatie
Patiënten met chronische pijn moeten na een training in mindfulness dit zelf voortzetten, willen ze blijven profiteren van de gunstige effecten op de fysieke en mentale gezondheid. Het voortzetten van de formele mindfulnessoefeningen wordt sterk bevorderd als de patiënt overtuigd is van de effectiviteit ervan, het gevoel heeft dat het hem handvaten geeft om met pijn om te gaan, en als hij de pijn accepteert. Vechten tegen de pijn en geforceerd oefenen maakt dat de patiënt uiteindelijk toch stopt [71].

Drie keer twintig minuten werkt al
Gelukkig zijn er aanwijzingen dat ook kortere mindfulnessinterventies een effect op pijn hebben. In ▶H. 9 zullen we dat ook zien ten aanzien van emotieregulatie. We beschrijven enkele voorbeelden van het effect van korte programma's op pijn. Drie sessie van twintig minuten mindfulnesstraining, op drie achtervolgende dagen, blijkt voldoende om studenten een mindfulnessvaardigheid aan te leren die zowel de pijnintensiteit van een elektrische stimuli vermindert als de angst ervoor met ongeveer vijftig procent reduceert [72]. En zelfs één enkele bodyscan van tien minuten kan direct daarna al enige reductie in pijn en pijngerelateerde stress bij chronische pijn geven [73].

De natuur in
In ▶H. 6 zagen we al dat mindful wandelen in de natuur de patiënt kan helpen zijn stress te reguleren. Fysiotherapeuten die een groep patiënten met chronische pijn een dagvullend programma willen aanbieden, kunnen ook profiteren van de effecten van een natuurlijke omgeving [74].

8.7 Mindfulness en andere gezondheidseffecten

8.7.1 Gezondheidsgedrag

Fysiotherapeuten kunnen mindfulnesstraining inzetten om het gezondheidsgedrag te bevorderen. Er zijn aanwijzingen voor een samenhang tussen mindfulness en gezondheidsgedrag. De mate van mindfulness correleert namelijk positief met de mate van dagelijkse sportieve fysieke activiteiten en groente- en fruitinname, en negatief met de hoeveelheid vetinname [75]. De mate van mindfulness correleerde ook positief met het zelfvertrouwen om deze leefwijze met fysieke activiteiten en gezond eten vol te kunnen houden. Door mindfulness merkt men eerder terugval in gedrag op, is men milder voor zichzelf als het niet lukt, reageert men minder op de automatische piloot (bijvoorbeeld: stress → eten) en is er een hogere verwachting van de eigen effectiviteit.

Mindfulnesstraining kan de link tussen intrinsieke motivatie en gezondheidsgedrag 'aanzetten'. Als mensen laag scoren op mindfulness heeft intrinsieke motivatie weinig verband met fysieke activiteit; als mensen hoog scoorden op mindfulness, was het verbrand tussen intrinsieke motivatie en fysieke activiteitenniveau wel duidelijk aanwezig [76].

Zowel mindfulness als emotionele intelligentie zijn betrouwbaar verbonden aan een betere gezondheid. Dat komt omdat beide stressreductie geven en dat vergroot de kans op gezondheidsgedrag [77].

8.7.2 Ontstekingsrespons

Er zijn veel aandoeningen, ook binnen het fysiotherapeutische domein, waarbij inflammatoire processen een rol spelen. Bij chronische pijn bijvoorbeeld, spreekt men over *low grade inflammation*, zelfs in het brein [78]. Het zoeken is naar methoden die deze (ontregelde) ontstekingen kunnen keren. Mindfulnesstraining is hier een belangrijke kanshebber. Na MBSR-training bleek er een minder sterke ontstekingsreactie na toediening van een irriterende capsaïcinecrème dan de controlegroep. De MBSR-groep deed het ook beter op het kalmeren van de dagelijkse cortisolrespons. De controlegroep bestond uit andere werkzame interventies, zoals wandelen of fysieke training [79]. Tijdens stress nemen in de mindfulnessgroep de cortisol en de ontstekingsreactie significant minder toe dan in de ongetrainde controlegroep [80]. Tai chi, yoga en mindfulnesstraining blijken een duidelijk aantoonbaar effect te hebben op het verminderen van het inflammatoire genexpressieprofiel, maar minder consistent op de circulerende inflammatoire markers zoals pro-inflammatoire cytokinen [81, 82]. Waarschijnlijk vragen de perifere effecten een langere training om op te kunnen treden.

Roken en slechte voeding versterken de inflammatoire respons [83, 84]. Als de patiënt mindfulnesstraining dus combineert met stoppen met roken en het eten van gezonde voeding dan zijn er gunstige randvoorwaarden gecreëerd voor herstel via meer gangbare fysiotherapeutische interventies.

8.7.3 Telomerase-activiteit

De lengte van telomeren aan de chromosomen in de cel wordt weleens gelijkgesteld met de mate van veroudering van de cel. Het blijkt een belangrijke voorspeller voor fysieke en mentale gezondheid. In een systematische review werden geen artikelen over het effect van mindfulnesstraining op telomeerlengte gevonden, maar wel vier RCT's waarbij metingen naar telomerase-activiteit zijn gedaan [85]. Telomerase houdt de lengte van de telomeren op pijl. Drie van de vier studies maten zowel vóór als na een mindfulnesstraining de telomerase-activiteit in de mindfulnessgroep. De resultaten wijzen in de richting van een gematigd effect op toename in telomerase-activiteit na mindfulnessmeditatie.

8.7.4 Medisch onverklaarde klachten

Mindfulnesstraining in de eerste lijn is ook gunstig voor patiënten met medisch onverklaarde klachten. Men ziet daarbij een positief effect op stress, angst en depressie, en op algemeen welzijn en activiteitenniveau [86]. In dat mindfulnessprogramma was het via mindful bewegen, adem en stem verkennen van de aard en het doel van lichaamssensaties en symptomen een belangrijk onderdeel. Expressie geven aan hetgeen beleefd en ontdekt werd, werd ook aangemoedigd, via metaforen, schrijven of tekenen. Expressief bewegen past hier natuurlijk ook prima.

8.7.5 Chronisch vermoeidheidsyndroom

Er is enig bewijs dat mindfulnesstraining werkzaam is bij het chronisch vermoeidheidssyndroom [87]. Ook patiënten die na cognitieve gedragstherapie nog extreem moe zijn, behalen met MBCT alsnog een significante verbetering [88]. Deze aanpak is ook bij chronische pijn mogelijk; eerst met cognitieve gedragsinterventies de inhoud van disfunctionele gedachten of disfunctioneel gedrag veranderen. Wanneer daar een maximum in bereikt lijkt te zijn, kan een mindfulness-based interventie voor verdere verbetering zorgen.

8.7.6 COPD

Zowel fysieke training als MBSR-training zorgen voor minder en kortere luchtweginfecties na influenzavaccinatie. Er is ook een verschil tussen de behandelingen: de ernst van de infectie blijkt minder te zijn na MBSR-training dan na fysieke training [89]. Deze bevinding is relevant voor COPD-patiënten of andere kwetsbare patiëntengroepen, waarbij een 'onschuldig' griepje ernstige gevolgen kan hebben. Het effect van mindfulness bij patiënten bij COPD is nog niet duidelijk. Aan de ene kant zijn er aanwijzingen voor een verbetering in fysiek en/of emotioneel functioneren [90]. COPD-patiënten melden positieve effecten rond het op tijd waarnemen van symptomen, acceptatie en gevoel van controle [91]. Aan de andere kant is er een kleine meta-analyse die geen effect vindt op ziektespecifieke kwaliteit van leven, mindful gewaarzijn of stressniveaus [92].

8.7.7 Overactieve blaas

Een overmatige aandrang tot urineren is het kenmerk van een overactieve blaas en gaat gepaard met abnormale veranderingen in hogere hersenregionen die betrokken zijn bij aandacht, gewaarzijn, emotie en interoceptie. Mindfulnesstraining zou om drie redenen gunstig kunnen zijn. Ten eerste richt mindfulness zich op het verminderen van reactiviteit (in dit geval op de 'aandrang') en de daarbij opkomende automatische cognitieve, emotionele en gedragsmatige responsen. Ten tweede heeft mindfulnesstraining gunstige effecten op hersenregionen die betrokken zijn bij de overmatige aandrang tot urineren [93]. Ten derde heeft mindfulnesstraining een dempend effect op stress en ontstekingsverschijnselen, waardoor de urineaandrang vermindert. Er komt onderzoek op gang dat inderdaad gunstige effecten aantoont van mindfulnesstraining (MBSR) op het aantal urineaandrangepisodes en op de kwaliteit van leven bij overmatige urineaandrang [94]. De mindfulnesstraining heeft op beide maten een beter effect dan yoga [95].

Literatuur

1 Kulkarni B, Bentley DE, Elliott R, Youell P, Watson A, Derbyshire SW, et al. Attention to pain localization and unpleasantness discriminates the functions of the medial and lateral pain systems. Eur J Neurosci. 2005;21(11):3133–42.

Literatuur

2. Kregel J, Meeus M, Malfliet A, Dolphens M, Danneels L, Nijs J, et al. Structural and functional brain abnormalities in chronic low back pain: A systematic review. Semin Arthritis Rheum. 2015;45(2):229–37.
3. Fritz HC, McAuley JH, Wittfeld K, Hegenscheid K, Schmidt CO, Langner S, et al. Chronic back pain is associated with decreased prefrontal and anterior insular gray matter: results from a population-based cohort study. J Pain. 2016;17(1):111–8.
4. Flor H, Braun C, Elbert T, Birbaumer N. Extensive reorganization of primary somatosensory cortex in chronic back pain patients. Neurosci Lett. 1997;224(1):5–8.
5. O'Sullivan PB, Burnett A, Floyd AN, Gadsdon K, Logiudice J, Miller D, et al. Lumbar repositioning deficit in a specific low back pain population. Spine (Phila Pa 1976). 2003;28(10):1074–9.
6. Wand BM, Pietro F di, George P, O'Connell NE. Tactile thresholds are preserved yet complex sensory function is impaired over the lumbar spine of chronic non-specific low back pain patients: a preliminary investigation. Physiotherapy. 2010;96(4):317–23.
7. Berryman C, Stanton TR, Bowering KJ, Tabor A, McFarlane A, Moseley GL. Do people with chronic pain have impaired executive function? A meta-analytical review. Clin Psychol Rev. 2014;34(7):563–79.
8. Berryman C, Stanton TR, Jane Bowering K, Tabor A, McFarlane A, Lorimer Moseley G. Evidence for working memory deficits in chronic pain: a systematic review and meta-analysis. Pain. 2013;154(8):1181–96.
9. Creswell JD, Lindsay EK. How does mindfulness training affect health? A mindfulness stress buffering account. Curr Dir Psychol Sci. 2014;23(6).
10. Way BM, Creswell JD, Eisenberger NI, Lieberman DM. Dispositional mindfulness and depressive symptomatology: correlations with limbic and self-referential neural activity during rest. Emotion. 2010;10:12–24.
11. Taren AA, Creswell JD, Gianaros PJ. Dispositional mindfulness co-varies with smaller amygdala and caudate volumes in community adults. PLoS One. 2013;8(5):e64574.
12. Taren AA, Gianaros PJ, Greco CM, Lindsay EK, Fairgrieve A, Brown KW, et al. Mindfulness meditation training alters stress-related amygdala resting state functional connectivity: a randomized controlled trial. Soc Cogn Affect Neurosci. 2015;10(12):1758–68.
13. Nyklicek I, Mommersteeg PM, Beugen S van, Ramakers C, Boxtel GJ van. Mindfulness-based stress reduction and physiological activity during acute stress: a randomized controlled trial. Health Psychol. 2013;32(10):1110–3.
14. Ditto B, Eclache M, Goldman N. Short-term autonomic and cardiovascular effects of mindfulness body scan meditation. Ann Behav Med. 2006;32(3):227–34.
15. O'Leary K, O'Neill S, Dockray S. A systematic review of the effects of mindfulness interventions on cortisol. J Health Psychol. 2015.
16. Grant JA. Meditative analgesia: the current state of the field. Ann N Y Acad Sci. 2014;1307:53–63.
17. KakIgI R, Nakata H, Inui K, Hiroe N, Nagata O, Honda M, et al. Intracerebral pain processing in a yoga master who claims not to feel pain during meditation. Eur J Pain. 2005;9(5):581–9.
18. Orme-Johnson DW, Schneider RH, Son YD, Nidich S, Cho ZH. Neuroimaging of meditation's effect on brain reactivity to pain. Neuroreport. 2006;17(12):1359–63.
19. Grant JA, Rainville P. Pain sensitivity and analgesic effects of mindful states in Zen meditators: A cross-sectional study. Psychosom Med. 2009;71:106–14.
20. Grant JA, Courtemanche J, Rainville P. A non-elaborative mental stance and decoupling of executive and pain-related cortices predicts low pain sensitivity in Zen meditators. Pain. 2011;152(1):150–6.
21. Gard T, Hölzel BK, Sack AT, Hempel H, Lazar SW, Vaitl D, Ott U. Pain attenuation through mindfulness is associated with decreased cognitive control and increased sensory processing in the brain. Cereb Cortex. 2012;22(11):2692–702.
22. Lutz A, McFarlin DR, Perlman DM, Salomons TV, Davidson RJ. Altered anterior insula activation during anticipation and experience of painful stimuli in expert meditators. Neuroimage. 2013;64:538–46.
23. Zeidan F, Vago DR. Mindfulness meditation-based pain relief: a mechanistic account. Ann N Y Acad Sci. 2016;1373(1):114–27.
24. Bilevicius E, Kolesar TA, Kornelsen J. Altered neural activity associated with mindfulness during nociception: a systematic review of functional MRI. Brain Sci. 2016;6(2):14.
25. Veehof MM, Trompetter HR, Bohlmeijer ET, Schreurs KM. Acceptance- and mindfulness-based interventions for the treatment of chronic pain: a meta-analytic review. Cogn Behav Ther. 2016;45(1):5–31.
26. McCracken LM, Gauntlett-Gilbert J, Vowles KE. The role of mindfulness in a contextual cognitive-behavioral analysis of chronic pain-related suffering and disability. Pain. 2007;131(1–2):63–9.
27. Zautra AJ, Davis MC, Reich JW, Nicassario P, Tennen H, Finan P, et al. Comparison of cognitive behavioral and mindfulness meditation interventions on adaptation to rheumatoid arthritis for patients with and without history of recurrent depression. J Consult Clin Psychol. 2008;76(3):408–21.

28 Davis MC, Zautra AJ, Wolf LD, Tennen H, Yeung EW. Mindfulness and cognitive-behavioral interventions for chronic pain: differential effects on daily pain reactivity and stress reactivity. J Consult Clin Psychol. 2015;83(1):24–35.
29 Pinto-Gouveia J, Costa J, Maroco J. The first 2-years of rheumatoid arthritis: the influence of acceptance on pain, physical limitation and depression. J Health Psychol 20(1):102–12.
30 Garland EL, Samantha M, Brown SM, Howard MO. Thought suppression as a mediator of the association between depressed mood. J Behav Med. 2016;39:128–38.
31 Wetherell JL, Petkus AJ, Alonso-Fernandez M, Bower ES, Steiner AR, Afari N. Age moderates response to acceptance and commitment therapy vs. cognitive behavioral therapy for chronic pain. Int J Geriatr Psychiatry. 2016;31(3):302–8.
32 la Cour P, Petersen M. Effects of mindfulness meditation on chronic pain: a randomized controlled trial. Pain Med. 2015;16(4):641–52.
33 Banth S, Ardebil MD. Effectiveness of mindfulness meditation on pain and quality of life of patients with chronic low back pain. Int J Yoga. 2015;8(2):128–33.
34 Jackson W, Kulich R, Malacarne A, Lapidow A, Vranceanu A. Physical functioning and mindfulness based interventions in chronic pain: a systematic review. J Pain. 2016;17(4 Suppl):S99.
35 Moseley GL. I can't find it! Distorted body image and tactile dysfunction in patients with chronic back pain. Pain. 2008;140:239–43.
36 Moseley GL, Zalucki N, Birklein F, Marinus J, Hilten JJ van, Luomajoki H. Thinking about movement hurts: the effect of motor imagery on pain and swelling in people with chronic arm pain. Arthritis Rheum. 2008;59(5):623–31.
37 Vrana A, Hotz-Boendermaker S, Stampfli P, Hanggi J, Seifritz E, Humphreys BK, et al. Differential neural processing during motor imagery of daily activities in chronic low back pain patients. PLoS One. 2015;10(11):e0142391.
38 Schutze R, Slater H, O'Sullivan P, Thornton J, Finlay-Jones A, Rees CS. Mindfulness-based functional therapy: a preliminary open trial of an integrated model of care for people with persistent low back pain. Front Psychol. 2014;5:839.
39 Flor H, Diers M. Sensorimotor training and cortical reorganization. NeuroRehabilitation. 2009;25(1):19–27.
40 Cherkin DC, Sherman KJ, Balderson BH, Cook AJ, Anderson ML, Hawkes RJ, et al. Effect of mindfulness-based stress reduction vs cognitive behavioral therapy or usual care on back pain and functional limitations in adults with chronic low back pain: a randomized clinical trial. JAMA. 2016;315(12):1240–9.
41 Morone NE, Greco CM, Weiner DK. Mindfulness meditation for the treatment of chronic low back pain in older adults: A randomized controlled pilot study. Pain. 2008;134:310–9.
42 Morone NE, Lynch CS, Greco CM, Tindle HA, Weiner DK. I felt like a new person. The effects of mindfulness meditation on older adults with chronic pain: qualitative narrative analysis of diary entries. J Pain. 2008;9(9):841–8.
43 Morone NE, Greco CM, Moore CG, Rollman BL, Lane B, Morrow LA, et al. A mind-body program for older adults with chronic low back pain: a randomized clinical trial. JAMA Intern Med. 2016;176(3):329–37.
44 Smallwood RF, Potter JS, Robin DA. Neurophysiological mechanisms in acceptance and commitment therapy in opioid-addicted patients with chronic pain. Psychiatry Res. 2016;250:12–4.
45 Braden BB, Pipe TB, Smith R, Glaspy TK, Deatherage BR, Baxter LC. Brain and behavior changes associated with an abbreviated 4-week mindfulness-based stress reduction course in back pain patients. Brain Behav. 2016;6(3):e00443.
46 Fogarty FA, Lu LM, Sollers JJ, Krivoschekov SG, Booth RJ, Consedine NS. Why it pays to be mindful: trait mindfulness predicts physiological recovery from emotional stress and greater differentiation among negative emotions. Mindfulness. 2016;6:175–85.
47 Ruiz-Parraga GT, Lopez-Martinez AE. The role of experiential avoidance, resilience and pain acceptance in the adjustment of chronic back pain patients who have experienced a traumatic event: a path analysis. Ann Behav Med. 2015;49(2):247–57.
48 Lauche R, Cramer H, Dobos G, Langhorst J, Schmidt S. A systematic review and meta-analysis of mindfulness-based stress reduction for the fibromyalgia syndrome. J Psychosom Res. 2013;75(6):500–10.
49 Cash E, Salmon P, Weissbecker I, Rebholz WN, Bayley-Veloso R, Zimmaro LA, et al. Mindfulness meditation alleviates fibromyalgia symptoms in women: results of a randomized clinical trial. Ann Behav Med. 2015;49(3):319–30.
50 Cathcart S, Galatis N, Immink M, Proeve M, Petkov J. Brief mindfulness-based therapy for chronic tension-type headache: a randomized controlled pilot study. Behav Cogn Psychother. 2013;42(1):1–15.

Literatuur

51. Day MA, Thorn BE, Ward LC, Rubin N, Hickman SD, Scogin F, Kilgo GR. Mindfulness-based cognitive therapy for the treatment of headache pain: a pilot study. Clin J Pain. 2014;30(2):152–61.
52. Day MA, Thorn BE. The mediating role of pain acceptance during mindfulness-basedcognitive therapy for headache. Complement Ther Med. 2016;25:51–4.
53. Nash-McFeron D. Mindfulness in the treatment of chronic headache pain. Dissertation Abstracts International. 2006;67:2641.
54. Zeidan F, Emerson NM, Farris SR, Ray JN, Jung Y, McHaffie JG, et al. Mindfulness meditation-based pain relief employs different neural mechanisms than Placebo and Sham mindfulness meditation-induced analgesia. J Neurosci. 2015;35(46):15307–25.
55. Sharon H, Maron-Katz A, Ben Simon E, Flusser Y, Hendler T, Tarrasch R, et al. Mindfulness meditation modulates pain through endogenous opioids. Am J Med. 2016;129(7):755–8.
56. Adler A, Wells R, Stagnaro E, Barber L, Porter A, Garcia K, Lee D, Kaleita A, Posey G, Cruikshank L, Strittmatter B, Nicolle M, Lichstein P, Eisenach J, McHaffie J, Coghill R, Zeidan F. Mindfulness meditation-induced pain relief does not require endogenous opioidergic systems. J Pain. 2016;17(4 Suppl):S112.
57. Zautra AJ, Fasman R, Davis MC, Craig AD. The effects of slow breathing on affective responses to pain stimuli: an experimental study. Pain. 2010;149:12–8.
58. Zeidan F, Martucci KT, Kraft RA, Gordon NS, McHaffie JG, Coghill RC. Brain mechanisms supporting the modulation of pain by mindfulness meditation. J Neurosci. 2011;31(14):5540–8.
59. Reiner K, Granot M, Soffer E, Lipsitz JD. A brief mindfulness meditation training increases pain threshold and accelerates modulation of response to tonic pain in an experimental study. Pain Med. 2015:pme12883.
60. Castillo Saavedra L, Mendonca M, Fregni F. Role of the primary motor cortex in the maintenance and treatment of pain in fibromyalgia. Med Hypotheses. 2014;83(3):332–6.
61. Legrain V, Crombez G, Verhoeven K, Mouraux A. The role of working memory in the attentional control of pain. Pain. 2011;152:453–9.
62. Masedo AI, Esteve MR. Effects of suppression, acceptance and spontaneous coping on pain tolerance, pain intensity and distress. Behav Res Ther. 2007;45:199–209.
63. Kohl A, Rief W, Glombiewski JA. How effective are acceptance strategies? A meta-analytic review of experimental results. J Behav Ther Exp Psychiatry. 2012;43(4):988–1001.
64. Veehof MM, Oskam M, Schreurs KMG, Bohlmeijer ET. Acceptance-based interventions for the treatment of chronic pain: a systematic review and meta-analysis. Pain. 2011;152:533–42.
65. Schütze R, Rees C, Preece M, Schütze M. Low mindfulness predicts pain catastrophizing in a fear-avoidance model of chronic pain. Pain. 2010;148:120–7.
66. Yu L, McCracken LM. Model and processes of Acceptance and Commitment Therapy (ACT) for chronic pain including a closer look at the self. Curr Pain Headache Rep. 2016;20(2):12.
67. Rosenzweig S, Greeson JM, Reibel DK, Green JS, Jasser SA, Beasley D. Mindfulness-based stress reduction for chronic pain conditions: variation in treatment outcomes and role of home meditation practice. J Psychosom Res. 2010;68(1):29–36.
68. Beaulac J, Bailly M. Mindfulness-based stress reduction: pilot study of a treatment group for patients with chronic pain in a primary care setting. Prim Health Care Res Dev. 2015;16(4):424–8.
69. Evans DR, Eisenlohr-Moul TA, Button DF, Baer RA, Segerstrom SC. Self-regulatory deficits associated with unpracticed mindfulness strategies for coping with acute pain. J Appl Soc Psychol. 2014;44:23–30.
70. Kingston J, Chadwick P, Meron D, Skinner TC. A pilot randomized control trial investigating the effect of mindfulness practice on pain tolerance, psychological well-being, and physiological activity. J Psychosom Res. 2007;62(3):297–300.
71. Moore KM, Martin ME. Using MBCT in a chronic pain setting: a qualitative analysis of participants experiences. Mindfulness. 2015;6:1129–36.
72. Zeidan F, Gordon NS, Merchant J, Goolkasian P. The effects of brief mindfulness meditation training on experimentally induced pain. J Pain. 2010;11(3):199–209.
73. Ussher M, Spatz A, Copland C, Nicolaou A, Cargill A, Amini-Tabrizi N, et al. Immediate effects of a brief mindfulness-based body scan on patients with chronic pain. J Behav Med. 2014;37(1):127–34.
74. Han JW, Choi H, Jeon YH, Yoon CH, Woo JM, Kim W. The effects of forest therapy on coping with chronic widespread pain: physiological and psychological differences between participants in a forest therapy program and a control group. Int J Environ Res Public Health. 2016;13(3):255.
75. Gilbert D, Waltz J. Mindfulness and health behaviors. Mindfulness. 2010;1:227–34.
76. Ruffault A, Bernier M, Juge N, Fournier JF. Mindfulness may moderate the relationship between intrinsic motivation and physical activity: a cross-sectional study. Mindfulness. 2016;7:445–52.

77. Jacobs I, Wollny A, Sim CW, Horsch A. Mindfulness facets, trait emotional intelligence, emotional distress, and multiple health behaviors: a serial two-mediator model. Scand J Psychol. 2016;57(3):207–14.
78. Bushnell MC, Ceko M, Low LA. Cognitive and emotional control of pain and its disruption in chronic pain. Nat Rev Neurosci. 2013;14(7):502–11.
79. Rosenkranz MA, Davidson RJ, Maccoon DG, Sheridan JF, Kalin NH, Lutz A. A comparison of mindfulness-based stress reduction and an active control in modulation of neurogenic inflammation. Brain Behav Immun. 2013;27(1):174–84.
80. Rosenkranz MA, Lutz A, Perlman DM, Bachhuber DR, Schuyler BS, MacCoon DG, et al. Reduced stress and inflammatory responsiveness in experienced meditators compared to a matched healthy control group. Psychoneuroendocrinology. 2016;68:117–25.
81. Bower JE, Irwin MR. Mind-body therapies and control of inflammatory biology: a descriptive review. Brain Behav Immun. 2016;51:1–11.
82. Black DS, Slavich GM. Mindfulness meditation and the immune system: a systematic review of randomized controlled trials. Ann N Y Acad Sci. 2016;1373(1):13–24.
83. Yanbaeva DG, Dentener MA, Creutzberg EC, Wesseling G, Wouters EF. Systemic effects of smoking. Chest. 2007;131(5):1557–66.
84. Totsch SK, Waite ME, Tomkovich A, Quinn TL, Gower BA, Sorge RE. Total western diet alters mechanical and thermal sensitivity and prolongs hypersensitivity following complete freund's adjuvant in mice. J Pain. 2016;17(1):119–25.
85. Schutte NS, Malouff JM. A meta-analytic review of the effects of mindfulness meditation on telomerase activity. Psychoneuroendocrinology. 2014;42:45–8.
86. Payne H, Brooks SDM. Clinical outcomes from the bodymind approach in the treatment of patients with medically unexplained symptoms in primary healthcare in England: practice-based evidence. Arts Psychother. 2016;47:55–65.
87. Surawy C, Roberts J, Silver A. The effect of mindfulnesstraining on mood and measures of fatigue, activity, and quality of life in patients with chronic fatigue syndrome on a hospital waiting list: a series of exploratory studies. Behav Cogn Psychother. 2005;33:103–9.
88. Rimes KA, Wingrove J. Mindfulness-based cognitive therapy for people with chronic fatigue syndrome still experiencing excessive fatigue after cognitive behaviour therapy: a pilot randomized study. Clin Psychol Psychother. 2013;20(2):107–17.
89. Barrett B, Hayney MS, Muller D, Rakel D, Ward A, Obasi CN, et al. Meditation or exercise for preventing acute respiratory infection: a randomized controlled trial. Ann Fam Med. 2012;10(4):337–46.
90. Chan RR, Lehto RH. The experience of learning meditation and mind/body practices in the COPD population. Explore (NY). 2016;12(3):171–9.
91. Malpass A, Kessler D, Sharp D, Shaw A. MBCT for patients with respiratory conditions who experience anxiety and depression: a qualitative study. Mindfulness. 2015;6(5):1181–91.
92. Harrison SL, Lee A, Janaudis-Ferreira T, Goldstein RS, Brooks D. Mindfulness in people with a respiratory diagnosis: a systematic review. Patient Educ Couns. 2016;99(3):348–55.
93. Adelstein SA, Lee UJ. The role of mindfulness in urinary urgency symptoms. Curr Bladder Dysfunct Rep. 2016. ►doi:10.1007/s11884-016-0348-5.
94. Baker J, Costa D, Nygaard I. Mindfulness-based stress reduction for treatment of urinary urge incontinence: a pilot study. Female Pelvic Med Reconstr Surg. 2012;18(1):46–9.
95. Baker J, Costa D, Guarino JM, Nygaard I. Comparison of mindfulness-based stress reduction versus yoga on urinary urge incontinence: a randomized pilot study. with 6-month and 1-year follow-up visits. Female Pelvic Med Reconstr Surg. 2014;20(3):141–6.

Mindfulness en mentaal welzijn

Samenvatting

Mindfulnesstraining heeft niet alleen gunstige effecten op pijn, maar ook op het mentale functioneren en emotionele welzijn van de patiënt. Dit zijn weliswaar niet primaire doelen binnen de fysiotherapie, maar ze zijn vanuit biopsychosociaal perspectief wel onmisbaar voor de behandeling van diverse patiëntengroepen. Door mindfulness neemt de kwaliteit van zowel het wakende als het slapende leven van de patiënt toe. Mindfulnesstraining ondersteunt de cognitieve vermogens die nodig zijn voor de zelfregulatie van de patiënt rond zijn gezondheidsprobleem. Fouten, bijvoorbeeld in bewegen, worden eerder herkend en bijgestuurd, terwijl de patiënt er minder emotioneel op reageert. Sowieso neemt door mindfulnesstraining de emotieregulatie toe, wat erg gunstig is bij stressgerelateerde gezondheidsproblematiek. Door mindfulnesstraining leert de patiënt ook zichzelf minder te identificeren als pijnpatiënt. Een aantal effecten zijn ook met korte mindfulnessinterventies te bereiken.

9.1 Routes naar welzijn – 127

9.2 Waken en slapen – 127

9.3 Cognitieve vermogens – 127

9.4 Fouten constateren: snel en gelijkmoedig – 128

9.5 Piekeren – 130

9.6 Emoties reguleren – 130
9.6.1 Algemeen effect van mindfulness op emoties – 130
9.6.2 Interoceptief gewaarzijn bevordert emotieregulering – 130
9.6.3 Mindful observeren als uniek emotieregulatieproces – 131

© Bohn Stafleu van Loghum, onderdeel van Springer Media B.V. 2017
P. van Burken, *Mindfulness en fysiotherapie*, DOI 10.1007/978-90-368-0699-2_9

9.6.4	Minder bias betekent beter reageren – 133	
9.6.5	Omgaan met dreiging – 133	
9.6.6	Mindful ademen dempt de amygdala – 134	
9.6.7	Boze patiënten – 134	
9.6.8	Mindful massage bij matige depressie – 134	
9.6.9	Adolescenten – 135	
9.6.10	Geluk – 135	
9.6.11	Patiënten die mindfulness hard nodig hebben – 135	

9.7 Identificatie – 136

9.8 Tijdwaarneming – 138

9.9 Kan het sneller? – 138

Literatuur – 139

9.1 Routes naar welzijn

Mindfulness-based benaderingen hebben een gunstige invloed op mentale gezondheid en welzijn van de patiënt [1]. Uit het vele onderzoek dat gedaan is, blijkt dat dit effect via de volgende processen tot stand komt [2]:
- minder cognitieve en emotionele reactiviteit (sterk en consistent bewijs);
- meer mindful waarnemen (matig en consistent bewijs);
- minder rumineren en piekeren (matig en consistent bewijs);
- meer zelfcompassie en psychologische flexibiliteit (voorlopig maar nog onvoldoende bewijs).

9.2 Waken en slapen

Helder en alert zijn is een voorwaarde voor accuraat waarnemen, denken, emotieregulatie en handelen, en daarmee een voorwaarde voor zelfregulatie en zelfmanagement van de patiënt. Zelfregulatie is gebaat bij een frisse, heldere en alerte mentale toestand. Helder en alert zijn kan men vertalen met 'wakker zijn'. Mindfulnesstraining beïnvloedt dit 'wakker in de wereld staan' niet alleen figuurlijk, maar ook letterlijk. Veel van de bekende hersenlocaties die bij mindfulnesstraining meer geactiveerd worden of een grotere grijze-stofdichtheid krijgen, zijn namelijk ook betrokken bij helder wakker zijn [3]. Mindfulnesstraining bevordert ook een aantal centrale neurotransmitters die betrokken zijn bij arousal en alertheid: norepinefrine, dopamine en serotonine. De patiënt kan daarom gaandeweg de training de volgende effecten merken [3]:
- Minder slaap nodig hebben; na een korte periode van slaaptoenamen is er minder behoefte aan slaap.
- Een frissere vitale slaap; mindfulnesstraining zorgt voor meer corticale arousal tijdens de slaap. Dit is een gezonde corticale activatie die bijvoorbeeld correleert met minder depressie.
- Minder slaperig overdag zijn; positieve effecten van mindfulnesstraining op vermoeidheid, alertheid en concentratievermogen worden gemeld.

Bovendien verbetert mindfulness niet alleen de kwantiteit en kwaliteit van het wakker en alert zijn, maar ook de kwaliteit van de slaap [4]. Dit werkt weer door naar het dagelijks leven. Door mindfulness heeft men bijvoorbeeld 's nachts minder nare dromen en dat correleert met meer welzijn overdag [5].

9.3 Cognitieve vermogens

- **Beter werkgeheugen voor zelfmanagement**

Veel definities van mindfulness hebben het over aandacht bij het huidige moment. Dat vraagt werkgeheugencapaciteit. Relevant is dat bij chronische-pijnpatiënten het werkgeheugen is verminderd [6]. Dat is ongunstig, want het werkgeheugen is erg belangrijk voor zelfregulatie [7]. Niet vreemd dus dat het de chronische-pijnpatiënt moeite kost allerlei goed bedoelde zelfmanagementadviezen uit te voeren. Mindfulnesstraining kan het functioneren van de aandacht en het werkgeheugen verbeteren [8]. Deze nemen niet alleen toe omdat de patiënt deze functies traint, maar ook doordat mindfulnesstraining het negatieve effect van stress op het werkgeheugen vermindert [9]. Als een fysiotherapeut bij een chronische-pijnpatiënt het zelfmanagement wil verbeteren door hem specifieke copingsvaardigheden aan te leren, kan het handig zijn eerst met mindfulnesstraining de aandacht en de werkgeheugencapaciteit te vergroten.

- **Zelfcontrole 'bijtanken'**

Zelfbeheersing of zelfdiscipline is, net als aandacht en werkgeheugen, essentieel voor zelfregulatie en zelfmanagement. Het zorgt dat de patiënt systematisch en gefocust in de richting van zijn doelen blijft werken. Dit vermogen tot zelfbeheersing is, net zoals spierkracht, te trainen, maar ook uit te putten [10]. Als de patiënt veel zelfcontrole uitoefent, bijvoorbeeld door gevoelens te onderdrukken, dan verbruikt hij daarbij zelfcontrolebronnen. Men noemt dit zelfcontroledepletie. Door deze zelfcontroledepletie heeft de patiënt minder zelfcontrole tijdens daaropvolgende taken. Vijf minuten mindfulnessmeditatie vermindert echter het negatieve effect van zelfcontroledepletie op een concentratietaak [11]. De 'drie-minuten-ademruimte' – een bekende mindfulnessoefening die de patiënt naar believen kan inzetten – is dus een prachtige manier om de zelfcontrolebronnen even bij te tanken.

- **Meer specifieke herinneringen**

Mindfulnesstraining verbetert details in het ophalen van herinneringen uit verleden [12]. Dat is gunstig, want globale overgegeneraliseerde herinneringen zijn vaak een kenmerk van emotioneel disfunctioneren [13]. De overmatig gegeneraliseerde herinneringen ontstaan door oeverloos rumineren, functionele vermijding van pijnlijke thema's en verminderde zelfcontrole door bijvoorbeeld vermoeidheid. De patiënt spreekt dan in globale termen over zijn verleden, bijvoorbeeld: 'mijn moeder bekritiseerde mij altijd'. Mindfulnesstraining zorgt ervoor dat deze herinneringen weer meer specifieke incidenten worden [14]. En in het algemeen geldt de regel: hoe preciezer een cognitieve representatie is, des te beter de zelfsturing. Vanuit vage abstracties kan men immers ook alleen maar 'vaag' sturen.

- **Cognitief functioneren en geluk**

Mindfulness heeft een directe relatie met geluk. Patiënten ervaren na de training minder negatief affect en meer positief affect. Maar mindfulness verhoogt geluk ook op een indirecte manier, namelijk door een toename in zelfregulatie en door het verbeteren van executieve functies [15]. Beide zorgen op hun beurt voor meer geluk.

- **Cognitieve achteruitgang bij ouderen**

Als mindfulnesstraining een gunstig effect heeft op de hersenen, zou ze mogelijk ook cognitieve achteruitgang door veroudering kunnen vertragen. Het onderzoek van mindfulnesstraining op cognitief functioneren bij ouderen is echter nog maar net op gang gekomen. De eerste resultaten zijn voorzichtig positief te noemen [16]. Voor fysiotherapeuten die werken met ouderen en/of neurodegeneratieve aandoening kan dit interessant zijn.

9.4 Fouten constateren: snel en gelijkmoedig

Onderzoekers onderscheiden verschillende typen van *event related potentials* (ERP). Ze zijn verbonden met verschillende hersenprocessen (zie ▶H. 5).

Eén type is de *error related negative* (ERN). De ERN ontstaat wanneer het brein een fout of afwijking detecteert. Dat wil zeggen, als de huidige stimulus niet overeenkomt met de verwachte of gewenste. Bijvoorbeeld als de grijpbeweging van een patiënt op een traject zit waardoor de patiënt mis zal grijpen. De Anterior Cingulate Cortex (ACC) is de structuur die deze conflicten tussen huidige en verwachte stimulus in een vroeg stadium detecteert. De uitkomst wordt vervolgens doorgegeven aan de dorsolaterale prefrontale cortex (dlPFC). De dlPFC ontwikkelt een correctieve actie die de huidige toestand dichter bij de gewenste/verwachte toestand brengt. De patiënt stuurt bijvoorbeeld zijn grijpbeweging bij. Een sterke ERN op een fout is binnen deze context dus gunstig.

De *error positivity* (Pe) is ook een ERP op een fout, maar verschijnt later, nà de ERN. De Pe geeft de mate aan waarin de fout tot het bewustzijn doordringt.

- **Mindfulnesstraining en fouten**

Mensen met minimaal één jaar ervaring met mindfulnessmeditatie blijken minder fouten te maken op de Strooptest [17]. Bovendien blijken ze op de *error-trails* van de Stroop-test een significant sterkere ERN te hebben dan niet-mediterenden. Ze detecteren fouten – in dit geval incongruentie – dus duidelijker. De Pe was niet verschillend. Het brein detecteert fouten dus beter en de prestatie verbetert daardoor, maar het hoeft niet per se tot het bewustzijn door te dringen. Dat deze in mindfulness getrainde proefpersonen minder fouten maken, had zowel te maken met de mate waarin ze emoties konden accepteren als met een toename in ERN. Emotieregulatie, bevorderd door mindfulnesstraining, ondersteunt dus het detecteren en omgaan met fouten. Een korte mindfulnessinterventie zorgt er inderdaad voor dat de emotionele arousal tijdens error-detectie minder hoog wordt en de Pe lager blijft [18]. Ook uit ander onderzoek blijkt dat emotie een belangrijk thema is als het gaat om het verbeteren van foutdetectie. De hogere ERN op conflicterende informatie direct na de mindfulnessoefening, ontstaat vooral als men tijdens de bodyscan ook mindful aandacht heeft voor emoties of gevoelens, maar niet bij mindful aandacht op gedachten [19]. Dit geeft het belang aan om de patiënt niet alleen te trainen in de bodyscan, maar het veld van aandachttraining uit te breiden naar, in dit geval, gevoelens.

- **Minder emotionele reactiviteit**

Je zou kunnen zeggen dat door mindfulnesstraining de angst rond fouten maken afneemt. Doordat de patiënt emotioneel rustig blijft, kan hij zich beter concentreren op de uitvoering. Op bewegingsvlak van de fysiotherapie heeft dat al voordelen. Bijvoorbeeld: de patiënt signaleert sneller een evenwichtsverstoring en raakt daar bovendien niet door van de kaart. Een ander voorbeeld: de patiënt neemt overmatige spierspanning waar, maar heeft daar geen afstraffend negatief oordeel over. Ook op andere vlakken in zijn leven kan hij sneller fouten detecteren en corrigeren en raakt hij daar minder door van de kaart. Dat is vanuit het perspectief van zelfregulatie een goed ding: fouten zien, relatief kalm blijven en actie ondernemen.

- **Gelijkmoedig omgaan met dagelijkse foutjes**

Deze gelijkmoedigheid is het fundament onder een kalme emotionele reactiviteit [20]. Mindfulness bevordert deze gelijkmoedigheid via het versterken van 'niet-oordelen' en 'niet-reactiviteit' [21]. Daardoor treedt irritatie of schaamte na dagelijkse kleine zelfgemaakte foutjes – zoals je verspreken, vergissen of misgrijpen – minder sterk op [21].

9.5 Piekeren

- **Minder piekeren en meer afstand**

Mindfulnesstraining vermindert piekeren [22]. Dat is handig, want veel patiënten met stressgerelateerde gezondheidsproblematiek hebben last van piekeren. Nu is het behandelen van een angststoornis en pathologisch piekeren natuurlijk het terrein van de psycholoog. Maar ook bij meer onschuldige spanningstoestanden speelt piekeren een belangrijke rol. Door mindfulnesstraining neemt ook het zogenoemde 'decentreren' ten opzichte van piekeren toe [22]. Decentreren, ook wel cognitieve defusie genoemd, is een proces waarbij de patiënt als het ware een stap achteruitzet tijdens het waarnemen van gedachten en gevoelens. Hij observeert en ervaart ze nog wel, maar dan op een meer onthechte wijze, en vanuit een afzonderlijk, wijder en meer omvattend perspectief. Dit is erg gunstig omdat de patiënt dan minder versmolten is met zijn eigen gedachten en daardoor minder emotioneel en impulsief reageert vanuit de automatische piloot. De mate van decentreren correleert dan ook positief bij patiënten met chronische pijn met acceptatie, mindfulness, waardegericht handelen en met minder stress, somberheid en psychologische beperkingen [23].

- **Mindful ademen beste keuze bij piekeren?**

In het onderzoek van Feldman et al. bleek dat mindful ademen een sterker decentrerend effect had op piekeren dan progressieve relaxatie of *loving kindness*-oefeningen [22]. Afdwalen en ongewenste negatieve gedachten treden minder op bij een aandachtsfocus op de ademhaling, dan wanneer men aan iets anders probeert te denken [24]. Het is ook een bronefficiënte methode, omdat het minder werkgeheugencapaciteit vraagt dan geforceerd 'ergens anders aan denken'. De toch al beperkte cognitieve bronnen van de patiënt met chronische pijn worden daardoor gespaard.

9.6 Emoties reguleren

9.6.1 Algemeen effect van mindfulness op emoties

Er is bewijs dat mindfulnesstraining het emotionele welzijn positief beïnvloedt door het verminderen van negatieve stemming en het versterken van positieve stemming [25]. Hoe meer men oefent des te groter het effect op emotioneel welzijn en psychische klachten [26]. De verbetering van stemming in het dagelijks leven is het gevolg van de mate van mindfulness en niet andersom [27]. Ook de psychofysiologische activatie (huidgeleiding) tijdens een stressor is lager en herstelt bovendien sneller [28]. Terwijl de sympathische activiteit afneemt tijdens stress, zorg mindfulness ervoor dat de parasympathische activiteit tijdens het herstel hoger is. Dat is een gunstige combinatie als het gaat om stressgerelateerde problematiek. Ook bij chronische pijn, bijvoorbeeld fibromyalgie, nemen door mindfulnesstraining de drie B's van negatieve emoties (bang, boos bedroeft) af [29].

9.6.2 Interoceptief gewaarzijn bevordert emotieregulering

Veel patiënten met chronische pijn of stressgerelateerde gezondheidsproblematiek hebben een matig of vertekend lichaamsbewustzijn. Een accuraat interoceptief gewaarzijn is echter een belangrijke voorwaarde voor adequate emotieregulering. Immers, de beleving van een emotie bevat voor een belangrijk deel fysieke aspecten. Als de patiënt beter wordt in het waarnemen van lichaamssignalen, kan hij dat inzetten om zijn emoties beter te reguleren. Het reguleren van emotie bestaat globaal uit twee verschillende categorieën van strategieën: antecedente emotieregulatie en *response focused*-emotieregulatie. Interoceptieve sensitiviteit heeft niet alleen gunstig effect op antecedente emotieregulering (positief herinterpreteren), maar ook op response focused-emotieregulering ('onderdrukken') [30]. Enkele voorbeelden van onderzoek naar het effect van interoceptie op emotieregulatie:

- Sociale uitsluiting, buiten de groep vallen of er niet bij horen, is een stressor. Mensen met een hogere interoceptieve sensitiviteit hebben minder stress tijdens een sociaal-uitsluitingsexperiment en hebben een minder sterke behoefte tot affilieergedrag (je best doen erbij te horen) [31]. De patiënt leert met lichaamsbewustwordingstraining om in sociale situaties beter bij zichzelf te blijven – een voorwaarde voor zelfregulatie en zelfzorg.
- Interoceptief gewaarzijn versterkt het effect van positief herinterpreteren op het dempen van negatieve emotionele arousal [32]. Positief herinterpreteren is iets 'welbewust vanuit een constructiever perspectief bekijken'.

9.6.3 Mindful observeren als uniek emotieregulatieproces

- **Mindful observeren versus onderdrukken**

Mindful observeren van eigen emoties heeft een gunstig effect op de emotieregulatie. Het onderdrukken van emoties (suppressie) reguleert de emoties ook, maar heeft uiteindelijke negatieve emotionele consequenties. Beide strategieën verminderen de emotionele reactiviteit op bijvoorbeeld nare plaatjes. En bij beide strategieën uit dat zich in een verlaagde activatie van de amygdala. De route waar langs deze top-down demping van de amygdala plaatsvindt is echter verschillend [33]:

- *Mindful observeren van emoties* activeert een uitgebreid netwerk van regionen die betrokken zijn bij onthecht waarnemen (superior frontale gyrus), aandacht (dorsale anterior cingulate cortex) en emotioneel gewaarzijn (anterior insula). Bovendien versterkt het de functionele connectiviteit vanuit de mediale prefrontale cortex (mPFC) naar de amygdala. Dat is gunstig want de mPFC heeft een remmende invloed op de amygdala.
- *Onderdrukken van emoties* activeert de ventrolaterale prefrontale cortex. Al eerder was aangetoond dat dit een regio is die emoties kan onderdrukken. Bovendien versterkt het de functionele activiteit tussen de dorsolaterale prefrontale cortex (dlPFC) en de amygdala. De dlPFC is geassocieerd met mentale inspanning. Onderdrukken vraagt dus meer van de patiënt.

Interessant is dat activatie van de dorsolaterale cortex (dlPFC) gepaard gaat met verhoogde sympathische activiteit, terwijl activatie van de mediale prefrontale cortex (mPFC) gepaard gaat met verhoogde parasympathische activiteit. Binnen een fysiotherapeutische context van stressgerelateerde problematiek heeft mindful observeren daarom de voorkeur. Het vraagt minder mentale inspanning – een bron die immers uitputbaar is – en vormt een mooi tegenwicht tegen stressgerelateerde sympathicusactiviteit.

- **Mindful observeren versus cognitieve herinterpretatie**

Emoties reguleren via mindful observeren (zonder oordeel en accepterend) verloopt ook via een ander proces dan alleen het top-down reguleren van de emoties, namelijk via cognitief

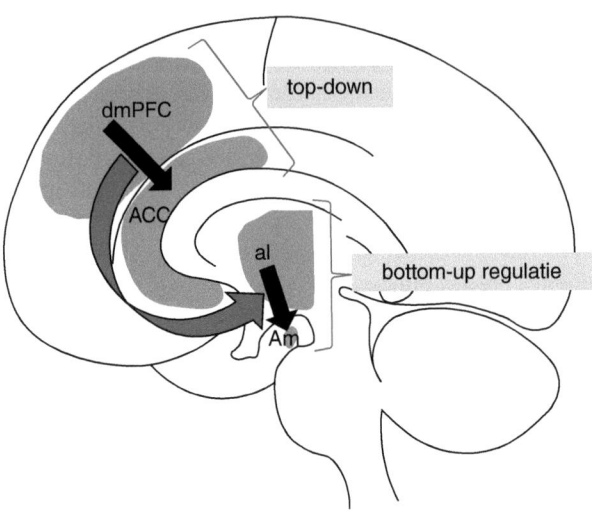

Figuur 9.1 Emotieregulatie via mindful observeren: een samenspel van top-down en bottom-up processen

herinterpreteren. Cognitief herinterpreteren verloopt via de top-down demping vanuit de PFC naar de amygdala.

Het unieke proces van emotieregulatie via mindful observeren verloopt dus in een samenspel van top-down regulatie en bottom-up regulatie[34] (zie ◘fig. 9.1).

De top-down regulatie wordt gestuurd via de verbinding vanuit de prefrontale cortex in de richting van de anterior cingulate cortex (dmPFC-ACC). De bottom-up regulatie wordt gestuurd via de verbinding vanuit de insula richting de amygdala (aI-Am):

- Top-down (dmPFC-ACC); het denken verminderen en de aandacht richten op interne percepties en emoties is dmPFC-ACC-activiteit. Deze (a) impulscontrole vanuit de dmPFC en (b) stimulusdiscriminatie, aandacht voor emotionele stimuli en oplossen van stimulusconflicten vanuit ACC, zijn essentiële processen die mindful observeren van emoties mogelijk maken. Vooral de ACC-functies zijn belangrijk en de dmPFC zet dit aan.
- Bottom-up (aI-Am); de insula draagt bij aan gewaarzijn van en inzicht in emoties en heeft een remmende invloed op de amygdala.

Deze twee systemen interacteren met elkaar via de corona radiata. Het PFC-ACC-systeem kan daardoor zijn informatie/sturing doorsluizen naar het aI-Am-systeem.

Mindfulnesstraining verbetert de ACC-functies binnen het dmPFC-ACC-systeem. Bovendien verbetert mindfulnesstraining de sturing vanuit het dmPFC-ACC-systeem op het aI-Am-systeem. Door veel oefening vermindert gaandeweg de activatie van dmPFC en neemt die in ACC toe. Dit wijst op een verschuiving binnen het dmPFC-ACC-systeem van een wilsmatig-inspanningsvol proces naar een meer automatisch proces [34]. De positieve effecten van mindfulness op emotieregulatie loopt bij beginners meer via de top-down route en bij gevorderden meer via een bottom-up route [35].

9.6.4 Minder bias betekent beter reageren

Als de patiënt een vertekend beeld heeft van de werkelijkheid, bijvoorbeeld in de vorm van een vooroordeel, zal het moeilijk voor hem zijn zijn leven sturing te geven. Mindfulness reduceert de vertekening op de werkelijkheid. We bespreken er drie: overschatten van de emotionele impact van gebeurtenissen, correspondente vertekening en *sunk-cost bias*.

- **Overschatten van de emotionele impact van gebeurtenissen**

Mensen overschatten in het algemeen de positieve of negatieve emotionele impact van een (toekomstige) gebeurtenis. Ze schatten de emotionele intensiteit hoger in en verwachten dat de impact langer duurt. Een patiënt kan daardoor overmatig ergens tegen op gaan zien of juist onrealistische hoge verwachtingen hebben ten aanzien van bijvoorbeeld zijn 'geluksniveau' na succesvolle fysiotherapie. De gedragssturing zal minder adequaat zijn als ze op deze onrealistische emotionele verwachtingen gebaseerd is. Mindfulness (state en trait) zorgt dat de inschatting meer reëel wordt en dat kan de zelfregulatie van de patiënt bevorderen [36].

- **Correspondente vertekening**

Correspondente vertekening is de neiging om de oorzaken van iemands gedrag eerder toe te schrijven aan zijn persoonlijkheid dan aan de omstandigheden. Voorbeeld: iemand die je op je tenen trapt direct zien als 'lomp' in plaats van 'misschien let hij door zorgen niet op'. Dit heeft implicaties, omdat als we menen dat het iemands schuld is we negatiever reageren dan als we er een situationele verklaring voor hebben. Een mindfulnessoefening, bijvoorbeeld de bekende 'vijf minuten rozijnoefening', vermindert de correspondentvertekeningen significant [37]. De patiënt kan daardoor accurater waarnemen en interpreteren en dat kan zijn emotieregulatie ondersteunen.

- **Sunk-cost bias**

De *sunk-cost bias* stelt dat mensen geneigd zijn door te gaan met een (kansloos)project als ze er geld, inspanningen en/of tijd in hebben gestopt. Dit proces kan escaleren in veel langer doorgaan dan verstandig is. Het is bekend dat deze bias versterkt wordt door aandacht aan het verleden of aan de toekomst te schenken. Immers, de gemaakte kosten liggen in het verleden en het geanticipeerde verlies (spijt) ligt in de toekomst. Bovendien is aangetoond dat negatieve emoties de sunk-cost bias versterken. Mindfulness (trait en state) zorgt dat men minder vatbaar is voor deze sunk-cost bias omdat ze de aandacht meer in het heden brengt en negatieve emoties vermindert [38]. Ook pijnpatiënten en patiënten met sterke vermoeidheid kunnen ten prooi vallen aan de sunk-cost bias, bijvoorbeeld als ze overmatig doordouwen op basis van de investeringen die ze al gedaan hebben: 'doorgaan, anders is alle pijn voor niets geweest'. Mindfulness bevrijdt ze uit deze valkuil, waardoor ze wel in staat zijn op tijd te stoppen.

9.6.5 Omgaan met dreiging

- **Minder hypersensitief voor dreigingen**

Sommige patiënten zijn sensitiever voor dreigingen dan andere. Dat maakt dat het vecht-vlucht-bevriessysteem gemakkelijker geactiveerd wordt. Mindfulness heeft hier twee voordelen [39]. Ten eerste zorgt mindfulness als persoonskenmerk ervoor dat het vecht-vlucht-bevriessysteem minder sterk geactiveerd wordt. De patiënt blijft dus kalmer.

Ten tweede zorgt mindfulness ervoor dat als het vecht-vlucht-bevriessysteem toch geactiveerd is, deze activatie minder impact op het welzijn heeft. De patiënt kan deze stressreactie beter verdragen. Patiënten die gevoelig zijn voor dreigingen en fysieke spanningsklachten hebben, kunnen daarom veel baat hebben bij een mindfulnesstraining.

- **Oprechte nieuwsgierigheid**

Mindfulness – mits in combinatie met nieuwsgierigheid – vermindert psychologische verdedigingsmechanismen op bestaansbedreiging [40]. Een chronische ziekte is een voorbeeld van een bestaansbedreiging. Door een open en nieuwsgierige houding kan de patiënt van deze bedreiging leren en deze makkelijker een plaats geven in het eigen leven. Mindfulness zonder nieuwsgierigheid daarentegen kan als verdediging worden ingezet: iets niet willen voelen. De patiënt moet niet alleen uitgenodigd worden minder te oordelen over wat hij waarneemt, maar zelfs een stap verder te gaan en een nieuwsgierige onderzoekende attitude te ontwikkelen naar datgene wat zich aandient. Dit is tegelijkertijd een goede coachingshouding voor de fysiotherapeut: mindful zijn ten aanzien van de patiënt in combinatie met gepaste en oprechte nieuwsgierigheid.

9.6.6 Mindful ademen dempt de amygdala

Mindful ademen tijdens het kijken naar emotionele plaatjes zorgt voor minder negatieve emoties, door een lagere activatie van de amygdala (een soort 'angstkern') en een hogere activatie van de linker prefrontale cortex (betrokken bij top-down regulatie van onder andere emoties) [41]. Bovendien was de connectiviteit vanuit de dorsale prefrontale cortex (dlPFC) naar de amygdala toegenomen waardoor deze beter vanuit de dlPFC geremd kon worden. De proefpersonen hadden mindful ademen twee weken lang elke dag gedurende twintig minuten geoefend.

9.6.7 Boze patiënten

Voor sommige patiënten is kritiek krijgen een belangrijke bron van stress. Ze kunnen er niet goed mee omgaan en reageren vijandig of boos. Dat is ongunstig, want boosheid kan chronische pijn versterken [42]. Mindfulness bevordert over de gehele linie dat patiënten minder snel vijandig of boos reageren. Bovendien kan een korte mindfulnessinductie, bijvoorbeeld de vijf minuten rozijnoefening, vlak voor het ontvangen van sociale kritiek vijandig gedrag verminderen [43].

9.6.8 Mindful massage bij matige depressie

Voor patiënten met matige depressie kan mindfulnesstraining in combinatie met mindful masseren verlichting geven [44]. In dit onderzoek werden in de *mindfulness-based touch therapy*-groep tastoefeningen gedaan en werd er gemasseerd, waarbij zowel de therapeut als de patiënt in een sfeer van mindfulness verkeerden. De therapeut begeleidde tijdens deze behandeling de patiënt in de aspecten van het mindful observeren van de aanraking, lichaamssensaties en gevoelens, zoals gebruikelijk is binnen de mindfulnesstraditie, haptonomie of communicatieve massage. Er werd bijvoorbeeld geen discussie aangegaan of verklaring gegeven. Naast deze interventies deden de deelnemer de gangbare MBSR-mindfulnessmeditaties thuis. Eerder onderzoek toonde al aan dat zwijgen tijdens de massage meer effect had op angst en depressie dan spreken tijdens de massage [45]. Dat wijst in de richting van mindful masseren. Bovendien blijkt zachte tastmassage angst beter te reduceren dan stevige tastmassage [46].

9.6.9 Adolescenten

De middelbare-schoolperiode is voor veel tieners een erg stressvolle periode. Sommige tieners kunnen daarom best wel wat steun gebruiken. Mogelijk dat daardoor 'onverklaarde klachten' worden voorkomen of verminderd. Mindfulnesstraining is hier een goede keuze, maar moet voor sommige tieners 'stoerder' verpakt worden. Dat kan bijvoorbeeld door mindfulnesstraining te mengen met elementen uit de vechtsport en yoga. Een hierop gebaseerd mindfulnessprogramma van twintig weken verbeterde bij tieners de emotionele controle in algemene zin en meer specifiek het catastroferen en overgeneraliseren bij het maken van fouten [47].

9.6.10 Geluk

Geluk en innerlijke vrede is goed voor het herstel en de gezondheid van de patiënt. Hoe vaker per week de patiënt de mindfulnessoefeningen doet, des te sterker neemt het gelukkig zijn toe [48]. Deze toename in geluk hangt samen met een toename in zowel mindfulness als compassie. Dit onderzoek past prachtig bij de uitspraak binnen de mindfulnesstraditie: 'om te kunnen vliegen heb je twee vleugels nodig: mindfulness en heartfulness'. Binnen de MBSR wordt heartfulness impliciet getraind via de vriendelijke open zorgzame en accepterende attitude en explicit via de vriendschapsmeditatie. Mindfulnesstraining vermindert niet alleen stress, maar bevordert gelijktijdig innerlijke vrede [49]. Deze neemt niet zozeer toe door de component van mindful observeren, maar vooral via emotieregulatie of het verminderen van 'hunkering' of 'afkeer' bij de patiënt:
- Door meer afstand van zijn emoties en gedachten te nemen, wordt de patiënt bijvoorbeeld minder meegezogen in emoties van onvrede of gedachten dat het leven anders zou moeten zijn dan het is.
- Door een toename in zelfacceptatie beseft de patiënt dat hij geen perfect mens is, maar wel perfect menselijk. Dat scheelt!
- Door beter te zien en te accepteren dat alles constant verandert. Door mindfulness leert de patiënt dat alles fluctueert en beseft hij dat zijn 'ellende' een minder vast en statisch gegeven is dan hij dacht.

9.6.11 Patiënten die mindfulness hard nodig hebben

Patiënten die veel piekeren, gespannen zijn en fysieke stressklachten hebben – zoals patiënten met angst en onveilige hechting – kunnen baat hebben bij mindfulnesstraining. Helaas zijn dit ook de patiënten die mindfulnesstraining moeilijk vinden [50]. De verminderde aandachtssturing bij angstige en onveilig gehechte patiënten is hiervoor een gedeeltelijke verklaring. Kortom: mindfulnesstraining valt te adviseren, maar is voor mensen die het juist nodig hebben lastig uit te voeren. Daarom is goede begeleiding bij deze patiëntengroep extra belangrijk. Met een begeleid MBCT-programma zijn de effecten bij patiënten die hoog scoren op neuroticisme beter dan bij een zelfhulpprogramma [51].

- **Onveilige en veilige hechting**

Warme betrouwbare relaties met verzorger(ouders) en liefdespartner bepaalt mede hoe kinderen en volwassenen zichzelf, anderen en de wereld waarnemen [52]:
- Patiënten die *veilig gehecht* zijn benaderen de wereld minder defensief en met meer nieuwsgierigheid, hebben meer acceptatie en compassie voor zichzelf en anderen en doorstaan negatieve gebeurtenissen met grotere gelijkmoedigheid en veerkracht.
- Patiënten met *onveilige hechting* hebben cognitieve en emotionele strategieën ontwikkeld om interpersoonlijke relaties te onderhouden en zichzelf tegelijkertijd te beschermen tegen afwijzing, verlies en schaamte. Dit patroon vermindert hun vermogen om de interne en externe wereld open flexibel en niet-oordelend waar te nemen.

- - **Twee vormen van onveilige hechting:**
- Bij *angstige hechting* was de hechtingspersoon inconsistent beschikbaar (fysiek of emotioneel), waardoor hyperactivatie van hechtingstrategieën ontstaan: versterking van de hechtingsbehoefte, veel negatieve emoties, krampachtig de relatie willen behouden en intense verlatingsangst.
- Bij *vermijdende hechting* was de hechtingspersoon consistent afkeurend, negerend of misbruikend, waardoor deactivatie van hechtingstrategieën ontstaat: hechtingsbehoefte terugschroeven, kwetsbaarheden verbergen, emotioneel koel blijven, en nabijheid en intimiteit vermijden.

Onveilige hechting vermindert de veerkracht en verhoogt de kans op psychosomatische aandoeningen en chronische pijn [53]. Onveilige hechting is ook geassocieerd met minder mindful zijn [52]. Dat komt doordat een patiënt met angstige gehechtheid veel piekert en negatieve emoties ervaart (= hyperactivatie van hechtingstrategieën); een patiënt met vermijdende hechting maakt veel gebruik maakt van emotionele suppressie en een verminderd begrip en helderheid van emotionele toestanden (= deactivatie van hechtingstrategieën). Zowel piekeren als suppressie verminderen de aandachtsturing en daardoor de mate van mindfulness. Het omgekeerde geldt ook: mensen met een warme veilige opvoeding scoren hoger op mindfulness als persoonskenmerk [54].

Het negatieve effect van onveilige hechting op mentaal welzijn is minder sterk als men mindfulness als persoonskenmerk heeft [55]. Onveilig gehechte patiënten kunnen dus baat hebben bij mindfulnesstraining die op den duur zorgt dat mindfulness een persoonskenmerk wordt.

9.7 Identificatie

In algemene zin geldt dat hoe meer een chronische pijnpatiënt meent dat hij niet voldoet aan het beeld van hoe hij zou moeten zijn en hoe meer hij voldoet aan het beeld dat hij vreest, des te meer negatieve emoties hij ervaart [56]. Dit spanningsveld tussen gewenst zelf en realiteit is daarmee een bron van stress. Een ander gevolg is dat het pijnschema in het brein van de patiënt kan gaan overlappen met zijn zelfschema (*enmeshment theory of pain*). Daardoor is er bij patiënten met chronische pijn een sterkere associatie tussen pijn en de persoonlijke

9.7 · Identificatie

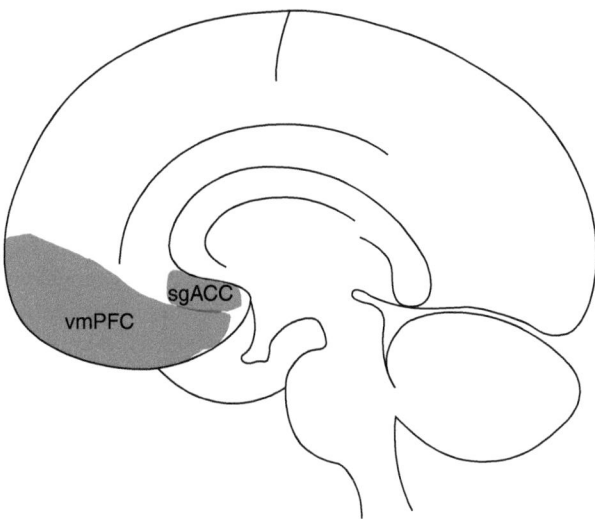

Figuur 9.2 Regionen betrokken bij harm avoidance en zelftrancedentie

identiteit – de patiënt identificeert zich met zijn pijn. De uitdrukking 'ik ben een pijnpatiënt' verwijst hiernaar. Deze relatie is zelfs op onbewust niveau vastgelegd [57]: patiënten met chronische pijn reageren onbewust sneller op woordparen die verwijzen naar zelf-en-pijn dan op woordparen die verwijzing naar zelf-en-pijnvrij. Als er een overlap is tussen pijn en identiteit, verwacht je dat de reactiesnelheid korter is bij bijvoorbeeld 'eigen voornaam/kwellend', dan bij 'eigen voornaam/ontspannend'. De associatie tussen pijn en identiteit was inderdaad sterker bij patiënten met chronische pijn dan bij gezonde proefpersonen [57]. En hoe sterker de associatie tussen pijn en identiteit was, des te hoger de score op angst, ernst van de pijn, lijden onder de pijn en hulploosheid.

Een subgroep van patiënten met chronische pijn identificeren zich overmatig met hun pijn en dat is ongunstig voor hun functioneren. De fysiotherapeut kan hier iets betekenen door het aanbieden van een mindfulness-based benadering. Mindfulness leert de patiënt dat hij meer is dan de verschijnselen, waaronder pijn, die hij observeert. In essentie leert de patiënt dat hij meer is dan de pijn en de beperkingen.

- **Zelftranscendentie beschermt tegen *harm avoidance***

Mensen met het temperament *harm avoidance* (HA) reageren emotioneel overmatig sterk op gevaar of straf. Bij patiënten met bijvoorbeeld kinesiofobie of het hyperventilatiesyndroom c.q. paniekstoornis speelt dit. Neurologisch is er bij dit temperament in rust een verlaagde activiteit te zien in twee tegen elkaar liggende regionen [58]: subgenuale anterior cingulate cortex (sgACC) en de ventromediale prefrontale cortex (vmPFC) (zie ◘fig. 9.2).

Zelftranscendentie daarentegen is aanzienlijk minder 'ik-beschermend' dan harm avoidance. Het is een karaktereigenschap waarbij iemand geneigd is alles te zien als essentieel onderdeel van een universeel geheel. Bij zelftrancendentie is er juist een hogere activiteit in de sgACC/vmFPC [58]. De meest slechte combinatie is natuurlijk hoog scoren op harm avoidance en laag scoren op zelftranscendentie: deze mensen hebben de laagste activiteit in sgACC/vmFPC.

Zelftranscendentie heeft een beschermend effect door de activiteit in sgACC/vmFPC stabiel te houden. Dat betekent dat het ontwikkelen van zelftranscendentie, bijvoorbeeld via mindfulnesstraining, bij patiënten die hoog scoren op harm avoidance kan beschermen tegen emotionele overreactiviteit op gevaar en straf. Een patiënt met bijvoorbeeld kinesiofobie zou hier baat bij kunnen hebben.

9.8 Tijdwaarneming

Onderzoek toont dat mindfulness het gevoel kan geven dat dingen langer duren. Dat kan negatief klinken als je als patiënt – of fysiotherapeut! – gevangen zit in de doe-modus en jagend door het leven gaat. Dan is één minuut wachten al te lang. Als je echter je leven intensief en bewust wilt meemaken, dan heb je liever dat alles wat langer duurt en je het bewuster tot je kan nemen.

In een onderzoek liet men studenten tweemaal de tijdsduur van een taak inschatten [59]. Na de eerste inschatting moest men tien minuten luisteren naar (a) een stukje uit een luisterboek of (b) een mindfulnessoefening gericht op het mindful volgen van de ademhaling. Het bleek dat degene die het luisterboek hoorden, de tijdsduur van de daaropvolgende taak hetzelfde inschatte als de eerste keer. De proefpersoon die de mindful ademoefening deden, ervoeren de tijdsduur van de taak daarna langer dan de eerste keer. Dit is een aanwijzing dat hun tijdsbeleving veranderd is: het is alsof dezelfde minuut nu langer duurt.

Het hier beschreven onderzoek toont dat 'ergens de tijd voor nemen' nu ook meer letterlijk opgevat kan worden. Je krijgt door mindfulness 'meer tijd'. Je zou kunnen zeggen dat mindfulness je meer bewuste levensjaren te leven geeft:

- We hebben minder slaap nodig.
- We zijn meer echt wakker als we wakker zijn.
- We leven misschien daadwerkelijk wat langer door het gunstige effect op de telomeren.
- Mindfulness geeft niet alleen meer 'wakkere' jaren, maar laat de tijd dat men wakker is in de beleving ook langer duren.

9.9 Kan het sneller?

Als de theorie rond mindfulness klopt, moeten tijdens de acht weken mindfulnesstraining eerst de mindfulnessvaardigheden toenemen voordat bijvoorbeeld de ervaren stress vermindert, en niet andersom. Dit patroon wordt bevestigd [60]. Tijdens een MBSR-training van deelnemers met diverse stressklachten gerelateerd aan een chronische ziekte, pijn of werkproblematiek, nam het vermogen tot mindfulness vanaf de tweede week significant toe, terwijl de ervaren stress vanaf week vier significant afneemt. Degenen die in de eerste drie weken de beste vorderingen maakten in mindfulness, hadden aan het eind van de cursus de sterkste afname van stress. Dat na vier weken de stress vermindert, is een herkenbaar gegeven in de praktijk; na vier weken melden de patiënten duidelijk meer positieve effecten.

- **Korte interventies**

Acht weken mindfulnesstraining is niet voor iedere patiënt haalbaar. Een mindfulnesscursus aanbieden via internet blijkt effectief en kan daarom een acceptabel alternatief zijn [61]. Maar ook dat is voor sommige patiënten nog te veel, en het kan korter. Een korte bodyscan van vijf minuten blijkt al de mate van mindfulness (state) direct na de oefening te verbeteren, ook als deze online aangeboden wordt [62]. En pakweg drie tot vijf sessie van deze vijf tot acht minuten mindfulnessoefeningen blijken direct na de inductie positieve effecten te hebben, bijvoorbeeld: minder vijandig gedrag op sociale kritiek [43], minder correspondente vertekening [37] en voorkomen dat zelfcontrolebronnen uitgeput raken [11]. Binnen de mindfulness based cognitieve therapie (MBCT) heeft men de drieminuten-ademruimte geïntroduceerd. Patiënten waarderen deze korte mindfulnessoefening en vinden het gemakkelijk om hem een aantal maal gedurende de dag in te zetten. De genoemde onderzoeken laten zien dat deze korte vorm van letterlijk 'even tot jezelf komen' de zelfregulatie van de patiënt kan ondersteunen.

Literatuur

1. Keng SL, Smoski MJ, Robins CJ. Effects of mindfulness on psychological health: A review of empirical studies. Clin Psychol Rev. 2011;31(6):1041–56.
2. Gu J, Strauss C, Bond R, Cavanagh K. How do mindfulness-based cognitive therapy and mindfulness-based stress reduction improve mental health and wellbeing. Clin Psychol Rev. 2015;37:1–12.
3. Britton WB, Lindahl JR, Cahn BR, Davis JH, Goldman RE. Awakening is not a metaphor: the effects of Buddhist meditation practices on basic wakefulness. Ann New York Acad Sci. 2014;1307(1):64–81.
4. Howell AJ, Digdon NL, Buro K. Mindfulness predicts sleep-related self-regulation and well-being. Personality Individ Differ. 2010;48:419–24.
5. Simor P, Koteles F, Sandor P, Petke Z, Bodizs R. Mindfulness and dream quality: the inverse relationship between mindfulness and negative dream affect. Scand J Psychol. 2011;52(4):369–75.
6. Dick BD, Rashiq S. Disruption of attention and working memory traces in individuals with chronic pain. Anesth Analg. 2007;104(1):223–9.
7. Hofmann W, Freise M, Schmeichel BJ, Baddeley AD. Working memory and self-regulation. In: Vohs KD, Baumeister RF, Eds. Handbook of self-regulation. 2nd ed. New York: The guilford press; 2011. pag. 204–25.
8. Jha APJ, Stanley EA, Baime MJ. What does mindfulnesstraining strengthen? Working memory capacity as a functional marker of traing succes. In: Baer RA, Ed. Assessing mindfulness & acceptance processes in clients. Oakland: New Harbinger Publications; 2010. pag. 207–21.
9. Banks JB, Welhaf MS, Srour A. The protective effects of brief mindfulness meditation training. Conscious Cogn. 2015;33:277–85.
10. Baumeister RF, Bratslavsky E, Muraven M, Tice DM. Ego depletion: is the active self a limited resource? J Pers Soc Psychol. 1998;65:317–38.
11. Friese M, Messner C, Schaffner Y. Mindfulness meditation counteracts self-control depletion. Conscious Cog. 2012;21(1):016–22.
12. Heeren A, Broeck N van, Philippot P. The effects of mindfulness on executive processes and autobiographical memory specificity. Behav Res Ther. 2009;47(5):403–9.
13. Williams JM, Barnhofer T, Crane C, Herman D, Raes F, Watkins E, et al. Autobiographical memory specificity and emotional disorder. Psychol Bull. 2007;133(1):122–48.
14. Williams JM, Teasdale JD, Segal ZV, Soulsby J. Mindfulness-based cognitive therapy reduces overgeneral autobiographical memory in formerly depressed patients. J Abnorm Psychol. 2000;109(1):150–5.
15. Short MM, Mazmanian D, Oinonen K, Mushquash CJ. Executive function and self-regulationmediate dispositionalmindfulness and well-being. Personality and individual differences. 2016;93:97–103.
16. Marciniak R, Sheardova K, Cermakova P, Hudecek D, Sumec R, Hort J. Effect of meditation on cognitive functions in context of aging and neurodegenerative diseases. Front Behav Neurosci. 2014;8:17.
17. Teper R, Inzlicht M. Meditation, mindfulness and executive control: the importance of emotional acceptance and brain-based performance monitoring. Soc Cogn Affect Neurosci. 2013;8(1):85–92.
18. Larson MJ, Steffen PR, Primosch M. The impact of a brief mindfulness meditation intervention on cognitive control and error-related performance monitoring. Front Hum Neurosci. 2013;7:308.
19. Saunders B, Rodrigo AH, Inzlicht M. Mindful awareness of feelings increases neural performance monitoring. Cogn Affect Behav Neurosci. 2016;16(1):93–105.
20. Desbordes G, et al. Moving beyond mindfulness: defining equanimity as an outcome measure in meditation and contemplative research. Mindfulness. 2015;6:356–72.

21. Feldman G, Lavalle J, Gildawie K, Greeson JM. Dispositional mindfulness uncouples physiological and emotional reactivity to a laboratory stressor and emotional reactivity to executive functioning lapses in daily life. Mindfulness (N Y). 2016;7(2):527–41.
22. Feldman G, Greeson J, Senville J. Differential effects of mindful breathing, progressive muscle relaxation, and loving-kindness meditation on decentering and negative reactions to repetitive thoughts. Beh Res Ther. 2010;48:1.002–11.
23. McCracken LM, Gutierrez-Martinez O, Smyth C. "Decentering" reflects psychological flexibility in people with chronic pain and correlates with their quality of functioning. Health Psychol. 2012.
24. Ju YJ, Lien YW. Better control with less effort: the advantage of using focused-breathing strategy over focused-distraction strategy on thought suppression. Conscious Cogn. 2016;40:9–16.
25. Brockman CJ, Parker P, Kashdan T. Emotion regulation strategies in daily life: mindfulness, cognitive reappraisal and emotion suppression. Cogn Behav Ther. 2016.
26. Carmody J, Baer RA. Relationships between mindfulness practice and levels of mindfulness, medical and psychological symptoms and well-being in a mindfulness-based stress reduction program. J Behav Med. 2008;31:23–33.
27. Snippe E, Nyklicek I, Schroevers MJ, Bos EH. The temporal order of change in daily mindfulness and affect during mindfulness-based stress reduction. J Couns Psychol. 2015;62(2):106–14.
28. Kadziolka MJ, Pierdomenico, Miller CJ. Trait-like mindfulness promotes healthy self-regulation of stress. Mindfulness. 2016;7:236–45.
29. Amutio A, Franco C, Perez-Fuentes Mde C, Gazquez JJ, Mercader I. Mindfulnesstraining for reducing anger, anxiety, and depression in fibromyalgia patients. Front Psychol. 2015;5:1.572.
30. Kever A, Pollatos O, Vermeulen N, Grynberg D. Interoceptive sensitivity facilitates both antecedent- and response-focused emotion regulation strategies. Personality Individ Differ. 2015;87:20–3.
31. Pollatos O, Matthias E, Keller J. When interoception helps to overcome negative feelings caused by social exclusion. Front Psychol. 2015;6:786.
32. Fustos J, Gramann K, Herbert BM, Pollatos O. On the embodiment of emotion regulation: interoceptive awareness facilitates reappraisal. Soc Cogn Affect Neurosci. 2013;8(8):911–7.
33. Murakami H, Katsunuma R, Oba K, Terasawa Y, Motomura Y, Mishima K, et al. Neural networks for mindfulness and emotion suppression. PLoS ONE. 2015;10(6):e0128005.
34. Grecucci A, Pappaianni E, Siugzdaite R, Theuninck A, Job R. Mindful emotion regulation: exploring the neurocognitive mechanisms behind mindfulness. Biomed Res Int. 2015;2015:670724.
35. Chiesa A, Serretti A, Jakobsen JC. Mindfulness: top-down or bottom-up emotion regulation strategy? Clin Psychol Rev. 2013;33(1):82–96.
36. Hong PY, Lishner DA, Vogels EA, Ebert AR. The effect of a mindfulness practice and dispositional mindfulness on affective forecasting. Basic Appl Soc Psychol. 2016;38(3):153–65.
37. Hopthrow T, Hooper N, Mahmood L, Meier B, Weger U. Mindfulness reduces the correspondence bias. Quart J Exp Psychol. 2016:Short Communication.
38. Hafenbrack AC, Kinias Z, Barsade SG. Debiasing the mind through meditation: mindfulness and the sunk-cost bias. Psychol Sci. 2014; In press.
39. Harnett PH, Reid N, Loxton NJ, Lee N. The relationship between trait mindfulness, personality and psychological distress: A revised reinforcement sensitivity theory perspective. Personality and Individual Differences. 2016;99:100–5.
40. Kashdan TB, Afram A, Brown KW, Birnbeck M, Drvoshanov M. Curiosity enhances the role of mindfulness in reducing defensive responses to existential threat. Personality Individ Differ. 2011;50:1227–32.
41. Doll A, Holzel BK, Mulej Bratec S, Boucard CC, Xie X, Wohlschlager AM, et al. Mindful attention to breath regulates emotions via increased amygdala-prefrontal cortex connectivity. Neuroimage. 2016;134:305–13.
42. Bruehl S, Liu X, Burns JW, Chont M, Jamison RN. Associations between daily chronic pain intensity, daily anger expression, and trait anger expressiveness: an ecological momentary assessment study. Pain. 2012;153(12):2352–8.
43. Heppner WL, Kernis MH, Lakey CE, Campbell WK, Goldman BM, Davis PJ, et al. Mindfulness as a means of reducing aggressive behavior: dispositional and situational evidence. Aggress Behav. 2008;34(5):486–96.
44. Stötter A, et al. Mindfulness-based touch therapy and mindfulness practice in persons with moderate depression. Body, Movement and Dance in Psychotherapy: An International Journal for Theory, Research and Practice. 2013;8(3):183–98.
45. Moyer CA, Rounds J, Hannum J. The non-talking cure: massage therapy's psychotherapeutic effects are associated with therapeutic bond. 20th Annual Convention of the Association for Psychological Science, 2008. Poster presented at the convention.

Literatuur

46. Billhult A, Määttä S. Light pressure massage for patients with severe anxiety. Complementary Therapies in Clinical Practice. 2009;15(2):96–101.
47. Milligan K, et al. Mindfulness enhances use of secondary control strategies in high school students at risk for mental health challenges. Mindfulness. 2016;7:219–27.
48. Campos D, et al. Meditation and happiness: mindfulness and self-compassion may mediate the meditation–happiness relationship. Personality Individ Differ. 2016;93:80–5.
49. Liu X, et al. Can inner peace be improved by mindfulnesstraining: a randomized controlled trial. Stress & Health. 2013:2013 Nov 22. ▶doi: 10.1002/smi.2551.
50. Walsh J, Balint MG, Smolira DR, Kamstrup L, Fredericksen LK, Madsen S. Predicting individual differences in mindfulness: the role of trait anxiety, attachment anxiety and attentional control. Personality Individ Differ. 2009;46:94–9.
51. Armstrong L, Rimes KA. Mindfulness-based cognitive therapy for neuroticism (stress vulnerability): a pilot randomized study. Behav Ther. 2016;47(3):287–98.
52. Caldwell JG, Shaver PR. Mediators of the link between adult attachment and mindfulness. Interpersona. 2014;7(2):299–310.
53. Porter LS, Davis D, Keefe FJ. Attachment and pain: recent findings and future directions. Pain. 2007;128:195–8.
54. Pepping C, Duvenage M. The origins of individual differences in dispositional mindfulness. Personality Individ Differ. 2016;93:130–6.
55. Davis TJ, Morris M, Drake MM. The moderation effect of mindfulness on the relationship between adult attachment and wellbeing. Personality Individ Differ. 2016;96:115–21.
56. Goossens ME, et al. Self-discrepancies in work-related upper extremity pain: relation to emotions and flexible-goal adjustment. Eur J Pain. 2010;14:764–70.
57. Ryckeghem DML van, Houwer J de, Bockstale B van, Damme S van, Schryver M de, Crombez G. Implicit associations between pain and self-schema in patients with chronic pain. Pain. 2013;154(2):700–6.
58. Hakamata Y, Iwase M, Kato T, Senda K, Inada T. The neural correlates of mindful awareness: a possible buffering effect on anxiety-related reduction in subgenual anterior cingulate cortex activity. PLoS ONE. 2013;8(10):e75526.
59. Kramer RS, Weger UW, Sharma D. The effect of mindfulness meditation on time perception. Conscious Cogn. 2013;22(3):846–52.
60. Baer RA, Carmody J, Hunsinger M. Weekly change in mindfulness and perceived stress in a mindfulness-based stress reduction program. J Clin Psychol. 2012;68(7):755–65.
61. Spijkerman MP, Pots WT, Bohlmeijer ET. Effectiveness of online mindfulness-based interventions in improving mental health: a review and meta-analysis of randomised controlled trials. Clin Psychol Rev. 2016;45:102–14.
62. Mahmood L, Hopthrow T, Randsley de Moura G. A moment of mindfulness: computer-mediated mindfulness practice increases state mindfulness. PLoS ONE. 2016;11(4):e0153923.

Mindfulness als interventie

Samenvatting

De fysiotherapeut kan mindfulness ook voor zichzelf inzetten. Zijn welbevinden en de kwaliteit van zijn fysiotherapeutische zorg neemt daardoor toe. Bij het werken met patiënten zal de fysiotherapeut als persoon mindfulness authentiek en belichaamd moeten inzetten, en met een welwillende vriendelijke attitude. Eigen ervaring met mindfulness, naast levenservaring, helpen de fysiotherapeut in dit proces. Het begeleiden van de patiënt of patiëntengroepen kent een aantal vaardigheden, waaronder goed gastheerschap, informatie en instructie geven en de oefenervaring begeleiden. Dat laatste betekent dat de fysiotherapeut weet hoe hij de patiënt bij moeilijke emoties kan begeleiden. Ook taal- en stemgebruik verdienen aandacht. Het hoofdstuk sluit af met een aantal aanwijzingen rond indicaties en contra-indicaties. Screening is daarbij belangrijk. Vooral bij posttraumatische stressstoornis, psychotische aandoeningen, angst, depressie, suïcide, crisis en middelenmisbruik kan de fysiotherapeut beter doorverwijzen naar een in mindfulness getrainde psycholoog.

10.1 Mindfulness voor de fysiotherapeut en het hulpverleningsproces – 145
10.1.1 Zelfzorg van de fysiotherapeut – 145
10.1.2 Professioneel functioneren en patiëntenzorg – 146

10.2 De persoon van de mindful fysiotherapeut – 147

10.3 Begeleidingsvaardigheden voor een groep – 148
10.3.1 Gastheerschap – 148
10.3.2 Informatie geven – 150
10.3.3 Begeleiding – 150
10.3.4 Inquiry – 151

© Bohn Stafleu van Loghum, onderdeel van Springer Media B.V. 2017
P. van Burken, *Mindfulness en fysiotherapie*, DOI 10.1007/978-90-368-0699-2_10

10.4	**Voor wie is mindfulness (on)geschikt? – 151**	
10.4.1	Uitval – 152	
10.4.2	Negatieve ervaringen – 153	
10.4.3	Competenties van de mindfulnesstrainer – 156	
10.4.4	Aanbevelingen voor screening en opvang – 156	
10.4.5	Individuele kwetsbaarheden als praktische insteek – 157	

Literatuur – 158

10.1 Mindfulness voor de fysiotherapeut en het hulpverleningsproces

Mindfulnesstraining komt niet alleen de patiënt, maar ook de hulpverlener ten goede. In het kader van de huidige werkdruk binnen de fysiotherapie kan dit een belangrijk element zijn. Het gaat daarbij niet alleen om de zelfzorg van de fysiotherapeut, maar ook om de kwaliteit van het therapieproces op pijl houden [1]. De gunstige effecten van mindfulness op de zelfzorg en het therapieproces zijn divers en bestrijken een breed veld [2]:

- Zelfzorg; mindfulnesstraining verhoogt het vermogen tot empathie en compassie van de fysiotherapeut voor zichzelf. Mindfulnesstraining vermindert angst en stress bij de therapeut, creëert meer welzijn, dankbaarheid en lichaamsbewustzijn. Mindfulnesstraining geeft een beter inzicht in de eigen professionele identiteit en verhoogt het zelfvertrouwen in de eigen coachingsvaardigheden.
- Therapieproces; mindfulness verbetert een aantal coachingsvaardigheden, zoals: aandacht beter bij het therapieproces, meer empathie en compassie voor de patiënt, meer op je gemak voelen bij stiltes, meer afgestemd zijn op zichzelf en de patiënt, meer zelfbewustzijn van eigen innerlijke processen die meedraaien; beter onderscheid tussen eigen proces en dat van de patiënt; meer geduld; bewustere intentionaliteit.

10.1.1 Zelfzorg van de fysiotherapeut

De intensieve eisen van de gezondheidszorg gaan gepaard met verhoogde kans op stress en burn-out, fysieke klachten en verminderde werkkwaliteit. Ook de Nederlandse fysiotherapeut ontkomt hier niet aan [3]. Rond 1999 was ongeveer 5 % van de ondervraagde fysio-manueel therapeut als burn-out te kenmerken en ongeveer 20 % vormde een serieuze risicogroep om burn-out te geraken. Sindsdien is de administratieve en economische druk – en ook de externe controle – alleen maar zwaarder geworden, dus is het aannemelijk dat dat percentage nu hoger ligt. Een recent onderzoek in de Verenigde Staten bijvoorbeeld, bekend om de administratieve last en dreiging van rechtszaken, toont dat 15 % van de fysiotherapeuten hoge stress ervaart en 29 % zich emotioneel uitgeput voelt; 13 % voldoet aan het criterium van burn-out [4].

De fysiotherapeut moet deze stress reguleren om zijn eigen welzijn én de kwaliteit van zijn zorg te beschermen. Het verbeteren van zelfzorg van de fysiotherapeut is goed te combineren met patiëntgerichte nascholing. In een praktische scholing waarbij de fysiotherapeut leert om stressgerelateerde gezondheidsproblematiek bij de patiënt te beïnvloeden, leert hij dit ook bij zichzelf reguleren. In de evaluaties van een achtdaagse opleiding tot Mindful Fysiotherapeut zien we dat terug. Ook onderzoek wijst in die richting; eerstelijns werkers die meededen aan een (licht aangepast) MBSR-programma van acht weken en één stiltedag gaven, ten opzichte van wachtgroep, een verbetering te zien in stemming, mindfulness, empathie en een relevante vermindering op de burn-outdimensies emotionele uitputting, depersonalisatie en persoonlijke incompetentie. De training werd aangeboden als nascholingsactiviteit en werd goed geaccepteerd en waardevol gevonden [5].

De volgende effecten zijn gevonden van mindfulnesstraining bij gezondheidswerkers:
- Stresscoping; mindfulnesstraining verhoogt het vermogen met stress om te gaan en verhoogt het welzijn van de hulpverlener. Een gangbaar MBSR-programma van acht weken onder gezondheidswerkers, waaronder fysiotherapeuten, gaf verbetering op ervaren stress en zelfcompassie en levenstevredenheid ten opzichte van de wachtgroep [6, 7]. Ook korte programma's zijn hier behulpzaam; een verkort mindfulnessprogramma (met de kern van

MBSR), gebaseerd op vier weken training van twee uur, bleek onder gezondheidswerkers ook positieve effecten te hebben op mindfulness, angst, depressie, somatisatie en stress [8].
- Minder negatieve zelfaandacht; de mate van mindfulness correleert bij counselingstudenten met minder negatieve zelfgerichte aandacht (zelftwijfel, gevoel te moeten presteren). Doordat men minder negatief zelfgerichte aandacht heeft, is het zelfvertrouwen in counselingvaardigheden groter [9].
- Zelfcompassie; mindfulnesstraining helpt de fysiotherapeut meer zelfcompassie te ontwikkelen. Dat is belangrijk voor de therapie, want hoe hartelijker we zijn voor onszelf, des te meer voelen we ons verbonden met de rest van het leven, en des te meer empathie voelen we voor de ander. Onderzoek bevestigt dat mindfulnesstraining bij gezondheidswerkers zowel de zelfcompassie verhoogt als de compassie en empathie voor anderen [10].
- Positieve gebeurtenissen; mindfulnesstraining bevordert ook dat positieve gebeurtenissen meer bewust ervaren worden, zowel in het eigen leven, als herkend in het leven van de patiënt.
- Positieve emoties; mindfulness laat positieve emoties toenemen. Artsen die een MBSR-programma doorlopen, toonden een significante verbetering in mindfulness en positieve ontspannen emoties ten opzichte van de wachtlijstgroep [11]. In de follow-up neemt dit zelfs nog toe – een teken dat de artsen iets geleerd hebben over zelfregulatie wat ze blijvend inzetten.

10.1.2 Professioneel functioneren en patiëntenzorg

De kwaliteit van de therapeut-patiëntrelatie is erg belangrijk als een algemene factor voor herstel, ook binnen de fysiotherapie [12, 13]. Vooral empathie, onvoorwaardelijke acceptatie en congruentie van de therapeut is daarbij belangrijk [14]. Mindfulness bevordert deze kwaliteiten en het is dan ook niet vreemd dat er nu meer onderzoek komt naar mindfulness als algemene factor voor succesvolle therapie [2, 15].

Ook goede aandachtsvaardigheden en emotieregulatie zijn belangrijk in het fysiotherapeutische proces. In de vorige hoofdstukken hebben we gezien hoe mindfulness deze aspecten bevordert. Mindfulnesstraining bevordert bijvoorbeeld dat de aandacht langer volgehouden kan worden en ook dat die gemakkelijker stuurbaar wordt (verdeelbaar is over meerdere gebieden). Een positieve therapeutische relatie vraagt ook van de fysiotherapeut dat hij zijn eigen emoties kan reguleren en dat hij weet wanneer hij die wel of juist niet moet uitdrukken. Bovendien kan mindfulnesstraining helpen negatieve emoties beter te tolereren en minder emotioneel reactief te zijn op de patiënt.

Andere gunstige effecten van mindfulnesstraining op het (fysio)therapeutische proces zijn:
- Accepterende therapeutische attitude; mindfulness beoefenen helpt een attitude te ontwikkelen die minder strevend en meer accepterend is. Een MBSR-programma voor gezondheidswerkers toont dat de participanten het programma behulpzaam vinden, niet alleen de groepssteun, verbeterde aandachtsfocus en (zelf)acceptatie, maar ook het beter herkennen en omgaan met de automatische 'gerichtheid op anderen' en de 'reparatiemodus' werden als zinvol ervaren [16].
- Persoonlijkheid; mindfulness is geassocieerd met een open aangename consciëntieuze en emotioneel stabiele persoonlijkheid [17, 18]. Al deze persoonskenmerken zijn gunstig voor het hulpverleningsproces.

- Coachingszelfvertrouwen; mindfulness correleert met meer coachingszelfvertrouwen. Dat is belangrijk, want dat ondersteunt de actuele coachingscompetentie en effectief coachingsgedrag [9].
- Zelfcompassie; door mindfulnesstraining leert de fysiotherapeut om zichzelf en anderen op niet-kritische wijze en met compassie te benaderen. Mindfulnesstraining verhoogt de zelfcompassie bij hulpverleners [19]. Dat is gunstig, want hulpverleners die weinig zelfcompassie hebben zijn meer kritisch en controlerend naar hun patiënten en bereiken slechtere behandeluitkomsten. Het aantal zelfbeschuldigende uitspraken door de patiënt neemt daarbij toe [20].
- Inspirerende filosofie; ook zonder dat de fysiotherapeut zijn patiënten een formele mindfulnesstraining aanbiedt, kan kennis en ervaring met mindfulness en de bijbehorende filosofie de behandeling inspireren.

10.2 De persoon van de mindful fysiotherapeut

Wat zijn de essentiële persoonskenmerken van een mindful fysiotherapeut, die de kans op succesvol werken met mindfulness groter maken [21]?

- **De belichaming van mindfulness**

Het belangrijkste dat de fysiotherapeut gaat inzetten bij mindfulness-based fysiotherapie is zijn eigen presentie en belichaming van mindfulness. Vanuit mindful aanwezig zijn, werkt de fysiotherapeut met datgene wat er bij de patiënt op dat moment aanwezig is. Een mindful fysiotherapeut is per definitie hier-en-nu georiënteerd. De actuele waarneming is leidend. Overmatig theoretiseren over de klachten van de patiënt wordt voorkomen, zodat dit zo min mogelijk de perceptie op de patiënt kleurt. Dat geldt in sterke mate voor de psychosociale dimensie, maar ook voor de biomedische dimensie. Natuurlijk moet het klinische redeneren mede gevoed worden door op hypothesen gebaseerde theorieën, rapportage van de patiënt en actuele waarnemingen. Maar ook dan wordt mindful fysiotherapeutisch onderzoek gevoed door een gezonde twijfel, bijvoorbeeld: is het wel waar wat ik nu denk of denk te zien? Deze twijfel helpt accuraat waarnemen en adequaat interpreteren [22]. Het houdt het waarnemings- en interpretatieproces open en voorkomt daarmee dat de fysiotherapeut gaat zien wat hij verwacht te gaan zien.

- **Attitude**

Behalve het mindful aanwezig zijn wordt de fysiotherapeutische interactie met de patiënt gekenmerkt door drie basisattitudes:
- Een mindful fysiotherapeut zal mindfulness inzetten vanuit zijn persoonlijke verbondenheid met het onderwerp [21]. De fysiotherapeut heeft bijvoorbeeld zelf meegemaakt wat mindfulness hem geboden heeft en wil dit doorgeven aan zijn patiënten. Of de hele benadering en filosofie past eenvoudigweg bij de waarden en levensovertuiging van de fysiotherapeut. Mindfulness authentiek inzetten contrasteert sterk met bijvoorbeeld mindfulness als een truc inzetten voor omzetverhoging. Authentiek functioneren als mindful fysiotherapeut vereist ook dat de fysiotherapeut door eigen mindfulnessbeoefening de mindfulness zelf blijft belichamen. Kabat-Zinn adviseert de mindfulnesstrainer minimaal datgene te doen wat hij zijn patiënten ook vraagt: zes keer per week 45 minuten formele beoefening. Minimaal drie maanden mindfulnesstraining is nodig om mindfulness enigszins belichaamd te kunnen uitdragen.

- Er is het vertrouwen dat de patiënt zelf de bronnen in zich heeft voor zinvolle verandering. We zien deze attitude ook terug bij andere begeleidingsstijlen, zoals motiverende gesprekvoering, oplossingsgericht coachen en neurolinguïstisch programmeren.
- Mindfulness is aandacht schenken. Het is echter geen kritische aandacht, maar een open nieuwsgierige en bovenal zorgzame aandacht. Die zorgzaamheid is niet dominant dwingend aanwezig; het gaat meer om de patiënt iets gunnen of toewensen in zijn welzijn. Dat maakt het zachter en vrijer. Het 'belangeloze warmte'-aspect van Carl Rogers komt hiermee overeen [14].

Het effect van een mindfulnessinterventie hangt dus erg af van de persoon van de fysiotherapeut: belichaamt hijzelf mindfulness en is de 'heilzame' attitude bij hem aanwezig?

■ Kennis

Naast deze attitude heeft de fysiotherapeut ook kennis over de wereld en hoe betekenisverlening bij mensen kan verlopen. Dit is te vangen onder het begrip 'levenswijsheid'. Levenswijsheid is een combinatie van theoretische kennis en actuele levenservaringen, en daarbij de coachingsvaardigheden om met deze kennis en ervaringen mensen te helpen [23]. Fysiotherapeuten hebben veel (levens)ervaring met hoe pijn en chronische ziekte het leven van patiënten aantast en ook hoe enorm verschillend mensen hiermee omgaan. Naast deze algemene kennis in de vorm van levenswijsheid heeft de mindful fysiotherapeut natuurlijk ook specifieke kennis over de effecten en processen van mindfulness.

Zelfinzicht Het is daarnaast goed te weten wat je sterke en minder sterke kanten zijn. Je sterke kanten kennen en inzetten vergemakkelijkt het (be)handelen [24]. De minder sterke kanten moeten echter ook gezien en erkend worden. Niet alleen omdat de fysiotherapeut er dan aan kan werken, maar ook om vergevingsgezindheid en acceptatie voor zichzelf te oefenen. Deze attitude kan hij dan vanuit eigen ervaring op een patiënt die overmatig kritisch op zichzelf is overdragen. Zicht hebben op onverwerkte pijnlijke aspecten of moeilijke thema's voorkomt dat de fysiotherapeut vanuit die onrijpheid zijn gedrag gaat aansturen. Dat voorkomt dat de relationele brei van overdracht en tegenoverdracht een hoofdrol gaat spelen.

10.3 Begeleidingsvaardigheden voor een groep

Een mindful fysiotherapeut heeft bij het werken in groepen vier essentiële begeleidingsvaardigheden nodig [25]: gastheerschap, informatie overdragen, begeleiden en inquiry.

10.3.1 Gastheerschap

In de rol van gastheer van een groep patiënten bewaakt en herstelt de fysiotherapeut drie kwaliteiten:
- Vrijheid; de vrijheid van de patiënten om te zijn wie ze zijn en ervaringen vol te bleven.
- Verbondenheid; de verbondenheid van de patiënt met de groep en andersom, en de bijdrage en steun die daaraan ontleend wordt.
- Resonantie; de resonantie van mindfulness als een co-creatie via de intersubjectieve resonantie van de groep.

Deze kwaliteiten beïnvloeden elkaar: door angst voor kritiek kan de patiënt zich minder vrij voelen en zich afsluiten, waardoor hij minder verbonden is en de resonantie in de gehele groep afneemt.

- **Groepsbinding en groepsproces**

Bij voorkeur werkt de fysiotherapeut met een groep in een cirkel. De cirkel symboliseert gelijkheid, verbondenheid en heelheid. De cirkel bakent duidelijk af wat 'binnen' en 'buiten' is. Het schept orde en zorgt dat de deelnemers, inclusief fysiotherapeut, meer in het hier-en-nu aanwezig zijn in de groep.

De onderlinge verbondenheid wordt versterkt als men de deelnemers vraagt tegen de gehele groep te spreken in plaats van tegen de fysiotherapeut. Als de fysiotherapeut toch door een patiënt direct aangesproken wordt, kan hij dit met zijn ogen bevestigen, maar de aandacht door rond te kijken vervolgens weer naar de gehele groep verbreden.

Het groepsproces wordt ook bevorderd als de ervaringen eerst veilig in tweetallen of kleine groepjes gedeeld worden, om het vervolgens centraal in te brengen. Bij het werken in tweetallen is het verstandig elke keer een andere partner te zoeken.

De mindful fysiotherapeut vraagt de groepsleden aandachtig naar elkaar te luisteren. De spreker moet oefenen om bondig en vanuit de ik-positie te spreken. De groepsleden worden aangemoedigd om bij het luisteren de eigen reactiviteit waar te nemen. Die reactiviteit kan de vorm aannemen van de neiging om commentaar te geven, tegen te spreken, de ander op te peppen of te adviseren. Veel deelnemers moeten geholpen worden om deze luisterende, niet-oordelende en permissieve houding gestalte te geven.

Een groep kan maar een beperkte mate van onderling verschil en tegenstellingen verdragen; anders gaan de energie en de resonantie verloren. De groep wordt daarom aangemoedigd vooral te zoeken naar overeenkomsten die ze met elkaar hebben en verschillen voor later te bewaren. Als de deelnemer iets inbrengt, kan de mindful fysiotherapeut de groep rondkijken en vragen: 'wie heeft dit ook?', om zo de groepsgelijkheid te bevestigen. Vervolgens kan hij verschil introduceren: 'voor wie was dit anders?' En tot slot wordt op dit verschil juist weer gelijkheid gezocht: 'wie had dat ook?'

- **Begeleiden van emotionele incidenten**

De mindful fysiotherapeut kan de patiënt of de groep vragen zich open te stellen voor incidenten die de rust verstoren – iemand die te laat binnenkomt bijvoorbeeld. Ze moeten proberen om helder en zonder oordeel het incident en de eigen reactie erop waar te nemen. Daarna kan het incident en de reactie daarop in dialoog nader onderzocht worden. Dit gebeurt nooit in termen van goed-fout, maar altijd vanuit een open exploratie van 'wat was aanwezig?'. Op deze wijze wordt het verstorende incident een object van oefening.

Al te heftige emoties kunnen de groepsresonantie echter aantasten. De begeleidingsstrategie daarbij is: eerst reguleren, dan exploreren. Het reguleren van een heftige emotie kan ondersteund worden door de patiënt te vragen één of meer minuten de aandacht bij de adem of de voetzolen te houden. Daarna kan de patiënt kijken of hij nu wel de emoties en gedachten mindful kan observeren zonder er in opgesloten te worden. De metafoor van de waterval geeft hier duidelijkheid. Bij heftige emoties staat de patiënt onder een sterke waterval die hem meesleurt. Via mindfulness van adem-en-lichaam kan de patiënt als het ware *achter* de waterval gaan staan. De heftige emoties zijn er dan nog wel, maar er is afstand gekomen waardoor de patiënt er niet in meegesleurd wordt. Na dit reguleren kan de patiënt mindful exploreren wat zoal aanwezig aan lichamelijke sensaties, emoties, gedachten en gedragsimpulsen. Zonder te proberen ze te veranderen, maar met een open en accepterende houding. Misschien kan de patiënt zelfs al een beetje verschuiven van aversie naar nieuwsgierigheid. De groepsleden kan men vragen hetzelfde proces van 'reguleren en exploreren' te doen, maar dan ten aanzien van hun eigen reactiviteit op het incident.

Emotionele incidenten zorgen, mist goed opgelost, er uiteindelijk voor dat de kwaliteit van de groep beter wordt. De boodschap is dat de groep in een gezamenlijke positieve staat kan komen, ook al was er eerst een negatieve staat. Dit 'gezamenlijk er weer uit komen' kan voor sommige patiënten een belangrijke ervaring die ze van huis uit nooit hebben ervaren.

10.3.2 Informatie geven

Als mindful fysiotherapeut gebruik je de ingebrachte voorbeelden van de patiënt als startpunt voor het verweven van het 'didactische materiaal' binnen de chemie van de groep. Ook het inzetten van gedichten, metaforen en verhalen is een aansprekend hulpmiddel om een bepaald didactisch thema te introduceren. Er zijn drie vormen van informatieoverdracht:

- Mini-teachings; deze komen in verhouding het minst voor. Sommige informatie kan echter niet volledig vanuit de ervaringen in de groep ingezet worden, bijvoorbeeld een verhaal over stressfysiologie. Ook deze stof wordt zo interactief mogelijk overgebracht, mogelijk ondersteund door flip-over.
- Oefeninstructies; deze komen vaker voor. Een vel neerleggen met duidelijk leesbare en stapsgewijze aandachtspunten kan de fysiotherapeut en de patiënt helpen.
- Ingebrachte ervaringen als brug; dit komt het meest voor. De mindful fysiotherapeut grijpt een ingebrachte ervaring aan om al reagerend op die ervaring een boodschap aan de hele groep over te brengen. Zo kan hij van een individueel gesprek overschakelen naar groepsgesprek.

10.3.3 Begeleiding

- **Taal- en stemgebruik**

De patiënt wordt uitgenodigd om zijn aandacht te open, bijvoorbeeld 'als je eraan toe bent kun je je aandacht laten landen bij de sensaties van de ademhaling'. Een direct commando past daar minder bij. Toch moet deze regel geen dogma worden. Ook meer directieve opdrachten kunnen open en vriendelijk gebracht worden. Dit 'op commando' verplaatsen van de aandacht is een prima manier om de wendbaarheid van de aandacht te trainen. Een mindful exploratie van de ervaring (lichaamssensatie, emoties, gedachten en impulsen) wordt vooral bevorderd door open vragen; 'wat neem je waar, wat dient zich aan, wat toont zich, wat merk je?' zijn betere vragen dan: 'voel je de sensaties in de voet?' Nadeel daarvan is de patiënt dan kan afvinken (ja of nee) in plaats van exploreren. Bovendien sluipen de concepten van lukken en mislukken als oordeel in: 'nee, ik voel het niet…'

In het stemgebruik van de mindful fysiotherapeut klinkt door dat hij mindfulness daadwerkelijk belichaamt. Door de eigen mindfulnesstraining van de fysiotherapeut resoneert zijn stem dieper en voller. Bovendien is aan de stem te horen dat de fysiotherapeut uit eigen ervaring spreekt. De instructies zijn dan inspirerend en geloofwaardig.

- **Vrijheid in ervaren**

De patiënt moet zich vrij voelen zijn eigen ervaringen te hebben. Dit kan bereikt worden door alle ruimte te geven. De mindful fysiotherapeut kan bijvoorbeeld een reeks van opties noemen die allemaal waargenomen zouden kunnen worden, maar ook zelfs dat openlaten: 'misschien merk je het verharden van de spieren of het wat losser worden, misschien een tinteling of de lucht die langs je strijkt ..., en misschien zelfs geen enkele sensatie. En ook dat is oké. Het gaat om jouw ervaring op dit moment.'

- **Opnames maken**

Het maken van geluidsopnames vraagt om een goed uitgeschreven en doorgenomen script. De tekst dient belichaamd uitgesproken te worden. Kies een goede microfoon. Het script waar je mee werkt kan codes bevatten voor de pauzes, zoals:
- (...) = 1 ademhaling = 10 sec;
- nieuwe paragraaf = 2 ademhalingen = 20 sec;
- (pauze) = 3 ademhalingen = 30 sec;
- (lange pauze) = 6 ademhalingen = 60 sec.

10.3.4 Inquiry

Het is belangrijk om in elke sessie tijd te besteden aan het exploreren van de patiënts ervaring met de formele en informele mindfulnessoefeningen en de andere huiswerkoefeningen. De inquiry is een uitnodiging om innerlijke wijsheid in dialoog te ontwikkelen. In essentie gaat het maar om drie vragen: 'wat nam je waar?', 'hoe reageerde je daarop?', 'herken je dit patroon in je dagelijks leven?' Zonder vooropgezette uitkomstverwachting wordt ter plekke in het hier-en-nu de directe ervaring onderzocht. Juist tijdens dit gesprek kan de trainer het mindful observeren ontwikkelen en opschuiven in de richting van accepteren. De fysiotherapeut probeert daarbij het standpunt van 'niet weten' of *beginners mind* vast te houden. Dit bevordert het exploreren. Het is voor sommige patiënten even wennen dat bij de inquiry geen antwoorden gegeven worden, maar alleen maar vragen gesteld. De consistente en oprecht compassievolle nieuwsgierigheid van de fysiotherapeut en zijn niet-oordelende attitude zorgt echter dat de patiënt gemakkelijk aan deze begeleidingsstijl went.

Soms leidt het verkennen van de directe ervaring tot verwarring. Op dat moment is het verstandig dat de patiënt weer teruggaat naar het preverbale niveau van mindful observeren van lichaamssensaties, gedachten of emoties, om vervolgens eventueel terug te keren naar het verbaliseren ervan. Op deze wijze kan men heen en weer springend de ervaring verhelderen.

10.4 Voor wie is mindfulness (on)geschikt?

Omdat mindfulness binnen de fysiotherapie gegeven wordt aan mensen die verhoogd kwetsbaar zijn – zoals chronisch zieken, patiënten met chronische pijn en patiënten met stressgerelateerde gezondheidsproblematiek – is het belangrijk om te kijken of er ook (relatieve) contra-indicaties zijn. In tegenstelling tot de positieve effecten is hiernaar echter weinig formeel onderzoek gedaan [26]. MBSR heeft minimale exclusiecriteria: actieve suïcideneiging en/of psychopathologie [27]. In deze paragraaf bespreken we niet alleen mogelijke contra-indicaties, maar ook voor welke patiënten het programma minder geschikt is en welke patiënten neigen tot sneller uitvallen.

10.4.1 Uitval

Aanwijzingen voor wie MBSR geschikt is kunnen we halen uit onderzoek naar uitval. Kabat-Zinn bestudeerde gedurende twee jaar uitval bij zijn deelnemers [28]. Deze populatie bestond voor 27,4 % uit chronische-pijnpatiënten (rugpijn, hoofdpijn enz.) en voor 72,6 % uit patiënten met stressgerelateerde gezondheidsproblematiek (hypertensie, angst met functionele symptomen, maag/darmproblematiek enz.); 25 % van de door de arts verwezen patiënten verschijnen niet op het intake-interview en geven daarvoor de volgende redenen:
- het niet met de verwijzing eens zijn;
- geen interesse hebben;
- de persoonlijke situatie is veranderd;
- graag op een latere datum willen deelnemen.

Van degenen die wel besluiten deel te nemen, verschijnt 9 % toch op geen enkele sessie (*no show*) en 15 % valt uit na het beginnen van het programma. Bezien vanaf het moment van verwijzing is de training in mindfulness bij ongeveer 50 % van de patiënten dus niet verlopen zoals bedoeld. Dit is de realiteit waarop de fysiotherapeut, in samenwerking met bijvoorbeeld een huisarts, moet rekenen.

Enkele kenmerken van de uitvallers Tussen vrouwen en mannen is er geen verschil in *no show* of uitval. Er is een tweemaal grotere kans dat patiënten met stressgerelateerde gezondheidsproblematiek het programma afmaken dan patiënten met chronische pijn. In de pijngroep vielen mannen significant vaker uit dan vrouwen. Vrouwen hebben een meer dan tweemaal grotere kans dat ze het programma afmaken. In de groep met stressgerelateerde gezondheidsproblematiek is er geen verschil tussen mannen en vrouw qua uitval. Deelnemers die het programma afmaken hebben bij aanvang een sterkere mentaal-emotionele problematiek (SCL−90) dan deelnemers die het programma niet afmaken. De ernst van de fysieke symptomen binnen de stress- of pijngroep is geen voorspeller. Er was een trend dat oudere deelnemers het programma vaker afmaken, evenals deelnemers met een langere geschiedenis van chronische pijn. Uitval bij MBCT komt meer voor bij mensen die twee depressies hebben gehad in plaats van drie of meer, en ook meer bij mensen die ooit een suïcidepoging hebben gedaan [29]. Niet elk onderzoek vindt voorspellers voor uitval [30].

Dobkin noemt een laag uitvalspercentage van 5 % onder de studenten die deelnemen aan zijn MBSR-programma. Het is een algemene bevinding dat degene die uitvallen dit vroeg in het programma doen, doorgaans in de eerste drie weken [26]. Enkele redenen waarom de therapietrouw binnen het MBSR-programma's doorgaans hoog is, zijn [27]:
- MBSR beslaat een beperkte periode, maar is lang genoeg voor leefstijlverandering.
- MBSR is educatief en actief en stimuleert zelfonderzoek.
- MBSR biedt verschillende mindfulnessoefeningen aan zodat de deelnemers uiteindelijk kunnen kiezen wat het beste bij hen past.
- MBSR werkt met goed getrainde docenten.
- Er ontstaat motiverende verbondenheid door de boodschap dat lijden en heelheid alle participanten verbindt (*common humanity*).
- Mindfulnesstraining motiveert omdat ze inzicht geeft en ook indrukwekkend weldadig kan zijn.
- Heterogene groepen zorgen voor afwisseling in communicatie en toch gelijkheid qua lijden.
- Een stiltedag motiveert.
- Er is een nadruk op groei en delen van ervaringen.

Uit onderzoek blijkt dat de therapietrouw bij ontspanningsoefeningen niet al te hoog is. Mensen geven hier ook een vertekend beeld over. De subjectieve rapportage van het oefenen is 70–126 % hoger dan de objectieve meting ervan [31]. Ongeveer 50 % van de deelnemers aan een ontspanningstraining oefent minder dan één keer per week [31]. Het is dan ook interessant dat één onderzoek laat zien dat de subjectieve rapportage van thuis oefenen bij een mindfulnessinterventie niet sterk verschilt van de objectieve meting [32]. Mogelijk komt dat omdat het oefenen niet slechts een oefening is, maar ingebed ligt in een meer omvattende levensfilosofie [33].

10.4.2 Negatieve ervaringen

Negatieve ervaringen rond mindfulnesstraining kan de trainingsmethodiek zelf betreffen of de effecten ervan.

Hoewel de meerderheid van de patiënten duidelijk te spreken zijn over de wijze waarop de mindfulnesstraining opgebouwd is, zijn er ook punten die men als lastig ervaart. Van de cursisten noemt 60 % naast positieve ervaringen ook negatieve ervaringen ten aanzien van de uitvoerbaarheid van het programma, zoals: moeite om de concentratie op te brengen, fysiek ongemak, twijfel over de effectiviteit, moeite om de tijd en motivatie te vinden om te mediteren, twijfel of men het goed doet [34].

Belangrijk is te beseffen dat de meerderheid van de deelnemers een positief effect melden. Toch worden ook negatieve effecten gemeld. Doorgaans zijn ze onschuldig van aard, maar soms meer ernstig. We bespreken ze hier in volgorde van ernst.

In vijf jaar les op een universiteit aan patiënten, zorgprofessionals en medestudenten werd in een enkel geval enige toename in stress gemeld of ging de deelnemer net over een cut-off score voor bijvoorbeeld depressie heen. De toename in stressrapportage had de volgende oorzaken [26]:

- Mindfulness leert de patiënt om meer ervaringen toelaten, ook negatieve. Soms heeft men echter aan het begin van de training nog niet de vaardigheden om met negatieve ervaringen om te gaan.
- De cursus valt toevallig samen met lastige levensgebeurtenissen die extra stress creëren.
- Zelfinzicht in oude relatief disfunctionele reactiepatronen kan pijnlijk zijn.

Daarnaast worden in meditatieonderzoek in het algemeen, dus niet specifiek bij mindfulness, soms de volgende negatieve ervaringen genoemd [35]:
- oncomfortabele kinesthetische sensaties;
- milde dissociatie;
- gevoelens van grandeur;
- het gevoel geen verdediging meer te hebben,;
- schuldgevoel.

Het is belangrijk te beseffen dat soortgelijke negatieve verschijnselen ook bij bekende westerse ontspanningsmethoden genoemd worden, zoals de autogene training van Schultz en de progressieve relaxatie van Jacobson. In het algemeen zijn het onschuldige gevoelens en sensaties die bij voortzetting van het oefenen verdwijnen [36, 37].

Mogelijk moet men bij kwetsbare jongeren meer behoedzaam te werk gaan. Een kwalitatief onderzoek meldt dat de dertien jongeren in het onderzoek veel 'aparte ervaringen' melden [38]. Ook emotioneel herbeleven van trauma kwam voor. Dat betekent, volgens de auteur, dat mindfulness bij kwetsbare adolescenten voorzichtig ingezet moet worden. Waarschijnlijk moet eerst aan via een steunende en veilig omgeving aan de opbouw van egosterkte gewerkt worden, voordat mindfulness aangeboden wordt [38].

Intensieve mindfulnessmeditatie leidt tot een diepe exploratie van de innerlijke ruimte. Lang ingehouden rouw, lichamelijke spanningen en kritische of veroordelende gedachten kunnen soms voor het eerst vol bewust ervaren worden [26]. De deelnemer moet dus tolerantie ontwikkelen voor onplezierig materiaal. Ervaren mediterenden kunnen dergelijke negatieve fenomenen weliswaar labelen als 'mentale gebeurtenissen', maar een beginner moet deze desidentificatie nog leren. Op de stiltedag is men opeens uren stil met zichzelf. Voor velen is dit een kantelpunt binnen de MBSR. Bij de feedback op de stiltedag melden sommige deelnemers dat ze zich gedesoriënteerd voelen en uitgeput, terwijl anderen vanaf dat moment langer stil bij zichzelf kunnen blijven tijdens het zitten en staan.

Een zekere mate van egosterkte of emotionele weerbaarheid is van belang bij meditatie. Patiënten met een fragiele persoonlijkheid kunnen echter wel baat hebben bij het leren van meditatie, maar het moet dan korter per keer geoefend worden.

Een literatuurreview onderscheidt in de potentiële 'bijwerkingen' van mindfulnesstraining drie categorieën. Mentale bijwerkingen werden het meest genoemd worden, gevolgd door fysieke bijwerkingen en als laatste spirituele bijwerkingen [39].

- **Mentale bijwerkingen**

In de categorie mentale bijwerkingen worden serieuze affectieve of angstsymptomen genoemd, en tijdelijke dissociatieve toestanden of psychose. Vooral de posttraumatische stressstoornis (PTSS) verdient de aandacht omdat deze aandoening gekenmerkt wordt door vermijding van emotioneel materiaal terwijl mindfulnesstraining dit juist blootlegt. PTSS is geen absolute contra-indicatie, want soms worden positieve effecten gemeld, maar vraagt wel extra aandacht en expertise. Binnen de fysiotherapie is PTSS niet de verwijsreden, maar wel kan bij bijvoorbeeld musculoskeletale problematiek PTSS aanwezig blijken te zijn. Extra alertheid, goed getraind zijn, voldoende doorverwijsmogelijkheden hebben en niet te lang aanmodderen als het niet loopt, zijn dan belangrijke overwegingen.

Wat betreft PTSS stelt Compson op theoretische gronden dat de westerse seculiere vorm van mindfulnesstraining (MBSR) veel minder luxerend is voor PTSS dan de intensieve boeddhistische meditatievormen [40]. Met name de retraites verschillen qua intensiteit. In de oosterse vormen kan dit dagen tot weken bestrijken. Een miniretraite bij MBSR daarentegen, de 'stiltedag' genoemd, duurt slechts één dag en wordt relatief aan het eind van het MBSR-programma gegeven. MBSR en MBCT zijn ook minder luxerend voor PTSS omdat beide methoden duidelijke instructies geven over hoe men met ongemak tijdens de mindfulnessoefening om kan gaan. De instructie 'gewoon zitten' met opkomende sterk emotionele ladingen is namelijk vaak te weinig helpend; de patiënt moet leren hoe ermee om te gaan. Als men dit niet doet verwordt 'ermee zitten' tot 'in stilte lijden'.

Een ander punt is dat de hiërarchie binnen de westerse seculiere mindfulnesstraining niet aanwezig is zoals in het oosten. Dat maakt dat hiërarchische triggers de PTSS minder kunnen luxeren. Gewoon ermee zitten heeft ook geen nut als er fusie is opgetreden met het emotionele materiaal, zoals gebeurt als bijvoorbeeld traumatische herinneringen het heden binnen dringen. Met staat dan 'onder de waterval' in plaats van erachter. De neocortex is dan minder beschikbaar en het limbische leidt. Bij een traumatische ervaring waarbij het lichaam betrokken is, kan de opdracht terug te keren naar het lichaam en/of adem averechts werken. Het is dus heel belangrijk bij traumatisch materiaal te doseren zodat de patiënt niet overspoeld raakt! MBCT zegt hierover: steentje 5 van 0–10 (zie voor deze metafoor ▶ par. 12.1.2).

10.4 · Voor wie is mindfulness (on)geschikt?

Lichaam en adem is weliswaar de route om het stresssysteem rustiger te krijgen, maar als we overspoeld zijn, is deze route niet langer beschikbaar. We hebben dan de hulp van iemand nodig die ons naar rustiger water loodst. Daar aangekomen kan men gaan verwerken en herkennen wat de eerste signalen van hyperarousal zijn.

De 'nobele stilte' tijdens een retraite kan mooi zijn, maar vanuit het hiervoor beschrevene ook te veel van het goede. De stilte in verbale en ook non-verbale communicatie gaat ten koste van de sociale bronnen die iemand kan aanspreken als hij overspoeld raakt. Ook de zogenoemde 'probleemmeditatie' waarin men opzettelijk een 'moeilijkheid' opzoekt, kan de verwerkingscapaciteit van iemand die overmatig gestrest is te boven gaan. Vandaar dat men hier ook als fysiotherapeut mild in moet zijn. Signalen van een vermoeden van trauma zijn uitspraken als 'veel meegemaakt hebben', 'er is veel gebeurd' of een eerdere behandeling met EMDR [41]. Vraag dan gepast door: 'Je zegt dat je veel hebt meegemaakt, maar ik kan me daar niet zo'n beeld bij vormen. In welke richting moet ik daarbij denken?' Noem het trauma in algemene termen, zoals 'schokkende gebeurtenis', 'heftig incident'. Het trauma hoeft niet in detail besproken te worden. Het feit dat het bekend is, maakt het tot onderdeel van de relatie tussen de trainer en deelnemer. Vraag wel of er angst is voor herbeleving of dat er dissociatie is opgetreden. Vraag de kandidaat aan te geven als er verergering van symptomen is. Brandsma verwoordt mooi het openleggende aspect van de training: 'Je gaat stoppen, kijken en voelen. De dingen die je doet om het ongemakkelijke te vermijden, stellen we dan even buiten werking. Daardoor ga je zien wat normaal buiten je gezichtsveld blijft. Oude pijn kan hierdoor weer terugkomen. Hoe kijk jij daar tegenaan?' [41]

Depersonalisatie en het gevoel niet verbonden met het lichaam te zijn, wordt ook genoemd. Het percentage patiënten dat dit meldt, is echter erg laag en betrof langere retraites van tien dagen tot drie maanden. Desalniettemin moet men alert zijn op tekenen van depersonalisatie/desintegratie. Eurelings-Bontekoe deed eenzelfde waarschuwing bij massage en stille diepe ontspanningsvormen binnen de fysiotherapie [42]. Ook patiënten die sterke cognitieve controle houden kunnen gespannen worden als ze in stilte langdurig geconfronteerd worden met zichzelf.

Gevoel van leegheid; patiënten die een pathologisch gevoel van leegheid ervaren (zoals bij eetstoornissen, PTSS en schizofrenie het geval kan zijn) moeten met een expert psychotherapeut werken omdat intense reacties zoals dissociatie, paniek of de behoefte tot vluchten kunnen ontstaan [43].

Onveilige hechting; binnen mindfulnessbenaderingen is zelfzorg en zelfcompassie een belangrijk element. Zelfcompassie is feitelijk een voorwaarde voor zelfmanagement. Zelfcompassie wordt bijvoorbeeld via de vriendschapsmeditatie versterkt. Het effect daarvan is gunstig voor fysiek en mentaal welbevinden [44]. Wel kunnen sterk zelfkritische personen bij de vriendschapsmeditatie juist fysiologisch een defensieve stressreactie laten zien. Mogelijk komt dat doordat liefdevol naar zichzelf zijn, een plotseling besef van gemis uit jeugd losmaakt en/of dat gedachten oproept dat men dat niet verdient [10].

Psychose; ook psychose kan in een zeldzaam geval getriggerd worden, maar ook nu weer: vooral bij intensieve meditatie. Kuipers et al. vinden in onderzoek tussen 1975 en 2003 tien casestudies met tijdelijke, door meditatie geïnduceerde psychose [45]. De duur van de negatieve effecten varieerden van twee dagen tot vijf maanden. De meeste van de cursisten hadden al een psychiatrische geschiedenis, zoals acute psychose en schizoïde persoonlijkheidsstoornis. Aan de andere kant is er recent onderzoek dat laat zien dat mindfulnesstraining ook gunstige effecten heeft bij patiënten met psychose [46]. Een psychose hoeft geen contra-indicatie te zijn als het een eenmalige episode betreft met een duidelijke aanleiding en het al een tijd geleden is [41]. Voorbeelden daarvan zijn: zwangerschapspsychose, psychose in de adolescentie of psychose naar aanleiding van middelenmisbruik. Een actuele of terugkerende psychose vormt wel een contra-indicatie. Doorverwijzing naar gespecialiseerde behandelaars is dan geïndiceerd. Meditaties met verbeelding kunnen luxeren en ook de probleemmeditatie kan te belastend zijn en daardoor een psychose uitlokken.

- **Fysieke bijwerkingen**

Wat betreft de fysieke bijwerkingen wordt de verhoogde kans op een epileptische aanval genoemd. Zowel de toename in glutamaat en serotonine in het brein als de toegenomen gammasynchronisatie in de hersenen kan de kans op epileptische aanval verhogen. Ook gerichte aandacht op zichzelf kan de drempel voor een aanval verlagen.

Een andere negatieve fysieke bijwerking kan pijn en vermoeidheid zijn door het langdurig innemen van een statische houding. Het vormt geen contra-indicatie maar is wel een belangrijk aandachtspunt. De grenzen moeten verkend, maar niet overschreden worden.

- **Spirituele bijwerkingen**

De spirituele bijwerking zijn mild en hebben vooral betrekken op bijvoorbeeld overmatige verwachtingen (zoals 'verlichting' bereiken). Voorlichting is hier belangrijk.

10.4.3 Competenties van de mindfulnesstrainer

De competentie van de leraar bepalen mede of er veel uitval of negatieve bijwerkingen zijn [47]. Misschien vallen patiënten uit omdat de fysiotherapeut zelf mindfulness onvoldoende belichaamt. Of ervaren patiënten negatieve effecten omdat de reacties die opkomen, niet adequaat door de fysiotherapeut worden benaderd. Om een voorbeeld te geven: als een patiënt plotseling in oncontroleerbaar huilen uitbarst, dan bepaalt de vaardigheid van de fysiotherapeut of dit voor de gehele groep een leermoment wordt of dat het blijft hangen als een negatief incident dat de veiligheid van de groep ondermijnt.

10.4.4 Aanbevelingen voor screening en opvang

Binnen een gezondheidsetting zijn patiënten vaak al door een arts gescreend, maar bij direct toegankelijke fysiotherapie is dat niet het geval. De fysiotherapeut heeft hier zijn standaardalertheid en vragen voor. Ten aanzien van het screenen op het psychische domein formuleren Dobkin et al. vijf aanbevelingen [26]:

- Standaard screenen van potentiële deelnemers op psychiatrische problemen, verslaving en PTSS, vooral nu de instroom vaak via het internet verloopt en er geen voorafgaande screening door een gezondheidswerker is. Zelf laten zij via internet een vragenlijst laten invullen die screent op mogelijke problemen. Als er een trauma aangegeven wordt, kan bij het eerste interview daarop verder ingegaan worden. Als depressie aangegeven wordt, wordt gevraagd of men daarvoor in behandeling is. Mensen met alcohol- of drugsproblemen worden niet toegelaten. Op basis van dit interview blijkt maar een heel klein percentage niet deel te kunnen nemen.
- Deelnemers met een psychopathologie, zoals een angststoornis, worden geadviseerd professionele zorg te zoeken. Mindfulnesstraining is geen psychotherapie of steungroep. Uiteindelijk bepaalt de trainer zelf of de deelnemer toegelaten wordt omdat er geen

empirische beslisregels zijn. Andere mindfulness-based benaderingen kunnen overwogen worden om als advies mee te geven [48]:
- MBCT voor depressie;
- dialectische gedragstherapie voor borderline stoornissen;
- ACT voor obsessief-compulsieve stoornissen.
- De deelnemer moet geïnformeerd worden over wat men kan verwachten tijdens het oefenen en het huiswerk. Vooral ook cognitief-reactieve mensen die misschien door emoties overvallen worden, zullen ook moeten leren om met de emoties om te gaan, bijvoorbeeld door lichaams- en ademtraining.
- Bij voorkeur is er een verwijzingssysteem voor deelnemers die psychiatrische problemen ervaren. In die zin is het goed als de mindfulnesstrainer ook de sociale kaart van zijn omgeving kent wat betreft hulpverleners waarnaar verwezen kan worden. Op die manier kan tijdens de training of daarna een deelnemer verder geholpen worden. Men kan ook denken aan een andere gekwalificeerde mindfulnesstrainer of voortgezette training bij een meditatiecentrum.
- Deelnemers weten feitelijk zelf het beste wat ze nodig hebben. Een artrosepatiënt kan ochtendstijfheid hebben. De deelnemer moet zelf ontdekken of oefenen op dat moment juist gunstig of ongunstig is. In die zin is de patiënt zelf verantwoordelijk voor zijn welzijn. De patiënt wordt aangemoedigd goed op de eigen grenzen te letten, ze misschien wat op te rekken, maar zich niet te forceren. De persoon blijft in dat opzicht zelf de primaire focus en niet het al of niet kunnen afmaken van een oefening of methode.

10.4.5 Individuele kwetsbaarheden als praktische insteek

Rob Brandsma benadert contra-indicaties vanuit een pragmatische insteek [41]. Niet zozeer de klacht zelf vormt een reden voor afwijzing, maar het effect van de klacht op de deelnemer of op de training. De mindful fysiotherapeut moet inschatten of de kwetsbaarheid:
- zorgt dat de patiënt door de training achteruitgaat;
- een belemmering voor hem/haar vormt om de training te volgen;
- deelname een belasting vormt voor de rest van de groep;
- deelname een te grote belasting vormt voor jou in de rol als trainer.

Door open en rechtstreekse vragen kan men een indruk krijgen van bepaalde klachten en de belastbaarheid. Een aantal standaardvragen zijn:
- Ben je weleens in behandeling geweest?
- Heb je weleens last gehad van een depressie of een burn-out?
- Gebruik je medicijnen?
- Heb je weleens een schokkende gebeurtenis, bijvoorbeeld met geweld, meegemaakt?
- Zijn er medische omstandigheden die voor mij van belang zijn om te weten?

Informatie over de belastbaarheid kan de fysiotherapeut halen uit opmerkingen van de patiënt over regelmaat, slaapritme en voeding, en of de kandidaat de normale uitdaging van het leven, zoals opvoeding en sociale contacten, als zeer belastend ervaart.

Een centraal aspect is dat mindfulness tijd, ruimte en aandacht vraagt. Heeft de patiënt met zijn kwetsbaarheid dat? We bespreken enkele overwegingen van Brandsma.
- Crisis. Een sociaal-maatschappelijke of psychische crisis vraag alle tijd en aandacht van de patiënt. De vraag is of dit het juiste moment is om deel te nemen aan de training.

De patiënt is tijdens een crisis meer gebaat bij een coach, therapeut of maatschappelijk werker. Als er iets meer rust of stabiliteit is, kan de mindfulnesstraining opgepakt worden. Als de patiënt dan nog coaching of psychotherapie heeft, kan mindfulnesstraining dit proces ondersteunen. Wel is het zo dat de mindfulnessfilosofie van 'acceptatie' soms botst met actieve probleemgerichte benaderingen, wat verwarrend kan zijn voor de patiënt.

- Angst. Als er sprake is van paniekaanvallen moet bekeken worden hoe sterk die zijn, wanneer ze optreden, ingeschat worden hoe men daar tijdens de training mee om kan gaan, en of de heftigheid en duur van de aanval het groepsproces belemmert. Onderzoek ook of de patiënt bang is dat de oefeningen de angst zullen versterken: angst dat men een paniekaanval krijgt of het gevoel het contact met realiteit te verliezen.
- Depressie. Depressie komt veel voor, vraag er dus naar. Vragen die men kan stellen zijn: is de depressie hanteerbaar, wordt het door de patiënt serieus genomen, wordt het behandeld, kan de patiënt de aandacht en energie opbrengen voor de mindfulnesstraining? Vraag de patiënt aan te geven wanneer in de aanloop of tijdens de training de depressieve verschijnselen toenemen, zodat er doorverwijzing kan plaatsvinden.
- Suïcidaliteit. Dit komt bij een ernstige depressie vaak voor, vooral als men totaal geen uitweg meer ziet. Vragen die de fysiotherapeut daaromtrent kan stellen zijn: fantaseer je weleens om er helemaal niet meer te zijn? Heb je weleens de wens dat alles afgelopen is? Daarna moet ingeschat worden of de suïcidale gedachten of intentie voldoende behandeld is. Vraag de patiënt direct aan te geven als er een terugval is in suïcidale gedachten en intenties. Onderzoek ook of er een achterwacht is, zoals een behandelaar die bekend is met het probleem. Als er geen behandeling is geweest, moet men uiterst terughoudend zijn om iemand met de geschiedenis van suïcidaliteit op te nemen in de groep. Wees extra alert bij patiënten die herstellend zijn van een depressie. Een terugval kan dermate deprimerend zijn dat mensen dan een suïcidepoging doen.
- Middelen misbruik, verslaving. Alcohol en drugs ondermijnen de aandacht en ook het geduld en zelfvertrouwen die nodig is voor het volgen van een MBSR-programma. Bij vermoeden van een alcohol- of drugsprobleem kun je als fysiotherapeut een directe vraag stellen: 'Gebruik je middelen? Alcohol, cocaïne, marihuana?' Vaak levert dat een direct antwoord op. Als je geen antwoord krijgt, kun je toch de boodschap meegeven dat het gebruik van die middelen en een mindfulnesstraining niet samengaan.

Literatuur

1 Kangas NL, Shapiro SL. Mindfulness-based training for health care professionals. In: McCracken LM, editor. Mindfulness & acceptance in behavioral medicine. Oakland: New Harbinger Publications; 2011. pag. 303–40.
2 Davis MD, Hayes JA. What are the benefits of mindfulness? A practice review of psychotherapy-related research. Psychotherapy. 2011;48(2):198–208.
3 Vries TA de, Hoogstraten J. Burn-out bij fysio-manueeltherapeuten in Nederland. Nederlands Tijdschrift voor Fysiotherapie. 1999;109:90–5.
4 Anderson EZ, Gould-Fogerite S, Pratt C, Perlman A. Identifying stress and burnout in physical therapists. Physiotherapy. 2015;101(Supplement 1):eS1643–eS721.
5 Asuero AM, Queralto JM, Pujol-Ribera E, Berenguera A, Rodriguez-Blanco T, Epstein RM. Effectiveness of a mindfulness education program in primary health care professionals: a pragmatic controlled trial. J Contin Educ Health Prof. 2014;34(1):4–12.
6 Shapiro LS, Astin JA, Boshop SR, Cordova M. Mindfulness-based stress reduction for health care professionals: results from a randomized trial. Int J Stress Manage. 2005;12(2):164–76.

7 Irving JA, Dobkin PL, Park J. Cultivating mindfulness in health care professionals: a review of empirical studies of mindfulness-based stress reduction (MBSR). Complement Ther Clin Pract. 2009;15(2):61–6.
8 Manotas M, Segura C, Eraso M, Oggins J, McGovern K. Association of brief mindfulness training with reductions in perceived stress and distress in Colombian health care professionals. Int J Stress Manag. 2014;21(2):207–25.
9 Wei M, Tsai PC, Lannin DG, Du Y, Tucker JR. Mindfulness, psychological flexibility, and counseling self-efficacy hindering self-focused attention as a mediator. The Counseling Psychologist. 2015;43(1):39–63.
10 Boellinghaus I, Jones FW, Hutton J. The role of mindfulness and loving-kindness meditation in cultivating self-compassion and other-focused concern in health care professionals. Mindfulness. 2014;5:129–38.
11 Amutio A, Martinez-Taboada C, Hermosilla D, Delgado LC. Enhancing relaxation states and positive emotions in physicians through a mindfulnesstraining program: a one-year study. Psychol Health Med. 2014:1–12.
12 Hall AM, Ferreira PH, Maher CG, Latimer J, Ferreira ML. The influence of the therapist-patient relationship on treatment outcome in physical rehabilitation: a systematic review. Phys Ther. 2010;90(8):1.099–110.
13 Ferreira PH, Ferreira ML, Maher CG, Refshauge KM, Latimer J, Adams RD. The therapeutic alliance between clinicians and patients predicts outcome in chronic low back pain. Phys Ther. 2013;93(4):470–8.
14 Rogers C. The necessary and sufficient conditions of therapeutic personality change. J Consult Psychol. 1957;21:95–103.
15 Shapiro SL, Brown KW, Biegel GM. Teaching self-care to caregivers: effects of mindfulness-based stress reduction on the mental health of therapists in training. Training and Education in Professional Psychology. 2007;1(2):105–15.
16 Irving JA, Park-Saltzman J, Fitzpatrick M, Dobkin PL, Chen A, Hutchinson T. Experiences of health care professionals enrolled in mindfulness-based medical practice. Mindfulness. 2012;5:60–71.
17 Giluk T. Mindfulness, big five personality, and affect: a meta-analysis. Personality Individ Differ. 2009;47:805–11.
18 Hanley AW. The mindful personality: associations between dispositional mindfulness and the five factor model of personality. Personality Individ Differ. 2016;91:154–8.
19 Raap K. Mindfulness, self-compassion, and empathy among health care professionals: a review of the literature. Journal of Health Care Chaplaincy. 2014;20(3):95–108.
20 Henry WP, Schacht TE, Strupp HH. Patient and therapist introject, interpersonal process, and differential psychotherapy outcome. J Consult Clin Psychol. 1990;58(6):768–74.
21 McCrown D, Reibel D, Micozzi MS. The person of the teacher. In: McCrown D, Reibel D, Micozzi MS, editors. Teaching mindfulness: a practical guide for clinicians and educators. New York: Springer; 2010. pag. 91–101.
22 Langer E. Mindfulness. MA: Addison Wesley; 1989.
23 Baltes PB, Staudinger UM. Wisdom: a metaheuristic (pragmatic) to orchestrate mind and virtue toward excellence. Am Psychol. 2000;55:122–36.
24 Peterson C. A primer in positive psychology. New York: Oxford University Press; 2006.
25 McCrown D, Reibel D, Micozzi MS. The skills of the teacher. In: McCrown D, Reibel D, Micozzi MS, editors. Teaching mindfulness: a practical guide for clinicians and educators. New York: Springer; 2010. pag. 103–34.
26 Dobkin PL, Irving JA, Amar S. For whom may participation in a mindfulness-based stress reduction program be contraindicated? Mindfulness. 2012;3:44–50.
27 Salmon PG, Santorelli SF, Sephton SE, Kabat-Zinn J. Intervention elements promoting adherence to mindfulness-based stress reduction (MBSR) programs in a clinical behavioral medicine setting. In: Shumaker SA, Ockene JK, Riekert KA, editors. The handbook of health behavior change 3rd ed. New York: Springer Publishing Company; 2009. pag. 271–86.
28 Kabat-Zinn J, Chapman-Waldrop A. Compliance with an outpatient stress reduction program: rates and predictors of program completion. J Behav Med. 1988;11(4):333–52.
29 Crane C, Williams JM. Factors associated with attrition from mindfulness-based cognitive therapy in patients with a history of suicidal depression. Mindfulness. 2010;1:10–20.
30 Carmody J, Baer RA. Relationships between mindfulness practice and levels of mindfulness, medical and psychological symptoms and well-being in a mindfulness-based stress reduction program. J Behav Med. 2008;31:23–33.
31 Lehrer PMW, Woolfolk RL. Research on clinical issues in stressmanagement. In: Lehrer PM, Woolfolk RL, Sime WE, editors. Principles and practice of stress management. 3rd ed. New York: The Guilford Press; 2007. pag. 703–21.

32. Wahbeh H, Oken B. Objective and subjective adherence in mindfulness meditation trials. BMC Complementary and Alternative Medicine. 2012;12:229.
33. Lichtstein KL. Clinical relaxation strategies. New York: John Wiley & Sons; 1988.
34. Sears SR, Kraus S, Carlough K, Treat E. Perceived benefits and doubts of participants in a weekly meditation study. Mindfulness. 2011;2:167–74.
35. Perez-de-Albeniz A. Meditation: concepts, effects and uses in therapy. Int J Psychotherapy. 2000;5(1):49–58.
36. McGuigan FJ, Lehrer PM. Progressive relaxation: origins, principles, and clinical applications. In: Lehrer PM, Woolfolk RL, Sime WE, editors. Principles and practice of stress management. 3rd ed. New York: The Guilford Press; 2007. pag. 57–87.
37. Linden W. The autogenic training method. In: Lehrer PM, Woolfolk, R.L., Sime, W.E., editor. Principles and practice of stress management. 3 ed. New York: The Guilford Press; 2007. pag. 151–74.
38. Burrows L. Safeguarding mindfulness meditation for vulnerable college students. Mindfulness. 2016;7:284–5.
39. Lustyk MK, Chawla N, Nolan RS, Marlatt GA. Mindfulness meditation research: issues of participant screening, safety procedures, and researcher training. Adv Mind Body Med. 2009;24(1):20–30.
40. Compson J. Meditation, trauma and suffering in silence: raising questions about how meditation is taught and practiced in Western contexts in the light of a contemporary trauma resiliency model. Contemporary Buddhism: An Interdisciplinary Journal. 2014;15(2).
41. Brandsma R. Mindfulnesstrainingsboek. Houten: Lannoo; 2012. pag. 54–71.
42. Eurelings-Bontekoe EHM. Massage bij chronische pijnproblematiek. Zeker niet altijd zonder risico's. In: Dijkstra JA, Burken P van, Marinus J, Nijs J, Wilgen CP van, editors. Jaarboek voor fysiotherapie 2005. Houten: Bohn Stafleu Van Loghum; 2005. pag. 34–48.
43. Didonna F, Gonzalez YR. Mindfulness and feelings of emptiness. In: Didonna F, editor. Clinical handbook of mindfulness. New York: Springer Publishing.; 2009. pag. 125–52.
44. Fredrickson BL, Cohn MA, Coffey KA, Pek J, Finkel SM. Open hearts build lives: positive emotions, induced through loving-kindness meditation, build consequential personal resources. J Pers Soc Psychol. 2008;95(5):1.045–62.
45. Kuijpers HJ, Heijden FM van der, Tuinier S, Verhoeven WM. Meditation-induced psychosis. Psychopathology. 2007;40:461–4.
46. Chadwick P, Newman K, Abba N. Mindfulness groups for people with psychosis. Behav Cogn Psychotherapy. 2005;33:351–9.
47. Crane RS, Kuyken W, Hastings RP, Rothwell N, Williams JMG. Training teachers to deliver mindfulness-based interventions: learning from the UK experience. Mindfulness. 2010;1:74–86.
48. Chiesa A, Malinowski P. Mindfulness-based approaches: are they all the same? J Clin Psychol. 2011;67:404–24.

Deel II De praktijk

Hoofdstuk 11   Les 1 - Automatismen – 163

Hoofdstuk 12   Les 2 - Obstakels – 189

Hoofdstuk 13   Les 3 - Aandacht – 213

Hoofdstuk 14   Les 4 - Afkeer – 235

Hoofdstuk 15   Les 5 - Toelaten – 257

Hoofdstuk 16   Les 6 - Gedachten – 271

Hoofdstuk 17   Les 7 - Zelfzorg – 291

Hoofdstuk 18   Les 8 - Vasthouden – 307

Les 1 – Automatismen

Samenvatting

In dit praktijkhoofdstuk staat het thema 'automatische piloot' centraal. Een patiënt belandt via de automatische piloot in de doe-modus en malende gedachten, die zijn herstel en welzijn belemmeren. Mindful gewaarzijn kan dit voorkomen. De patiënt leert wat het verschil is tussen de doe-modus en de zijn-modus. Mindfulness wordt gedemonstreerd aan de hand van de rozijnoefening en de bodyscan. Ook bewegen kan op de automatische piloot of juist meer mindful uitgevoerd worden. De patiënt maakt kennis met open objectief observeren. De eerste reacties van de patiënt op de oefeningen worden besproken. De patiënt krijgt de opdracht om een welomschreven dagelijkse routineactiviteit mindful uit te voeren. De onderdelen mindful bewegen hebben als thema's: beweging door het skelet voelen gaan via duwen en trekken en lumbale stabilisatie in combinatie met flexie-extensiemobilisatie heup.

11.1 Het mindfulnesskader – 165

11.1.1 De rozijnoefening – 165
11.1.2 Open en objectief observeren – 168
11.1.3 De bodyscan – 169
11.1.4 Setting the stage – 171
11.1.5 Veelvoorkomende reacties van patiënten – 172
11.1.6 Zelf aan de slag – 173
11.1.7 Dagelijkse routineactiviteiten als object van aandacht – 174
11.1.8 De eerste les afronden – 174

11.2 Mindful bewegen 1 – beweging door het skelet voelen gaan via duwen en trekken – 175

11.2.1 De beweging door het skelet voelen gaan via duwen en trekken – variant in lig – 177
11.2.2 De beweging door je skelet voelen gaan via duwen en trekken – variant in zit – 182

© Bohn Stafleu van Loghum, onderdeel van Springer Media B.V. 2017
P. van Burken, *Mindfulness en fysiotherapie*, DOI 10.1007/978-90-368-0699-2_11

11.3		**Mindful bewegen 2 – lumbale stabilisatie in combinatie met flexie-extensie mobilisatie heup – 183**
	11.3.1	Lage-rugoefening 1 (hol/bolvariant) – 183
	11.3.2	Lage-rugoefening 2 (stoel-zitbuiging) – 185
11.4		**Voorbeeld van de agenda en het huiswerk van les 1 – 187**
		Literatuur – 187

11.1 Het mindfulnesskader

Bijna iedereen handelt een groot deel van de dag op de automatische piloot. Dat geldt zowel voor de patiënt als voor de fysiotherapeut. Op de automatische piloot, een centraal begrip binnen mindfulnessbenaderingen, ben je je weinig bewust van wat je doet [1]. Je doet dan iets uit gewoonte. Zonder aandacht eet je bijvoorbeeld een zak chips leeg of kom je op je werk aan zonder je iets van de route te herinneren. Als fysiotherapeut doe je op de automatische piloot misschien alsmaar dezelfde oefening met je patiënt. Ook veel van onze patiënten functioneren op de automatische piloot. Ze zijn zich niet bewust van de houding waarin ze zitten, de spierspanningen en fixaties die ze hebben, de intensiteit waarmee ze de bewegingen uitvoeren en de kwaliteit van het bewegingsverloop. Nog minder zijn ze zich bewust van de expressieve componenten in de motoriek, in de lichamelijke klacht of in het verbale klagen. Het lichaam handelt in deze gevallen blind, terwijl de geest is weggekaapt door gedachten, herinneringen, plannen of gevoelens. Het nadeel van de automatische piloot is dat je je vaak niet bewust bent van flarden van negatieve gedachten, negatieve gevoelens of bijvoorbeeld spierspanningen en fixaties. Deze kunnen dan ongemerkt doorwoekeren en uitgroeien tot een intensiteit die je wel gaat merken, maar dan misschien niet meer te hanteren is. Er kunnen dan fysieke en/of emotionele pijnklachten ontstaan. Vooral patiënten waarbij stressgerelateerde of andere psychologische componenten een rol spelen in hun klachten, moeten leren de automatische piloot te herkennen en over te schakelen naar meer bewust waarnemen en handelen. Mindfulness helpt de patiënt de beginnende negatieve spiraal van pijn, negatieve gedachten, negatieve emotie, vermijding of doordrukken, toename in vermoeidheid, benauwdheid enzovoort te herkennen. Doordat de patiënt nu beter waarneemt wat er binnen hem en ook in de omgeving afspeelt, kan hij een meer geïnformeerde (=wijzere) beslissing nemen om ermee op te gaan: bijvoorbeeld door de aandacht ergens anders op te richten, de klachten meer neutraal te benaderen of wijzer te gaan handelen.

Voordat we deze eerste les doorlopen geven we de volgende bemoediging, voor onze patiënten én voor onszelf als fysiotherapeut: het is niet de bedoeling dat als je over mindfulness en de automatische piloot leest je het gevoel krijgt dat je dingen op dit moment *niet goed* doet. Goed of fout als goedkeurend of afkeurend oordeel is binnen de mindfulnessbenadering nadrukkelijk géén thema. De gevolgen waarnemen van mindful zijn versus op de automatische piloot functioneren is wel belangrijk en zou je 'inzicht' kunnen noemen. Dus niet zo zeer 'goed of fout' speelt, maar meer 'wat werkt wel en wat werkt niet'.

- **Een goede start**

Jon Kabat-Zinn begint de eerste les van zijn groep met het zich in tweetallen aan elkaar voorstellen, bijvoorbeeld door je naam noemen, de reden waarom je gekomen bent en wat je met de training hoopt te bereiken. Het is verstandig om een formulier uit te reiken waarop iedereen zijn persoonlijke doelen kan opschrijven. De fysiotherapeut neemt daarna de formulieren in om ze aan het eind van de training weer uit te reiken en de progressie te evalueren. Daarna maakt hij met de rozijnoefening duidelijk dat we doorgaans de dingen op de automatische piloot doen, en dat vertragen en concentreren de ervaring enorm kan verrijken. De fysiotherapeut kan ook beginnen met een bewegingsoefening.

11.1.1 De rozijnoefening

De rozijnoefening is een klassieke oefening. Veel mensen kennen hem of hebben er al wat over gelezen. En toch blijft het een prachtige metafooroefening om het nut van mindfulness en het nadeel van het op de automatische piloot functioneren uit te leggen. Misschien is het juist een goede oefening voor patiënten die hem al kennen, om te merken hoe men geneigd is bij bekende dingen niet meer waar te nemen, verveeld te raken of in te dutten.

Houd de introductie kort. Je kunt beter te weinig zeggen dan te veel, maar dat geldt voor alle mindfulnessoefeningen. Bij alle oefeningen gaat het om leren-door-ervaren. En ook bij de rozijnoefening (en de bewegingsoefening) leert de patiënt of cliënt door ondervinding en de feedback.

Rozijnoefening – opbouw
- Sluit de ogen.
- Stel je voor dat je van Mars komt en je alles op aarde verkent alsof je het voor de eerste keer ziet. En hier op aarde valt er zo meteen een klein object in je hand. Je onderzoekt het nieuwsgierig op alle kenmerken. Probeer daarbij mindful sensorisch waar te nemen en niet in gedachten als maar te raden wat het is.
- De fysiotherapeut laat de rozijn vallen in handen van de cliënt.
- Breng je aandacht naar je handen. Voel het objectje landen en het gewicht van het object en laat het door je handen rollen.
- Rol het object langzaam tussen je vingers. Voel de structuur van het object.
- Hou het object bij je oor. Knijp er een beetje in. Maakt het een geluid? Hoe is het bij het andere oor?
- Breng het object naar je lippen en voel met je lippen.
- Open je ogen en kijk naar het object. Kijk er echt naar, alsof je het object nog nooit bekeken hebt. En feitelijk is dat ook zo: dit exemplaar heb je nog nooit gezien! Kijk naar de structuur, naar de groeven. Zie je de verschillende kleurtinten, de schaduw, de patronen?
- Plaats het object op je tong en proef en voel het object, zonder te kauwen of druk uit te oefenen.
- Bewerk het object dan langzaam met je tanden en blijf met je volle aandacht bij de sensatie.
- Als je uiteindelijk het object doorslikt, let dan op de volheid van de smaak.
- Stel je nu voor dat je lichaam precies een rozijn zwaarder is geworden.

Bewegingsoefening – opbouw
- Houd je rechter elleboog 90 graden gebogen en kijk in de geopende hand.
- Bestudeer de handpalm aandachtig, alsof je hem voor de eerste keer ziet. Wat valt er allemaal te ontdekken? (60 sec)
- Draai de hand en onderarm heel langzaam en gelijkmatig om zodat je de handrug ziet. Voel en zie het draaien.
- Wat kunt je waarnemen op de handrug? (60 sec)
- Draai de hand en onderarm weer langzaam en bewust terug, zodat je er opnieuw in kunt kijken.
- Sluit de hand heel erg langzaam tot een vuist en open hem dan weer langzaam. Herhaal dit heel aandachtig een aantal keer. Kijk en voel heel precies wat er allemaal waar te nemen valt.
- Kun je ook de ruimte rond de vingers voelen?
- Wie beweegt eigenlijk?

Alternatieve bewegingsoefeningen:
- Breng de hand van de gebogen arm heel langzaam omhoog naar het plafond en weer terug naar de schoot.
- Een minder voorschrijvend alternatief: Maak heel aandachtig en in slow motion allerlei willekeurige bewegingen met de armen of het hele lichaam.

Nabespreking

Dezelfde open nieuwsgierigheid als de patiënt heeft naar de rozijn, hebben we als fysiotherapeut ook naar de ervaringen van onze patiënten. Dit inspireert de patiënt ook nieuwsgierig te worden naar zijn eigen ervaringen. Stel daarvoor open vragen als: 'Wat zou iemand willen opmerken over wat hij net ervaren heeft?' Stel geen gesloten vragen, zoals 'dwaalde de geest af?' of 'merkte je meer op?', want het antwoord is dan kort en vermindert de kans op een gesprek. Het kan behulpzaam zijn om de reacties van een of meer deelnemers samen te vatten, om bepaalde aspecten rond mindfulness te benadrukken: je voelt iets in je hand vallen en je denkt direct: hé, wat is dat? – het zoeken en invullen begint. Oordelen verschijnen: doe ik het zo goed? Sensaties klinken weer door: dat is zachter dan ik dacht. Gedachten komen op: doet me denken aan die rozijnen in doosjes vroeger als kind; in appeltaart zitten ze ook. Dan herneem je je: even aandacht bij de les houden. Sensaties verschijnen weer: de geur van ... enzovoort.

Dit is een voorbeeld van hoe fragmentarisch het brein heen en weer springt, terwijl de opdracht alleen maar was: neem het object waar. Het brein gaat blijkbaar gewoon zijn eigen gang.

Een voorbeeld van een andere ervaring: 'Nou, aanvankelijk zag ik gewoon mijn hand, niets bijzonders, maar naarmate ik meer en meer trager begon te bewegen en te voelen kwam dezelfde rijkdom aan gewaarwordingen naar boven zoals bij de rozijnoefening.'

Het doel van de rozijnoefening en de bewegingsoefening:
- verduidelijken van het verschil tussen bewuste aandacht en de automatische piloot;
- ervaren dat aandacht sensorische indrukken versterkt en ook nieuwe dingen laat ontdekken;
- merken dat aandacht een alledaags ervaring volledig kan veranderen;
- opmerken dat het brein de gewoonte heeft om alsmaar af te dwalen.

Vooral de neiging van het brein om af te dwalen is direct al een belangrijk punt. Ongemerkt kan de patiënt daardoor in een negatieve spiraal van elkaar wederkerig beïnvloedende negatieve associaties en gevoelens terechtkomen. De patiënt begint misschien bezorgd te denken: beweeg ik wel goed, wat is dit voor een pijn, maak ik het niet erger, hoe zou het morgen zijn? Deze gedachten trekken de aandacht weg bij de actuele bewegingservaring. Ze maken de patiënt meer gespannen en het bewegen wordt daardoor pijnlijker of coördinatief hoekiger of geremder. Qua beleving wordt de beweging meer ongemakkelijk en onaangenaam. Deze neerwaartse spiraal bevestigt voor de patiënt de gedachte dat hij het niet goed doet of dat bewegen niet goed is.

Een goede andere goede open vervolgvraag is: 'Is iemand iets opgevallen wat afwijkt van de manier waarop je normaal eet of beweegt? Wat was dat verschil?' Enkele bekende reacties daarop zijn: normaal gesproken werken we ze met een hand naar binnen, eten we sneller, proeven we minder, doen we tegelijkertijd iets anders, en hebben we niet door dat we eten.

Door bewust te eten of te bewegen – om even bij deze oefeningen te blijven – *weet* je ook dat je eet of beweegt. Dit is niet zozeer een intellectueel weten als wel een rechtstreekse zintuiglijke ervaring. Het centrale thema van de training is overgaan van overmatig in het hoofd zitten naar het rechtstreeks ervaren. De patiënt moet leren dat er een belangrijk verschil is tussen denken en rechtstreeks ervaren. En dat rechtstreeks ervaren de ervaring verrijkt en meer reëel maakt.

De rozijn- of bewegingsoefening hoeft niet per se fijn te zijn; hij kan ook frustreren door het trage 'gedoe'. Belangrijk is dat de deelnemer deze reactie van 'frustratie' ook opmerkt en vervolgens probeert terug te komen bij het proeven van de rozijn of het maken van de handbewegingen. Alle reacties – positief, negatief of neutraal – zijn welkom. Voor veel fysiotherapeuten is dat nieuw, en zeker ook voor veel patiënten. We streven bij de patiënt niet naar *zich beter voelen*, hoewel dit als bijwerking wel kan optreden. We streven naar *beter voelen*: waarnemen van wat er is en dit zo goed mogelijk zonder oordeel. Dus trillend bewegen is ook een prima observatie. Coördinatief gezien misschien 'formeel' onvoldoende, maar qua mindfulness prima opgemerkt en erbij gebleven.

Na deze nabespreking kan de fysiotherapeut de reacties nog eens bundelen in een samenvatting, bijvoorbeeld: 'Een groot deel van de tijd leven we eigenlijk maar half. We zijn er niet echt bij. Dit geldt ook voor onze houding en ons bewegen. Het bewuste eten of bewegen kan ook de onrust laten zien: het door willen gaan, het gejaagd zijn of vertwijfeld nadenken over het nut van deze oefening. De essentie van de rozijnoefening komt vaak terug binnen deze training: opmerkzaam worden en blijven van datgene wat er speelt.

11.1.2 Open en objectief observeren

Open objectief observeren (drie O's van Daniel Siegel) creëert op den duur een solide driepoot voor de aandacht. Het geeft de noodzakelijke helderheid, afstand en ruimte ten opzichte van interne en externe verschijnselen. Vanuit dit nieuwe perspectief kunnen nieuwe inzichten ontstaan. Door deze vrijheid en inzichten kan de patiënt besluiten anders te gaan reageren of anders te handelen. Daardoor verandert de ervaring. De patiënt kan bijvoorbeeld ontdekken dat hij de gewoonte heeft om (letterlijk) krampachtig uit pijngevoelens weg te trekken. Met dit nieuwe inzicht kan hij besluiten te oefenen om er meer bij te blijven, door er naartoe te ademen en er zelfs in los te laten. De pijnervaring verandert dan. In het algemeen is de pijn dan beter verdraagbaar en vaak ook minder intens.

De eerste stap in mindfulnesstraining is het trainen van de aandacht. Een soort fitnesstraining voor de aandacht. De fysiotherapeut kan deze metafoor mooi inbrengen. Afleiding en ongemak zijn dan de gewrichten waarmee men de aandacht traint. Je zou zelfs kunnen zeggen dat zonder afleiding of ongemak de patiënt minder hard kan trainen. Met mindfulness gaat de patiënt beter de goede en slechte momenten in zijn bewegen zien. Binnen het boeddhisme spreekt men liever van heilzame en onheilzame gewoonten, dan van goede of slechte gewoonten, om oordelen te voorkomen. Dat laatste is belangrijk omdat men bij mindfulness immers wil leren om alles relatief helder en gelijkmoedig te benaderen. Dat wil zeggen: minder emotioneel reactief. Deze manier van observeren kan de patiënt niet alleen op zijn bewegen toepassen, maar op alle verschijnselen in zijn leven. Daardoor neemt niet alleen de kwaliteit van zijn bewegen toe, maar ook de kwaliteit van zijn leven in het algemeen. En dat heeft natuurlijk weer een positieve uitwerking op musculoskeletale problematiek.

Het voordeel van bewust het goede zien spreekt voor zichzelf. Het is prettig of aangenaam en bevestigt de patiënt om in die richting door te gaan met bewegen, ontspannen enzovoort. Het voordeel van bewust het slechte zien, maakt dat de patiënt er beter op kan regeren. Dus aandacht schenken aan pijn of aan een ingezakte zithouding geeft mogelijkheden om hierop mild en met wijsheid te reageren.

We hebben niet in de hand welke gedachten, emoties, lichamelijke sensaties of handelingsimpulsen er bij ons opkomen. We hebben echter wel invloed op wat er vervolgens mee doen. In plaats van onbewust op de automatische piloot door te draven qua bewegen of denken, leert de patiënt bewust te kiezen wat de volgende stap zal zijn. Patiënten ontdekken dat ze door mindfulness meer ervaren, en dat bewuste aandacht de (bewegings)ervaring verrijkt. Ze ontdekken ook dat ze door de automatische piloot veel werktuiglijk doen, vaker met de gedachten in het verleden of toekomst verkeren dan in het heden, en zich niet bewust zijn dat ze zich niet bewust zijn.

11.1.3 De bodyscan

Na de rozijnoefening en/of de bewegingsoefening volgt de bodyscan. Tijdens deze eerste formele mindfulnessoefening traint de patiënt om de aandacht langere tijd gefocust te houden, met meer concentratie, rust, mentale flexibiliteit en bewustheid. Het is een speciale vorm van aandacht die gekenmerkt wordt door vriendelijkheid en nieuwsgierigheid. Dat laatste is erg belangrijk: het gaat bij mindfulness niet om kritische oordelende aandacht, maar om milde zorgzame aandacht voor alles wat zich aandient. Deze milde en vriendelijke attitude moet je als fysiotherapeut direct vanaf het begin benadrukken. Dat kun je doen door daaraan herhaaldelijk een paar woorden of zinnen te besteden. Je toont dat echter vooral door zelf die vriendelijkheid en mildheid te belichamen. Het is de combinatie van 'aandachtigheid' en deze 'mildheid' die zorgt voor de heilzame effecten van mindfulnesstraining.

Het lichaam wordt als eerste object voor het stabiliseren en trainen van de aandacht gebruikt. Het blijft de gehele training het belangrijkste object van aandacht om naar terug te keren. De bodyscan als basisaandachtsoefening nemen heeft een aantal belangrijke voordelen. Ten eerste omdat emoties en spanning invloed hebben op ons lichaam. Een zwaar gevoel op de borst kan een signaal zijn van een emotie waar we ons niet van bewust waren. Voor de fysiotherapeutische setting is dit erg belangrijk. De patiënt ervaart vaak wel de lichamelijke uiting van een emotie, maar niet de emotie zelf die daarmee geassocieerd is. Somatiseren ligt dan voor de hand: klagen over het lichaam. Pas als de lichaamssensatie weer verbonden is met de onderliggende emotie staat de patiënt weer in verbinding met de directe (complete) ervaring en kan hij vanuit dat nieuwe inzicht gaan handelen, bijvoorbeeld:

- iets in de omgeving veranderen;
- zelf iets accepteren en loslaten;
- het tot expressie brengen van een verlangen of emotie zodat deze gezien wordt enzovoort.

Er gebeurt dan in ieder geval iets op basis van meer complete informatie. Vaak zien we dat dan de lichamelijk sensatie minder hard wordt. Het is alsof de lichamelijke sensaties weer opgenomen worden in de continue stroom van doorleefd ervaren. Vertaal dit naar een patiënt met angstig opgetrokken schouders die over nek-schouderpijn klaagt. Kan de patiënt zich bewust worden welke emotie eraan geassocieerd is?

Een tweede reden om bij het lichaam te beginnen is dat het lichaam ook emoties kan oproepen of onderhouden. Als de patiënt zich meer bewust wordt van het feit dat zijn lichaamshouding of vorm van bewegen ook gevoelsladingen oproepen, dan kan hij bewust gaan experimenteren met deze houdingen en bewegingen, en het 'gevoelseffect' daarvan beoordelen. De patiënt kan op basis van dit bewustzijn bijvoorbeeld besluiten om meer rechtop de wereld in te kijken en daaruit, via het lichaam, mentaal-emotionele kracht putten. Een van de redenen waarom de mindfulnessoefening in 'zit' goed kan werken, is omdat de houding zo krachtig en waardig is.

Een derde reden om bij het lichaam te beginnen is omdat dan het corticothalamische functioneren verbeterd wordt (zie ▶H. 3): de duur, de selectiviteit en de wendbaarheid van de aandacht neemt toe en dit generaliseert naar andere zintuigmodaliteiten.

Een vierde reden om bij het lichaam te beginnen is dat de somatosensorische homunculus en de insula zich dan beter ontwikkelt. Dat zorgt ervoor dat de patiënt beter kan voelen wat er speelt (lichamelijk en emotioneel). Bovendien kan de patiënt makkelijker uit zijn gedachten komen, omdat hij nu iets ontwikkeld heeft dat meer aan het hier-en-nu gerelateerd is en waar hij met zijn aandacht heen kan gaan: zijn lichaam. Plastisch gezegd, komt hij via het lichaam weer meer bij zichzelf in het hier-en-nu terecht.

Patiënten die gespannen, burn-out of somber zijn, proberen zich vaak uit die gevoelens 'weg te denken'. Ze proberen lichamelijk of emotioneel ongemak met denken op te lossen: waar komt dat gevoel of die pijn toch vandaan, waarom is het nog niet weg? Een alternatief voor denken bij het omgaan met moeilijke gevoelens of pijn is het open en objectief observeren van de actuele lichamelijke gewaarwordingen die erbij optreden. Dit is voor de patiënt, en ook de fysiotherapeut, een compleet andere manier van omgaan met gevoelens van pijn, spanning, verdriet of vermoeidheid, dan de verbale manier. Tijdens de training verschuift daarom langzaam het zwaartepunt van 'in het hoofd zijn' naar een bewustzijn van het lichaam in het hier-en-nu. Dit geeft, naast denken over ongemakkelijke zaken, een nieuw perspectief: hoe voel ik dit in mijn lichaam?

> **Bodyscan – uitvoering**
> De bodyscan kan geïntroduceerd worden met een verwijzing naar de rozijnoefening: 'Het gaat erom je heel precies bewust te worden van je lichamelijke gewaarwordingen, net zo rechtstreeks als in de rozijnoefening.'
> Meestal liggen de patiënten op de rug. Als de ruimte te klein is of de deelnemer niet op de rug wil of kan liggen, mag zitten op een stoel ook. De fysiotherapeut volgt de houding die de meeste deelnemers in de groep kiezen.
> De oefening begint met eerst een paar minuten concentreren op de sensaties van de adembeweging. Daarna volgen instructies om gedetailleerd, stap voor stap, de lichamelijke gewaarwordingen in de verschillende lichaamsdelen te onderzoeken. De basisinstructie is:
> - aandacht richten op een bepaalde lichaamsregio (aandacht verplaatsen-richten);
> - daar even bijblijven (volgehouden aandacht);
> - na een tijdje het gebied met de aandacht loslaten (loslaten);
> - en de aandacht op het volgende gebied richten (aandacht verplaatsen-richten).
>
> De fysiotherapeut begeleidt de oefening vanuit zijn eigen beleven van de bodyscan van moment tot moment. Er wordt weleens geadviseerd om zelf als trainer in lig mee te doen, onder meer omdat dan de inspiratie voor woorden makkelijker komen, maar naar mijn ervaring kun je als fysiotherapeut prima blijven zitten. Wat veel belangrijker is, is of je zelf goed getraind bent in mindfulness, en of het je goed lukt om je aandacht te settelen in je zitten. Als je stevig en met de aandacht in de basis zit, komen de woorden relatief vanzelf: je belichaamt (*embodiment*) de mindfulness en je woorden dragen als vanzelf die kwaliteit uit. Op deze embodiment komen we nog terug.

Bodyscan – opbouw
- Kies een zachte ondergrond, houd jezelf warm, en zorg dat je niet gestoord wordt.
- Ogen dicht helpt. Als je in slaap dreigt te vallen, kun je ze openhouden.
- Begin met de tast- of druksensaties bij de contactpunten te voelen.
- Bij elke uitademing kun je je wat dieper weg laten zakken in de onderlaag.
- Het gaat om 'wakker worden', niet om in slaap vallen.
- Ervaar gewoon alle sensaties die er zijn zoals ze zijn, en probeer niet iets te bereiken of iets anders te voelen.
- Geen sensaties opmerken is ook opmerkzaamheid.
- Ga na het aftasten van de contactpunten met de aandacht naar de buik en de sensaties van de ademhaling die voelbaar zijn. Blijf daar een tijdje.
- Ga dan naar de benen, beginnend bij een teen aan beide voeten. Werk heel gedetailleerd en zonder oordeel alle tenen af.
- Het kan helpen als je je voorstelt dat de inademing helemaal via je longen naar je benen tot in je tenen gaat, en dat de uitademing van daaruit weer omhooggaat. De aandacht lift dan mee op de adem.
- Word je dan op een vriendelijke verkennende manier bewust van achtereenvolgens je beide voetzolen, wreef en hiel. En voel de sensaties van de onderlaag, en het er naartoe en vanaf ademen.
- Blijf je op de achtergrond bewust van de ademhaling.
- Breng je aandacht daarna naar de gehele voet, adem er weer naartoe, en bij de uitademing breng je de aandacht naar je onderbenen.
- Op deze wijze loop je het hele lichaam door: bovenbenen, bekken, genitaliën, billen, heupen, onderrug, buik, bovenrug, borst, schouders, handen, vingers, pols, onderarm, bovenarm, oksels, en elk detail aan het hoofd.
- Bij elk lichaamsgebied ongeveer 20–30 seconden ongedwongen stilstaan.
- Bij intense sensaties kun je proberen er naartoe te ademen en het te verkennen met vriendelijke aandacht. Adem vervolgens weer uit vanuit dat gebied. Neem waar of er iets verandert of niet.
- Je geest zal afdwalen, dat is normaal. Het enige wat je hoeft te doen is (a) dit kalm te onderkennen, (b) kort opmerken waar de aandacht heen ging, en (c) vervolgens de aandacht kordaat maar vriendelijk weer naar het lichaam terugleiden. En dit keer op keer, op keer, op keer.
- En tot slot neem je een paar minuten de tijd om het lichaam als één geheel waar te nemen. Voel de sensaties van heelheid. Een alomvattende aandacht.

Val je in slaap? Leg een kussen onder het hoofd, doe de ogen open of ga zittend oefenen.

11.1.4 Setting the stage

Het is belangrijk om vanaf het begin, en herhaaldelijk, de patiënt duidelijk te maken dat er bij de mindfulnessbenadering geen sprake is van falen of slagen:
- ongeacht of we mindful of afgeleid zijn;
- ongeacht of we oefenen in lig, zit, staan of lopen;
- ongeacht wat het object van aandacht is: adem of lichaam, gevoelens of gedachten;
- ongeacht of deze plezierig, onplezierig of neutraal voelen.

We leren alleen maar waar te nemen en daar mild of vriendelijk in te zijn. Er is geen falen of slagen, alleen maar 'dat wat is'.

Patiënten die gestrest, uitgeput of somber zijn, zijn vaak uit op sociale goedkeuring, en dan het liefst via goede prestaties. Bij het ontstaan van stress en uitputting speelden thema's zoals prestatie en sociale evaluatie waarschijnlijk ook een grote rol. Het gaat er echter niet om allerlei prestatiegerichte gedachten zoals 'beweeg of ontspan ik wel goed?' tegen te houden. Belangrijker is het ze te herkennen zodat de patiënt er op een juiste manier op kan reageren. Herhaal regelmatig als fysiotherapeut opmerkingen als:

- 'Het gaat niet om "het goed te doen", maar om doen en observeren.'
- 'Doe niet te hard je best.'
- 'Probeer niet in een bepaalde gewenste toestand, zoals ontspanning, te komen.'
- 'Ook als er onbehagen of verveling is, ook dan is de oefening niet mislukt.'

De fysiotherapeut moedigt de patiënt aan alle gevoelens in het lichaam te voelen en daarbij op te merken welke reactie men heeft op ongemakkelijke bewegingen, pijn of andere lastige lichamelijke sensaties, gevoelens en gedachten.

De fysiotherapeut moet blijven uitstralen: wat er ook gebeurt, wat er ook bij je opkomt, en hoe het zitten of bewegen ook aanvoelt, het is oké. Dezelfde tolerante houding geldt ook ten opzichte van in slaap vallen of afgeleid raken door bijvoorbeeld fysiek ongemak of bepaalde gedachten. Ook hierbij is er geen oordeel. Wel kan de patiënt besluiten opnieuw zijn aandacht te richten. Later zal de patiënt dergelijke, laten we het 'negatieve' gewaarwordingen noemen, ook gaan beschouwen als 'aandachtoefenobject'. Als fysiotherapeut heb je misschien de gewoonte de negatieve ervaring bij de patiënt te beïnvloeden of het probleem op te lossen. Deze therapiemodus blokkeert echter een open en nieuwsgierige houding. Bij ongemakkelijke ervaringen geldt het volgende stappenplan:

- Eerst leren om de ervaringen mindful waar te nemen en erbij te blijven, ongeacht of de houding of beweging (of gedacht/emotie) pijnlijk is of niet.
- Vervolgens ook de toenadering of wegtrekreacties observeren en dat een tijdje objectief gadeslaan.
- Pas daarna (eventueel) mindful een aanpassing inzetten.

Op deze wijze doorbreekt men het op de automatische piloot reageren op ongemak. De patiënt leert daarmee minder emotioneel reactief te zijn en in meer vrijheid zelfmanagementbeslissingen te nemen.

Als de fysiotherapeut de patiënt aanmoedigt de dingen open en objectief te observeren of te uiten, dan kan dat de ervaring al veranderen. Behalve de lichamelijke gewaarwordingen kunnen de deelnemers zich ook bewust worden van negatieve oordelende gedachten en emoties. Gedachten bijvoorbeeld om toch dingen te willen veranderen, gedachten over incompetent zijn, twijfels als 'voel ik het of denk ik het?' enzovoort. De patiënt kan leren om ook deze mentale gebeurtenissen te zien als louter mentale fenomenen, in plaats van zich ermee te vereenzelvigen of ze persoonlijk te nemen. De patiënt kan leren ze te erkennen en op een open, vriendelijke en nieuwsgierige manier te observeren – zelfs onplezierige verschijnselen.

11.1.5 Veelvoorkomende reacties van patiënten

Patiënten vatten de instructies vaak op als regels die ze moeten opvolgen: niet draaien, niet in slaap vallen, niet je ogen opendoen, ontspannen blijven. Bovendien schakelt de patiënt vaak al snel over van open objectief observeren van datgene wat er gebeurt, naar ongemerkt afglijden in een stroom van negatieve en zelfkritische oordelen.

Veel patiënten zijn bang om tijdens de bodyscan in slaap te vallen. Als fysiotherapeut zou je daarop kunnen reageren met:

> Hier gaat het juist om, je bewust worden van wat er is, het doet er niet toe wat. Ook slaperigheid, wiebelen of onrust zijn ervaringen die je op een bepaald moment open en objectief kunt opmerken. Dat wil zeggen: mindful de slaperigheid of de dwang om te bewegen opmerken, en vervolgens het bewuste besluit nemen of je daarin meegaat of niet.

De fysiotherapeut vraagt niet naar het waarom van bepaalde reacties en probeert het niet te begrijpen. Dat is immers allemaal 'verhaal'. Hij is vooral geïnteresseerd in de hier-en-nu reacties op de bewegingservaring of welke andere ervaring dan ook. De patiënt leert zich bewust te worden van de wisselvallige 'weerspatronen' in zijn brein en zijn reacties hierop. Dus als de patiënt voor zijn gevoel een probleem beschrijft tijdens de oefening, kan de fysiotherapeut hierop op een andere manier reageren, namelijk dat het een heldere bewuste beschrijving is van de zogenaamde probleemervaring en de reactie van de patiënt daarop. Het gaat dus niet om de precieze inhoud van wat de patiënt over zijn ervaring vertelt, maar om het proces. Vaak beschrijft de patiënt zijn negatieve ervaring als een waterval van reacties en met een stortvloed van woorden. De fysiotherapeut kan dan zoiets zeggen als:

> Je hoeft niet tegen die dingen te vechten. Probeer ze te erkennen, zo van: Oké, daar heb je het. Ik wil weer opstaan en bewegen.' Dat is de ervaring die je hebt, en dat is het enige wat je eigenlijk wilt leren: opmerken en erkennen van datgene wat er is. Erken het ongemak of afdwalen en richt je aandacht daarna weer zo goed mogelijk op het lichaamsdeel waar we mee bezig zijn.

Andere patiënten reageren vaak op datgene wat een van de groepsleden inbrengt. De fysiotherapeut probeert die reacties te verbinden aan hetzelfde thema. Fysiotherapeut:

> Het gaat erom het gevoel 'ik moet dit goed doen' en ook 'ik doe dit heel goed', te erkennen en vervolgens los te laten (er niets mee te doen).

De patiënt dient te werk te gaan als een cartograaf; of het landschap er nu vriendelijk of woest uitziet, zijn opdracht blijft hetzelfde: zo nauwkeurig en objectief mogelijk optekenen van datgene wat hij tegenkomt. Dit geldt ook voor de ervaring tijdens de mindfulnessoefeningen, ongeacht of de ervaring prettig of onprettig is.

11.1.6 Zelf aan de slag

Huiswerk is een vast onderdeel bij alle mindfulness-based benaderingen. Het gaat om leren-door-doen en dit gebeurt aan de hand van dagelijkse mindfulnessoefeningen. Het is handig als de fysiotherapeut een cd of mp3 heeft gemaakt met de begeleide mindfulnessoefeningen. Deze zijn te koop, maar beter nog is om ze zelf in te spreken. Daardoor gaan de stem en de boodschap van de fysiotherapeut mee naar de dagelijkse context van de patiënt. Dit bevordert het generaliseren. Bovendien krijgen de lessen op de praktijk meer impact, zeker als de fysiotherapeut een prettige stem heeft, omdat de patiënt thuis getraind heeft op deze stem over te schakelen naar mindfulness. Mindfulness en de stem van de fysiotherapeut raken geassocieerd, waardoor nieuwe boodschappen over mindfulness beter binnenkomen. Ook het bijhouden van een logboek op een hand-out hoort bij de eerste les. Om het belang van het huiswerk te benadrukken worden aan het eind van elke les de huiswerkopdrachten voor de komende week besproken. Op de hand-outs kan de fysiotherapeut de huiswerkopdrachten opschrijven, en een samenvatting van elke les. Het is verstandig het materiaal voor de volgende les niet vooraf uit te delen, omdat 'vooruitkijken' het bewustzijn van het nu kan bemoeilijken. Alle patiënten hebben voor de training informatie gehad waarin benadrukt wordt dat de patiënt zich 'verplicht' tot het doen van huiswerk (zes van de zeven dagen). Dit klinkt wat zwaar, maar borgt een reële start: zonder oefenen heeft de training geen zin en dat moet vanaf het begin heel duidelijk zijn. Je zou kunnen zeggen dat dit het enige punt is waar we als mindful fysiotherapeut minder mild zijn. Als de patiënt meent zich daar niet aan te kunnen houden, kan hij beter niet aan de training beginnen.

Aan het eind van deze eerste les bespreken de patiënten in tweetallen welke moeilijkheden ze verwachten tegen te komen bij doen van het huiswerk en hoe ze denken hiermee om te gaan. Patiënten hebben vaak ook praktische vragen over de beste tijd, de beste plaats en welk materiaal te gebruiken, of zeggen dat ze moeilijk tijd kunnen vinden en dergelijke. Het beste is om de patiënt zelf uit te laten vinden wat het beste werkt, zonder de verplichting van zes keer per week oefenen in gevaar te brengen. De fysiotherapeut kan vragen stellen als: kunnen jullie een rustige plek vinden, is er een moment dat je niet gestoord wordt, wat kun je doen om je huiswerk te doen, wat doe je als je bezoek krijgt, enzovoort.

11.1.7 Dagelijkse routineactiviteiten als object van aandacht

Naast de formele mindfulness oefeningen in zit, lig en beweging zijn er ook informele oefeningen die de generalisatie naar het dagelijks leven bevorderen. Een ervan is het met aandacht uitvoeren van een alledaagse routinebezigheid. Men kan daarbij denken aan tandenpoetsen, douchen, koffiezetten, de vuilnisbak buiten zetten, de rit naar het werk enzovoort. De patiënt kiest er één uit om die elke dag heel bewust en aandachtig uit te voeren. De bezigheid moet niet te lang zijn, want dan is het te moeilijk om echt vol bewust te blijven en zal de aandacht makkelijk afglijden. Daardoor wordt het hele traject 'rommelig', met gedeeltes die mindful zijn en gedeeltes waarin de patiënt lang in een doe-modus zat. Dus een moeder met drie kinderen die ze alle drie mindful wil aankleden, kan beter starten dat met één kind zo goed mogelijk mindful te doen. Dezelfde bezigheid wordt één week mindful uitgevoerd. Om elkaar te inspireren in het kiezen van een dagelijks routine en de commitment te verhogen, kan men ieder in de groep vragen een routineactiviteit te kiezen en te noemen. De fysiotherapeut kan dan zo nodig nog kleine correcties en de argumenten daarachter geven.

Het doel om routinehandelingen bewuster uit te voeren is niet om de kleine dingen plezierig te maken (hoewel dat zeker kan gebeuren). Het gaat erom dat de patiënt meer 'wakker' wordt in het dagelijks leven en ook daar leert herkennen wanneer hij met de aandacht erbij is en wanneer hij op de automatische piloot functioneert. De patiënt leert dat mindfulness op elk moment en op elke activiteit kan worden toegepast.

11.1.8 De eerste les afronden

Veel van de reacties op de informatie – positief of negatief – zullen in de komende weken als materiaal voor de training gaan fungeren. Het eind van deze les is een goed moment om een korte samenvatting te geven. De les wordt afgesloten met twee of drie minuten aandacht voor de ademhaling. De patiënt gaat daarbij rechtop zitten en concentreert zich enkele momenten op de sensaties van het in- en uitstromen van de ademhaling. Dit vormt een brug naar de volgende les.

11.2 Mindful bewegen 1 – beweging door het skelet voelen gaan via duwen en trekken

Tjitske de Boer

- **Opmerkzaam bewegen**

Bij de Feldenkraismethode is aandacht een belangrijk ingrediënt. Met behulp van de aandacht kun je gaan opmerken wat je precies doet in plaats van via gewoontes, en dus onopgemerkt en automatisch, te bewegen. Door de aandacht bij het bewegen te houden, kun je bijvoorbeeld opmerken wanneer je adem stopt of wanneer je op meer plaatsen tegelijk beweegt, in plaats van vanuit één initiatiepunt en de rest mee laten komen. Vaak ook beweeg je met veel meer inzet dan nodig, dus ook dat is wat je met je aandacht naar voren haalt.

- **Functionaliteit**

Een ander belangrijk ingrediënt is dat de bewegingen een functionele basis hebben. Bij dat type bewegingen kunnen de hersenen veel sneller herkennen wat er gemakkelijker kan. Voorbeelden van functioneel bewegen zijn duwen, trekken, reiken, omrollen, van lig naar zit komen, opstaan vanuit zit. Deze bewegingen zitten diep in ons brein verankerd. De organisatie van deze bewegingen worden gekenmerkt door vanzelfsprekendheid en hebben een intense verbinding met onszelf. Door het functionele karakter ervan zijn het ook altijd complexe bewegingen die vragen om veel tegelijk te laten gebeuren. In onze Westerse cultuur zijn we geneigd om meer vanuit het denken en vanuit spieractiviteit te functioneren. Hoe complexer de beweging is, hoe minder dat mogelijk is. Bij complexe bewegingen kan het denken minder sturen en moet het erop leren vertrouwen dat het brein wel weet hoe de beweging te organiseren. In plaats vanuit het hoofd te bedenken hoe men moet bewegen, gaat men meer voelend bewegen: zoekend naar gemak en mogelijkheden, en luisterend naar wat het lichaam daarover laat merken. Als je je aandacht meer bij het onderling bewegen van de skeletdelen hebt, in plaats van bij de spieren, dan zal het brein de spiertonus vanzelf regelen. Daardoor worden bewegingen vloeiender, lichter en harmonieuzer.

Door de Feldenkraisbewegingen is het veel gemakkelijker om jezelf te voelen. Aan het eind van een bewegingsserie is het beeld van jezelf helderder en preciezer en is er meer rust. Ook ervaar je dan vaak een weldadig gevoel van eenheid, een samenwerkend geheel zonder scherpe grenzen en aparte delen. Al deze zaken – het welbevinden, de bewegingsintegratie en het bewegingsgemak – hebben een gunstig effect op (chronische) musculoskeletale problematiek. Zeker ook als de problematiek stressgerelateerd is of als de patiënt een disfunctionele relatie met zijn pijn heeft in de zin van overmatig doordrukken (verkrampt vechten) of overmatig vermijden (verkrampt vluchten).

- **Algemene principes**

Je kunt elke beweging 'Feldenkraisachtig' maken. Bijvoorbeeld in ruglig een knie naar de borst bewegen. Uitgangspunten daarbij zijn:
- Gemak als leidraad. Je beweegt niet tot aan de bewegingsgrens, maar tot waar het nog aangenaam en gemakkelijk voelt.
- Bewegen zonder pijn. Pijn wordt daarbij vermeden. Als iemand altijd pijn heeft dan is dat de maat; de pijn mag absoluut niet sterker worden.
- Sensorische voelwoorden gebruiken.

> **Het gebruik van sensorische voelwoorden**
>
> In je voelwoorden begin je rond het bewegende deel met je vragen:
> - Hoe beweegt je knie? Gaat hij in een rechte lijn of slingert of zigzagt hij? Is de beweging steeds even snel of verandert je tempo op een bepaalde plek? Wordt het dan sneller of trager? En is dat bij elke beweging steeds dezelfde plek?
>
> Vervolgens ga je naar het volgende bewegende deel, in dit geval heupgewricht en bekken:
> - Wat voel je in je lies? Komt je bovenbeen tegen je buik of is er nog ruimte tussen? Hoe beweegt je bekken? Komt het mee aan de kant waar je knie omhoog beweegt? Kun je dat voelen in het contact met de grond? En wat voel je in je taille? Kun je voelen hoe je wervelkolom daar naar de vloer beweegt? enzovoort.
>
> Je kunt je eigen woorden kiezen en kunt daar je creativiteit volledig in kwijt. Het is daarbij handig als je met je voelwoorden ingaat op de elementen die iets zeggen over de kwaliteit van beweging.
>
> Feldenkraistrainer Lawrence Goldfarb heeft daar een mooi model voor gemaakt dat het acroniem SPIFFER vormt:
> - S = Sequence; samenwerking en in welke volgorde de verschillende lichaamsdelen mee komen en hoe de beweging door het skelet gaat.
> - P = Path; bewegingsrichting en de lijn die je daarbij ruimtelijk maakt.
> - I = Initiative; het initiatief in de beweging, waar de inzet is.
> - F = Flow; de mate van vloeiendheid in de beweging.
> - F = Foundation; de manier waarop de beweging het contact met de vloer verandert.
> - E = Effort; de mate van krachtsinzet die wordt gegeven en hoe die kracht verdeeld is.
> - R = Respiration; de ademhaling en hoe die de beweging ondersteunt of belemmert en in welk ritme in vergelijking met het ritme van de beweging.
>
> Als je goed naar mensen kijkt, kun je voelwoorden aan hen aanpassen. Je ziet bijvoorbeeld iets wat je opvalt, bijvoorbeeld een heel snel gymnastiekachtig tempo. Dan ga je in op bewegingstempo samen met de ademhaling bijvoorbeeld. Het kan namelijk zijn dat diegene net zo snel ademt en het voor hem dus een heel logisch tempo is. Bewegingstempo veranderen betekent dan meestal ook dat het ademtempo verandert.
>
> Om de patiënt bewust te maken van wat hij doet en hem te laten zoeken naar nieuwe mogelijkheden, kan men de volgende algemene strategie gebruiken:
> - Eerst breng je de aandacht ernaartoe: merk op wat het tempo van je beweging is. Is het voor jouw gevoel snel of beweeg je eerder langzaam?
> - Dan versterk je wat er al gebeurt, in dit geval versnellen.
> - Pas daarna geef je suggesties voor een nieuwe optie, in dit geval langzamer bewegen.
>
> Combineren met de ademhaling betekent dat je laat opmerken wat het ademtempo is in vergelijking met het bewegingstempo en wat er gebeurt met de adem als je de beweging versnelt en wat als je langzamer beweegt.

- **Over bewegingsrichtingen praten**

Uitgangspunt bij de instructie is dat de woorden voor onder/omlaag en boven/omhoog en voor/achter altijd wijzen in die richting ten opzichte van het lichaam. Dus 'naar onder/omlaag' is in de richting van stuitje of voeten bewegen of lager en 'naar boven' is in de richting van hoofd of kruin of daarbovenuit. Evenzo is 'naar voor' vanuit buik/borst of vanuit neus of knieschijf naar voren, en is 'naar achter' vanuit de rug, achterhoofd of knieholte naar achteren. Dit doen we om een duidelijke taal te creëren en patiënten te leren zichzelf als uitgangspunt te nemen in plaats van de ruimte om hen heen.

Probeer daar consequent in te zijn. Merk je verwarring bij patiënten dan kun je ruimteafhankelijke woorden toevoegen. Een voorbeeld: op de rug liggend de arm naar voren brengen wordt dan met toegevoegde indicatie 'in de richting van het plafond'. Of naar omhoog wordt dan 'langs de vloer in de richting van de plint/muur boven je hoofd'.

- **Referentie- en testbeweging**

Een *referentiebeweging* is een beweging uit de dagelijkse bewegingen, gekoppeld aan een vaardigheid waarin de patiënt verbetering wenst. Hiermee meet je het effect van de bewegingen die je doet door die te herhalen aan het eind van de sessie.

Een *testbeweging* is een beweging in de bewegingsserie die je af en toe terug laat komen zodat de patiënt kan ervaren dat er een kwaliteitsverandering is ontstaan.

11.2.1 De beweging door het skelet voelen gaan via duwen en trekken – variant in lig

We beginnen de les met het aanbieden van de referentiebewegingen.

- **Referentiebeweging 1:**

Staan en voelen hoe je je opricht. Wat houdt je omhoog? Wat houdt je overeind? Hoe doe jij dat? Waar voel je je gewicht?

- **Referentiebeweging 2:**

Spring eens omhoog en voel hoe je je van de grond heft. Wat zet je in? Wat helpt je omhoog?

Vervolgens gaat de patiënt liggen en doen we een bodyscan. De bodyscan kan suggesties bevatten die voor de komende les van belang zijn.

- **Bodyscan in ruglig:**
- Merk op hoe je voeten rusten op de vloer. Voel je de plaats van contact, de omvang en hoeveel gewicht erop rust? Hoe is dat rechts in vergelijking met links? Voel ook waar je tenen heen wijzen en hoe dat verschilt.
- Ga met je aandacht vanaf de plek waar je hielen rusten omhoog langs je enkels. Hoe is dat in relatie tot de vloer? Waar raakt het? Waar ligt het vrij? Hoeveel ruimte is daar tussen jou en de vloer?
- Voel je kuiten en vergelijk links en rechts met elkaar. Hoeveel contact is er en welk deel van je kuiten rust op de vloer? En hoe zwaar?
- Ga verder omhoog vanaf je kuiten en voel je knieholten. Voel hoe groot de ruimte is tussen de achterkant van je knieën en de vloer. Is dat links en rechts evenveel?
- En wat van je bovenbenen voel je in het contact met de vloer? Hoe helder is het contact daar? Net zo helder als in je kuiten?

- Voel je bekken in het contact met de vloer en hoe het gewicht van je bekken verdeeld is over links en rechts. Wat voor soort drukpatroon maak je op de vloer? En je stuitje, kun je dat voelen in relatie tot de vloer?
- Voel je taille en hoeveel ruimte er is tussen jouw wervelkolom en de vloer. En naast de wervelkolom? Is daar links en rechts even veel ruimte?
- Merk dan je borstkas op. Hoe groot is hier het contact en hoe is het gewicht verdeeld over het geheel? Als het meer aan één kant draagt, hoe was dat dan net bij je bekken?
- Kun je je schouderbladen voelen? Wat van je schouderbladen rust op de vloer en is dat links en rechts dezelfde plek?
- Hoe maken je schouders contact met de vloer? Welke is dichter bij de vloer of welke voel je meer rusten? Is de afstand tussen je schouder en je oor rechts en links even groot?
- Wat van je bovenarmen is in contact met de vloer en hoe liggen je ellebogen? Hebben ze links en rechts even veel gewicht?
- Je onderarmen: hoe laat je die rusten en zijn je polsen in contact of is daar ruimte tussen jou en de vloer? Bij welke pols is dat meer?
- Voel hoe je handen liggen. Wat raakt de vloer? Hoe zijn je vingers qua vorm, meer gebogen of eerder gestrekt? Welke vingers zijn in contact met de vloer? Alle vijf of twee of drie? Liggen ze meer op de handrug, meer op de handpalm of er juist tussenin? En liggen je beide handen exact hetzelfde?
- Merk hoe je nek is ten opzichte van de vloer. Kun je vanuit je nek voelen waar de vloer is of schat je de ruimte ertussen?
- En voel dan je hoofd in het contact. Merk de plek waar je hoofd rust en hoe zwaar de druk is op de vloer of in het kussen.
- En als je dan het geheel voelt, merk dan hoe de plekken met veel druk verspreid zijn over het gehele contactvlak. Waar drukt het het meest? Voel de plekken waar je geen contact hebt met de vloer. Waar is dat het grootst? Waar het duidelijkst? Kun je je afdruk op de vloer als een beeld zien, een stempel van jezelf met donkerder plekken waar het zwaarder ligt, lichtere plekken waar het nog net voelbaar raakt aan de grond en witte plekken waar geen contact is? Kun je dat beeld als een plaatje in je geheugen opslaan?

Na deze bodyscan volgt de testbeweging.

- **Testbeweging 1:**

Ruglig, rechter been opgetrokken; met rechter voet in de grond duwen en voelen hoe dat je bekken in beweging brengt.

- Kijk of je kunt voelen wat van de grond komt bij het bekken en waar het zwaarder wordt.
- Als er een knikker op je buik zou liggen, in welke richting zou die dan rollen?
- Hoeveel druk maak je om je bekken te laten rollen? Maak die druk eens kleiner. Wat gebeurt er dan?
- Help je je bekken omdat je een idee hebt waar het heen moet of laat je je bekken vrij?
- Wat doet je linker been, terwijl je rechter voet in de grond duwt?
- Gebruik je je hele voetzool of vooral bepaalde delen?

11.2 · Mindful bewegen 1 – beweging door het skelet voelen gaan via …

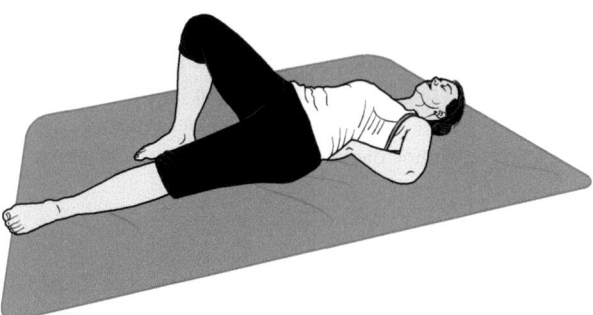

Nu volgt een aantal bewegingsinstructies:
- Ruglig rechter been opgetrokken en linker hand links achter de taille met handpalm omlaag: met rechter voet in de grond duwen en voelen hoe het je bekken in beweging brengt en stuur dan de beweging zo dat je de rug steviger in de hand voelt gaan.
- Idem en dan de druk vanuit de voet naar de ribben sturen net boven de hand zodat die ribben naar de grond gaan.
- En dan weer een paar ribben hoger, je hand er weer achter weghalen en je druk vanuit de voet verder omhoog sturen naar je linker schouderblad en -schouder. Voel hoe de druk vanuit je rechter voet door je skelet heen gaat naar je linker schouder. Hoe vrij geef jij je lichaam zodat die druk of afzet in je voet jou in beweging kan brengen via je skelet naar je linker schouder?
- Het gaat niet om grote druk. Bij grote druk heb je de neiging om jezelf vast te zetten in je rug- en buikspieren. Het gaat juist om de kleinste druk die je als beweging terug kunt voelen via je heup, je bekken en je wervelkolom naar je borstkas en linker schouder.

Rust
Rust met je benen weer lang en voel wat deze bewegingen veranderd hebben in je contact met de vloer:
- Wat voor verschil voel je tussen je rechter en linker voet? In je beide benen?
- Wat is er anders in je beide bekkenhelften?
- Wat is nu anders in je linker schouder ten opzichte van je rechter?

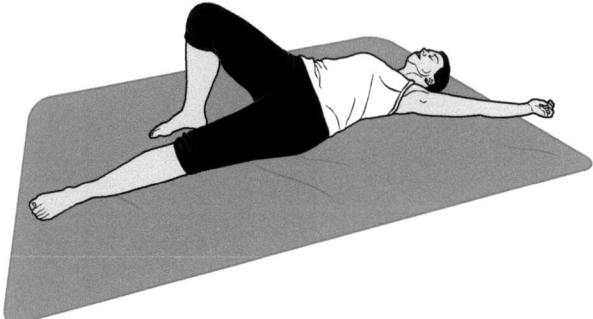

Rechter knie opgetrokken met voetzool op de vloer, linker arm omhoog op de vloer een beetje diagonaal: maak weer druk met je voet in de grond en stuur dan door je rechter heup en door je wervelkolom en borstkas naar je linker schouder en door je arm naar je linker hand.
- Voel hoe je arm langer wordt doordat je je vingers over de vloer voelt schuiven. Dit kan geheel vanzelf gebeuren als je je spieren in je romp en schouders vrij laat.

- Kun je dit niet voelen, beweeg dan je hand langs de vloer door je arm langer te maken en merk of je kunt voelen hoe je voet vanzelf wil ondersteunen door in de grond te drukken.
- Voel je dit ook niet, dan help je je systeem de natuurlijke verbindingen terug te vinden door tegelijk met je voet te drukken en je arm te verlengen langs de vloer omhoog.
- Dan weer alleen met de voet duwen en voelen hoe die beweging door je heen gaat en je hand iets omhoog schuift.

Rust
Rust met de benen lang en de armen weer allebei langszij waar het comfortabel is. Twee veilige manieren om de arm terug te brengen naar omlaag:
- De arm naar opzij via de vloer terugbrengen, zodat je je arm niet hoeft op te tillen.
- De arm buigen en de handpalm naar het hoofd brengen en door je haren en over je voorhoofd en gezicht naar omlaag schuiven, zodat je elleboog naar voren komt. Dan langs je borstbeen verder omlaag en via de buik naar opzij en naar de vloer. Zo veel mogelijk in contact met je lichaam blijven, zodat je je arm laat dragen. Dit is in je hersenen een ingesleten route, namelijk die van je hand naar je mond of door je haren strijken.

Je arm voorzichtig terugbrengen is belangrijker dan als je hem omhoog brengt, omdat door de beweging de arm zich meer overgeeft aan de zwaartekracht en de spieren daardoor meer en meer ontspannen. Plotseling in die houding je arm optillen kan voor veel mensen pijn veroorzaken.

Dezelfde bewegingen vanuit je linker voet doen en langzaam opbouwen naar je rechter schouder en arm.
Rust

- **Testbeweging 2:**

Ruglig, benen lang en een beetje gespreid. Je rechter arm naar voren laten wijzen en laten rusten in je schouderblad, zodat hij staat. Vanuit hier je arm naar voor verlengen, dus in de richting van het plafond.
- Voel hoe je schouder van de grond weg beweegt.
- Voel hoe dat ook in je borstkas een verandering geeft in het contact met de grond.
- Waar komen de ribben van de vloer en waar worden ze juist zwaarder, waar bewegen ze naar de vloer toe?

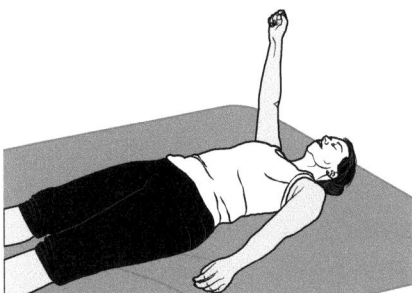

Hetzelfde met je linker arm.
- Voel je verschil in hoe je dat nu doet met hoe dat net rechts ging?
- Gaat het nu makkelijker, hoger?

11.2 · Mindful bewegen 1 – beweging door het skelet voelen gaan via …

Beide armen naar voren en afwisselend rechter en linker arm verlengen.
- Voel welke gemakkelijker gaat.
- Waar laat je borstkas zich meer meenemen in de beweging?

- **Opnieuw testbeweging 1:**

Rechter voet in de grond duwen. Voel je verschil in hoe je dat nu doet? Gebruik je even veel druk in je voet om de beweging in je bekken te voelen gaan? Hoe gemakkelijk rolt je bekken nu? Hoe gemakkelijk verbind je je voet met je tegenovergestelde schouder?

Ruglig, rechter been opgetrokken, linker arm omhoog, rechter arm rust op de borstkas met een gebogen elleboog. Duw met je rechter voet richting linker arm/hand en maak dan langzaam bij iedere beweging de druk duidelijker, zodat je naar je linker zij rolt en je hoofd op je linker arm. De terugweg heel rustig en vanuit het steeds meer laten gaan van de druk in je voet. Je voet beheerst dus ook de terugweg.

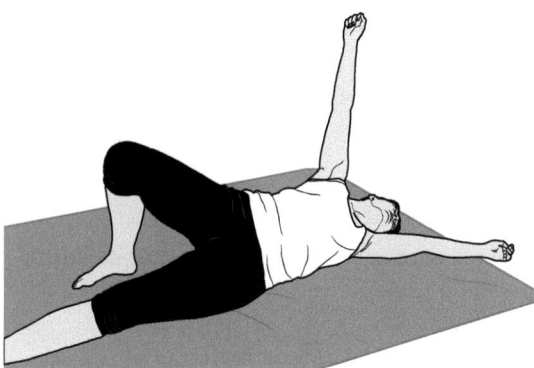

Rust
Hetzelfde naar rechts vanuit je linker voet.
- Welke voet is duidelijker, invloedrijker of directer in deze beweging?

Rust
Ruglig, rechter been opgetrokken, linker arm omhoog, rechter arm naar voren. Terwijl je met je voet in de grond drukt, verleng je je rechter arm in de richting van het plafond. Kijk of je zoveel rust in de beweging kunt brengen dat het een heel geleidelijk rollen wordt naar je linker zij.
Rust
Hetzelfde met je linker voet duwend en linker arm verlengend, naar je rechter zij rollen. Rust en voel hoe de afdruk van jezelf in de vloer is veranderd.
- Kun je het plaatje van het begin nog herinneren?
- Waar is het nu meer gekleurd?
- Waar is meer donker, waar meer lichte plekken?
- En als je voelt naar de plekken die niet de vloer raken, is daar ook iets veranderd?

- **Referentiebeweging**

Referentiebeweging 1: staan en voelen hoe je je gewicht in je voeten kunt laten rusten en je eigenlijk in je hele lichaam de spieren meer vrij kunt laten, terwijl je je gewicht in je skelet voelt rusten.

Referentiebeweging 2: spring omhoog en voel wat je nu anders doet. Wat heb je geleerd? Hoe kom je nu van de vloer? Hoger? Gemakkelijker?

Loop rond en voel in het lopen wat anders voelt dan hoe het gewoonlijk voelt. Voel hoe de grond je ondersteunt en als het ware je skelet veerkracht geeft.

In de fysiotherapiepraktijk kun je alle losse elementjes als een bewegingsreeks zien. Uiteindelijk kun je ze dan als geheel en het verband tussen de verschillende bewegingen laten voelen.

11.2.2 De beweging door je skelet voelen gaan via duwen en trekken – variant in zit

Zit voor op de stoel, benen ongeveer parallel, voeten onder de knieën. Voel hoe je bekken rust op de stoelzitting. Hoe breed is het contact? Hoe gemakkelijk laat je jezelf hierin rusten? Hoe rusten je voeten op de grond? Hoe laat je je armen rusten op je bovenbenen? Voel de lijn van je wervelkolom en hoe je hoofd daarop rust. Merk op hoe je schouders zijn. Hoe hangen je schoudergordels rond je borstkas? Hoe adem je? Hoeveel ruimte krijgt je adem?

- **Referentiebeweging:**

Rechtsom omhoogkijken; linksom omhoogkijken. Wat gebeurt er in de zitbotten? Welke voet zet af?
- Druk je rechter voet in de grond en voel wat er verandert in hoe je bekken op de stoelzitting rust. Waar wordt het lichter? Waar wordt het zwaarder? Hoe reageert je wervelkolom op de druk in je voet? En je hoofd en je schouders?
- Idem linker voet.
- Opnieuw rechter voet, maar nu met de linker arm omhoog. Wat voel je gebeuren in die arm? Wat gebeurt er in je rechter flank? En in je linker flank? Maak nu – tegelijk met de drukverhoging in de grond – je arm langer. Merk weer wat er in je flank gebeurt, en hoe de rechter flank en de linker een tegengestelde beweging maken; de ene kant stulpt uit en de andere buigt naar binnen.
- Idem met de linker voet en de rechter arm omhoog.
- Je kunt ook rechter voet en rechter arm combineren en linker voet en linker arm. Hoe anders gaat deze beweging door het skelet en hoe reageren hier de flanken, het hoofd? Is deze beweging duidelijker, makkelijker of juist veel kleiner of onduidelijker dan met de tegengestelde arm omhoog?
- Rechts en links afwisselend druk maken met de voet en vooral opmerken hoe het in de romp nu verder gaat, beweegt. Let op de teruggaande beweging voor de andere voet begint. Eerst terug naar de ruststand, middenstand of neutrale stand, waar je voeten ongeveer gelijke druk op de grond hebben en je bekken gemakkelijk op de beide zitbotten rust.
- Beide armen omhoog en rechter en linker voet afwisselend druk maken. Let op de teruggaande beweging voor de andere voet begint. Eerst terug naar de neutrale stand.

Tussen elke beweging even stil zitten en vooral voelen hoe de benen en het bekken zijn in het contact met de vloer en de stoelzitting en hoe het anders voelt.

Je kunt met je handen voelen hoe de bewegingen door iemand heen gaan, door bijvoorbeeld de handen op de bekkenrand te leggen, of langs de wervelkolom, of op de voor- en achterkant van de schouder. Je brengt al je aandacht in wat je voelt bewegen en hoe het beweegt. Met jouw aandacht in je handen help je je cliënt ook te voelen waar jij voelt. Dit is een enorm belangrijk hulpmiddel bij mensen die moeite hebben om te voelen wat er gebeurt in hun lichaam, wat er beweegt en hoe het beweegt. Larry Goldfarb noemt dit *'going along for the ride'*, dus meeliften op de beweging van de ander. De bedoeling is luisterende handen te hebben en geen handen die invloed uitoefenen op de beweging, geen sturende handen. Dit is voor fysiotherapeuten echt een shift in de attitude.

- **Referentiebeweging**

Aan het eind opnieuw de referentiebeweging doen en waarnemen dat het bekken en de voeten daar veel duidelijker bij zijn betrokken. Wat gebeurt er in de zitbotten? Welke voet zet af?

11.3 Mindful bewegen 2 – lumbale stabilisatie in combinatie met flexie-extensie mobilisatie heup

Gordon Browne

Het thema van de twee minilesjes in dit hoofdstuk is lumbale stabilisatie in combinatie met mobilisatie van de heup in flexie-extensierichting. We gebruiken daarbij het basisprincipe van hol/bol om vervolgens de 'neutraal' te vinden. Maak de rug een aantal maal hol en bol en stop in het midden. Het gaat hierbij om bewust zijn en nauwkeurige waarneming van de stand/vorm van de rug; je zou een vlak voorwerp op de rug van de patiënt kunnen leggen om hem de stand van de rug beter te laten voelen.

De gekozen posities zullen, vanwege de eindstandige heupflexie, bij de meeste mensen de vooroverkanteling van het bekken en de extensie van de lumbale wervelkolom beperken. Dit is bedoeld om lumbale extensie te voorkomen en thoracale extensie te bevorderen. Wanneer de neutrale positie in de rug eenmaal is gevonden, worden vervolgens bewegingen vanuit de heupen uitgevoerd. Ook nu wordt dit gekoppeld aan het nauwlettend en bewust waarnemen van de sensaties tijdens die bewegingen. De eerste les wordt uitgevoerd met steun van de armen en geeft weinig belasting van de rug. Begin met deze les om de patiënt de relatie tussen bekken- en onderrug te leren begrijpen, om het gevoel van de neutrale positie (opnieuw) aan te leren en om de thoracale extensie te bevorderen. De tweede les wordt aanvankelijk met steun van de armen uitgevoerd en vervolgens zonder steun. Zonder steun van de armen is de beweging zwaarder en complexer, waardoor de inzet van zowel de heup- als thoracale extensoren tijdens deze beweging toeneemt. Deze twee lessen helpen de zithouding en de lumbale stabiliteit tijdens vooroverbuigen, te verbeteren.

11.3.1 Lage-rugoefening 1 (hol/bolvariant)

- Kom in handen/knieënstand en merk op wat de vorm van je rug is: is hij bol? Hol? Neutraal? Verschilt de vorm in verschillende posities?
- Breng de billen naar de hielen en laat de handen staan. Maak je rug afwisselend bol en hol; langzaam en voorzichtig. Merk de beweging van je bekken op; je stuitje komt omhoog als je de rug hol maakt en komt omlaag en onder je als je de rug bol maakt.
- Hoe ver kun je je stuitje omlaag en onder je trekken, hoe ver kun je je stuitje optillen zonder je buikspieren te gebruiken?
- Probeer je buikspieren los en ontspannen te houden gedurende de hele beweging en stuur je bekken en de stand van je onderrug met behulp van je benen/heupen/billen.

- Merk op dat bij het hol maken de vooroverkanteling van je bekken wordt belemmerd door de buiging van je heupen. Hierdoor komt de hol-maakbeweging bij je middenrug terecht.
- Kun je de inspanning voelen in je middenrug en tussen je schouderbladen terwijl je je rug hol maakt? We proberen de strekking in je lage rug en nek zo minimaal mogelijk te houden tijdens het sturen van de beweging en de inspanning naar je middenrug.
- Wissel de twee bewegingen steeds af; maak bol zonder de buikspieren te gebruiken en maak hol door de borstkas vooruit te duwen. Welke beweging voelt bekender?
- Neem even rust.

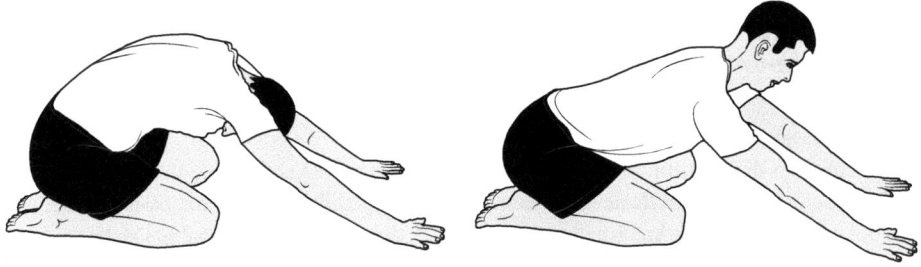

- Kom weer in dezelfde houding. Houd nu, terwijl je een holle rug maakt, je rug in exact dezelfde stand terwijl je naar handen/knieënstand komt.
- Was je in staat om de stand van je rug hetzelfde te houden en omhoog te komen door alleen je heupen te strekken?
- Draai de beweging om door op je hielen te gaan zitten. Kun je je rug nog steeds vlak houden terwijl je dit doet? Buig alleen in de heupen.
- Maak je rug vanuit deze hiel-zit-positie één keer bol en hol en blijf daar. Kom vervolgens weer in handen/knieënstand, ga weer naar achter en herhaal tot de beweging nauwkeurig en reproduceerbaar is.
- Op dit punt is het enige wat beweegt je buigende en strekkende heupen; zowel de middenrug als de onderrug blijven de hele tijd recht.

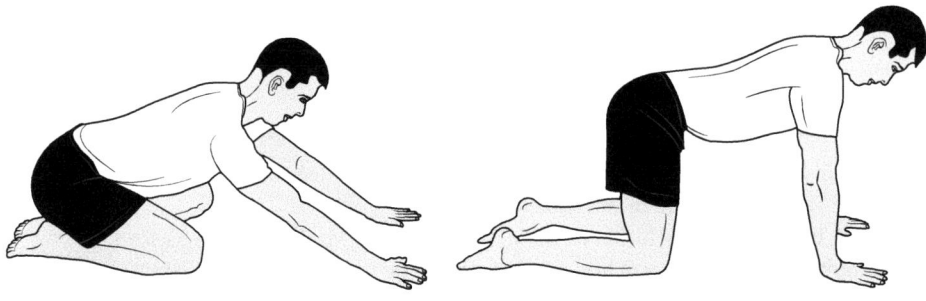

11.3.2 Lage-rugoefening 2 (stoel-zitbuiging)

- Ga zitten op de voorste rand van een stoel en merk op hoe je zit; zit je meer voor- of meer achterop je zitvlak? Wat is de stand van je onder- en middenrug?
- Buig naar voren en plaats je ellebogen en onderarmen op je bovenbenen.
- Kantel je bekken achterover en maak je rug rond; doe dit door je voeten in de grond te drukken; gebruik je buikspieren hier niet bij.
- Waar voel je de inspanning? Voel je hoe je bilspieren en hamstrings je bekken achterover duwen?
- Keer de beweging om, om je bekken voorover te kantelen en je rug te strekken. Voel de beweging bij je heupen; merk op hoe de beweging zich voortzet in je wervelkolom.
- Kun je je bekken voorwaarts 'trekken' met behulp van de buigers van je heupen?
- Kun je voelen hoe deze beweging het voorwaarts rollen van je bekken beperkt; dat de heupbuiging door het voorover zitten je vermogen om je rug hol te maken tegenwerkt? Dit zou ervoor moeten zorgen dat je de inspanning meer in je middenrug voelt.
- Wissel voor- en achterover af; duw/rol je bekken achterover en bol; trek/rol je bekken voorover en hol, terwijl je goed oplet dat je je borstkas naar voren duwt, en je middenrug recht maakt. Wat voelt makkelijker/bekender?
- Gebruik deze afwisselende beweging om de neutrale positie te vinden: de rug niet bol en niet hol.

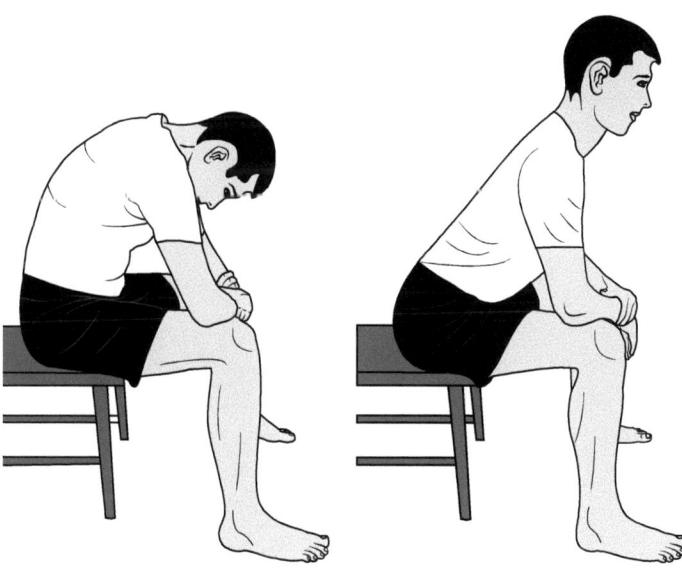

- In deze neutrale positie til je langzaam je ellebogen van je knieën. Voel hoe je je voeten in de grond duwt en je benen erbij betrekt. Blijven je midden- en onderrug recht en stabiel terwijl je dit doet?
- Buig voorover en plaats je ellebogen terug op je knieën. Til ze dan weer op, houd je rug neutraal, en duw jezelf vanuit je benen naar helemaal rechtop zittend. Herhaal dit een aantal keren; buig en kom omhoog vanuit de heupen.
- Voel het rollen van je bekken op de zitting bij het omhoog en rechtop gaan zitten.
- Gebruik je benen om jezelf omhoog te duwen, niet je rug om jezelf omhoog te trekken.
- Keer de beweging om, om weer voorover te leunen en plaats je ellebogen op je dijbenen; beweeg niet in je rug! Buig je heupen en gebruik je benen om de beweging te sturen. Keer de beweging om, om weer rechtop te gaan zitten.

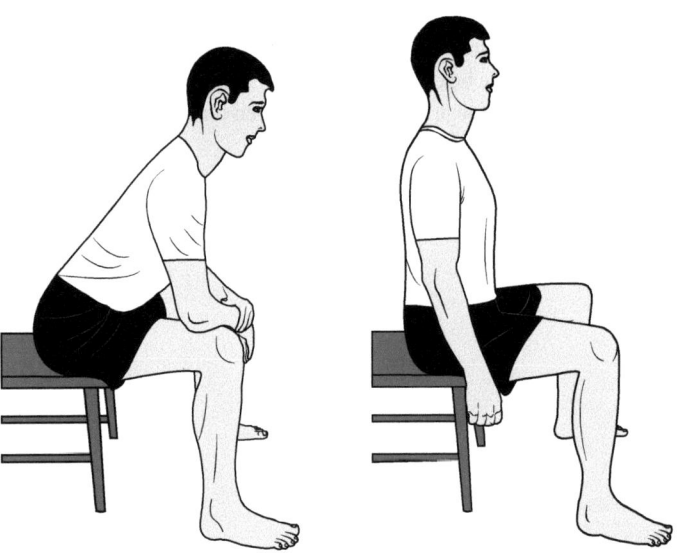

11.4 Voorbeeld van de agenda en het huiswerk van les 1

tijd	toelichting
19.00–19.20	doel van de training, grondregels groep, voorstellen
19.20–19.35	rozijnoefening en nabespreking (15 min)
19.35–20.15	bodyscan en nabespreking (40 min)
20.15–20.25	– huiswerk komende week bespreken en materiaal uitdelen – thuis oefenen bespreken in tweetallen (tijd, obstakels en hoe ermee om te gaan) (10 min)
20.25–21.10	mindful bewegen en nabespreking (45 min)
21.10–21.15	aandacht voor adem (2 à 3 minuten als afsluiting)
huiswerk	– 6 x bodyscan of mindful bewegen met cd of mp3 – een dagelijkse routine – ten minste één maaltijd aandachtig eten

Literatuur

1 Segal ZV, Williams JMG, Teasdale JD. Mindfulness en cognitieve therapie bij depressie. Amsterdam: Uitgeverij Nieuwezijds; 2013.

Les 2 – Obstakels

Samenvatting

In dit praktijkhoofdstuk staat het thema 'oefenobstakels' centraal en het ABC-model van emoties. De patiënt wordt aangeleerd mindful over zichzelf te reflecteren als een extra ingang voor zelfregulatie. Obstakels tijdens het oefenen, zoals pijn of piekeren, worden verkend. Ook de obstakels tijdens het thuis oefenen worden besproken. Via de oefening 'logboek prettige gebeurtenissen' wordt er een begin gemaakt met het verhelderen van het ABC-model van emoties. De patiënt begrijpt en herkent bij zichzelf dat elke ervaring een valentie heeft in de vorm van prettig, onprettig of neutraal. Bovendien herkent hij bij zichzelf de daarbij opkomende impulsen van vermijding of toenadering. De patiënt ervaart een mindfulnessoefening in zit, waarbij de aandacht naar lichaam en adem gebracht wordt. De onderdelen mindful bewegen hebben als thema's: met behulp van beide voeten de wervelkolom bewegen en lumbale stabilisatie in combinatie met flexie-extensiemobilisatie heup.

12.1 Mindfulnesskader – 191
12.1.1 Mindful reflecteren als basis – 191
12.1.2 Huiswerk niet gedaan – 193
12.1.3 Gedachten en gevoelens – 196
12.1.4 Aandacht voor prettige gebeurtenissen – 198
12.1.5 Mindfulness in zit en de ademhaling – 200
12.1.6 Einde van de les – 201

12.2 Mindful bewegen 1 – met behulp van beide voeten de wervelkolom bewegen – 201
12.2.1 Met de voeten de wervelkolom bewegen – 201
12.2.2 De wervelkolom als een ketting op- en afrollen – 204

© Bohn Stafleu van Loghum, onderdeel van Springer Media B.V. 2017
P. van Burken, *Mindfulness en fysiotherapie*, DOI 10.1007/978-90-368-0699-2_12

12.3	**Mindful bewegen 2 – lumbale stabilisatie in combinatie met flexie-extensie mobilisatie heup – 206**
12.3.1	Lage rug oefening 3 (half knielend voorover buigen) – 207
12.3.2	Lage rug oefening 4 (voorover buigen vanaf muur) – 208
12.4	**Voorbeeld van de agenda en het huiswerk van les 2 – 211**
	Literatuur – 211

12.1 Mindfulnesskader

Het is gangbaar binnen de fysiotherapie om elke behandeling heel doelgericht te starten met de vraag: hoe is het gegaan…? Van daaruit wordt een agenda bepaald in relatie tot het gezondheidsprobleem, en daarna worden de huiswerkoefeningen of adviezen van de afgelopen week besproken. Een mindfulnessbenadering verschilt hierin wezenlijk. Mindfulness heeft namelijk niet als primair doel (gezondheids)problemen op te lossen. Binnen deze benadering is het verminderen van het (gezondheids)probleem meer een bijverschijnsel: een positieve bijwerking. Het is natuurlijk niet verkeerd dat de patiënt de wens heeft voor verlichting van zijn klachten – dat is menselijk en zeer begrijpelijk. In temen van wat op de voorgrond en wat op de achtergrond staat, wordt 'verlichting van klachten' echter wat meer op de achtergrond geplaatst. Het is meer een langetermijndoel dan een actuele gerichtheid die het gedrag rond en de evaluatie van de klacht in het heden stuurt. De wens om de (pijn)klachten te verlichten als langetermijndoel is waarschijnlijk voor de patiënt wel de startimpuls geweest om deel te nemen, en na acht weken waarschijnlijk ook een eindcriterium om de winst te evalueren. En op die tijdsmomenten is dat ook passend. Op andere momenten, in het lange tussentraject door het continu trainen op 'opmerkzaam zijn in het huidige moment' en 'alles accepteren wat er is' verdwijnt dit verlangen uit beeld. Bij de klassieke mindfulnesstraining in de MBSR- of MBCT-traditie start daarom elke les eerst met een half uur durende mindfulnessoefening. In les 2 is dat de bodyscan. Dit helpt de patiënt direct aan het begin van elke les beter te zien of hij in de doe-modus of zijn-modus is en zonodig overschakelen.

12.1.1 Mindful reflecteren als basis

In de gesprekken met de patiënt leren we hem om zo objectief mogelijk en zonder oordeel te reflecteren over zijn ervaringen [1]. Daarmee wordt mindfulness en de mindfulnessattitude ook op dit zelfreflectieniveau geïntroduceerd. De patiënt leert mindful reflecteren over de zojuist in de groep gedane oefening of bijvoorbeeld over het huiswerk. Ook actuele ervaringen in de groep of rapportage over een moeilijkheid in het leven van de patiënt kan aangewend worden om mindful te reflecteren op datgene wat hij tijdens het vertellen over deze ervaring waarneemt. Op deze wijze wordt mindful reflecteren – het relatief gelijkmoedig bestuderen van ervaringen – als vaardigheid gegeneraliseerd naar het alledaagse leven van de patiënt. Het handigste is om altijd dicht bij hier-en-nu ervaringen te beginnen, waardoor de kans op abstract 'praten over' gemakkelijker vermeden wordt. Dus bij de nabespreking van de zojuist in deze les gedane bodyscan is het belangrijk om zo dicht mogelijk bij de directe ervaring van de oefening te blijven. Reacties op de bodyscan van de afgelopen week worden uitgesteld. De thema's die opkomen na de actuele bodyscan sluiten vanzelf aan op die van afgelopen week. Veel voorkomende thema's die in de les, maar ook tijdens het oefenen thuis kunnen ontstaan, zijn:
- de omstandigheden waren niet goed
- ik dwaalde alsmaar af
- doe ik het wel goed?
- het was niet fijn
- ik had pijn
- ik had geen tijd
- ik verveelde me
- de stem op de geluidsopname was irritant

- heerlijk ontspannend
- ik viel in slaap
- het lukte niet, ik moet meer mijn best doen
- ik raakte van slag
- mijn brein kwettert maar door!

Kies als mindful fysiotherapeut vooral die voorbeelden waarin negatieve gedachten en gevoelens elkaar versterkten. Dat is namelijk een belangrijk, maar subtiel en snel proces dat vanzelf lijkt te gaan. De patiënt moet dit leren herkennen. Het zijn de mentaal-emotionele (pieker) processen die gestreste patiënt en chronische-pijnpatiënten in een negatieve spiraal brengen en houden. Deze processen herkennen versterkt de motivatie en is belangrijk ter preventie van terugval.

Doorgaans is het de gewoonte van piekeren die tijdens de bodyscan enorm de aandacht trekt. We beginnen met het bespreken van twee veel voorkomende reacties op de bodyscan: 'de omstandigheden waren niet goed' en 'ik dwaalde alsmaar af'.

■ 'De omstandigheden waren niet goed'

Deze gedachte vormt een belangrijk obstakel tijdens de mindfulnesstraining, maar is ook een nuttige uitdaging om ermee om te leren gaan. Sterke geluiden worden aanvankelijk ervaren als storende afleiding van de 'rustige' mindfulnessoefening. Vrijwel iedere patiënt ervaart op dat moment negatieve gedachten en reacties. Er is dus iets *bij* de oorspronkelijke afleiding gekomen; de zintuigelijke waarneming is immers puur geluid en nu is er geluid *plus* de negatieve gedachten en irritaties. Deze eerste psychologische reactie (van afkeer) is vrij automatisch en primair. Hoe het nu vanaf dit punt verder verloopt, verschilt erg van patiënt tot patiënt.

Sommige patiënten weten deze negatieve gedachten en irritaties op te merken, los te laten en verder met de mindfulnessoefening te gaan. Anderen raken langdurig geïrriteerd of teleurgesteld omdat de bodyscan anders verloopt dan gehoopt. Storend lawaai helpt de patiënt dus zijn eigen reactiviteit te zien als de zaken anders gaan dan gepland. Op afleidende geluiden en de primaire reactiviteit daarop heeft de patiënt weinig invloed, maar wel op hoe het daarna verder gaat. Mindfulness traint de patiënt om op te merken hoe ze reageren, dit mild te accepteren, om vervolgens rustig terug te keren naar het object van aandacht (mindful bewegen bijvoorbeeld). Dit kan een verlichting van 'lijden' geven omdat de doormalende gedachten en bijkomende emoties die op ongemak ontstaan, vaak kwellender zijn dan het oorspronkelijke ongemak zelf. Vooral bij patiënten die gespannen, uitgeput of chronische pijn hebben, kan deze negatieve reactiviteit verhoogd zijn, wat het lijden dat ze toch al hebben alleen maar verzwaart.

Afdwalende gedachten gaan vaak over teleurgestelde verwachtingen. Bijvoorbeeld dat de mindfulnessoefening niet loopt zoals zou 'moeten', of dat men gemakkelijker over het onbehaaglijke gevoel zou zijn als men niet steeds afgeleid zou worden. Een patiënte zei bijvoorbeeld teleurgesteld te zijn dat de pijn in haar gewrichten weer sterk aanwezig was, terwijl die vorige keer minder was. Ze was daardoor weer vol gedachten en emoties bezig met haar pijnverhaal. In het reflecteren gaat het er dan niet om of dat jammer is voor de patiënt, maar of ze kan zien dat deze gedachten ook aanwezig zijn tijdens de mindfulnessoefening, opmerken welke stemming daarmee samenhangt en hoe deze gedachten de aandacht bij de bodyscan vandaan trekken. Verder hoeft de patiënt er niets mee te doen – alleen maar proberen opmerkzaam en zonder oordeel waarnemen.

'Ik dwaalde alsmaar af'

Afdwalen wordt door beginners vaak als een fout gezien. De patiënt moet nog leren en ondervinden dat afdwalen nu eenmaal de aard is van de geest. Afdwalen is niet rechtstreeks tegen te houden. Dat proberen patiënten wel, maar dat wordt een paradoxaal gevecht wat eindigt met nog meer gedachten en gevoelens. Bij mindfulnessoefeningen gaat het er niet om de gedachtestroom te stoppen. Ook bij ervaren mindfulnesstrainers gaat er van alles door hun hoofd, maar voor hen is het 'gekwetter van de geest' meer als een radio die op de achtergrond aanstaat. Wel is het zo dat op den duur het brein van de patiënt wel degelijk rustiger wordt: meer gefocust en minder reactief. Maar ook nu geldt dat de patiënt dit meer als een bijwerking dankbaar mag 'ontvangen', dan dat hij dit met wilskracht kan afdwingen.

Patiënten leren gaandeweg gedachten te zien als gedachten, als dingen die in je geest gebeuren, in plaats van erin te verdwalen. De instructie van de fysiotherapeut is daarom eenvoudig en ongecompliceerd:
- Constateer dat je geest afdwaalt.
- Stel kort vast waarheen je aandacht is afgedwaald.
- Breng je de aandacht vervolgens op een vriendelijke manier weer terug naar je ademhaling of je lichaam.

De essentie van mindfulness is de bereidheid om steeds weer opnieuw te beginnen. Honderd, duizend keer. Keer-op-keer opnieuw de aandacht terugbrengen. Het alsmaar terugbrengen is te vergelijken met krachttraining van de aandacht. De kernvaardigheid is het kunnen loslaten van de oude mentale gewoonten zoals (vaak negatieve) gedachten en gevoelsstromen. Tijdens het alsmaar opnieuw herrichten van de aandacht tijdens de bodyscan wordt dit 'loslaten' daadwerkelijk getraind.

Samenvattende: de patiënt leert via de bodyscan:
- doelbewust de aandacht te (her)richten; loslaten zit hier automatisch bij in;
- zijn reactiviteit op afleiding en ongemak kennen en deze mild te accepteren;
- zijn ademhaling als 'voertuig' te gebruiken om de aandacht te richten en vast te houden;
- de dingen te laten zijn zoals ze zijn;
- direct en ervaringsgericht 'weten' ontwikkelen.

12.1.2 Huiswerk niet gedaan

Ook de reacties op het huiswerk van de afgelopen les zijn gevarieerd. Dat blijft zo, ook in latere lessen.

> **Casus**
>
> Ans is een vrouw van in de dertig met chronische pijnklachten in haar nek, schouder en rug. Op haar twaalfde is ze misbruikt en sindsdien is ze bang voor intimiteit en seksualiteit. Op dit moment is ze herstellende van een burn-out. De mindfulness bodyscan tijdens de fysiotherapeutische behandeling, de massage in combinatie met mindfulness bodyscan, en mindful bewegen en mindful aanraken, leren haar meer en meer de actuele ervaringen en gevoelens toe te laten, en zo oude spierspanningen die haar als 'in beton gegoten hielden', los te laten. Ze krijgt meer positieve gevoelens, een positief zelfbeeld, straalt meer zelfvertrouwen uit, heeft meer energie en – we zouden het haast vergeten – heeft ook minder pijn.
> En toch is ze zelf thuis nog niet echt begonnen met de formele bodyscanoefening. De informele doet ze wel (zoals mindful ontbijten).

- **'Doe ik het wel goed?'**

Een veel voorkomende reactie op het zelf oefenen is dat het niet goed lukte. De patiënt raakte afgeleid, raakte daardoor geïrriteerd, voelde toch spanningen en pijn, en komt dan tot de conclusie dat hij dus iets fout doet. De patiënt moet leren om ook deze gevoelens van 'iets niet goed doen' mindful te erkennen en te registreren als dingen die in zijn geest gebeuren, om vervolgens weer door te gaan met de oefening. Twijfel is een verschijnsel, net zoals als een geluid waarnemen of het lichaam voelen – het hoeft alleen maar waargenomen te worden als verschijnsel. De patiënt hoeft niet van de mindfulnessoefeningen te genieten, ook al zou dat prettig zijn, maar ze gewoon doen.

- **'Het was niet fijn of ik had pijn'**

Ook hierbij geldt dat hoe intens de ervaringen ook zijn, de opdracht blijft: breng je aandacht naar het betreffende gebied en merk zo goed mogelijk op wat je voelt. Bij pijn is dat een geheel andere benadering dan wat de patiënt normaal gesproken doet. Patiënten en ook fysiotherapeuten moeten daar in het begin erg aan wennen. Normaal gesproken beginnen zowel patiënten en fysiotherapeuten bij pijn met een *problem solving*-proces. De patiënt begint over pijn begint na te denken: waar komt het vandaan, waar ben ik gespannen enzovoort? Wat begon als 'slechts' een onprettige gewaarwording, wordt daardoor een innerlijke dialoog waarbij de patiënt verdwaalt in zijn pijnverhaal. Door telkens terug te keren naar het directe bewustzijn van de gewaarwording in het lichaam, blijft de patiënt bij de realiteit van het hier-en-nu.

- **'Ik had geen tijd'**

Maak als fysiotherapeut duidelijk dat huiswerkverzuim het rendement van de cursus vermindert, zonder de patiënt in kwestie kritisch te bejegenen. Beter is het om de patiënt oprecht uit te nodigen nieuwsgierig te onderzoeken wat er aan de hand is:
- Had je dit obstakel verwacht of niet?
- Wat heb je ontdekt?
- Hoe ging je ermee om?

Het obstakel 'geen tijd hebben' wordt de komende week tot object van aandacht gemaakt. De patiënt kan dan mindful onderzoeken wat er zoal bij aanwezig is als het gevoel of de gedachte optreedt 'dat er geen tijd is om te oefenen'. De focus van de aandacht is dan niet alleen de bodyscan, maar ook de moeilijke mentale reacties daarop.

- **'Ik verveelde me' en 'de stem op de geluidsopname was irritant'**

Deze reacties van 'afkeer' ondermijnen via vermijding de motivatie van de patiënt. Het is belangrijk als fysiotherapeut te beseffen dat dit ook een voorbeeld is van mentale activiteit bij de patiënt die hij zelf als object van aandacht kan nemen. Ga daarom hier als fysiotherapeut normaal, zakelijk en empathisch accepterend mee om. Als mindful fysiotherapeut sta je model voor een nieuwe manier van reageren op negatieve ervaringen: ze oprecht nieuwsgierig onderzoekend en accepterend. Dit brengt de fysiotherapeut over door vragen als:
- Wanneer kwamen ze op?
- Waren ze constant of gingen ze op en neer?
- Hoe lang duurden ze?
- Het je gemerkt of er nog andere gedachten, gevoelens en lichamelijke reacties bij kwamen?

12.1 · Mindfulnesskader

Begin altijd eerst met exploratieontlokkende vragen. Eventuele suggesties komen daaruit voort. Bijvoorbeeld de suggestie om verveling te gaan zien als een gemoedstoestand, om vervolgens de aandacht weer terug te brengen naar het object van aandacht (de bodyscan). Gaandeweg leert de patiënt steeds beter het proces van afglijden in gedachten en emoties en het weer terugkeren naar het lichamelijke aandachtpunt uit te voeren. De patiënt leert ook dit proces van herrichten als een toeschouwer op metaniveau waar te nemen. Werkelijk *alles* wat er buiten of binnen de geest gebeurt, kan binnen het kader van mindfulness de bewuste focus van aandacht worden.

- **'Heerlijk ontspannend en 'ik viel in slaap'**

Als de bodyscan prettig was, heeft de patiënt vaak het gevoel dat 'het werkt'. Het is begrijpelijk dat de patiënt ontspanning wil, maar mindfulnesstraining streeft 'bewust blijven' na. Zonder doel. Het is niet de bedoeling thuis met de oefening ontspanning na te streven en te kijken of dat 'lukt'. Er bestaat feitelijk geen lukken of mislukken. Als je gespannen bent en het lukt je deze sensaties in het lichaam te voelen, om vervolgens terug te keren naar het lichaamsdeel waar je je op wilde concentreren, dan heb je gedaan wat de bedoeling is. Bij de bodyscan gaat het erom weer contact te maken met het lichaam – of dat nu prettig of onprettig is.

Sommige patiënten neigen in slaap te vallen, maar je kunt de bodyscan ook gebruiken om juist meer in het moment 'wakker te worden'. Tips, zoals rechtop zitten en ogen openhouden, geeft de fysiotherapeut pas als hij (en vooral de patiënt) de reactiviteit op slaperigheid heeft onderzocht.

- **'Het lukte niet, ik moet meer mijn best doen'**

Het gaat bij mindfulnesstraining niet om het najagen van doelen, maar eenvoudig om 'zijn', om 'het op een niet-oordelende manier gevestigd houden van de aandacht op dingen zoals ze op dat moment zijn'. En het loslaten van de drang te herstellen of te veranderen, te ontvluchten of te verbeteren of ergens anders te zijn. Op sommige gebieden in het leven van de patiënt kan het heel goed werken om een doel te hebben, maar vaak werkt het bij gevoelens het beste door je aandacht erop te richten en ze zodoende duidelijker te zien. Als de patiënt dat begrijpt, moet hij er wel voor waken deze kennis niet alsnog in te zetten als poging tot 'repareren'. Door regelmatig de mindfulnessoefeningen te doen, zonder op dat moment aan een specifiek doel te denken, kan de patiënt ontdekken dat hij toch vooruitgang boekt.

- **'Ik raakte van slag'**

Veelal leven we meer in ons hoofd dan in ons lichaam. Voor patiënten met somatisch onvoldoende verklaarde lichamelijke klachten (SOLK) of stressgerelateerde musculoskeletale problematiek en vermoeidheid geldt dit in een nog sterkere mate. Deze patiëntengroep vindt het 'veiliger' om over gevoelens te *praten* dan ze in het lichaam te *ervaren*. Dat kan een gewoonte zijn geworden, maar ook een strategie om bijvoorbeeld met seksueel misbruik om te gaan: de patiënt blijft op die manier weg van de ervaring. Het nadeel is dat daardoor de emotionele ervaring onverwerkt blijft en de verhoogde arousal in het lichaam aanwezig blijft. Deze pijnlijke emotiegerelateerde lichamelijke gewaarwordingen buiten het bewustzijn houden, is vermoeiend, want 'onderdrukken' kost energie. Deze patiënten hebben moeite het lichaam direct te ervaren en als dat wel gebeurt kunnen ze overweldigd worden door de emoties die ze probeerden te vermijden. De fysiotherapeut moedigt daarom de patiënt aan de smalle scheidslijn te verkennen tussen (a) niets voelen door een totale vlucht en (b) alles toelaten en daardoor overspoeld raken. Mochten de emoties toch de overhand nemen, dan is de basisinstructie 'terugkeren naar het lichaamsdeel' vaak voldoende om weer meer rust te creëren. Het is prima als de patiënt het toelaten en voelen van emotionele of stressgerelateerde lichaamssensaties rustig aan wil opbouwen. De fysiotherapeut kan dit brengen met de metafoor van 'een steentje kiezen'. Het steentje staat dan voor een lastige ervaring en sensatie. Er zijn kleine lichte stenen, maar ook logge massieve stenen. Je zou lastige ervaringen, gevoelens en sensaties daarom op zwaarte kunnen ordenen in een rij van 1 tot 10. De instructie is dan: 'werk niet direct aan de zwaarste steen want die kun je misschien niet tillen. Kies een lichtere om mee te beginnen, bijvoorbeeld steentje 3 of 4. Lukt het niet, en raak je toch overweldigd, stop dan met het toelaten van de moeilijke gevoelens of sensaties en kies een kleiner steentje. Op deze wijze verder oefenen, kan zeer helend zijn waardoor de emotionele ervaring alsnog stap voor stap verwerkt kan worden.

- **'Mijn brein kwettert maar door!'**

Veel patiënten hebben tijdens bodyscan de volgende innerlijke monoloog:
- 'Wat heeft het voor zin om dit te doen?'
- 'Gisteren voelde ik me er ook niet beter door.'
- 'Dit is te moeilijk voor me.'
- 'Ik zie niet wat dit met mijn probleem te maken heeft.'
- 'Ik heb meer tijd nodig in mijn leven en dit is gewoon tijdverspilling.'

De belangrijke boodschap die de patiënt zichzelf voor kan houden is: doe het toch! Mindfulnesstraining is in die zin ook 'eigenwijsheidtraining'. Wat het babbelende brein de patiënt ook voorspiegelt, hij gaat niet mee in de verleiding. De patiënt kan ondertussen wel mindful bestuderen hoe sterk dat babbelende brein aan de aandacht trekt, terwijl de patiënt keer op keer blijft terugkeren naar de primaire opdracht van het lichaam voelen.

Het is belangrijk de patiënt te laten ervaren hoezeer gedachten en interpretaties onze gevoelens en gedrag rond het oefenen bepalen. Sommige patiënten hebben onhaalbare ideeën over de perfecte oefensituatie. Het moet sereen rustig zijn, niets storends. Vanzelfsprekend gaat men zich dan juist ergeren aan alles wat ook maar een klein beetje afwijkt van dit ideaal. Het kwetterende brein van de patiënt bepaalt hier meer of de omgeving storend is dan de omgeving zelf. Veel problemen die mensen tijdens mindfulnesstraining ervaren, zijn tegelijkertijd kansen, uitdagingen en momenten om sterker van te worden.

12.1.3 Gedachten en gevoelens

Begrijpen dat de interpretaties van gebeurtenissen een belangrijke rol speelt bij stemming, stress, pijn en vermoeidheid helpt om de obstakels in mindfulnessbeoefening en het dagelijks leven te overwinnen. We beschrijven een oefening om de patiënt het verband tussen gedachten en gevoelens te laten ervaren. Het voorbeeld is relatief neutraal. In het algemeen is het verstandig om als de fysiotherapeut bepaalde concepten rond mindfulness uitlegt, eerst een relatief algemeen voorbeeld te kiezen waarin iedereen zich zonder schaamte en misschien met een lach in kan herkennen. Pas daarna gaat men dit persoonlijker maken. Nadat de patiënt gemakkelijk zit en de ogen gesloten heeft vraag je het volgende scenario te verbeelden:

12.1 · Mindfulnesskader

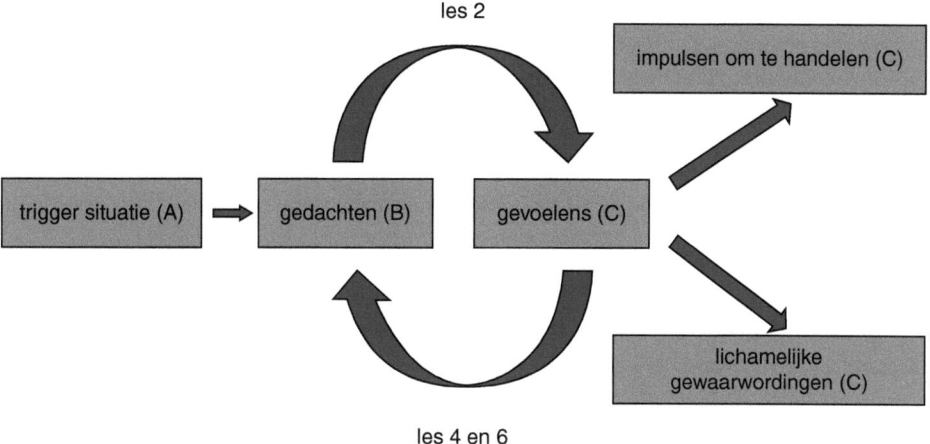

Figuur 12.1 ABC-model van emoties

Tabel 12.1 ABC-model uitgewerkt		
situatie	→ gedachte	→ gevoel
een bekende liep je zonder je te zien op straat voorbij	– hij groette me niet eens – wat heb ik gedaan? Ik moet iets verkeerds gedaan hebben – je moet me gezien hebben; oké, als je het zo voelt… doe maar wat je niet laten kunt	– van streek – bezorgd – boos

» Je loopt over straat en aan de overkant zie je iemand die je goed kent. Je lacht en zwaait. De betrokkene lijkt het niet te zien en loopt door…

» Stel jezelf bij dit beeld de volgende vragen: hoe voel je je? Wat gaat er nu door je heen? Wat zou je willen doen? Zijn er lichamelijke gewaarwordingen die je opmerkt?

Na het openen van de ogen vraag je naar alle gevoelens, lichamelijke gewaarwordingen, gedachten en beelden. Deze schrijf je op een bord of vel papier in drie kolommen, zie ◘ tab. 12.1.

De conclusie zal voor de patiënt duidelijk zijn: dezelfde situatie roept blijkbaar allerlei mogelijke verschillende gedachten en interpretaties op, en dus ook verschillende gevoelens en gedragstendenties.

- **Het ABC-model van emoties verbinden met de oefening**

De oefening 'gedachten en gevoelens' sluit aan bij het ABC-model van emotionele pijn. In bepaalde situaties (A) ervaren we emoties (C), die bepaald worden door tussenliggende gedachten (B) (zie ◘ fig. 12.1). Deze gedachtestroom nemen we vaak niet waar, maar de gevoelens die eruit ontstaan wel. In de mindfulnesstraining leert de patiënt deze gedachtestroom op een vroeg moment te ontdekken, zodat het niet kan uitgroeien tot een enorm verhaal over zichzelf en de wereld. De patiënt leert deze automatische gedachten te zien voor wat ze zijn: automatisch gedachten. Daardoor wordt hij minder snel meegesleept in een stortvloed aan emoties. Het vroegtijdig opmerken van de innerlijke dialoog is in aanvang moeilijk voor de patiënt, omdat dit tamelijk automatisch gebeurt en het hem vervolgens geheel in beslag kan nemen zonder dat hij zich dat bewust is.

Nieuwsgierig dit proces van automatische gedachten en de daaruit voortvloeiende gevoelens en gedragsimpulsen onderzoeken, kan nieuwe inzichten opleveren. Het vroegtijdig herkennen van automatische gedachten en ze laten zijn voor wat ze zijn, creëert vrijheid en keuzemogelijkheden. De patiënt is immers niet langer een 'willoos slachtoffer' van een automatisch 'gedachten-emotieproces'.

In les 2 ligt het accent op de invloed van gedachten op gevoelens. In les 4 en 6 ligt de focus meer op de invloed van gevoelens op gedachten.

Samenvattend is het doel van de oefening met gedachten en gevoelens:
- Niet zozeer de situatie maar de gedachten daarover bepaalt onze gevoelsreactie.
- En dit beïnvloedt andere systemen (lichaam, gedrag).
- De gevoelsreacties kunnen gebaseerd zijn op oude patronen.
- Ieder heeft zijn eigen kijk, er is geen juiste interpretatie.
- Op verschillende momenten kunnen we andere gevoelsreacties hebben op eenzelfde situatie.
- Onze gedachten over gebeurtenissen en onze gevoelsreacties houden de stressproblematiek in stand.

Twee extra aandachtspunten zijn:
- Gevoelens bepalen ook onze gedachten. Vraag de patiënt welke gedachten hij over de eerder beschreven situatie (van de bekende op straat) zou hebben als hij vrolijk of juist somber zou zijn. Het feit dat gedachten over eenzelfde situatie zo enorm kunnen variëren bewijst dat gedachten geen feiten zijn.
- Een ander punt is dat negatieve gedachten vaak een voorteken of alarmsignaal zijn voor een naderende mentaal-emotionele ontregeling, met alle gevolgen van dien voor het musculoskeletale probleem. Sommige interpretaties zijn interpretaties die bijvoorbeeld passen bij een depressieve stemming. Dat betekent dat als de patiënt negatieve gedachten heeft, hij bij zichzelf te rade moet gaan in hoeverre deze gedachten vertekend zijn door of ontstaan zijn vanuit een vermoeide, boze, angstige, gestreste of sombere stemming. Het is vooral het niet-herkennen van gedachten als mentale gebeurtenissen dat maakt dat gedachten zo enorm 'kleverig' kunnen zijn.

12.1.4 Aandacht voor prettige gebeurtenissen

Het vraagt oefening om ons vroegtijdig bewust te worden van de bijna onmerkbare en directe oordelen die we hebben op binnenkomende prikkels. Automatisch labelen we elke ervaring in termen van:
- prettig;
- onprettig;
- neutraal.

Men noemt dit ook wel de *valentie* van de ervaring, die op deze manier weergegeven kan worden: +, −, =. Het vraagt oefening van de patiënt om bewust op te merken wat zijn reacties op gebeurtenissen zijn, wat betreft denken, voelen en doen. Daarom krijgt de patiënt

12.1 · Mindfulnesskader

Tabel 12.2 Logboek prettige gebeurtenissen

dag van de week	wat was de ervaring?	wat waren, in detail, je lichamelijke gewaarwordingen tijdens deze gebeurtenis?	wat voor stemming en gevoelens had je op het moment van de ervaring?	welke gedachten gingen er door je hoofd?	welke gedragsneiging had je?
maandag					
dinsdag					
woensdag					
donderdag					
vrijdag					
zaterdag					
zondag					

één week de opdracht om elke dag één prettige gebeurtenis en de daarmee vergezeld gaande lichamelijke gewaarwordingen, stemming/gevoelens en gedachten op te schrijven.

De fysiotherapeut kan de patiënt daarbij het volgende beeld geven. Een ervaring beleven we doorgaans als één eenheid, maar in werkelijkheid bestaan ze uit een vijftal samenhangende elementen:
- de waargenomen situatie;
- de interpretatie;
- de lichamelijke reacties;
- de emotionele reacties;
- de gedragsimpulsen.

Met de oefening 'logboek prettige gebeurtenissen' oefent de patiënt dagelijks om een (prettige) ervaring te ontleden in deze vijf elementen (zie ◘tab.12.2). Net zoals een postbode die zijn post in verschillende postvakken sorteert. Je zou dit het deconstrueren (uiteenrafelen) van ervaringen kunnen noemen.

Het is belangrijk dat de patiënt ook leert de vroegtijdige classificatie in prettig, onprettig en neutraal te herkennen. Het automatisch labelen van ervaringen vormt namelijk kruispunten in de ervaring van de geest; vanaf dat punt begint de geest namelijk te wensen dat de dingen anders zijn dan ze zijn en daarmee is onvrede een feit. De ervaring is een probleem geworden:
- Onaangename ervaringen moeten vermeden worden (*avoidance*-neiging).
- Aangename ervaringen mogen niet voorbijgaan en moeten nagejaagd worden (*approach*-neiging).

Vervolgens komt de op reparatie gerichte doe-modus in actie en sleurt de geest mee in een stroom van gedachten en gepieker. Het gaat er dus om het classificeren van ervaringen in aangenaam, onaangenaam en neutraal vroegtijdig te herkennen en deze classificatie vervolgens te laten zijn voor wat hij is: een evaluatie met bijkomende reactieneigingen. Deze objectiverende manier van kijken naar de eigen voor- en afkeuren en de daarbij behorende neigingen van toenadering en afwenden, kan de patiënt enorm helpen om er niet in 'meegezogen' te worden.

Extra voordeel van deze logboekoefening is dat door aandacht te schenken aan prettige gebeurtenissen de patiënt oog krijgt voor de positieve dingen die in zijn leven plaatsvinden. Voor patiënten met chronische pijn, vermoeidheid, stress en somberheid is dit cruciaal.

Het deconstrueren van ervaringen kan de patiënt helpen er vaardiger mee om te gaan, in plaats van ze als één geheel te ervaren en er automatisch op te reageren. Het belang van bewust zijn van lichamelijke gewaarwording ligt in het feit dat het een gevoelige barometer kan zijn voor de affectieve toestand van de patiënt. De patiënt leert tijdens de mindfulnessoefening ook om het vermijden van directe ervaringen te verminderen. Het vermijden van ervaringen is een strategie om 'iets niet mee te maken', maar uit onderzoek is bekend dat het op lange termijn juist de negatieve ervaring in stand houdt. Binnen de Acceptance and Commitment-benadering wordt dit thema centraal gesteld: het gevecht van de patiënt tegen zijn pijn, zorgt voor een deel juist voor de ellende van de pijn.

Het huiswerkpakket van deze week is erop gericht het bewustzijn van het lichaam te koppelen aan het bewustzijn van gevoelsreacties en responsen van het lichaam op dagelijkse gebeurtenissen.

12.1.5 Mindfulness in zit en de ademhaling

Les 2 wordt afgesloten met de eerste mindfulnessoefening in zit. Fysiotherapeuten kunnen dit, meer traditioneel, ook opvatten als een houdingsoefening waaraan veel fysiotherapeutische doelen te koppelen zijn, zoals:
- Langdurig een vitale rechte houding kunnen aannemen (duurkracht);.
- Door het continu (her)richten van de aandacht versterkt de aandachtsvaardigheid, waardoor de patiënt zich langer en beter kan concentreren. Deze toegenomen vaardigheid kan de patiënt ook inzetten bij andere fysiotherapeutische oefeningen. In die zin verhoogt aandachtstraining in zit de kans op oefentrouw.
- Bovendien neemt de sensitiviteit voor het waarnemen van houdings- en spierspanningspatronen toe. Dat is belangrijk omdat waarnemen van deze twee aspecten een voorwaarde is voor bijsturen.

Deze oefening duurt tien minuten en de aandacht is daarbij, in tegenstelling tot de bodyscan, gericht op één punt: de ademhaling. Alle afleidingen – zoals gedachten, gevoelens, impulsen en gewaarwordingen – worden toegestaan de geest binnen te komen en weer te verlaten. Op deze wijze ontwikkelt de patiënt een manier om zichzelf uit de greep van oude 'kleverige' mentale toestanden te bevrijden.

Afleidingen zijn het duidelijkst waar te nemen als de geest een afgebakende taak krijgt. Door de geest te verankeren aan een vast punt (de ademhaling), kan de 'trek' aan dat anker goed gevoeld worden. Afhankelijk van pijn en andere ongemakken of beperkingen kan de fysiotherapeut de patiënt een aantal suggesties geven bij het zitten tijdens deze mindfulnessoefening. Voorbeelden van elementen die de fysiotherapeut kan benoemen zijn: zitten met een gevoel van waardigheid en alertheid, de rug recht maar niet stijf, het hoofd in het midden, schouders ontspannen. Na enige momenten kan de patiënt gevraagd worden zijn aandacht te richten op de lichamelijke gewaarwordingen van elke afzonderlijke inademing en uitademing. Bij (onvermijdelijke) afleiding geldt de opdracht: merk (kort) op waar dit door kwam en breng vervolgens de aandacht weer terug.

- **Aandachtspunten zitmeditatie**
- Houding; rug rechtop en niet achterovergeleund. Probeer waardig te zitten, maar niet stijf. Benen niet over elkaar. De ogen kun je rustig dichtdoen of een meter voor je op de grond laten rusten.
- Lichaam; richt je aandacht op de sensaties van het lichaam, de contactpunten, en neem de tijd. Ga vanaf de tenen naar de beide voetzolen, de beide hielen, en ga zo verder met de rest van de benen, de romp vanaf het bekken omhoog, de linker arm, rechter arm, hals en hoofd. Als je niets voelt is het ook prima, immers: je hebt gevoeld dat je niet voelt en dat is ook opmerkzaam. Je observeerde dan mindful de afwezigheid van een gevoel! Probeer niet iets geforceerd te voelen wat in het huidige moment niet te voelen is. Blijf na het afwerken van de lichaamsdelen nog een minuut of twee bij het gehele lichaam, zonder op iets in het bijzonder te focussen. Dit is geen gefocuste aandacht, maar open aandacht. Dat is een verschil waar we nog op terugkomen.
- Adem; breng de aandacht naar de adem. Merk de bewegingen op van de buik. Volg die gedurende een gehele inademing en een gehele uitademing, inclusief pauzes. Je hoeft de adem niet te beïnvloeden; observeer hem gewoon zoals hij is.
- Afdwalende gedachten; het is normaal dat je geest afgeleid raakt door opkomende gedachten, beelden, plannen of dagdromen. Als je ontdekt dat je afgewaald bent, is dat een compliment waard, want je was 'wakker' genoeg om dat te ontdekken. Onderken waar de geest naar is afgedwaald en breng hem rustig terug naar de sensaties in je buik.
- Compassie; het irriteert je misschien dat je geest keer op keer afdwaalt, maar probeer deze extra onrust, die gebaseerd is op strenge oordelen, te voorkomen. Je kunt dat doen door vriendelijk en compassievol je geest keer op keer weer terug te brengen. Het oefenen van deze zelfcompassie zal je later helpen om ook andere ervaringen van je geest beter te accepteren. In die zin is het afdwalen van je geest je bondgenoot in het leerproces. Sterker nog, zonder afdwalen leer je waarschijnlijk niets.

12.1.6 Einde van de les

Benadruk de boodschap van deze les, namelijk dat het opmerken dat je geest is afgedaald en de aandacht vervolgens weer terugbrengen even waardevol is als de aandacht langdurig bij het gekozen aandachtpunt kunnen houden.

12.2 Mindful bewegen 1 – met behulp van beide voeten de wervelkolom bewegen

Tjitske de Boer

12.2.1 Met de voeten de wervelkolom bewegen

We beginnen de les met het aanbieden van de referentiebewegingen.

- **Referentiebeweging 1:**

Staan en voel hoe je staat. Sta je gemakkelijk en gebalanceerd? Kun je op deze wijze lang blijven staan, een uur of zo? Of zou je al na tien minuten denken 'ik wou dat ik kon gaan zitten' of denk je dat nu al meteen? Voel hoe je je gewicht in je voeten laat rusten en hoe dat verdeeld is over je hielen en je voorvoet, en over de binnenrand en de buitenrand, of doen je beide voeten dat verschillend? Dragen je beide voeten even veel van je gewicht? En voelt één been stabieler aan alsof je daar gemakkelijker op zou kunnen staan?

Voel langs je benen omhoog en voel hoe je bekken op je benen rust. Kun je je bekken daar vrij laten rusten in de beide heupkoppen? Of voelt het meer als iets waarvoor je spieractie nodig hebt om daar in balans te zijn?

Ga met je aandacht langs de wervelkolom en voel de vorm ervan. Waar zijn de rondingen, waar buigt je wervelkolom naar voor en is het dus hol en waar naar achter en is het dus bol? Hoe uitgesproken is elk van die rondingen?

En hoe rust je hoofd op de wervelkolom? Is het meer een gebalanceerd relaxed 'zitten' of voelt het alsof je daar met je spieren moet werken om je hoofd rechtop te houden? Voel ook waar je kruin is en waar die heen wijst ten opzichte van het plafond. Precies recht omhoog wijzend of wat meer schuin naar voor of juist naar achter? En wijst de kruin recht in het midden of een beetje meer naar rechts of links?

Voel waar je armen hangen en waar je schouders hun gewicht aan je borstkas geven. Als je langs je armen naar je handen voelt, hoe vrij hangen ze en waar zijn je vingers ten opzichte van je bovenbenen?

En voel dan weer hoe je staat. Is er al voelend wat in veranderd? Is er meer of minder gemak?

▪ Referentiebeweging 2:

Zitten op de grond. Voel hoe je zit, wat voel je in je rug, de ruimte in je buik, het contact van je bekken met de vloer en het gewicht erin? Zit je gemakkelijk? Waar zijn je armen, laat je ze gemakkelijk ergens rusten of helpen ze je rechtop zitten? Wat is de vorm van je wervelkolom nu en hoe rust je hoofd erop? Waar wijst je kruin heen?

Vervolgens gaat de patiënt liggen en doen we een bodyscan. De bodyscan bevat steeds suggesties die voor de komende les van belang zijn.

▪ Bodyscan van de wervelkolom in ruglig

Kom op je rug liggen en voel je stuitje ten opzichte van de vloer. Ga met je aandacht vanaf je stuitje langs de wervelkolom en voel zo langs je heiligbeen, langs je lendenwervels, langs je wervels in je borstkas en dus ook tussen je schouders door, langs je nekwervels naar waar je wervelkolom je schedelbasis ontmoet en dan langs je achterhoofd naar je kruin. Ga dan weer in je eigen tempo met je aandacht langs dezelfde lijn terug naar je stuitje. En dan weer omhoog en voel waar je wervels heel duidelijk zijn en waar eerder wat vager? En waar rusten je wervels op de vloer en hoe stevig of hard? Hoe lang voelt die lijn langs je wervelkolom van stuitje tot kruin?

Ruglig, met beide benen opgetrokken. Voel hoe je voeten op de grond staan.
- Waar dragen ze het gewicht: meer op de binnenrand of meer op de buitenrand en is dat links en rechts verschillend?
- Meer op de hielen of meer op de bal van de voet of precies even veel?
- En hoeveel tenen voel je in contact met de vloer?

Maak je voeten zwaarder door ze langzaam in de grond te duwen en laat de druk weer langzaam los.
- Drukt de één meer of doen ze precies even veel?
- Drukken ze tegelijk of is er één steeds net iets eerder?
- Wat gebeurt er met je bekken? Kun je zo drukken met je voeten dat je voelt dat als gevolg daarvan je bekken gaat rollen en dus je stuitje van de grond komt?

Rust en check nogmaals de lijn van je wervelkolom en het contact ervan met de vloer. Is er wat veranderd?

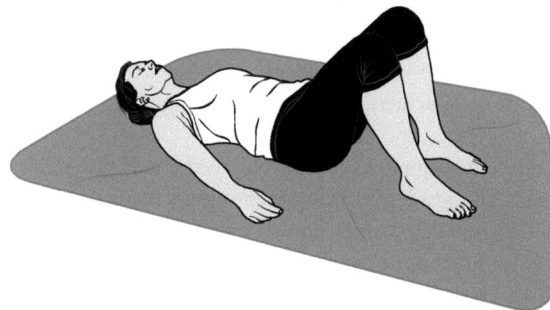

Nogmaals dezelfde beweging en voel dan langs de wervelkolom wat daar gebeurt in deze beweging. Tot waar kun je de beweging van je voeten in je wervelkolom voelen bewegen? En wat doet je hoofd?

Ruglig, met beide benen opgetrokken. Voel hoe je voeten op de grond staan. Maak nu je voeten lichter en voel hoe je dat doet. Je beide voeten blijven in contact met de vloer.
- Is één voet sneller of duidelijker in het lichter worden?
- Maak je je voeten vooral lichter bij je hielen of denk je van uit je tenen? Kun je het met je hele voetzolen tegelijk doen?
- Wat gebeurt er in je bekken? Kun je je bekken vrijgeven zodat het rolt? In welke richting? Waar gaat je stuitje heen?

Rust en voel je contact met de vloer, vooral rond je bekken en heupgewrichten. Verbind je ook weer met de lijn van de wervelkolom.

Ruglig, met beide benen opgetrokken. Nogmaals voeten lichter maken en voel hoe je bekken met het stuitje naar de vloer rolt. Wat gebeurt er langs de wervelkolom? Welke wervels komen (meer) van de vloer en waar gaan ze naar de vloer toe of drukken ze steviger in de grond? Wat doet je achterhoofd ten opzichte van de vloer? In welke richting rolt je hoofd?

Rust en navoelen wat de beweging veranderd heeft in hoe je bekken op de vloer ligt.

Doe de twee bewegingen afwisselend, maar wel met een rustmoment ertussen waarin de druk in je voeten neutraal is. Dus steeds vanuit de rustpositie 'ruglig, met je benen opgetrokken en de voetzolen op de vloer' veranderen in de druk: de ene beweging de druk vergroten, de andere beweging de druk verkleinen, alsof je je voeten heel langzaam van de vloer wilt tillen.

Dan laat je langzaam de pauze in de rustpositie weg, zodat er een doorgaand rollen komt van je bekken over de vloer: stuitje naar de vloer, stuitje van de vloer. Kijk hoe geleidelijk je deze beweging kunt laten zijn; hoe langzaam je vanuit je voeten deze rolbeweging kunt regelen. Geef jezelf over aan deze beweging. Laat de controle in buik- en rugspieren gaan en laat de beweging echt helemaal vanuit je voeten komen. Volg dan de invloed van de beweging in de wervelkolom door je aandacht langs de wervels te laten gaan en steeds weer de afwisseling in de bewegingsrichting te voelen: naar of in de vloer en van de vloer of lichter wordend. Voel hoe ook je hoofd heel geleidelijk rolt in het ritme van je voeten. Vertraag de beweging nog verder, zodat je nog duidelijker geleidelijk kunt zijn in de beweging en beter kunt voelen waar je succesvol bent in het laten gebeuren en waar je toch misschien nog blijft meebewegen, meesturen. Bijvoorbeeld bij je hoofd: volgt je hoofd echt in de beweging of beweegt hij tegelijk met de afwisselende druk in je voeten, zodat je de controle daar niet echt loslaat of overgeeft aan het ritmische duwen en lichter worden van je voeten.

Rust. Laat het gaan en laat het rusten, terwijl je weer in je lichaam 'luistert' naar het weldadige effect wat dit op jou heeft. Je contact met de vloer, je indruk in de vloer of een gevoel van er meer in zakken en de rust en ruimte in je armen, je schouders. En hoe is je ademhaling?

Trek weer je knieën op en maak dezelfde beweging, heel rustig en vooral heel geleidelijk. Voel wat je doet ten opzichte van je adem. Gaan je ademritme en je bewegingsritme gelijk op? Maak de beweging in een trager ritme dan de adem; maak dan de beweging in een sneller ritme en varieer daar een paar maal mee. Heen en terug, trager en sneller, en voel steeds of je adem volgt. Kun je een bewegingskwaliteit vinden waarin je je ademritme kunt laten zijn en tegelijk met je bewegingsritme kunt blijven variëren? Dat kan bijvoorbeeld door minder contrast tussen de duw en lichter worden, dus minder in intensiteit.

Dan ga je langzaamaan de beweging zo versnellen dat je hoofd, rug, armen, schouders, ribben zich laten gaan. Dit is wat Moshe Feldenkrais 'puddingen' heeft genoemd. Dus een beweging van je lichaam zoals een pudding op een bord drilt, vibreert, heen en weer schudt. Voorzichtig en niet te wild. Voel hoe je wervelkolom en borstkas tussen je schouders door bewegen; als je duwt met je voeten beweegt het naar je hoofd en voelt het als langer worden. Als je lichter wordt, dan trek je je wervelkolom naar je voeten toe en voelt het als korter worden bij je hoofd.

- **Opmerking**

Je kunt deze beweging doen met zwaarder en lichter worden in de voeten of met een gevoel van duwen, afduwen met je voeten en trekken, alsof je je zitbotten naar je hielen trekt. Mensen voelen dat verschillend en daardoor doen ze het ook verschillend. Je kunt dus al heel vroeg in de beweging die suggestie geven en dan consequent die woorden die je patiënt kiest verder gebruiken.

- **Referentiebeweging 2:**

Laat het weer gaan en rol langzaam naar je zij en naar zit. Voel hoe je zit, het gevoel in je rug, de ruimte in je buik, het contact van je billen met de vloer en het gewicht erin. Wat is er anders dan aan het begin van deze les? Zit je gemakkelijker? Meer vanzelfsprekend rechtop? Hoe voelt het langs de wervelkolom? En hoe rust je hoofd?

- **Referentiebeweging 1:**

En dan naar staan. Herhaal de voelwoorden van het begin en vraag om vergelijking.

12.2.2 De wervelkolom als een ketting op- en afrollen

Ruglig, met opgetrokken knieën. Druk de voeten in de grond en voel hoe je bekken rolt met het stuitje van de vloer weg. Dan druk je zo met je voeten in de grond dat je je hele bekken en rug optilt, zover als makkelijk gaat. Voel waar je dan steunt als je bekken omhoog is. Welke wervels zijn nu duidelijk aan de vloer en voel je zelfs in de grond drukken? Wat is de onderste wervel die nog contact maakt? Ga dan langzaam zakkend terug, terwijl je steeds een volgende wervel terug aan de grond brengt. Hoever kun je zo je wervels één voor één terugleggen, helemaal tot je stuitje? Herhaal deze beweging: in één keer op en wervel voor wervel terug,

12.2 · Mindful bewegen 1 – met behulp van beide voeten de wervelkolom bewegen

terwijl je voelt hoe geleidelijk je dat doet. Zijn er wervels die als een blokje terugkomen? Hoe groot is dat blokje dan, hoeveel wervels gaan daar tegelijk, schat je? Laat het gewoon gaan zoals het gaat, maar neem waar wat er precies gebeurt.

Rust. Laat het weer helemaal rusten en voel je contact met de vloer. Zijn door de beweging andere contactplekken meer in beeld gekomen? Kun je zo liggend voelen waar die bij elkaar bewegende wervels zijn? Of voel je meer het gebied erboven of juist eronder? Kun je als je met je aandacht langs je wervelkolom gaat verschil voelen in helderheid? Wat is vager, waar kun je het niet helemaal precies voelen?

Weer je knieën optrekken en nu ga je weer beginnen met precies die druk met je voeten die je stuitje net van de vloer beweegt. Dan maak je die druk langzaam groter op zo'n manier dat je wervel voor wervel van de grond beweegt. Bij het terugkomen kun je kiezen: in één keer terug of ook wervel voor wervel, maar zonder daar speciaal aandacht aan te geven. Dus bij elke nieuwe start duw je eerst licht en voorzichtig zodat je voelt dat je bekken vanzelf begint te kantelen met het stuitje van de vloer en dan stuur je met de druk in je voeten en je aandacht bij je wervels verder omhoog. Voel tastend hoe duidelijk de wervels voor je zijn. Waar gaan ze hier met een aantal tegelijk? Is dat dezelfde plek als net, dezelfde wervels? Of zijn het hier weer andere wervels? Er kunnen ook meerdere stukken wervels zijn die tegelijk gaan.

Rust. Laat het weer gaan en rust een moment. Voel tastend hoe je schouders en armen liggen en rusten. Zijn die actief geweest bij de beweging? Waaraan merk je dat? Hoe voelt het langs de wervelkolom?

Trek weer je knieën op en rol langs je wervelkolom omhoog en omlaag met aandacht voor waar het simpel en gemakkelijk af- en oprolt. Merk op waar op de heenweg de stijve stukken zijn en waar die op de terugweg zijn. Zijn het steeds dezelfde wervels? Of is dat in de verschillende richtingen anders? Beweeg omhoog tot net voorbij het laatste blokje en beweeg daar, bij de laatste nog bewegende wervel, één wervel omhoog en weer terug naar die laatst bewegende wervel. Dus net *boven* het blokje van wervels die alleen samen kunnen bewegen, niet *in* het blokje. Dan ga je door naar omhoog en weer helemaal wervel voor wervel terug en merk je op of er iets veranderd is bij het blokje. Als je dan weer wervel voor wervel omhoog gaat, kun je datzelfde nog eens doen. En dan juist *onder* het blokje, de laatste bewegende wervel en dan één wervel naar beneden en terug. Steeds dezelfde procedure: de nog bewegende wervel een paar maal herhalend aan de grond en van de grond en dan weer de hele beweging en voelen wat dat in de kwaliteit verandert. Zo ga je alle niet-vrij bewegende stukken langs en beweeg je op de grens van waar het nog wel beweegt. Je kunt zo alle grenzen van waar het nog beweegt beweeglijker maken en dan voelen of dat wat niet zo makkelijk beweegt, beïnvloed is.

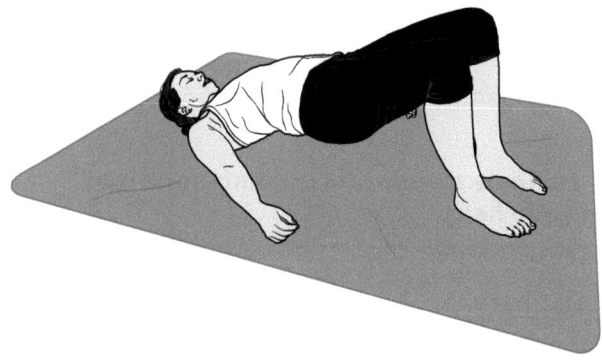

Weer omhoog en omlaag afrollen met aandacht voor waar het simpel en gemakkelijk af- en oprolt. Wat merk je nu op over het gemak? Wat doe je in je armen en rond je schouders?

Rust. Laat het gaan, strek je benen en laat het even heel diep rusten.

Weer je knieën opgetrokken en duw nu zo met je voeten in de grond dat je net rechts van de wervelkolom oprolt en weer rechts afrolt. Voel hoe je dat met je voeten regelt en wat je bekken daarvoor doet. Als je zo hoog gaat dat je op je schouders rust, merk dan dat die niet precies even veel druk hebben. Voel hoe de asymmetrie in de beweging je hoofd beïnvloedt. Dan weer voelen hoe het precies over de wervelkolom omhoog oprolt en terug. Is dat anders geworden?

Rust en navoelen wat deze asymmetrische beweging met je gevoel van jezelf heeft gedaan.

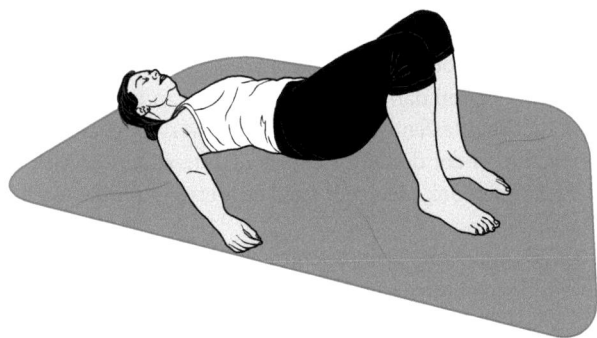

Nu langs de linker kant van de wervelkolom omhoog en weer terug.

Langs de rechter kant omhoog en langs de linker kant omlaag, en dan langs de linker kant omhoog en langs de rechter terug. Verschillend?

Dan weer in het midden omhoog en terug. Merk op hoeveel lichter en simpeler deze beweging geworden is. Neem op de heenweg de stijve stukken waar en waar die op de terugweg zijn. Zijn het nog steeds dezelfde wervels? Zijn ze nog steeds even groot?

Dan ergens halverwege blijven en daar het contact op die wervel naar rechts ernaast verplaatsen en dan terug en door naar links. Een paar maal naar rechts en links heen en weer en daarna weer verder oprollen en afrollen. Dan weer ergens blijven en weer links/rechts heen en weer en zo nog op een paar niveaus. Je kunt dit ook precies boven een blokje doen of er net onder. Voel hoe je dat organiseert. Voel wat je voeten en je bekken doen. Dan zo hoog mogelijk met gemak en van linker schouderblad naar rechter schouderblad heen en weer of nog hoger in de schouders.

Eindig met nog een keer simpel in het midden en weer voelen hoe je dat doet. Wat is er anders dan hoe je begon? En nu sneller en zo gemakkelijk mogelijk over je wervelkolom op- en afrollen.

Rust. Ruglig, met gestrekte benen en voel hoe je jezelf nu in het contact met de grond ervaart.

Je kunt hier dezelfde referentiebewegingen gebruiken als in les 1.

12.3 Mindful bewegen 2 – lumbale stabilisatie in combinatie met flexie-extensie mobilisatie heup

Gordon Browne

In deze les gaan we verder met het thema uit ▶H. 11: het trainen van lumbale stabiliteit in anterior/posterior richting. We gaan op zoek naar de juiste stand van de totale rug en we proberen vervolgens deze stand nauwgezet te handhaven. We streven steeds naar een rechte, vlakke rug. Om deze oefeningen tot mindful bewegen te maken, moeten de oefeningen als volgt uitgevoerd worden: langzaam, aandachtig, gemakkelijk, precies, lettend op veranderingen/verschillen, en met veel herhalingen. Door in ▶H. 11 gebruik te maken van een vlak voorwerp op de rug gaven we de patiënt een hulpmiddel voor een echt vlakke rug. Met datzelfde doel voor ogen gebruiken we in deze les een muur om tegenaan te leunen. In de lessen in ▶H. 11 werkten we aan het bereiken van een neutrale, stabiele rughouding terwijl we de heupen in flexierichting lieten bewegen. Om flexiespanning in het lumbale gebied te voorkomen is heupflexie van groot belang.

In de volgende twee lessen streven we eveneens naar een neutrale/stabiele rughouding, maar nu tijdens het strekken van de heupen; heupextensie is erg belangrijk bij het behandelen van extensiespanning in de lumbale regio. De drie principes van optimaal bewegen die we in deze serie oefeningen gebruiken zijn:

- Optimaal dragen van het fascio-skeletale gewicht (*alignment*); we werken aan het mindful verbeteren van de houding in zit en in stand.
- Adequate verdeling van de beweging; de rug blijft gestabiliseerd terwijl de beweging meer naar de heup gestuurd wordt, bij zowel het voorover buigen als bij het terug omhoog komen.
- Proportioneel inzetten van synergisten; we zoeken meer activiteit van de extensoren van de heupen en thoracale musculatuur en tegelijkertijd minder lumbale extensie bij zowel het handhaven van de houding als bij het voorover buigen en weer opkomen.

12.3.1 Lage rug oefening 3 (half knielend voorover buigen)

- Kom in een half knielende positie; één knie op de grond met het dijbeen verticaal en de voet van het andere been naar voren op de grond met het onderbeen verticaal. Leg je handen op een stoelzitting of leun met je ellebogen/onderarmen op je voorste dijbeen.
- Maak je rug bol en daarna hol. Hoe ver kun je je rug bol maken en je stuitje onder je trekken zonder je buikspieren te gebruiken? Voel je dat het hol maken van je rug praktisch onmogelijk is in deze positie? Merk op hoe de activiteit van de hol-maakbeweging, oftewel de strekking, in je middenrug terechtkomt.

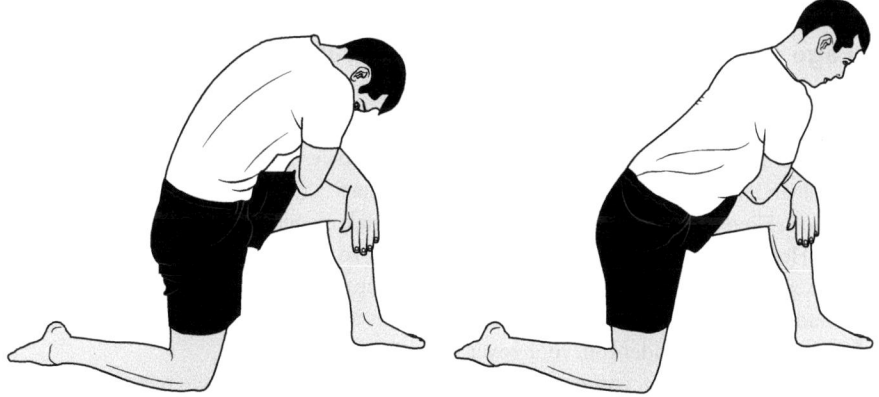

- Zoek de middenstand en blijf daar: de rug is niet bol en ook niet hol. Til nu je armen op van de stoel/je bovenbeen en zet af met je voorste been om rechtop in half knielende positie te komen.
- Voel de rek aan de voorkant van je achterste dijbeen; voel het aanspannen van je bilspier en hamstrings. Keer de beweging om, buig voorover zonder de stand van je rug te veranderen en leg je ellebogen/onderarmen weer terug.
- Maak je rug nogmaals bol en hol om het midden terug te vinden; de onder- en middenrug zijn vlak. Til de armen weer los van de onderlaag, voel je benen werken (samen met de spieren van je middenrug) en duw je op tot half knielende positie.
- Leg de nadruk op het achterover duwen van de bovenkant van je bekken oftewel het verticaal brengen van je bekken. Je weet dat je er (bijna) bent als je de rek voelt aan de voorzijde van je dijbeen en heup.
- Op deze manier strek je je heup zonder dat je je onderrug actief strekt. Dit noemen we gedifferentieerd bewegen.
- Herhaal deze serie een aantal keer. Wissel daarna van been. Vergelijk in hoeverre beide kanten verschillen.

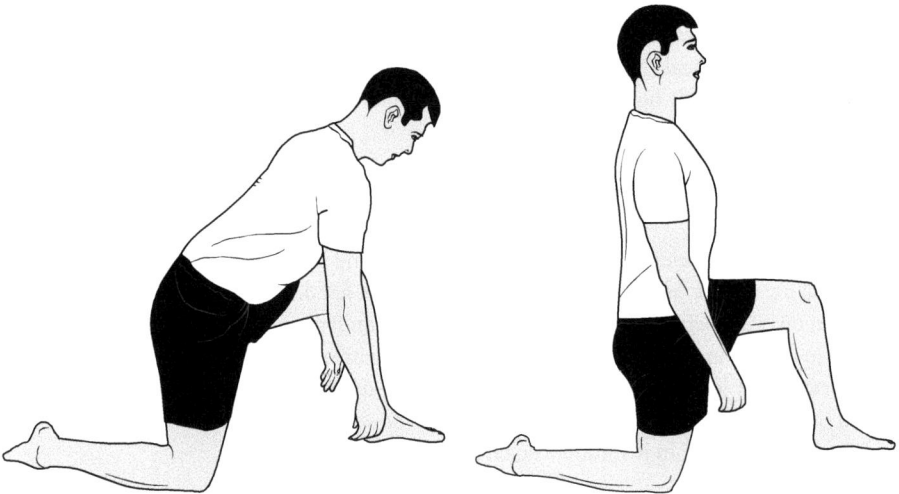

12.3.2 Lage rug oefening 4 (voorover buigen vanaf muur)

Deel A
- Leun achterover tegen een muur met je voeten twee of drie voetlengtes van de muur. Je voeten staan iets verder dan schouderbreedte uit elkaar.
- Kantel je bekken tegen de muur om je onderrug zo vlak mogelijk tegen de muur te krijgen. Hef je borstbeen om de bovenkant van je rug zo goed mogelijk tegen de muur te drukken zonder dat de onderrug los van de muur komt.
- Zo benadert je rug de neutrale positie waar we steeds aan gewerkt hebben: niet bol en niet hol in de lage en de middenrug, voor zover mogelijk.
- Leun, met een rechte rug, voorover en reik met je handen naar je dijbenen; kom vervolgens weer omhoog naar de muur. Is je rug vlak gebleven?

12.3 · Mindful bewegen 2 – lumbale stabilisatie in combinatie met …

- Herhaal deze beweging een aantal keer, vooroverbuigen en weer opkomen, door alleen in je heupen te bewegen terwijl je je rug de hele tijd vlak/neutraal/stabiel houdt.
- Indien mogelijk kun je de buiging dieper maken tot aan je knieën, je schenen, je enkels of zelfs tot aan de vloer. Misschien is het nodig om de afstand van je voeten tot de muur aan te passen.
- Blijf zo even staan en kom dan terug naar de muur.

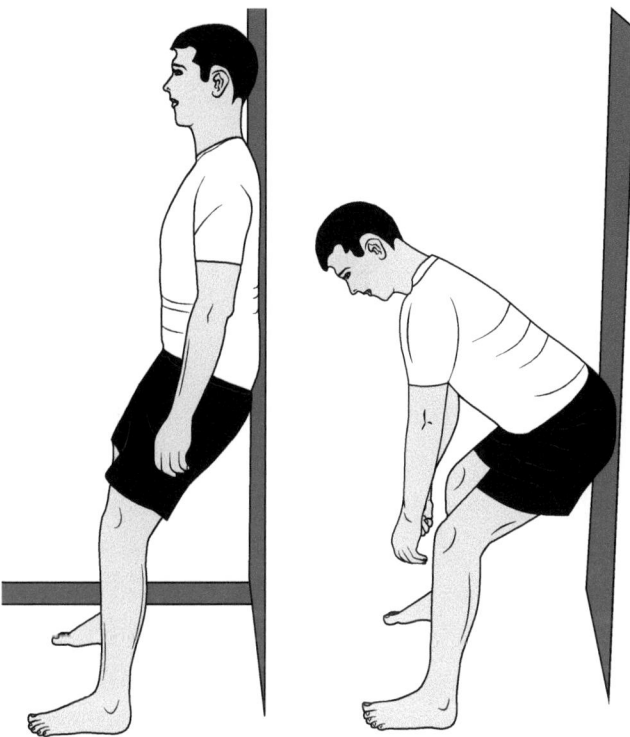

Deel B
- Controleer, terwijl je nog in dezelfde houding tegen de muur staat, of je rug nog vlak is en buig weer voorover. Dit keer breng je, in plaats van helemaal naar de muur terug te komen, je heupen van de muur af en duw je jezelf helemaal terug tot stand.
- Houd je rug zo lang als je kunt in dezelfde houding. Duw jezelf op vanuit je heupen en breng je bekken in verticale positie. Buig weer, plaats je heupen tegen de muur en kom overeind tegen de muur. Je voelt waarschijnlijk de achterkant van je heupen (de bilspieren) sterk aanspannen.

- Leun weer tegen de muur, til je heupen op en duw je op tot stand. Buig, zet je heupen terug tegen de muur en duw jezelf weer op tot stand. Herhaal deze serie een aantal keer.

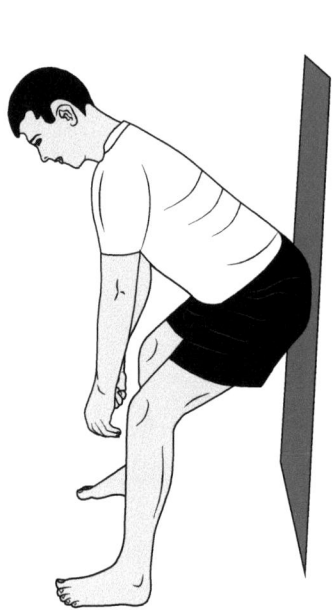 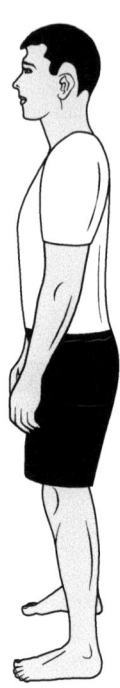

12.4 Voorbeeld van de agenda en het huiswerk van les 2

tijd	toelichting
19.00–19.40	bodyscan en nabespreking (40 min)
19.40–19.50	huiswerk van afgelopen week bespreken inclusief ondervonden moeilijkheden
19.50–20.00	oefening gedachten en gevoelens ('bekende op straat')
20.00–20.10	logboek prettige gebeurtenissen
20.10–20.25	mindfulness in zit (adem 10 à 15 minuten)
20.25–21.10	mindful bewegen en nabespreking (45 min)
huiswerk	– 6x bodyscan of mindful bewegen – mindfulness in zit (adem) – logboek plezierige gebeurtenissen – routinebezigheid

Literatuur

1 Segal ZV, Williams JMG, Teasdale JD. Mindfulness en cognitieve therapie bij depressie. Amsterdam: Uitgeverij Nieuwezijds; 2013.

Les 3 – Aandacht

Samenvatting

In dit praktijkhoofdstuk staat het thema 'aandacht in het nu' centraal. De patiënt leert dat hij in de doe-modus met de aandacht vaak overmatig bezig is met het verleden en de toekomst, in de hoop het 'beter' te krijgen. Adem en lichaam (houding en beweging) zijn altijd aanwezige ankerpunten om de aandacht terug te brengen naar het hier-en-nu. Door te schakelen van de doe-modus naar de zijn-modus wordt de geest meer helder en rustiger, het lichaam meer ontspannen en bewegingen beter gecoördineerd. Het omgaan met gespannen emoties wordt uitgelegd. De drieminuten-ademruimte wordt geïntroduceerd als snelle route van doe-modus naar zijn-modus. De gewoonte om grenzen te vermijden of te overschrijden wordt verkend. De onderdelen mindful bewegen hebben als thema's: vanuit arm en been naar een rotatiebeweging en cervicale stabilisatie en thoracale mobilisatie.

13.1 Mindfulnesskader – 215
13.1.1 De directe zintuiglijke waarneming – 215
13.1.2 Mindfulness in zit en adem – 216
13.1.3 Nabespreking – 217
13.1.4 Nieuwsgierigheid – 217
13.1.5 Huiswerk – 218
13.1.6 De oordelende geest herkennen – 218
13.1.7 Omgaan met emoties – 220
13.1.8 Nabespreken logboek prettige gebeurtenissen – 220
13.1.9 De drieminuten-ademruimte – 221
13.1.10 Het lichaam als wissel van denken naar zijn – 222
13.1.11 Mindful bewegen – 222
13.1.12 Logboek onprettige gebeurtenissen – 224

© Bohn Stafleu van Loghum, onderdeel van Springer Media B.V. 2017
P. van Burken, *Mindfulness en fysiotherapie*, DOI 10.1007/978-90-368-0699-2_13

13.2	**Mindful bewegen 1 – vanuit arm en been naar een rotatiebeweging – 225**
13.2.1	Bodyscan in ruglig – 225
13.2.2	Variant in zit – 229
13.2.3	Variant met rotatie – 229

13.3	**Mindful bewegen 2: cervicale stabilisatie en thoracale mobilisatie – 229**
13.3.1	Nek en bovenrug-oefening 1 (kurkentrekker in zijlig) – 230
13.3.2	Nek en bovenrug-oefening 2 (kippenvleugels) – 231

13.4 Voorbeeld van de agenda en het huiswerk van les 3 – 233

Literatuur – 233

13.1 Mindfulnesskader

In de doe-modus kan het brein analytisch vooruitkijken en terugkijken, de huidige situatie en de gewenste situatie analyseren, en de kloof daartussen overbruggen door oplossingen te bedenken en die uit te voeren. Aanvankelijk ontwikkelde dit probleemoplossende denken zich fysiek. De belangrijkste strategie hierbij is *discrepantiereductie* [1]. De gewenste situatie wordt daarbij vergeleken met de huidige situatie en vervolgens worden de mogelijkheden onderzocht om het verschil te verkleinen. Een patiënten zegt voorbeeld: 'Ik heb pijn, ik wil geen pijn, wat kan ik eraan doen?' Bij externe praktische zaken werkt de strategie van discrepantiereductie goed. Bij interne zaken, zoals een goede stemming willen hebben of geen chronische pijn willen hebben, werkt het soms averechts. Want wakker worden met een slechte bui of chronische pijn is al vervelend genoeg. Als je die huidige onaangename situatie dan ook nog gaat vergelijken met een gewenste situatie, wordt het juist slechter. De patiënt gaat misschien mopperen 'dat het nog steeds niet beter is'. Of zich afvragen *waarom* het niet beter is? Dit piekeren over het (gezondheids)probleem en de mogelijke oplossingen geeft de patiënt misschien wel het gevoel dat dit uiteindelijk een oplossing gaat geven, maar verergert de situatie alleen maar. Maar dit is een heel dwingend en overtuigend gevoel en kan niet zomaar worden uitgeschakeld.

Na een aanvankelijk enthousiasme in les 1 en 2, doemen in les 3 alle obstakels, zoals eerder besproken, op. Vaak zijn het variaties op het thema 'het is nog niet zo zoals ik het wens'. Bij mindfulnesstraining wordt een andere manier geoefend van het zich verhouden tot problemen. Daardoor neemt de dwingende noodzaak om ze direct op te lossen af. De patiënt leert te zien hoe sterk zijn gedrag wordt bepaald door het vermijden van onprettige situaties en het hechten aan prettige situaties. Door in de zijn-modus te blijven en gewoon bewust te zijn van het probleem, onderbreekt de patiënt zijn gangbare manier van reageren. Juist door de oplossingsgerichtheid los te laten, kan er afstand en ruimte komen, waardoor de patiënt goed kan zien wat een goede volgende stap kan zijn. Dit loslaten van de probleemoplossende doelgerichtheid vraagt vertrouwen van zowel de patiënt als de fysiotherapeut. Dat 'vertrouwen' is best moeilijk voor ons probleemoplossend vermogen. Dit analytische vermogen is immers gewend eerst overtuigende argumenten en bewijzen te willen hebben. In deze les richten we de aandacht op de ademhaling als anker waarmee de patiënt terug bij zichzelf kan komen en kan kalmeren. Maar mindfulness, de zijn-modus beoefenen, kan op elke ervaring toegepast, zowel in formele als informele oefeningen.

13.1.1 De directe zintuiglijke waarneming

De fysiotherapeut kan de patiënt helpen een andere manier van in de wereld zijn te ervaren door de patiënt weer in contact te brengen met het ruwe en relatief onbewerkte materiaal van de zintuigen. Bij de rozijnoefening deden we dat al, maar het is goed dit te blijven herhalen. De fysiotherapeut kan bijvoorbeeld een korte luister- of kijkoefening van vijf minuten geven aan het begin van deze derde les. Voorbeelden zijn:
- Vraag de patiënt naar buiten te *kijken* terwijl hij het gebruikelijke categoriseren (in 'man', 'boom' enz.) zo goed mogelijk probeert na te laten. Moedig de patiënt aan zo goed mogelijk alle kleuren en patronen te zien, de lichtschakeringen enzovoort. Als de patiënt merkt dat hij toch zit na te denken over wat hij ziet, dan dient hij weer vriendelijk terug te keren naar het louter kijken.

- *Luisteren* kan daar ook voor gebruikt worden. Dan gaat het dus niet om 'een stoel horen verschuiven', maar de pure klank daarvan waarnemen.
- En ook *bewegen* is daar geschikt voor: niet 'opstaan uit een stoel' voelen of de categorisering 'iets pakken', maar de pure beweging.
- *Tast* en *aanraking* is ook een prachtig onderwerp dat al snel door betekenissen overladen wordt. Zeker als aanraking vanuit het verleden negatief beladen is.

De uitdaging blijf elke keer: probeer met de aandacht bij de pure sensatie te blijven. De patiënt mag best zijn brein daarbij aan het werk zien: die blijft doorgaans toch gewoon doorgaan met interpreteren en invullen. Maar hij probeert daar niet in op te gaan. De patiënt kan houvast zoeken bij de oorspronkelijke sensorische prikkel. Of, als hij merkt toch in een verhaal afgewaald te zijn, het lichaam en de adem als anker naar het hier-en-nu gebruiken. Deze oefening is een eerste stapje in het schakelen van doe-modus waarmee men de training binnenkomt, naar zijn-modus. Direct daarop aansluitend volgt dan de 'mindfulness in zit'-oefening.

13.1.2 Mindfulness in zit en adem

Bij patiënten met chronische pijn, stress en oververmoeidheid kan het zich richten op de ademhaling het piekeren over verleden of toekomst en oorzaak van het gezondheidsprobleem doorbreken. Voordelen van een aandachtsfocus gericht op de adem, zijn:
- Aandacht wordt gericht op heden.
- Adem is er altijd en dus altijd beschikbaar als observatie- of trainingsobject.
- Aandacht bij de adem houden, vult het werkgeheugen met iets anders dan piekeren. Het vervangt tijdelijk het 'malen'.
- Merken dat doelgerichtheid niet altijd nodig is: de ademhaling gaat vanzelf. Ze komt, net als de golven van de zee, als het ware uit het niets. Je hoeft het niet doelgericht op gang te houden. De eindeloze 'eb en vloed' van de adembeweging is een metafoor die ook op andere gebieden van het leven toepasbaar is.
- Door afdwalen te registreren, en de richting ervan, en vervolgens het herrichten van de aandacht, leert de patiënt te decentreren. Decentreren, mentale afstand nemen, is nodig om afglijden in negatieve gedachtespiralen te voorkomen.
- De patiënt traint om sneller over te schakelen van doe-modus naar zijn-modus.

Eerst volgt de instructie zoals bij het tien minuten mindful zitten uit les 2. Laat de patiënt een zo optimaal mogelijke houding aannemen. Zittend op een kussen op de grond of op een stoel. Rug recht, maar niet gespannen, hoofd in één lijn, kin wat ingetrokken. Op een stoel de heupen wat hoger dan knieën (eventueel met kussen ophogen).

Dan volgt de eerste helft van deze mindfulnessoefening in zit: breng aandacht naar de ademhaling in de buik of naar een andere plek waar de adem gemakkelijk waarneembaar is (bijvoorbeeld het puntje van de neus). Voel de lichaamssensaties van elke ademhaling, zonder naar iets speciaals op zoek te gaan. Bij afdwalen de aandacht weer vriendelijk terugleiden. De adem hoeft ook niet 'mooier' of 'beter' gemaakt te worden dan hij op dit moment is.

Deze basisaandachtsinstructie wordt tijdens de dertig minuten een aantal maal herhaald, evenals de vraag: 'Is de aandacht op dit moment bij de ademhaling?'

Tijdens de tweede helft van deze oefening breidt de patiënt de aandacht uit naar het gehele lichaam.

13.1.3 Nabespreking

Na deze oefening in mindful zitten wordt weer eerst de zojuist gedane zitoefening besproken en dan pas het huiswerk van de afgelopen week. De fysiotherapeut kan via de ingebrachte ervaringen de patiënten iets te laten ontdekken over hun eigen innerlijke landschap. De moeilijkheden die tijdens mindful zitten ervaren worden, vertonen namelijk vaak hetzelfde patroon als wanneer de patiënt doorgaans in een neerwaartse stemmings-gedachtespiraal terechtkomt. Een pijnpatiënt kan bijvoorbeeld gaan catastroferen. De inhoud van het gesprek moet door de fysiotherapeut steeds weer teruggeleid worden naar de actuele ervaring: wat merk je op dit moment op over je gevoel, de sensaties, de beweging?

- **Afdwalen**

In deze beginfase van de training kost het de patiënt doorgaans enorme moeite om de aandacht bij de ademhaling te houden. Het gaat er niet zozeer om nooit meer te afdwalen, maar om vertrouwder te raken met het gedrag van je geest. Het allerbelangrijkste is de geest alsmaar terug te brengen. De patiënt wordt aangemoedigd daarbij vriendelijk en geduldig voor zichzelf en zijn geest te werk te gaan, zodat oordelen en zelfkritiek niet al te veel kans krijgen. Merken dat het veel moeite kost om de aandacht bij de adem te houden, is ook opmerkzaamheid! Vervolgens kan de aandacht weer terug naar de adem worden geleid. Het belangrijkste doel van de eerste lessen is: de vaardigheid van doelbewuste aandacht aanleren. Dat wil zeggen: afdwalen (h)erkennen, inclusief secundaire reacties daarop, en terugkeren naar primaire focus van de aandacht (geluid, lichaam, beweging, adem enz.).

13.1.4 Nieuwsgierigheid

Bij mindfulness benadrukt men nieuwsgierigheid naar alle ervaringen: prettig, onprettig of neutraal. Met deze vorm van nieuwsgierigheid wordt oplettende belangstelling of wijze aandacht bedoeld en niet het zich obsessief met iets bezighouden. De fysiotherapeut kan de patiënt het beeld schilderen dat gedachten zijn als apen in een boom: ze springen alsmaar heen en weer, en van de hak op de tak. Aan de patiënt de taak om gewoon nieuwsgierig en vriendelijk op te merken hoe de geest beweegt, en deze weer voorzichtig terug te brengen als de 'aap' naar een andere boom is gesprongen. Dat werkt beter dan dwangmatig proberen de aap op één tak stil te laten zitten – met alle frustraties van dien. En nieuwe frustraties zijn als extra apen.

- **Vechten tegen gedachten of acceptatie**

Patiënten zeggen vaak dat het moeilijk is de geest te weerhouden te piekeren en de geest te beheersen; ze zeggen bijvoorbeeld dat dat maar heel even werkt. Maar het gaat niet om beheersen of onderdrukken van gedachten, gevoelens, sensaties of gedragsimpulsen, want dat versterkt het alleen maar. Het gaat eerder om oefenen je comfortabel te voelen met wat er is – bijvoorbeeld gedachten en piekeren – om vervolgens terug te keren naar de primaire focus van aandacht.

- **Omgaan met fysiek ongemak**

Fysiek ongemak (pijn) trekt van nature sterk de aandacht en roept afkeer op. Het is daarom juist een goed doelwit om mee te oefenen. Spanning ervaren, weerstand bieden en wegduwen is een natuurlijke reactie daarbij. Er zijn drie manieren om mindful met dit ongemak om te gaan:

- Deze neiging tot wegdrukken van ongemak bewust waarnemen, kort onderzoeken met vriendelijke belangstelling, om vervolgens terug te keren naar de adem. De adem blijft het primaire object van aandacht: de adem als anker.
- Het ongemak op een niet-reactieve manier onderzoeken. Hoe voelt het precies, waar zit het precies, verandert het qua tijd of intensiteit? En tevens de adem daarbij als voertuig gebruiken om de aandacht naar deze plekken te brengen door 'er naartoe' te ademen. Dat is in deze fase echter voor veel patiënten nog een te grote stap, maar het kan geprobeerd worden.
- Van houding veranderen om ongemak te verminderen. Het moet geen uithoudingstest worden, geen gevecht. Het veranderen van de houding kan in drie stappen rustig uitgevoerd worden:
  - mindful de intentie tot bewegen opmerken;
  - mindful de beweging maken;
  - mindful het effect ervan waarnemen.

Later in het programma volgt meer over aandacht houden bij moeilijke emotionele ervaringen.

13.1.5 Huiswerk

Veel patiënten hebben niet gedaan wat ze van plan waren. Ze hebben bijvoorbeeld niet zes van de zeven dagen geoefend. Weer anderen voelden zich slechter tijdens of na de mindfulnessoefening dan gehoopt en gaan twijfelen over het nut ervan. Het klinkt misschien vreemd, maar deze oefenobstakels zijn juist nodig om met behulp van mindfulness de kans op stressgerelateerde gezondheidsproblematiek of bijvoorbeeld uitputting te leren verminderen. Tijdens die oefenobstakels komen immers vaak 'geestgesteldheden' (bijvoorbeeld zelfkritiek) tevoorschijn die de kwetsbaarheid voor fysieke en mentaal-emotionele overbelasting onderhouden. De patiënt leert deze geneigdheid van zijn geest te observeren met een ruimer en meer compassievol bewustzijn. Deze zelfcompassie en vergevingsgezindheid is een belangrijk werkzaam bestanddeel van mindfulnesstraining.

13.1.6 De oordelende geest herkennen

Geef als fysiotherapeut zo min mogelijk antwoorden en oplossingen, maar spoor de patiënt aan zelf te ontdekken wat er in zijn geest afspeelt. De patiënt zegt bijvoorbeeld: 'Wat mankeert me? Ik kan niet eens de tijd vinden te mediteren!' Laat de patiënt dan zelf ontdekken dat de geest met de niet-werkzame probleemoplossende benadering erg zijn best doet. Een andere patiënt zegt: 'Er is thuis te veel lawaai.' Ook nu spoort de fysiotherapeut aan tot zelfonderzoek, bijvoorbeeld met de vraag: 'Wat gebeurt er als je dat geluid hoort?' De patiënt vertelt daarop dat ze baalt dat ze niet doet wat ze zich had voorgenomen en de fysiotherapeut misschien teleurstelt. Op deze wijze komen de negatieve gedachte-emotiespiralen aan het licht. De fysiotherapeut gaat hier even wat dieper op in:

> Het gaat er niet om aan een bepaalde norm te voldoen, maar om je bewust te zijn van de gedachten die zeggen 'ik moet het goed doen', 'ik stel hem teleur' enzovoort. Probeer dan eens te zeggen: 'Ach… daar heb je die normen weer.' Zie 'oordelen' gewoon als een activiteit van de geest, want het is heel gemakkelijk om erin meegezogen te worden.

Vaak wordt dan duidelijk dat de negatieve stemming niet alleen door het probleem ontstaat (niet geoefend hebben), maar vooral door de zelfkritiek. De reactie van de patiënt op een moeilijkheid heeft vaak meer invloed op zijn stemming en motivatie dan het probleem zelf. En als de negativiteit eenmaal begint, wordt de spiraal vanzelf groter: 'Ik schaam me, en wilde niet komen, ik heb gefaald…'. Dit zijn thema's waarmee de patiënt waarschijnlijk al langer worstelt. Ze ondermijnen niet alleen zijn mentale welzijn, maar ondermijnen ook de therapietrouw. Ook op de verzuchting 'ik kan niet eens zoiets eenvoudigs volhouden!' gaan we niet op de traditioneel fysiotherapeutisch manier in. We gaan bijvoorbeeld niet de juistheid van die gedachten onderzoeken en de patiënt helpen die gedachte om te buigen in een positieve gedachte. Mindfulness-based benaderingen gaan niet in op de specifieke inhoud, maar leren de patiënt van een afstand te kijken naar het mentale proces (decentreren). De patiënt wordt daarom uitgenodigd deze gedachten slechts te labelen als 'oordelen', ze los te laten en vervolgens zo goed mogelijk terug te keren naar de ademhaling.

Dit loslaten vraagt enige toelichting. De grens tussen loslaten en wegduwen is namelijk heel smal. Veel patiënten vinden het moeilijk om een gedachte los te laten. Wat ze proberen te doen is de gedachte weg te drukken uit het gewaarzijn. Maar door dit wegdrukken, zijn ze juist enorm bezig met die gedachte. Ze toetsen bijvoorbeeld of 'het al lukt' – met als paradoxaal effect dat ze juist aandacht schenken aan de gedachte. De irritatie die daardoor ontstaat maakt de gedachte nog meer tot vijand en daarmee nog belangrijker. En wat belangrijk is, trekt aandacht. Deze manier van loslaten werkt niet. Loslaten is dus niet hetzelfde als wegduwen. Loslaten heeft meer weg van een trapezewerker die in de lucht van de ene trapeze naar de andere slingert: op het moment dat hij zijn handen opent voor het loslaten van de trapeze, is ditzelfde 'openen' direct volledig gericht op het landen bij de andere trapeze. Misschien is er zelfs geen echt loslaten, maar alleen maar het openen voor de andere trapeze. De acrobaat kijkt niet meer achterom, maar blijft gefocust op wat voor hem ligt. Hoe de trapeze achter hem door blijft slingeren laat hem koud; het is gewoon geen thema voor hem, omdat hij alleen maar geïnteresseerd is in wat voor hem ligt. De patiënt moet leren dat loslaten vooral openen voor iets anders betekent. Een gedachte loslaten, door bijvoorbeeld alleen maar gericht te zijn op de adem. Het is dus niet twee dingen tegelijk in de zin van: niet deze gedachte en wel deze adem. Maar simpelweg gericht zijn op één ding: deze adem. '*Just this*', zegt James Austin, de beroemde Zen-neuroloog van MIT, 'alleen dit.' Dit vraagt vertrouwen en 'eigenwijsheid' van de patiënt, want ook hier laat hij dan een stukje controle los. Hij vertrouwt op 'één ding' en stopt met controleren of het 'andere ding' echt weg is.

De fysiotherapeut zegt verder over de oordelende zelfkritische gedachten van de patiënt:

> De gedachte komt natuurlijk ergens vandaan en is je niet vriendelijk gezind, maar ga er niet mee in gevecht. Handel zelf alleen maar zo vriendelijk mogelijk en zeg bijvoorbeeld: 'Oh, hallo meneer oordeel, daar ben je weer. Een fijne dag verder!' En breng de geest weer terug naar het oorspronkelijke aandachtspunt.

Het blijkt dat deze toepassing van mindfulness – dus om anders te leren omgaan met negatieve gedachten – een van de nuttigste aspecten van de mindfulness-based benaderingen is. Het gaat erom dat de patiënt leert zijn ervaringen op een vriendelijke manier waar te nemen, in plaats van zich ermee te vereenzelvigen, zich ertegen te verzetten of ze af te wijzen. Het gaat erom dit zonder zelfverwijt te doen. Want de op zich begrijpelijke wens 'ik wilde dat ik deze gedachten niet had' wordt als snel 'ik zou hier onderhand overheen moeten zijn, wat slap en onvolwassen dat dat nog steeds niet zo is'. Het gaat om 'laten zijn' en de drang om je ermee bezig te houden, erop te reageren of jezelf gerust te stellen via uitdagen of ontkennen, los te laten. Door je er niet meer mee bezig te houden, maar juist met iets anders, verdort het.

13.1.7 Omgaan met emoties

Patiënten kunnen zich af en toe 'overweldigd' voelen door emoties. Zelfs traag en mindful bewegen kan al emoties losmaken, doordat de patiënt eindelijk begint te voelen wat er feitelijk al was. Overweldigd worden is echter niet de bedoeling van mindfulnesstraining. Voelen en opgaan in emotie is niet het hoogste doel, integendeel. De fysiotherapeut kan de patiënt hier helpen door te zeggen 'het is oké om dit te voelen, ook dit mag er zijn, maar doe een stapje achteruit door deze gevoelens bewust te labelen als krenking, verdriet, boosheid, zorg enzovoort.' Vanuit de neurowetenschap is bekend dat iets benoemen de emotie kan temperen: *naming is taming*. Het limbische systeem komt bij benoemen meer onder controle van de neocortex te staan. Dus: 'oh, daar hebben boosheid' in plaats van: 'ik ben het zat dat ze altijd zo tegen me praat'. Of: 'daar hebben we angst' in plaats van: 'ik ben als de dood deze presentatie te verknoeien'. Op deze wijze innerlijk opmerken bevordert desidentificatie, in tegenstelling tot alleen maar 'opmerken dat we boos zijn'. Dit is een belangrijk verschil omdat het niet alleen om beleven gaat, zoals sommige mensen enorm belangrijk vinden, maar een stapje achteruit doen en de emotie benoemen. Dit creëert afstand. Naast desidentificatie helpt het ook om het 'komen en gaan' van de emotionele intensiteit op te merken. De fysiotherapeut kan hier de prachtige metafoor van de wolkeloze hemel inbrengen.

> De geest is als een wolkeloze hemel, en gedachten, gevoelens, sensaties enzovoort zijn als het constant veranderende weer, dat de hemel echter niet aantast. De hemel is altijd zichzelf, en is als het ware het vat voor al deze voorbijgaande ervaringen van 'wind, storm, zon en regenbogen'. Op deze wijze blijft de geest in evenwicht en gericht zonder zich mee te laten slepen door een langstrekkende storm.

13.1.8 Nabespreken logboek prettige gebeurtenissen

Het logboek prettige gebeurtenissen en de bespreking ervan is een oefening in het uit elkaar rafelen van wat er precies gebeurt bij een prettige ervaring. Deze prettige ervaring kan op elk gebied liggen: relationeel, natuur, rond lichamelijk welzijn, houding of bewegen. Het is verstandig de ervaringen breed te houden in verband met generalisatie. Het is juist het bredere kader van mindfulness dat zo weldadig kan zijn voor de patiënt. Tegelijkertijd is het binnen de fysiotherapie natuurlijk ook belangrijk om mindfulness binnen een context van bewegen te plaatsen. Het gaat dus om een balans tussen houdings- en bewegingsspecifieke ervaringen en algemene levenservaringen. Die balans kan per cursus verschillen.

De fysiotherapeut tekent bij de nabespreking de volgende drie kolommen op een schoolbord: gedachte, fysieke sensatie, emotie, en start het gesprek. Veel patiënten melden dat ze door de doe-modus positieve aspecten in het dagelijks leven makkelijk missen. Kleine dingen lijken

13.1 · Mindfulnesskader

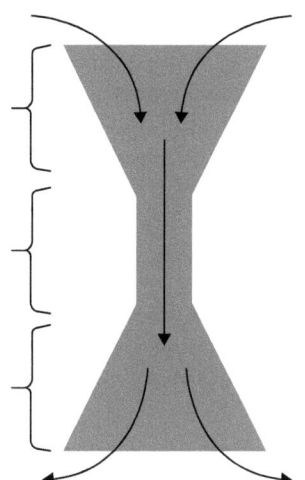

1. bewust worden
2. je aandacht bundelen en focussen
3. je aandacht uitbreiden

Figuur 13.1 De zandloper van de drieminuten-ademruimte

dan te vanzelfsprekend om er aandacht aan te schenken. Ook ervaren ze het als een openbaring om het verschil tussen gedachten, emoties en lichamelijke gewaarwordingen te ervaren. Voor de fysiotherapeut is dit waarschijnlijk een bekend gegeven, maar voor veel patiënten is het echt een nieuwe ontdekking. Dit uitpluizen van de ervaring is erg belangrijk voor de zelfregulatie van de patiënt, want daardoor wordt het gemakkelijker om gedachten als gedachten te zien, gevoelens als gevoelens, en lichamelijke gewaarwordingen als lichamelijke gewaarwordingen. En dat is weer belangrijk om te kunnen decentreren, om wat afstand te nemen tot de ervaring, om de identificatie ermee losser te maken. Het is makkelijker om van bundels scheidbare elementen te decentreren dan van één grote onontwarbare kluwen.

Een ander punt is dat de patiënt door deze oefening leert de subtiele lichamelijke signalen gewaar te worden die het lichaam altijd uitzendt, maar die meestal genegeerd worden. Dit biedt de patiënt een venster om de dingen rechtstreeks lijfelijk te ervaren in plaats van door een sluier van woorden. Fysieke sensaties komen daarom in de eerste kolom.

13.1.9 De drieminuten-ademruimte

Naast de routines komt er nu ook een mindful minimoment bij: de drieminuten-ademruimte. Deze korte oefening is zeer gestructureerd en moet de eerste periode op vaste tijden gedaan worden. Daarna kan de drieminuten-ademruimte zowel op vaste tijden als 'indien nodig' toegepast worden, bijvoorbeeld bij spanning. Deze oefening helpt de formele mindfulnessoefeningen te integreren in het dagelijks leven. Het helpt de patiënt in het dagelijks leven om de problemen aan te pakken op het moment dat ze zich voordoen. Deze oefening creëert ook een pauze in de hectische dag. De oefening bestaat uit drie stappen van elk één minuut (zie ◘fig. 13.1):

1. Automatische piloot afzetten, bijvoorbeeld door je af te vragen 'wat is in mij aanwezig?'
2. Concentratie op alleen de ademhaling.
3. Uitbreiding van aandacht naar 'adem-en-lichaam' als één geheel ervaren.

De fysiotherapeut moet deze oefening kort en snel opstarten, met een alledaags stemgebruik: 'Zit recht op alert en aanwezig. Ogen dicht als dat veilig voelt.'

1. Bewust worden: wat is in mij aanwezig? Welke gedachten zijn er? Kijk ernaar als mentale gebeurtenissen. Merk gevoelens op, vooral van ongemak. Erken ze: 'oké, zo is het nu'. En de gewaarwordingen van het lichaam, vooral van spanning of iets vastzetten.
2. Aandacht focussen: de ademhaling. Concentreer je één minuut op de bewegingen van de buik. Het op en neer gaan. Adem na adem. Zodat je weet wanneer je inademt en weet wanneer je uitademt. Gebruik de adem als anker om nog meer aanwezig te zijn in het huidige moment.
3. Aandacht uitbreiden: naast aandacht voor de adem breid je nu uit naar het lichaam als één geheel. Het bewustzijn wordt ruimer. Het gehele lichaam voelend als één geheel, samen met de adem. Omvat alles in een zacht en ruim bewustzijn. Als je eraan toe bent, open je je ogen weer.

Soms vinden de deelnemers de concentratie bij deze drieminuten-ademruimte gemakkelijker dan het mindful zitten, misschien omdat de oefening zo kort is. De fysiotherapeut kan dan zeggen:

> Ook het mindful zitten kun je adem per adem aanpakken. Het is te vergelijken met een grote stapel houtblokken die je moet verwerken. Als stapel lijkt het echt te veel, maar stuk voor stuk is het doenbaar. Dus door je telkens op slechts één blok te concentreren en pas daarna de volgende in je aandacht te nemen, is het geen stapel meer.

Deze metafoor sluit aan bij wat veel patiënten doorgaans doen: doodmoe worden bij alleen al de gedachte aan de komende dag, week, maand of jaar, in plaats van alleen energie te besteden aan het huidige moment. Bespreek tot slot met de patiënt hoe ze de drieminuten-ademruimte in de komende week dagelijks gaan uitvoeren.

13.1.10 Het lichaam als wissel van denken naar zijn

Veel patiënten raken in gevecht met hun gedachten. In feite zijn het hun gedachten in gevecht met hun gedachten. Als de patiënt daarentegen de aandacht verlegt naar wat er in het lichaam merkbaar is, schakelt hij over naar opmerkzaam voelen in het huidige moment. Dit kan de patiënt informatie geven over hoe hij zich verhoudt tot deze actuele gedachten en gevoelens. Aandachtig in het nu bij lichaamssensaties blijven, biedt de patiënt een andere uitkijkpost om zijn gedachten en gevoelens te bekijken. Door dit andere perspectief ontstaan andere inzichten en dus keuzemogelijkheden. Het opmerkzaam zijn rond het lichaam attendeert de patiënt ook op de feedbacklussen die stress, pijn, vermoeidheid of somberheid in stand houden; de spierspanning houdt de patiënt gevangen in angst en pijn, en een lusteloze houding houdt hem gevangen in moedeloosheid. Ook kan de extra lichamelijke gewaarwording die de patiënt opdoet zijn ervaring veranderen, net zoals bij de rozijnoefening. En tot slot, misschien is de patiënt geneigd om bij het opmerken ervan zijn houding of gezichtsuitdrukking iets te veranderen, om zichzelf wat meer vrij te maken uit de negatieve spiraal.

13.1.11 Mindful bewegen

Veel mensen vinden het makkelijker om op het lichaam te concentreren als dat beweegt. Na les 3 worden in de traditionele MBCT-setting om de dag gedurende tien minuten een paar korte strekoefeningen met aandacht gedaan. Direct daarop volgt minuten mindful zitten. Op de andere dag worden mindfulnessoefeningen gedaan die bestaan uit veertig minuten lichte langzame rek- en strekoefeningen. Als mindful fysiotherapeut beginnen we vanaf les 1 korte oefeningen in mindful bewegen aan te bieden.

Zelfs de tien minuten met vier eenvoudige strekoefening levert al veel informatie op. Bijvoorbeeld het contrast tussen de inspanning en de daaropvolgende rust. De patiënt hoeft dit alleen maar waar te nemen. De mentale instelling is hierbij belangrijk. Het is geen prestatieoefening, het vraagt juist een luchtige aanpak. Niet forceren. Het vraagt ook een balans tussen inspanning nodig voor het strekken, en terughoudendheid om te voorkomen dat je jezelf schade doet. Het gaat erom de krachtige sensaties gewaar te worden op het eindpunt, en ook tijdens de weg er naartoe en weer terug. Volhouden tot pijn ontstaat is niet de bedoeling. Hoofddoel van deze les is: de discrepantiereductiegerichte verwerking opmerken. De patiënt moet gaandeweg gaan opmerken wanneer hij overmatig doelgericht is en zich zit te forceren in plaats van waar te nemen en te accepteren. De instructie is: 'Voel het gloeien, beven en trillen en adem er naartoe. Laat gedachten erover gewoon komen en gaan. Net zoals bij het mindful zitten, alleen is de focus nu niet de adem, maar de (sterke) lichamelijke sensaties.' Het concentreren op fysiek ongemak door het strekken is een voorbereiding op concentreren op emotioneel ongemak in een latere les. De voordelen van mindful strekoefeningen doen:

- De patiënt leert iets over zijn lichaam ten aanzien van het rekken, balanceren enzovoort.
- De patiënt leert ook bij sterke lichamelijke sensatie die onaangenaam kunnen zijn te blijven.
- Het lichaam wordt gaandeweg soepeler.
- De patiënt leert beter afbaken in het lichaam tussen waar hij wel en waar hij niet iets voelt.
- De patiënt leert het verschil tussen rekken en streven (het oude gewoontepatroon).
- Respecteren van bewegingsgrenzen is daarmee weer een metafoor voor respecteren van grenzen op andere gebieden en ongezonde overschrijding voorkomen.
- Het is een nieuwe manier van zelfzorg.

- **Beschrijving van de vier strekoefeningen**

Beide armen omhoog

Sta in lichte spreidstand met de knieën licht gebogen. Op de inademing breng je de armen aandachtig zijwaarts omhoog tot horizontaal. Op een volgende inademing breng je ze verder omhoog tot boven het hoofd en houd je ze daar. Blijf staan, adem door en blijf met je handen en vingers naar boven reiken. Neem daarbij de tijd om de reksensaties in je lichaam (waar dan ook) te voelen. Blijf een tijdje zo staan, en let op wat er gebeurt met de ademhaling. Stel je open voor een toename in spanning en ongemak. Als je eraan toe bent, laat je je armen op een uitademing heel langzaam zakken tot langs je lichaam en volg je alle sensaties die daarbij voelbaar zijn. Sluit op het eind je ogen even om goed na te voelen. Herhaal dit strekken een aantal keer.

- *'Vruchten plukken'*

Ogen open. Breng langzaam je linker hand omhoog alsof je fruit wil plukken hoog in een boom. Voel weer alle sensaties in het lichaam én de ademhaling, terwijl je tussen je vingers door naar boven kijkt. Als je linker arm uitstrekt, laat je je rechter hiel van de vloer komen. Voel daarbij de rek in je hele lichaam. Laat daarna de hand zakken (en de hiel), volg eventueel de hand met je ogen. Als je weer recht staat, kun je even met de ogen dicht navoelen. Dan weer je rechter hand omhoog brengen alsof je vruchten plukt met de andere hand.

▪▪ Zijwaarts buigen

Plaats je handen op je heupen en buig je lichaam langzaam op een uitademing naar links. Je heupen gaan daarbij iets naar rechts. Houd je lichaam in één vlak, alsof je tussen twee glasplaten beweegt. Op een inademing weer terug overeind komen. Daarna buig je op een uitademing naar rechts. Herhaal dit een paar keer en voel de nawerking.

▪▪ Schouders rollen

Je armen blijven passief hangen. Breng de schouders zover mogelijk naar je oren, dan naar achteren, vervolgens naar beneden en tot slot naar voren. Tijdens de helft van deze beweging adem je in en tijdens de andere helft adem je weer uit. Herhaal dit een aantal keren, en draai vervolgens de richting om.

Aan het eind van deze gehele reeks nog even rustig navoelen. Ga dan over tot de zitmeditatie.

▪ Het verschil met Feldenkraisoefeningen

Deze mindful strekoefeningen zijn net even anders qua leerdoelen dan de mindful beweegoefeningen uit de Feldenkraismethode die aan het eind van deze praktische hoofdstukken staan. Bij beide oefeningen speelt langzaam en aandachtig bewegen een rol. Het gaat immers, net als bij de rozijnoefening, om beter waarnemen in het hier en nu. Bij de Feldenkraisoefeningen blijft men duidelijk binnen de grenzen van gemak, bij de mindful strekoefeningen of de mindful yoga-oefeningen van Kabat-Zinn uit ►H. 4 gaat men duidelijk naar de grens van de beweging. Een zekere mate van ongemak wordt daarbij juist opgezocht. Het gaat erom de fysieke grenzen wat te verleggen qua kracht of lenigheid, en tegelijkertijd ook de grenzen te bewaken. Bovendien kan men daarbij objectief observeren met welke mentale instelling men dit doet: vechtend of angstig? En dat kan de patiënt weer een aanwijzing geven hoe hij misschien in het dagelijks leven met ongemak omgaat.

13.1.12 Logboek onprettige gebeurtenissen

Deze huiswerkopdracht is gelijk aan het vastleggen prettige gebeurtenissen, maar dan nu bij onprettige ervaringen. Het is een zeer belangrijk oefening. Het laat zien of de patiënt door een reeks van reacties in een neerwaartse spiraal raakt of dat het onprettige moment gezien kan worden voor wat het is. Kan de patiënt onprettige momenten in het bewustzijn houden, zonder dat zijn geest de dingen nog erger maakt? Het is bij het registeren belangrijk aandacht te geven aan onprettige gevoelens en de eventuele reactie erop. Het thema 'afkeer' verschijnt daarbij. Dit thema was impliciet al vanaf de eerste les aanwezig, maar wordt nu wat meer op het podium van de aandacht uitgenodigd. Afkeer en de neiging om negatieve ervaringen te vermijden, vormen de kern van het vast zitten in stress, vermoeidheid of pijn. Afkeer wordt meer expliciet besproken in les 4 en 5. Afkeer wordt aangezet door 'onprettigheid', zelfs door hele subtiele vormen ervan. De patiënt moet leren opmerken wat er gebeurt in lichaam en geest bij onprettige gebeurtenissen en de reacties erop. Gaandeweg wordt door deze en andere oefeningen de boodschap overgebracht dat observerend en zonder oordeel aandacht schenken aan een situatie – vooral de situaties die we als goed of slecht bestempelen – de eerste stap is in het leerproces om er anders mee om te gaan. In dit deel van de training merkt de patiënt misschien nog geen verandering. Daarom wordt de patiënt aangemoedigd om, zonder al te veel verwachtingen, gewoon verder te oefenen. Als de patiënt nergens naar streeft en toch elke dag de mindfulnessoefeningen doet, zal hij onverwacht toch resultaat gaan merken; dat piekeren niet meer de enige manier is om pijn, stress of vermoeidheid aan te pakken, en dat het zichzelf met kritische stem innerlijk toeschreeuwen plaatsmaakt voor een meer zachte stem met vriendelijkheid voor zichzelf.

13.2 Mindful bewegen 1 – vanuit arm en been naar een rotatiebeweging

We beginnen de les met het aanbieden van de referentiebeweging.

- **Referentiebeweging**

In zit omkijken (op de behandeltafel als je de patiënt op tafel laat bewegen en anders op de grond). Merk op hoe je dit doet en hoeveel van jou bij deze beweging betrokken is. Waar voel je deze beweging in je wervelkolom? Wat zie je van de ruimte als je rechts omkijkt en wat zie je als je links omkijkt?

Je kunt als fysiotherapeut bij deze referentiebeweging aan de achterkant bij de patiënt kijken en eventueel ook langs de wervelkolom voelen om waar te nemen waar de wervelkolom beweegt en waar niet. Tegelijk vraag je dan of je patiënt voelt welke wervels bewegen en welke wervels niet of nauwelijks.

Vervolgens gaat de patiënt liggen en doen we een bodyscan. De bodyscan kan suggesties bevatten die voor de komende les van belang zijn.

13.2.1 Bodyscan in ruglig

Ruglig; ga met je aandacht naar je stuitje. Voel hoe die is ten opzichte van de vloer. Ga met je aandacht naar je kruin en voel hoe die is ten opzichte van de vloer. Maak een verbinding tussen je stuitje en je kruin en voel de afstand ertussen. Maak je een lijn langs de achterkant of neem je de kortste weg tussen je stuitje en je kruin binnenin je?

Voel hoe je rechter voet rust op de vloer en waar je tenen heen wijzen. Voel je rechter heupgewricht en verbind je rechter voet en rechter heupgewricht met elkaar. Merk het gevoel van lengte, de afstand tussen voet en heup. Doe hetzelfde links. Vergelijk nu deze twee lijnen. Welke lijn heeft voor jou meer helderheid? Welke is langer? Heb je deze lijnen langs je benen of binnenin je benen gevoeld of doe je dat bij ieder been anders?

Voel dan je rechter hand en hoe die op de vloer ligt. Verbind je hand met je rechter schouder en voel de lijn die je daarmee creëert. Hoe lang is die lijn, hoe helder? Doe hetzelfde met je linker arm, dus hand en schouder verbinden met een lijn. Vergelijk nu die twee armlijnen met elkaar. Welke heeft voor jou meer helderheid? Welke is langer? Heb je deze lijnen langs je armen of er binnenin gecreëerd of doe je dat bij iedere arm anders?

Voel nu alle vijf lijnen tegelijk. Het is niet belangrijk hoe je ze hebt gevormd, wel dat je het dan steeds op dezelfde manier blijft doen zodat je kunt vergelijken. Welke lijn is het langst, welke het kortst? Zijn er lijnen die precies even lang zijn voor je gevoel?

Laat het weer gaan en rol op je rechter zij.

- **Volgende lesdeel: arm naar voor en achter schuiven**

Lig op je rechter zij, knieën op elkaar voor de heupgewrichten, rechter arm gestrekt naar voor, linker arm gestrekt erop en voel waar dan je linker hand op de rechter arm ligt. Vanaf die plek strijk je je linker hand naar voor over je rechter hand en als het simpel en makkelijk gaat er voorbij en weer terug naar waar hij vandaan kwam. Voel hoe je schouder meekomt naar voor en terug. Voel met je hand de verschillende structuren waar je overheen strijkt, de vorm ervan, hoe bol, hol of vlak? Hoe past je linker hand zich aan je rechter arm en de vloer aan? Wat voel je in je rechter schouder ten opzichte van de vloer veranderen? Kun je de plaats voelen waar het gewicht in je schouder naartoe gaat als je naar voor strijkt en hoe gaat het als je weer terugkomt?

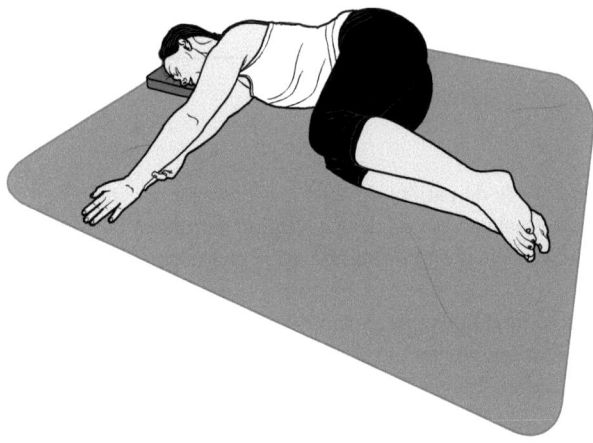

Rust. Rol terug naar je rug en laat het even rusten. Wat valt je op als je weer terug op je rug ligt? Is er wat veranderd in de vijf lengtelijnen?

Weer op je rechter zij, dezelfde houding met armen en benen. Beweeg nu met je linker hand naar achteren langs je rechter arm en weer terug. Let erop dat je linker elleboog in dezelfde stand blijft en voel hoe de beweging dan je schouder bereikt en hoe je daar nu naar achter gaat. Voel hoe je hand zich voegt aan de verschillende structuren in je rechter arm: handmuis, pols, onderarm. Laat je hand zich zo volledig mogelijk aanpassen door zacht en meegevend te zijn. Merk op wat er gebeurt in je rechter schouder en hoe het gewicht zich nu meer naar je schouderblad verplaatst. Wat voel je in linker schouderblad? Hoe beweegt die?

Rust. Laat het met rust en kom weer op je rug. Ga met je aandacht vanaf je achterhoofd naar omlaag en voel waar je dan je wervelkolom tegenkomt en ga vandaar verder naar beneden langs je nek en je borstwervels, je lendenwervels in je taille en dan via je heiligbeen naar je stuitje. Ga weer terug omhoog en kijk of je met je aandacht je wervels één voor één kunt aanraken. Of zijn er ook wervels die zo vaag voor je zijn dat je ze niet zo goed kunt voelen, alsof je opeens door mist gaat of dat je merkt dat je een stukje hebt overgeslagen?

Weer terug naar je rechter zij en beweeg nu naar voor en terug en dan naar achter en terug. Of in doorgaande lijnen naar voor en achter strijken met je hand terwijl je luistert naar de bewegingen die in de wervelkolom plaatsvinden. Waar voel je de wervels ten opzichte van elkaar bewegen? Voel hoe je hand over de verschillende structuren strijkt en voel het contrast als je hand over de arm en hand strijkt of over de vloer: in vorm, temperatuur en levendigheid. Voel hoe je in je rechter lichaamshelft ten opzichte van de vloer beweegt, hoe het gewicht verplaatst afhankelijk van of je linker hand naar voor strijkt of naar achter.

Rust. Laat het met rust en kom weer terug naar je rug. Voel weer de vijf lijnen en hoe die nu zijn ten opzichte van elkaar. Welke lijn(en) is langer geworden, welke juist korter? Hoe voelt je lichaam qua vorm? Hoe asymmetrisch? Hoe is dat voor je om dat te voelen? En kun je verschil voelen in je adembeweging tussen rechts en links?

Doe dezelfde opbouw op de linker zij liggend.

Opmerkingen Je kunt als fysiotherapeut variëren in volgorde, bijvoorbeeld iedere oefening eerst rechts en dan links. Het contrast tussen rechts en links wordt daardoor misschien minder opvallend, maar voor sommige mensen is dat misschien beter. Of je wilt ze niet lang op dezelfde zij laten. Als iemand problemen heeft met op een zij liggen, is juist eerst alles doen op de kant waar ze wel kunnen liggen een goede optie. En dan ook op de andere kant liggend, maar korter en dus minder vaak.

- **Lesdeel: knie naar voren en achter schuiven**

Op de rechter zij liggen met rechter arm naar voren, met linker arm ontspannen gebogen op de rechter arm rustend. Benen op elkaar en knieën op de hoogte van het heupgewricht, zodat de bovenbenen recht naar voren wijzen. Linker knie naar voor schuiven over de rechter knie en weer terug naar uitgangspositie. Wat voel je meekomen? Wat gebeurt er in je bekken, wervelkolom, hoofd? Wat doet je linker schouder terwijl de linker knie naar voor schuift? Gaat die mee of blijft die op zijn plek?

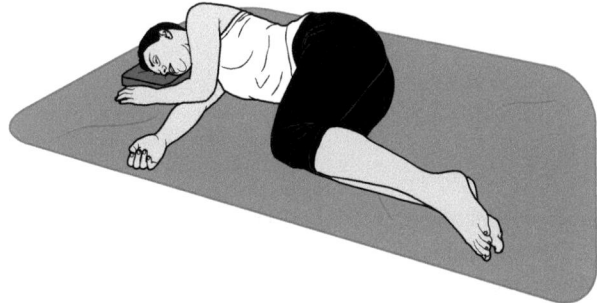

Rust. Laat het met rust en kom op de rug en merk op wat deze beweging in je contact met de vloer heeft veranderd.

Idem met de knie naar achter schuiven en terug. Wat voel je meekomen? Hoe beweegt je bekken? Wat gebeurt er in je wervelkolom, wat doet je hoofd? Wat doet je linker schouder terwijl de linker knie naar achter schuift? Gaat die mee of blijft die op zijn plek?

Rust. Rust op je zij en voel de adem. Waar voel je de adembeweging vooral? Waar beweegt het het duidelijkst door je adembeweging?

Beweeg nu je linker knie naar voor en achter, terwijl je volgt wat daarbij meebeweegt. Voel ook dat om je knie te bewegen er een beweging moet zijn in je linker heupgewricht, die je kunt voelen in je lies, waar de hoek tussen been en buik verandert. Voel het openen en sluiten van je lies. Wanneer opent hij, wordt de hoek dus groter en wanneer sluit hij meer en wordt de hoek dus kleiner? En voel dan de beweging in je rechter heup, waar ook de lies invouwt en uitvouwt. Merk hoe als de één opent, de ander bij elkaar komt ofwel sluit. Voel die beide bewegingen ten opzichte van elkaar en hoe het bekken dan beweegt. Merk ook langs de wervelkolom hoe het daar beweegt. Beweegt je linker schouder mee naar achter en naar voor zodat je wervelkolom als geheel beweegt of blijft je schouder meer op zijn plek, zodat de wervels ten opzichte van elkaar bewegen in een draairichting?

Rust. Laat het geheel weer rusten en kom weer op je rug. Luister naar je contact met de vloer en wat zich makkelijker voegt aan de grond. Als je nu weer de vijf lijnen voelt, de lengtelijnen van armen en benen en de lijn van stuitje naar kruin, hoe voelen die dan in lengte ten opzichte van elkaar en welke zijn duidelijker?

Doe hetzelfde op je linker zij liggend.

Afsluiten in ruglig, de vijf lijnen voelen en hun lengte ten opzichte van elkaar en dan naar zit. Zit je nu anders? Doe de referentiebeweging. Wat zie je nu als je omkijkt en hoe gemakkelijk voelt het naar rechts en hoe gemakkelijk voelt het naar links? Is het anders dan in het begin? Kom staan en voel hoe je staat en dan rondlopen en opmerken wat anders voelt in het lopen – lichter, zwaarder, gemakkelijker, enzovoort.

Opmerking Ook hier kun je als fysiotherapeut variëren in de volgorde.

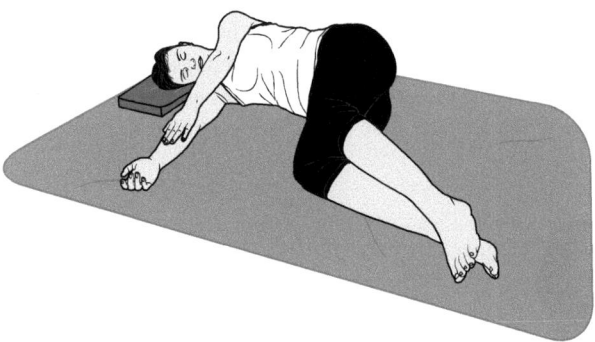

Vervolgens kun je twee oefeningen tegelijk doen, waarbij je laat voelen hoe de heup en schouder naar voor en achter gaan. Precies tegelijk? En doen ze evenveel of is de uitslag van de één veel groter dan de ander? Maak ze eens precies even groot en luister dan naar hoeveel ze naar voor en hoeveel ze naar achter gaan. Heb je een voorkeur? Merk op hoe je over je rechter zij rolt, hoe daar je gewicht verplaatst over de vloer.

Herhaal dit op de linker zij.

Doe dezelfde bewegingen van armen en knieën op de rechter zij, maar dan tegengesteld gericht: als de hand naar voor beweegt, beweegt de knie naar achter en vice versa. Hoe organiseer je de beweging op deze manier? Beweeg je in je heup en schouder precies even veel of is de beweging van de één veel groter dan de ander? Gaan ze precies tegelijk in timing of is de één eerder op het keerpunt? Is de beweging nog licht en simpel of heb je de neiging nu meer met kracht te bewegen?

Herhaal dit op de linker zij.

Doe de referentiebeweging.

Opmerking Bij elke verandering van beweging is er een rust, op de zij of op de rug. Voelwoorden kun je herhalen of nieuwe verzinnen, reagerend op wat je ziet gebeuren. Voelwoorden zijn vooral belangrijk omdat als je niets zegt, patiënten snel afdwalen met hun gedachten. En de woorden helpen de aandacht naar gebieden te brengen waar mensen normaal gesproken nooit of niet zo vaak met hun aandacht zijn.

13.2.2 Variant in zit

Een andere mogelijkheid voor deze beweging is in zit op een stoel met de benen parallel en de voeten onder de knieën. Rechter knie naar voor schuiven en terug, rechter knie naar achter schuiven en terug, rechter knie naar voor en achter schuiven.
- Je kunt dit doen met de rug tegen de rugleuning, waarbij je in het contact van de rug tegen de rugleuning veranderingen kunt laten opmerken in de druk ertegen, de mate van druk of de plek ervan. Leg wel iets onder de voeten als de stoel te hoog is of juist de stoelzitting verhogen als de stoel te laag is.
- Je kunt dit doen voor op de stoel zittend en de rug vrij in de ruimte. Daarbij laat je juist voelen hoe de schouders bewegen ten opzichte van elkaar.
- Je kunt dit doen zittend voor een tafel en de gestrekte armen parallel naar voren wijzend liggend op twee handdoeken op de tafel. Wat gebeurt er met de armen als de knie naar voor beweegt? De rechter hand over de tafel naar voor verlengen. Wat gebeurt er met de knieën. In principe kun je zo de hele opbouw volgen van de eerste les.

13.2.3 Variant met rotatie

Nog een andere rotatiebeweging staat in het boek *Bewust worden door bewegen* van Moshe Feldenkrais, les 5: 'Coördineren van de buig- en strekspieren' [2].

13.3 Mindful bewegen 2: cervicale stabilisatie en thoracale mobilisatie

▪▪ Grondon Browne

Het hoofdthema van de twee oefeningen in dit hoofdstuk is het aandachtsvol stabiliseren van de nek en het mobiliseren van de thoracale wervelkolom in rotatie- en in flexie/extensierichting. We gebruiken daarbij een algemene fixatiestrategie om het hoofd en de nek te laten bewegen in het verlengde van de dynamisch bewegende romp. Deze lessen in mindful bewegen maken tegelijkertijd een hypermobiel gebied (midden- en onderste deel van de nek) stabieler en een hypomobiel gebied (thoracale rug en de ribbenkast) mobieler. De fixatie die we in beide lessen zullen gebruiken is 'handen op het hoofd'. Deze fixatiekoppeling voorkomt een nekbeweging in extensie- en rotatierichting, terwijl een thoracale beweging wordt gefaciliteerd.

We voeren de bewegingen uit in posities die bij de meeste mensen de lumbale extensie en rotatie beperken, zodat die niet geforceerd kunnen worden. Het is bij deze les de bedoeling dat de patiënt erop let dat de nek niet tot de eindstand bewogen wordt en dat de nek/schoudermusculatuur zo min mogelijk wordt aangespannen.

We zetten doelbewust het bewegen van de ogen en de armen in ('kijk naar...' of 'reik met je elleboog naar...') om de patiënt te helpen bewegingen distaal (ogen en armen) te koppelen aan bewegingen proximaal (borstkas en bekken). Door geïntegreerde bewegingspatronen te linken aan een specifieke functionele context maken we de lessen informatiever.

Merk op hoe deze aanpak verschilt van het gebruikelijke advies om proximaal stabiel te blijven en distaal te bewegen. Bij deze lessen vragen we om tegelijkertijd distaal als proximaal te bewegen (om spanning in de richting van cervicale hypermobiliteit te voorkomen).

13.3.1 Nek en bovenrug-oefening 1 (kurkentrekker in zijlig)

A
- Ga op je rechter zij liggen met je heupen en knieën 90 graden gebogen. Zet je linker hand op je linker heup, draai je bekken en romp naar achteren, terwijl je je linker elleboog naar achter laat wijzen en je linker knie optrekt in de richting van je linker schouder of de linker kant van je borstkas. Op deze manier maak je je onderrug wat vlakker; zet vooral af met je rechter been en heup om het bekken achterover te kantelen.
- Dit noemen we een 'boomstamrol' – het bekken en de romp rollen als één geheel naar achter zonder draaiing in de wervelkolom. De rotatie vindt vooral plaats vanuit je heupen. Doe dit een aantal keer aan dezelfde kant, wissel vervolgens van zij.

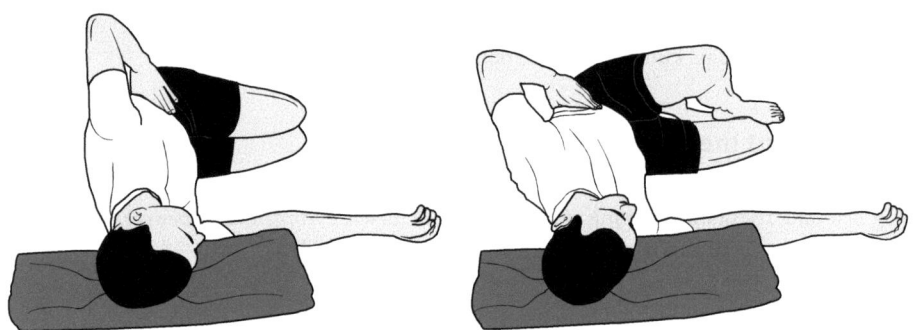

B
- Draai weer terug op je rechter zij. Dit keer gaan we, in plaats van te rollen als een boomstam, een beetje draaien in de rug door met je linker arm achter je te reiken zover als comfortabel is.
- Begin met je linker hand op je voorhoofd en wijs met je elleboog naar het plafond. Draai dan je romp en bekken naar achter en trek je linker knie op zoals bij het begin, maar breng je linker elleboog achter je naar de grond. Kijk hierbij naar je linker elleboog.
- Met je hand op je voorhoofd naar achter reiken met je elleboog helpt om draaibewegingen van de middenrug te associëren met draaibewegingen van het hoofd en de ogen.
- Zorg er goed voor dat je je bekken achterover kantelt vanuit je onderliggende heup en niet vanuit je buikspieren. Dat laatste zou namelijk niet stroken met de romprotatie en de rompstrekking die we proberen te bevorderen.
- We proberen de middenrug en de ribben te mobiliseren en willen de onderrug en de nek niet (ver)draaien. Bovendien streven we naar integratie van het hoofd en de ogen (en de arm en hand) met de bewegingen van het bekken en de romp; het gebied qua bewegelijkheid mobiliseren is niet genoeg, we moeten het geheel echt motorisch aan het werk zetten.

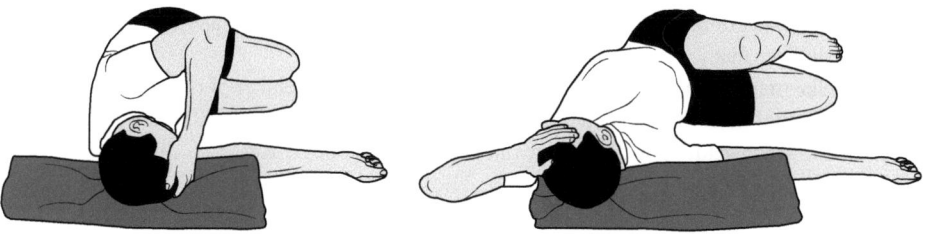

13.3.2 Nek en bovenrug-oefening 2 (kippenvleugels)

A
- Ga op een krukje of een laag bankje zitten (maak het moeilijker door op de grond te gaan zitten met de benen gestrekt naar voren; maak het makkelijker door de les in een stoel te doen). De heupen en de knieën zijn gebogen met de knieën hoger dan de heupen.
- Verstrengel je vingers achter je hoofd (lichtjes, niet tegen je hoofd duwen; vermijd aanspanning van je nekspieren); houd je schouders laag, til ze niet op en span je nek/schouderspieren niet aan.
- Draai je bekken naar achter, maak je rug rond en leun achterover terwijl je je ellebogen naar elkaar toe brengt voor je gezicht.
- Keer de beweging om, draai je bekken naar voren, maak je rug recht en maak je lang terwijl je je ellebogen spreidt en de voorkant van je borstkas opent. Wissel deze twee bewegingen een paar keer af; hoe zou je je ademhaling hierbij kunnen coördineren?
- Merk op hoe je door op een lage kruk of op de grond te zitten voorkomt dat je bekken voorover kantelt en (bij de meeste mensen) dat je onderrug hol wordt. Op deze manier komt de strekking en de spieractiviteit in je middenrug terecht. De strekking van je nek wordt tegengegaan doordat je je handen in je nek houdt.

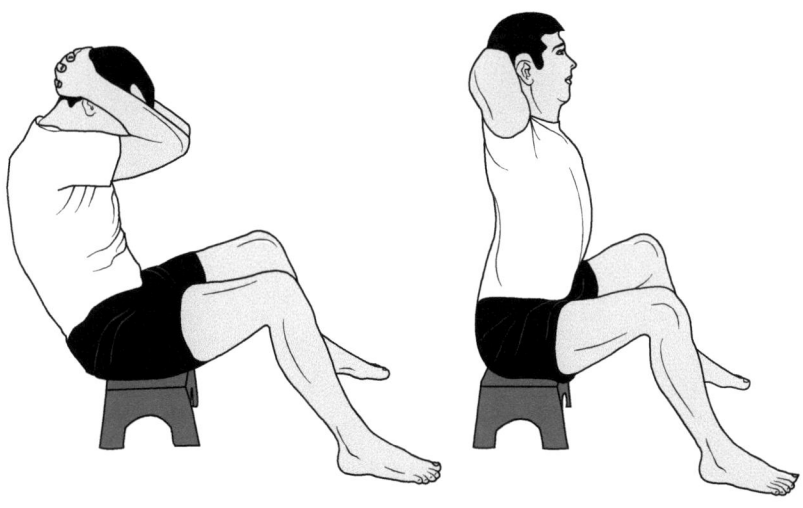

B
- Neem even rust en kom dan terug in de uitgangspositie met je vingers verstrengeld achter je hoofd. Maak dezelfde bewegingen (achterover/rond en daarna naar voor/strek op), maar dit keer met je ellebogen de hele tijd voor je.
- Op welke manier verandert dit de beweging? Is het zo makkelijker of moeilijker? Doe dit een aantal keer. Kun je voelen dat je heupbuigers aan het werk zijn/moe worden? Dezelfde vraag geldt voor de spieren van je midden- en bovenrug.

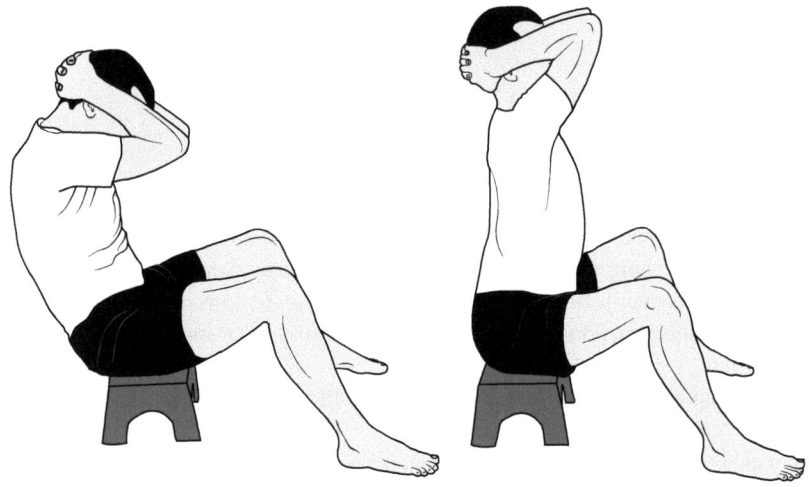

13.4 Voorbeeld van de agenda en het huiswerk van les 3

tijd	toelichting
19.00–19.05	zie- en hooroefening (vijf minuten)
19.05–19.45	mindfulness in zit (30 minuten adem-lichaam en omgaan met onaangename fysieke sensaties) & nabespreking
19.45–20.00	huiswerk van afgelopen week bespreken
20.00–21.00	– strekken en mindfulness met adem en lichaam & nabespreken, of – mindful bewegen & nabespreking
21.00–21.10	drieminuten-ademruimte & nabespreken
21.10–21.25	logboek onprettige gebeurtenissen
huiswerk	– mindfulness in zit (30 minuten adem-lichaam) – strekken en mindfulness met adem en lichaam & nabespreken, of – mindful bewegen – drieminuten-ademruimte & nabespreken – logboek onprettige gebeurtenissen

Literatuur

1 Segal ZV, Williams JMG, Teasdale JD. Mindfulness en cognitieve therapie bij depressie. Amsterdam: Uitgeverij Nieuwezijds; 2013.
2 Feldenkrais M. Awareness through movement. New York: Harper & Row; 1972.

Les 4 – Afkeer

Samenvatting

In dit praktijkhoofdstuk staat het thema 'afkeer als bron voor extra ongemak' centraal. De vaardigheid tot terugkeren met de aandacht wordt versterkt door beter te zien wat ons afleidt. Vaak wordt afleiding in gang gezet door afkeer van iets moeilijks of onaangenaams. Dit kan pijn aan het bewegingsapparaat zijn, maar ook bijvoorbeeld verveling. Afkeer versterkt het lijden. Mindfulness biedt een meer omvattend perspectief en creëert zo ruimte voor alle ervaringen. De patiënt oefent met de geluiden- en gedachtemeditatie dat gedachten op geluiden lijken. Ze zijn er gewoon, roepen afdwalen in betekenissen op en zijn vaak niet te beïnvloeden. Met mindful schakelen naar het nu leert de patiënt uit een disfunctionele gedachtetrein stappen. Afkeer wordt wederom uitgebreid besproken, nu ook meer nadrukkelijk in het kader van pijn. De onderdelen mindful bewegen hebben als thema's: de voeten verkennen en meer sensitief maken en cervicale stabilisatie en thoracale mobilisatie.

14.1 Mindfulnesskader – 237
14.1.1 Gehechtheid en afkeer – 237
14.1.2 Een lichte vorm van aandacht – 238
14.1.3 De aandacht flexibel versmallen en verbreden – 238
14.1.4 Bespreking van de mindfulnessoefeningen – 240
14.1.5 Afkeer opmerken – 241
14.1.6 Huiswerkbespreking – het blijkt hard werken – 243
14.1.7 Logboek van onprettige gebeurtenissen bespreken – 244
14.1.8 De inhoud van gedachten als teken voor de doe-modus en de negatieve spiraal – 245
14.1.9 Drieminuten-ademruimte tijdens de les – 246
14.1.10 Lopen met aandacht – 247
14.1.11 Afronding – 247

© Bohn Stafleu van Loghum, onderdeel van Springer Media B.V. 2017
P. van Burken, *Mindfulness en fysiotherapie*, DOI 10.1007/978-90-368-0699-2_14

14.2		**Mindful bewegen 1 – de voeten verkennen en meer sensitief maken – 247**
14.2.1		Bodyscan staand (zie ook referentiebeweging 1 in) – 247
14.2.2		Bewegen in het enkelgewricht – 251
14.3		**Mindful bewegen 2 – cervicale stabilisatie en thoracale mobilisatie – 251**
14.3.1		Nek en schoudergordel-oefening 3 (staande metronoom) – 252
14.3.2		Nek en schoudergordel-oefening 4 (roerbeweging) – 254
14.4		**Voorbeeld van de agenda en het huiswerk van les 4 – 255**

Literatuur – 255

14.1 Mindfulnesskader

Patiënten die moe, uitgeput of gestrest zijn, doen veel aan vergelijken om te kijken hoe het gaat. Ze vragen zich bijvoorbeeld af of de pijn minder is dan vorige week en blijven daardoor gericht op het probleem. Ook door de stress en uitputting blijven negatieve gevoelens en gedachten langer hangen. 'Ik lig eruit, ik kan het niet aan, wat ben ik nog waard?' En als het dieptepunt al voorbij is, gaat het vergelijken door: 'had ik maar…'

Mindfulness is een andere manier van met pijn en gevoelens omgaan. De energie wordt niet gestoken in het vechten tegen deze gevoelens maar in het toelaten ervan. Het is echter een speciale vorm van toelaten, het gaat erom de gevoelens wel op te merken maar er niet volledig in op te gaan. Dat kan de patiënt alleen als hij een stevig houvast in het hier-en-nu heeft gecreëerd. Met andere woorden, als hij goed bij zichzelf kan blijven. De lichaamsscan en de mindfulness in zit bieden dit fundament. De gangbare reactie is echter dat de patiënt dergelijke gedachten of gevoelens probeert te vermijden door afleiding of ontkenning. Tegelijkertijd gaat hij vaak piekeren over een bepaald incident, bijvoorbeeld over de pijn of vermoeidheid. Piekeren is een vorm van begripsmatig 'denken over' en dat verwijdert de patiënt van de oorspronkelijke ervaring. Bovendien worden door piekeren allerlei negatieve oordelen aan de oorspronkelijke ervaring toegevoegd. Deze oordelen kleuren de gehele ervaring en maken die nog negatiever. Dat roept op zijn beurt weer nieuwe negatieve gedachten op en zo escaleert dit in een neerwaartse spiraal.

Het vermijden of er juist overmatig mee bezig zijn weerspiegelt de vurige wens van de patiënt de dingen anders te willen hebben dan ze zijn. De oorspronkelijke ervaring wordt daarmee verheven tot 'een probleem'. Dus probeer de patiënt dit zelf gedefinieerde 'probleem' via vermijden of piekeren op te lossen. Er is echter een alternatief.

14.1.1 Gehechtheid en afkeer

Elke ervaring, of die nu via de zintuigen of gedachten komt, roept automatische een gevoelstoon op die prettig, onprettig of neutraal is. Deze automatische gevoelstoon wordt ook wel de valentie van de ervaring genoemd en is erg belangrijk. Onze automatische reactie daarop is normaal gesproken [2]:

- Gehechtheid aan en verlangen naar het prettige (er meer van willen of het vasthouden). Voorbeeld: de patiënt vindt massage heerlijk en stuurt daar weer op aan.
- Afkeer van het onprettige (voorkomen of je ervan ontdoen). Voorbeeld: de genoemde patiënt krijgt geen massage, wordt aan het oefenen 'gezet' en komt vervolgens niet meer opdagen.
- Verveling/rusteloosheid; bij een neutrale gevoelstoon verliezen we onze belangstelling, haken we af en raken we verveeld en rusteloos. Voorbeeld: een eenvoudige bewegingsoefening die alsmaar herhaald wordt. De fysiotherapeut merkt dat de patiënt ondertussen verveeld rond begint te kijken.

Deze primaire en automatische reactiviteit in de vorm van de hier genoemde drie reacties kan door mindfulnessbeoefening aanzienlijk verminderen.

Afkeer vormt de basis voor alle terugkerende emotionele ellende. Afkeer kan pijn, stress en vermoeidheid versterken. Afkeer hebben van een externe situatie (zoals bedorven voedsel) had een groot evolutionair voordeel, maar werkt op een interne toestand soms desastreus. Het piekeren om een uitweg te vinden, kan juist averechts te werken en het piekeren versterken. Afkeer herkennen en leren er vaardiger op te reageren, zijn twee kernaspecten van mindfulness-based benaderingen. In deze les staat het *herkennen* centraal; in de volgde les het *reageren* op afkeer.

14.1.2 Een lichte vorm van aandacht

Escalatie van pijn, stress, vermoeidheid of bijvoorbeeld somberheid wordt het beste voorkomen door bij datgene te blijven wat de patiënt als onprettig ervaart. Door mindful te blijven krijgt het brein een kans om met het onaangename om te leren gaan. Door bijvoorbeeld te 'kijken' naar pijn en de afkeer van pijn, kan de patiënt leren hoe onaangenaam de pijn nu eigenlijk werkelijk is. Dat kan blijken mee te vallen, omdat door objectief kijken de afkeer verdwijnt die feitelijk een vorm van catastroferen is die als een extra laag van ellende over de oorspronkelijke pijn lag. Ook merkt de patiënt dat wat hij dacht niet te kunnen verdragen toch te verdragen blijkt. De patiënt kan zo tot rust komen of ontspannen 'in de pijn'. Hetzelfde geldt voor bijvoorbeeld benauwdheid, angstgevoelens of verdriet.

Tijdens mindfulness kan het brein soms oplossingen vinden die ze daarvoor, door het verkrampte gevecht, niet kon zien. Dat komt doordat mindfulness de gebruikelijke aanpak opschort door (a) helder te zien en (b) te decentreren van oordelen en verwachtingen. Daardoor wordt de kwaliteit van het volgende moment niet te niet gedaan, maar, in plaats van automatisch te reageren, wordt het gemakkelijker de 'juiste actie' te ondernemen. Als het de patiënt lukt om een lichte vorm van aandacht te houden bij zijn gedachten, gevoelens en lichamelijke gewaarwordingen helpt dat om automatismen te voorkomen. Een patiënt kan daardoor bijvoorbeeld minder gaan klagen, maar bijvoorbeeld ook minder automatisch een sigaret opsteken. Het is niet makkelijk om tijdens mindfulness in zit, bij onaangename gedachten, gevoelens of sensaties, terug te keren naar de ademhaling. Dat komt omdat de afkeer en de behoefte daar iets aan te doen een sterk proces is. De patiënt wordt aangemoedigd tijdens mindful zitten dit proces zonder oordeel en misschien zelf nieuwsgierig te observeren. Door open accepterend te observeren, creëert de patiënt letterlijk een ander perspectief op de ervaring. Hij staat niet meer onder de waterval, maar erachter (zie voor de metafoor van de waterval ▶H. 10). Er is als het ware ruimtelijk wat afstand gekomen, terwijl de negatieve ervaring er nog wel is. Dit afstand nemen (decentreren) wordt bij elke mindfulnessoefening gecultiveerd. De patiënt merkt bijvoorbeeld dat als hij zich focust op de adem of een beweging, er tegelijkertijd een besef is dat hij zich bewust is dat hij zich bewust is van de adem. Dit is het bredere perspectief: bewust zijn dat je bewust bent. En dat staat gelijk met één stapje achteruit doen. Met 'erbij blijven' oefent de patiënt dit bredere perspectief op ervaringen met moeilijke onderwerpen.

14.1.3 De aandacht flexibel versmallen en verbreden

In les 4 kan de fysiotherapeut wederom starten met een korte mindful kijk-, luister- of beweegoefening. Misschien is het handig om eerst op één ding te concentreren (gefocust) – een blad aan een boom, het geluid van een auto - om vervolgens de aandacht breder te maken (meer open) – bijvoorbeeld alle geluiden die zich binnen of buiten de behandelkamer aandienen. De patiënt leert zo te schakelen tussen deze meer gefocuste aandacht en een meer open aandacht. Dit correspondeert met verschuiven van doen-modus naar zijn-modus. Bij mindfulness gaat het uiteindelijk om loslaten, dus om de meer open aandacht, waarbij de patiënt verschuif van aandacht voor één punt, naar een breed ontvankelijk perspectief. Als de fysiotherapeut mindful bewegen aanbiedt, ziet men datzelfde terug. Deels kan meer 'éénpuntig' gezocht worden naar bewegingssensaties: 'Merk op hoe ver de rotatie in de wervelkolom omhoogklimt als je benen zijwaarts gaan.' Er kan echter ook aangestuurd worden op een meer ontvankelijke (receptieve) aandacht: 'Wat merk je op? Stel jezelf open voor wat zich ook maar aandient.' De eerste oefeninstructie bevat wat meer doe-modus, de tweede meer zijn-modus. De instructie om nieuwe gedachten los te laten en terug te keren naar zien of horen, versterkt dit bredere ontvankelijke perspectief.

- **Mindfulness in zit uitbreiden naar geluiden en gedachten**

Ook bij de langere mindfulness in zit-oefening is er een opbouw van gefocuste aandacht naar meer open aandacht; van geconcentreerde aandacht naar receptieve aandacht. De opbouw is: aandacht voor adem, lichaam, geluiden, gedachten (gevoelens) en tot slot ongerichte open aandacht voor wat zich ook maar aandient.

Adem en lichaam

Eerst is er gefocuste aandacht voor de houding om je stabiel te voelen, en vervolgens gefocuste aandacht op de adem. Hoe langer men zit des te meer gaat de patiënt reageren op wat hij ervaart. Dat is soms de reden dat patiënten zeggen 'ik werd gek van dat stilzitten of stilliggen, mijn geest sloeg juist op hol'. Het loslaten wordt enorm bevorderd als men oprecht oefent met de intentie om de dingen niet te willen veranderen, maar ze te laten zijn zoals ze zijn. Door vanuit die geconcentreerde aandacht op ademen en lichaam op te merken wat er in het bewustzijn verschijnt (sensaties, gedachten, gevoelens, gedragsimpulsen) en dat keer op keer weer los te laten door terug te keren naar de adem, leert de patiënt om niet-reactief open te staan voor alles wat er opkomt. De aandacht rust als het ware licht gefocust in het lichaam en de adem. En vanuit dat rustpunt en houvast 'ziet' men relatief open en onthecht mentale fenomenen komen en gaan. De aandacht vestigen of laten rusten in het lichaam en de adem, lijkt een beeldspraak maar is ook een feit. Aanvankelijk is de focus van de aandacht namelijk top-down gestuurd. Met inspanning en concentratie (top-down) wordt dan de aandacht bij het lichaam of de adem gehouden. Als men echter langer oefent wordt de aandacht ook bottom-up naar lichaam en adem getrokken. Deze aandacht is moeiteloos en voelt meer als rusten in aandacht bij lichaam en adem. Dit is ook een van de voordelen van mindfulnesstraining. Men wordt niet alleen beter in geconcentreerde gefocuste aandacht, maar ook in moeiteloze gefocuste aandacht: een aandacht die vanzelf bij adem en lichaam blijft. De patiënt kan makkelijker en moeiteloos bij zichzelf blijven of in de zijn-modus blijven. Een open aandacht of receptieve aandacht wordt ook gestimuleerd door het bewustzijn van de adem op een gegeven moment uit te breiden naar heel het lichaam. Bij afleiding keert men dan telkens weer terug naar adem en lichaam als één geheel. Niet als een vlucht, maar als een houvast. Eventuele spanningen die de patiënt in het lichaam voelt, kunnen mild, zorgzaam en vriendelijk verminderd worden door er rustig naartoe te ademen en ervan af te ademen. Het ongemak wordt met de adem als het ware zacht omgeven en transparant gemaakt, in plaats van als log en massief ervaren te worden. Dit wordt met een vriendelijke, milde en zorgzame attitude gedaan omdat het geen gevecht is. Het is niet de bedoeling dat de patiënt hard gaat werken (doe-modus) om de spanning weg te ademen.

Geluiden

Tijdens mindful zitten breidt de patiënt de aandacht vervolgens uit naar het opkomen en verdwijnen van geluiden. Luisteren naar geluiden in de omgeving of in het lichaam, puur als gewaarwordingen van de sensorische kwaliteiten. Dus zo min mogelijk een geluid labelen als 'een auto horen langskomen', maar heel sensorisch het geronk van de motor beluisteren. Het is als het ware door de betekenislagen heen tasten, in de richting van de oorspronkelijke sensorische stimulus. Oefen om daar zo dichtbij mogelijk komen, maar wel zonder te veel je best te gaan doen. De patiënt moet daarbij niet zoeken naar geluiden, maar de geluiden gewoon laten verschijnen zoals ze verschijnen: als een constant komen en gaan. Na een aantal minuten wordt het thema geluiden weer losgelaten. De patiënt laat ze voor wat ze zijn en gaat verder met de volgende stap.

▪▪ Gedachten
Vervolgens wordt het bewustzijn naar opkomende en weer verdwijnende gedachten gebracht, met besef van de wijdere ruimte van de geest waarin ze verschijnen. De fysiotherapeut kan hier drie behulpzame metaforen inbrengen: zie je gedachten als het ware op een filmdoek langskomen, of als wolken in de lucht, of als langsdrijvende bladeren in een rivier. Als de geest in gedachten verstrikt raakt, keer dan terug naar ademhaling en lichaam als één geheel (als houvast of anker), om daarna eventueel weer de gedachten te observeren.

▪▪ Keuzeloos bewustzijn
Ten slotte onderzoekt de patiënt keuzeloos bewustzijn (*choiceless awareness*). Dit wordt ook wel kleurloos bewustzijn genoemd. Daarbij wordt de doelgerichte focus losgelaten en stelt de patiënt het veld van aandacht open voor alles wat zich maar voordoet en verschijnt. Het is behulpzaam om zintuiglijke en mentale fenomenen als verschijnselen zien. Ze 'verschijnselen' – een Harry Potter werkwoord! –, zonder dat de patiënt daar veel zeggenschap over heeft in het bewustzijn. Het mindful zitten eindigt door de aandacht weer enige minuten naar de adem te brengen. Voor meer uitleg over de uitvoering en opbouw van mindful zitten, zie ▶H. 4.

De uiteindelijke bedoeling van mindfulness is de patiënt te laten ervaren dat er een 'grotere ruimte' is waarin verschijnselen zoals gedachten, gevoelens en gewaarwordingen in het bewustzijn kunnen worden gehouden. Een spiegel is een mooie metafoor om het bewustzijn te omschrijven. Allerlei zaken verschijnen in de spiegel, ook onaangename zaken. De spiegel omvat dit alles, maar wordt er zelf niet door aangetast. Dat geeft weliswaar geen volledige verlossing van pijn en stress, maar wel meer vrijheid en losheid daarvan. Deze 'grotere ruimte' (de spiegel) is een preverbale ervaring. Een ervaring die voor de woorden ligt en die niet met woorden is uit te leggen. Vandaar dat men met woorden alleen maar in die richting kan wijzen, bijvoorbeeld met de spiegelmetafoor, maar het echt meemaken kan alleen door het woordloos te ervaren. Als het de patiënt lukt om elk moment een groot aantal elementen moeiteloos in zijn bewustzijn te houden, dan maakt hem dat sensitiever voor de bredere context. En sensitiever zijn voor de bredere context leidt tot wijzer handelen in plaats van stereotype impulsief handelen.

▪ Afsluiten met een gedicht
Aan het eind van de mindfulness in zit-oefening kan een passend gedicht voorgelezen worden. Binnen MBCT is dit vaak het gedicht 'Wilde ganzen' van Mary Oliver uit haar boek *Dreamwork*, zie ▶www.demindfulfysiotherapeut.nl/gedichten/.

14.1.4 Bespreking van de mindfulnessoefeningen

In de nabespreking van de mindfulnessoefening wordt gaandeweg meer aandacht geschonken aan de reactiviteit van de patiënt op datgene wat hij tijdens de oefening waarneemt. De eenvoudige opdracht om 'bij de ademhaling te blijven' kan door reactiviteit een innerlijk gevecht worden. Het denken begint zich op kritische wijze met de oefening te bemoeien: wat heeft dit voor nut, ik doe het niet goed, afdwalen is verkeerd, het lukt me nog steeds niet enzovoort. Patiënten proberen vaak met kracht de kritische stem van het babbelende brein de mond te snoeren en met verhoogde concentratie de aandacht bij de adem te houden. Vaak ziet men dan bij de patiënt een frons van werken en concentreren rond de wenkbrauwen ontstaan. De patiënt vecht dan tegen de afleiding en negatieve gedachten en gebruikt daarvoor te veel mentale inspanning. Niet vreemd dat hij hier juist erg moe van wordt in plaats van fris en ontspannen. Als fysiotherapeut herinneren we de patiënt er daarom constant aan om vooral vriendelijk te blijven als de geest is afgedwaald en geduldig de aandacht weer terug te brengen naar de adem. Hij moet oefenen om mild en zorgzaam naar zichzelf te zijn, ook ten aanzien van afleiding of de producten van zijn brein, zoals twijfel of zelfkritiek. Hij moet niet abrupt en met kracht weer terugkeren naar de adem, maar mindful en zorgzaam, zonder zichzelf te veroordelen of het gevoel hebben te hebben gefaald. Het wordt weleens vergeleken met het terugleiden van een speelse puppy; je trekt dan ook niet met een harde schok aan de riem, maar doet dat geduldig, zachtjes en mild. Mocht de patiënt zichzelf wel veroordelen – wat bijna altijd gebeurt – dan kan hij ook dit simpel weg (h)erkennen als 'oordelen' (als een van de vele mentale producten), om vervolgens opnieuw de aandacht terug te brengen naar het object van aandacht. Het gaat er niet om de geest leeg te maken, maar om het gehele proces van bij de adem blijven, afdwalen, afdwaling opmerken en weer rustig terugkeren. Soms helpt de volgende bemoediging: 'Het is niet erg als je afdwaalt of zelfkritisch bent, maar het is wel fijn als je weer terug bent in het huidige moment.'

14.1.5 Afkeer opmerken

Het komt veel voor dat als we doelbewust onze gedachten observeren de geest leger wordt, hoe druk die ook was. Dat komt omdat observerende aandacht de associërende gedachteketen afremt. Er blijven wel af en toe gedachten opkomen, maar de kwetterende associatietrein is minder dwingend. Soms verstoort de patiënt deze mentale rust door verwachtingen over de geluiden-en-gedachteoefening: 'Ik moet gedachten hebben om te observeren.' Omdat gedachten er misschien even niet zijn, oordeelt de patiënt dat hij het niet goed doet, en dat staat dan vaak gelijk aan mislukken en falen, en dat triggert vervolgens weer herinneringen aan eerdere mislukkingen. En binnen de kortste keren is het weer druk in het hoofd.

Een patiënt kan midden in een oefening door iets gegrepen worden en weggeleid worden naar het verre verleden. Bij patiënten met pijn, stress of uitputting zijn dit al snel onprettige herinneringen. De neerwaartse spiraal is ingang gezet. Door dit soort ervaringen te bespreken, leert de patiënt zien hoe snel en ongemerkt een dergelijk proces kan gaan. Onderliggend gaat het steeds weer om de afkeer. Afkeer voor deze negatieve incidenten versmalt de mogelijkheden van de patiënt en vangt hem in de tunnel van de neerwaartse spiraal. Mindfulness daarentegen opent en verbreedt het mentale panorama weer. Bovendien leert de patiënt dat er allerlei subtiliteiten zijn, die mogelijk pas zichtbaar worden als de fysiotherapeut ernaar vraagt: hoe reageerde het lichaam toen je die negatieve gedachte/herinnering kreeg? Het lichaam toont namelijk onze reactiviteit op wat we ervaren: het vechten, vluchten of opgeven (moe/uitgeput zijn). Aan het lichaam is goed te merken dat er afkeer is. Op deze gevoelsmatige afkeer van gedachten of gevoelens volgt 'willen ontvluchten' of 'uit de weg willen ruimen'. De patiënt leert in de training zien hoe gemakkelijk hij verstrikt raakt in een gevecht met gedachten, negatieve gevoelens of sensorische indrukken. Hij leert inzien dat de voedingsbron voor dit gevecht de eigen afkeer is, die dus extra lijden creëert. Ook het overmatig gehecht zijn aan prettige ervaringen creëert extra lijden, maar daarover later meer. Mindfulnesstraining (en de nabesprekingen) maakt de patiënt sensitiever voor dit proces van afkeer en vechten/vluchten, en het vastlopen daarin. Bovendien leert de patiënt dat een mild oordeelloos bewustzijn ook te trainen is: vechten of vluchten voor pijn of stress is dan niet meer nodig. Het blijft dan bij de primaire waarneming.

Mindfulness laat dit proces zien en verruimt op dat moment direct de aandacht weer, zodat de patiënt niet meer gevangen zitten in de smalle aandachtsfocus, maar weer vrij is om te kiezen waar hij in het huidige moment de aandacht op wil richten. Lichamelijke signalen van afkeer bieden de patiënt dus een uiterst leerzaam venster op de reactiviteit van zijn geest. Tegelijkertijd is dit een herwaardering van afkeer: afkeer is niet alleen vervelend, maar kan ook je vriend en leermeester zijn. Het spreekt voor zich dat deze meer positieve kijk, positievere gevoelens en mogelijkheden voor de patiënt met zich meebrengt. Als de patiënt zich traint om zich bewust te worden van het eerste moment in de reeks 'afkeer →vechten →negatief zelfoordeel → vastlopen', bevrijdt hem dat van de neiging om automatisch te reageren op prettige en onprettige gedachten, gevoelens of zintuiglijke ervaringen. Reacties van afkeer stoppen niet door mindfulness, maar de patiënt kan er op een niet-oordelende manier afstand van nemen op het moment dat ze optreden. Dit is de vrijheid van 'aanwezig blijven' bij afkeer. Het haalt het catastroferen en de noodzaak van vechten of vluchten van de onaangename ervaring af. Dit vermindert de intensiteit van de afkeer en daarmee het lijden. Door niet mee te gaan in de reactie van vermijden (avoidance), kan de patiënt blijven kijken en beter bij de feitelijke sensorische gewaarwording blijven. Dit maakt dat de onaangename ervaring minder onaangenaam wordt. Een score op een VAS (visueel analoge schaal) kan daardoor verminderen. Op pijn, vermoeidheid, stress, benauwdheid, en bijvoorbeeld op beperkingen in houding of bewegen zoals 'mank lopen' is dit prima toepasbaar. Wat dan verschijnt, is de primaire oorspronkelijke waarneming van 'de pijn' of 'het manken' en die kan minder vervelend of sterk blijken dan men dacht. Wat verdwijnt is het catastroferen, het verschrikkelijk vinden, het oordeel dat het niet zo zou moeten zijn. Samengevat: het meer duidelijk zien van de oorspronkelijke waarneming en het verdwijnen van catastroferen zorgt dat het lijden van de patiënt vermindert en zijn vrijheid toeneemt.

▪▪ Een illustratieve oefening

Als er een onaangename ervaring is, scoor die dan eens als totaalervaring op een VAS. Concentreer je vervolgens heel precies alleen op de sensorische ervaring en scoor dit nogmaals. Vaak blijkt de VAS van de oorspronkelijke sensorische stimulus verbazend laag te zijn, 2 of 3 bijvoorbeeld, terwijl het totale lijden als VAS 8 gescoord wordt.

> **Oefening**
> Als er midden in de winter tijdens het fietsen een gure wind staat en er, terwijl je al koud en nat bent, kleine ijskoude ijzeldruppeltjes in je nek vallen, dan kan dat binnen het geheel van het geploeter een erg nare ervaring zijn. Het totale ongemak waarvan men op dat moment last heeft is de som van kou, fysieke inspanning, ijzel op de naakte huid en minstens zo belangrijk: de afkeer ertegen.
> Als het lukt hieruit 'wakker' te worden en oprecht te observeren wat het feitelijke ongemak is, dan blijkt het ijzeldruppeltje in de nek een onschuldig piepklein koudeprikje te zijn. Het is de massieve reactiviteit die het tot een 'groot ding' maken.

Dit vermogen om relatief onbewogen de oorspronkelijke stimuli waar te nemen, wordt wel beschreven als het 'evenwicht terugvinden' of 'gelijkmoedigheid'.

Ook de metafoor van 'de berg', die ondanks de mentale of fysieke 'weersomstandigheden' kalm en stevig verankerd in de aarde staat, ongeacht wat er om hem heen gebeurt, verwijst hiernaar. Mindfulness is een heel goede manier om dit te leren.

14.1.6 Huiswerkbespreking – het blijkt hard werken

Bijna elke patiënt merkt in dit deel van de training dat na een aanvankelijke hoopvolle start het harde werken gaat beginnen. Het is belangrijk om als fysiotherapeut dit te erkennen, bijvoorbeeld met de beeldspraak 'de wittebroodsweken zijn voorbij'. Veel patiënten ervaren aanvankelijk een soort enthousiasme, blijdschap en rust. Misschien komt dat door het nieuwe van de cursus, het hoopvolle en de motivatie, maar al gauw komen de bekende gedachten en gevoelens de mindfulnessoefening gewoon weer verstoren. Vaak ontstaat daarop teleurstelling met de kans op opgeven. Daarom is het belangrijk de patiënt duidelijk te maken dat dit een normaal verloop is: na een aanvankelijk enthousiasme en *up-lift*, vervalt iedereen weer terug naar de *default modus* (de gangbare toestand). Deze default modus laat zich niet men één simpel enthousiast duwtje verzetten, maar heeft een constant aanhoudende vriendelijke druk de goede richting in nodig. Dus oefenen, oefenen, oefenen – volhardend maar vriendelijk.

Het huiswerk wordt besproken en problemen daarbij worden tijdens deze les zo veel mogelijk in het ligt van afkeer en gehechtheid geplaatst. Zowel afkeer als overmatige gehechtheid zijn doorgaans de oorzaak of versterkers van het probleem. De patiënt kan bijvoorbeeld overmatig gehecht zijn aan de prettige ontspanning en raakt daardoor gemakkelijk geïrriteerd door alles wat die verstoort. Merk op dat een verstoring feitelijk door de patiënt zelf gecreëerd wordt. Er is bijvoorbeeld alleen maar een geluid dat de aandacht trekt, maar de patiënt labelt en beleeft dit als *verstoring*, als gevolg van zijn te sterke gehechtheid (belang) aan rust. Er bestaan in feite geen verstoringen: er zijn alleen maar gebeurtenissen, en de gewaarwordingen daarvan die aangenaam, onaangenaam of neutraal zijn. Het is te vergelijken met onkruid in de tuin. Onkruid is geen inherente eigenschap van een plant, het wordt zo gezien tegen het licht van onze wensen, verlangens en afkeer dat maakt dat het plantje tot onkruid wordt, en het dus bestreden moet worden. Op dezelfde wijze denkt de patiënt dat onaangename ervaringen bestreden moeten worden.

De patiënt dient te begrijpen dat hij niet een 'bijzondere toestand' hoeft na te streven. Dit begrijpen verloopt via inzicht. Niet voor niets beschrijven boeddhisten mindfulnesstraining ook wel als inzichtmeditatie. Mindfulness geeft letterlijk meer zicht naar binnen – 'in-zicht' –, waardoor de werking van patronen en processen zichtbaar worden (=in zicht komen). De patiënt begrijpt het proces van afkeer en gehechtheid daardoor op basis van directe ervaring en niet op basis van logica of woorden. De fysiotherapeut kan in dit kader bijvoorbeeld zeggen dat prettige gevoelens tijdens de mindfulnessoefening prima zijn, maar niets bewijzen. Ook prettige gevoelens zijn voorbijgaande mentale fenomenen die gelijkmoedig waargenomen kunnen worden. Als er onprettige gevoelens zijn, betekent dat ook niets. 'Onprettig of prettig – wees je er zonder oordeel van bewust en leid de aandacht weer terug naar het voorgenomen object van aandacht. Deze oefening biedt een kans boven het niveau van ups-and-downs uit te stijgen.' De fysiotherapeut kan de patiënt uitnodigen een andere situatie te herinneren waarin hij zich 'prettig' gehecht voelde aan een gedachte of gevoel. Wat de gevoelens waren toen dit opkwam (blijdschap) en toen het weer verdween (teleurstelling). De patiënt krijgt inzicht in hoe het nastreven van dit 'geluk' juist tot frustratie kan leiden.

Het gevoel van hard werken komt echter vaker voort uit afkeer rond het niet voldoen aan het huiswerk. Een deelnemer zegt dat hij te weinig geoefend heeft en dat hij het gevoel heeft de fysiotherapeut teleur te stellen. Het niet-geoefend hebben blijft natuurlijk de verantwoording van de patiënt. Dat is op zichzelf niet goed of slecht, maar een keuze met consequenties. Blijkbaar is er rond die keuze nog iets anders opgang gekomen: angstige gedachten. Het is belangrijk dat de patiënt deze gedachten, die als waarheid aanvoelen, gaat herkennen als slechts 'mentale gebeurtenissen'. Verbaal labelen helpt daarbij:

- 'daar komen de zelfkritische gedachten weer';
- 'daar komen de schuldgedachten';
- 'het oude bandje wordt weer afgedraaid'.

Verbaal labelen kan men zien als 'het proces even met een woord aanraken'. Dat geeft afstand.

Oude denkgewoonten zijn vast en zeker ooit ergens ontstaan, maar daar gaat het nu niet om. Het gaat erom er zo goed mogelijk van los te komen. Mindful ademtraining helpt hierbij. Het is zeker dat tijdens het oefenen vanzelf negatieve gedachten opkomen (zeker in het begin), dus de patiënt kan oefenen om dit te (h)erkennen en weer los te laten, door steeds opnieuw terug te keren naar de adem. Terugkeren naar de adem is hier geen vlucht maar een welbewuste keuze.

Het is waar dat de patiënt actief moet streven naar een gezond evenwicht tussen de plus- en de minpunten in zijn leven. Problemen oplossen en de doe-modus hebben daar een functie in. En inzicht, een wijs besluit en juist handelen kunnen hier helpen. Mindfulness helpt dus ook als er actie ondernomen moet worden. Maar door de pijn van het leven al te sterk te willen vermijden en het plezier al te sterk na te streven, ontstaat er lijden. De oude metafoor van de twee pijlen kan hier inzicht in geven. Onprettige ervaringen zijn er nu eenmaal en zijn als een pijl die ons treft. Rugpijn hebben, niet meer kunnen sporten, of een *schub* bij multiple sclerose zijn daar voorbeelden van. Bij veel patiënten volgt op de eerste pijl echter een tweede pijl, en wel die ze op zichzelf afschieten: de woede, angst, verdriet of stress om de eerste pijl. Dit lijden door de twee pijl is vaak sterker dan de eerste pijl. Deze tweede pijl kan de patiënt voorkómen, omdat hij hem immer zelfs afschiet. In Acceptance and Commitment Therapy (ACT) spreekt men zoals eerder beschreven van *clean* en *dirty pain*. Het interessante is dat die termen binnen ACT slaan op mentaal-emotionele pijn, maar ook volledig toepasbaar zijn op fysieke pijn. Het pijnmodel van de pijnonderzoeker Price uit 2002 laat dit prachtig zien [1, 2] (zie ◘fig. 14.1). Binnen het centrale zenuwstelsel is er hardware bedrading voor deze clean en dirty pain. De clean pain is de relatief directe onaangenaamheid van de nociceptieve input. Gebeurtenissen krijgen vervolgens een valentie in prettig, onprettig of neutraal. Bij pijn is dat doorgaans onprettig. Dat is biologisch gezien ook functioneel en zeggen dat pijn altijd relatief is, doet veel pijnpatiënten te kort. Helaas blijft het dan vaak niet bij die eerste clean pain-perceptie. De patiënt gaat nadenken en piekeren over de pijn, en dit in combinatie met de afkeer zorgt voor dirty pain.

14.1.7 Logboek van onprettige gebeurtenissen bespreken

Veel patiënten geven aan dat onplezierige gebeurtenissen makkelijker te ontdekken zijn dan plezierige. De fysiotherapeut werkt de nabespreking van het huiswerk weer uit op een bord met de eerdergenoemde kolommen: gedachten, gevoelens, lichamelijke gewaarwordingen.

14.1 · Mindfulnesskader

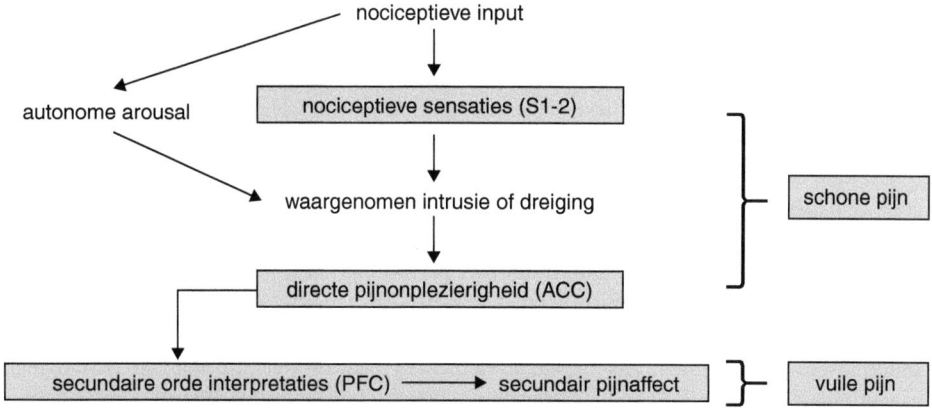

Figuur 14.1 Clean pain – dirty pain (aangepast naar Price 2002 [1])

Tijdens het bespreken van het logboek helpt hij de patiënt om patronen van afkeer te herkennen. Vooral lichamelijke signalen van afkeer, zoals verkrampt raken of terugdeinzen, worden gemarkeerd. De patiënt kan op basis van deze lichamelijk signalen dan beter gaan herkennen wanneer afkeer bij hem speelt. Ook gehechtheid kan in het materiaal herkend worden: het willen vasthouden aan het plezierige. De fysiotherapeut zoekt in het materiaal op het bord ook naar vicieuze cirkels: een probleem over een probleem. Lichamelijke signalen zijn een bondgenoot om disfunctionele afkeer en gehechtheid te ontdekken. Door mindful bij deze reactiviteit te blijven wordt er weer ruimte en afstand gecreëerd, waardoor de patiënt helderder gaat zien wat er speelt en meer vrijheid krijgt om anders te gaan handelen. De patiënt leert ook dat gevoelens die ontstaan zijn vanuit afkeer of gehechtheid hem niet per se hoeven te overspoelen als hij erbij blijft en ondertussen het lichaam en de adem als stabiliserend anker gebruikt. Hij hoeft er geen strijd tegen te leveren. Een volgende stap is te kijken naar de inhoud van de gedachten.

14.1.8 De inhoud van gedachten als teken voor de doe-modus en de negatieve spiraal

In deze les worden ook gangbare gedachten die typerend zijn voor patiënten met pijn, stress of lichamelijke beperkingen besproken. De fysiotherapeut kan daarvoor een vragenlijst gebruiken waarop veelvoorkomende (negatieve) gedachten staan die passen bij de doelgroep. Bij pijn zou dat de *Pain Vigilance and Awareness Questionnaire* (PVAQ) kunnen zijn of bijvoorbeeld de *Tampa Scale of Kinesiophobia* (TSK).

De fysiotherapeut leest de zinnen in de vragenlijst hardop voor en de patiënt scoort in welke mate hij denkt dat ze (a) nu waar zijn, en (b) in welke mate ze als waar aanvoelen als hij veel pijn heeft, gestrest of uitgeput is. De patiënt kan zo ontdekken dat zijn geloof in de uitspraken verandert afhankelijk van zijn mentale toestand. Dus wat op het ene moment 'overtuigend waar' lijkt, is dat niet meer op een ander moment. Gedachten hebben dus een veranderbaar etiket. De meeste patiënten herkennen zich in veel van de uitspraken die de fysiotherapeut opleest. Vaak zeggen ze dat ze er tijdens een periode van pijn, stress of uitputting 100 % in geloven, maar op dit moment niet. Ook ziet de patiënt die aan een groep deelneemt dat dergelijke gedachten universele kenmerken zijn van chronische pijn, stress en uitputting. De fysiotherapeut kan hier de metafoor inbrengen dat degelijke gedachten als een symptoom van een ziekte zijn, net zoals koorts bij griep. De fysiotherapeut kan daarbij ook weer het centrale thema benadrukken dat gedachten geen feiten zijn. Het leert de patiënt dat het hebben van dergelijke negatieve gedachten geen teken van falen is, maar gewoon symptomen. Door deze oefeningen leert hij het gehele pakket van chronische pijn, stress en uitputting te zien en het hebben van negatieve gedachten hoort erbij. Dit zien en erkennen hiervan geeft de patiënt meer ruimte en afstand.

Nogmaals, deze oefeningen helpen de patiënt om de symptomen (het hebben van negatieve gedachten en een slechte stemming) niet persoonlijk op te nemen en zich erdoor mee te laten slepen. Door het complete pakket te zien – de sensatie, het geloof, de veranderingen erin, de werking ervan enzovoort – gaat de patiënt dit waarneem-denk-voelproces meer gedecentreerd waarnemen. Als bepaalde elementen daaruit weer de kop op steken (een gevoel, een gedachte, pijn) kan hij er daardoor beter 'bij blijven' en tegelijkertijd afstand houden – niet onder de waterval, maar achter de waterval.

14.1.9 Drieminuten-ademruimte tijdens de les

De vorige les voerde de patiënt de drieminuten-ademruimte nog op vaste tijden uit. De volgende stap is om de oefeningen naar behoeven te starten, zodra er gevoelens van onbehagen zijn. Het is lang niet altijd mogelijk om in het openbaar de ogen dicht te doen, maar dan is gewoon opmerken van wat er in het brein en lichaam gaande is, terwijl men ook aandacht heeft voor de ademhaling, ook prima werkzaam. Het blijft een vorm van thuiskomen bij jezelf. Op deze wijze kan de patiënt, ook in het dagelijks leven, het verschil tussen een (a) wijze mindful reactie of een (b) automatische reactie onderzoeken. Vanaf deze les is het nuttig als de fysiotherapeut de drieminuten-ademruimte ook op gepaste momenten in de les verweeft. Voorbeelden van een goed moment om onverwacht de drieminuten-ademruimte in de groep te starten: na het verzanden in een discussie of bij intense gevoelens of reacties.

Zeker in les 4 kan het bespreken van pijn, stress of uitputtingsgedachten de deelnemer opeens onderdompelen in somberheid, spanning of hopeloosheid. Op dat moment kan een drieminuten-ademruimte helpen de geest over te schakelen naar het huidige moment. Soms wordt een patiënt ook somberder omdat hij beseft hoeveel jaren er soms verloren zijn gegaan aan de afkeer van en het gevecht tegen ongemak. De fysiotherapeut kan dan bijvoorbeeld reageren met: 'Er heerst nu, door de geactiveerde gedachten, somberheid of spanning in deze ruimte. Laten we dit niet tot een probleem te maken dat opgelost moet worden, maar in plaats daarvan een ademruimte nemen om weer in het huidige moment te komen. Laten we rechtop gaan zitten en … (enzovoort).' Dit is geen vermijden van ongemak, maar juist (stap 1) de tijd nemen ernaar te kijken en het te erkennen zonder oordeel of verdringing (de somberheid of gedachten over de pijn zien), om pas dan (stap 2) naar de adem te gaan en vervolgens (stap 3) met de aandacht naar het lichaam als één geheel. Juist door deze gevoelens te zien en te erkennen, kan de patiënt over leren schakelen naar aandacht voor de adem, en afstand en ruimte te nemen om zodoende anders te kunnen reageren. De ademruimte toepassen op moeilijke momenten noemen we een 'coping-ademruimte'.

14.1.10 Lopen met aandacht

De patiënt kan het ruimere bewustzijn voor lichamelijke gewaarwording in het dagelijks leven extra trainen door een bepaalde handeling die hij dagelijks uitvoert te selecteren en die langzaam en mindful uit te voeren. Dit vormt dan een brug tussen de formele mindfulness-oefeningen en het dagelijks leven. Lopen met aandacht is hier een goed voorbeeld van (zie ►H. 4). Het gaat er daarbij om elke stap bewust mee te maken. De focus ligt daarbij op het van moment tot moment vasthouden van de aandacht bij de gewaarwordingen van het lopen zelf. En elke gedachte of emotie daarbij ook te (h)erkennen en los te laten, door opnieuw te focussen op de sensorische gewaarwordingen rond (vooral) de voeten. De aandacht van de patiënt is dan geankerd in het hier-en-nu van het lopen en tegelijkertijd merkt hij bijvoorbeeld hoe de geest ronddwaalt in herinneringen uit het verleden en plannen en verwachtingen over de toekomst. De deelnemer wordt aangemoedigd ermee te oefenen naar behoefte. Vooral als de patiënt erg gejaagd is, kan mindfulness-in-beweging hem beter helpen te concentreren dan mindfulness-in-zit.

14.1.11 Afronding

Het einde van les 4 is een mooi moment om nog eens het hele mindfulnessmodel van de training door te nemen, alvorens af te ronden met een korte oefening in mindful zitten. Als de patiënt bijvoorbeeld piekert hoe het met zijn gezondheid verder moet of als de patiënt boos is op iemand, dan is dat een mooi moment te oefenen met een andere aanpak. De piekerende doe-modus kan afnemen door te schakelen naar objectief oordeelloos waarnemen in de zijn-modus. De volgende vragen helpen daarbij:
- 'Hoe staat het er nu voor?'
- 'Wat gaat er hier door mijn hoofd?'
- 'Wat gebeurt er in mijn lichaam?'
- 'Hoe kan ik het beste reageren?'

De vragen creëren een reflectieve afstand. De patiënt wordt op dat moment niet meer meegesleept in een negatieve spiraal, maar kan zichzelf, de pijnsensaties of beperkingen en zijn gedachten en gevoelens vanuit een breder perspectief zien. Niet verdrongen of er juist volledig los van, maar met meer ruimte, waardoor hij meer vrijheid heeft om er anders mee te werken.

14.2 Mindful bewegen 1 – de voeten verkennen en meer sensitief maken

Tjitske de Boer
  We beginnen de les met het aanbieden van een staande lichaamsscan.

14.2.1 Bodyscan staand (zie ook referentiebeweging 1 in ►H. 10)

We starten met de referentiebewegingen.

- **Referentiebeweging 1**

Rondlopen en de voeten in het contact met de grond volgen. Volg eerst je rechter voet en voel waar je met je voet het eerst de vloer raakt als je een pas zet. En hoe verplaatst het gewicht zich vanaf die plek verder, terwijl je meer en meer gewicht in je voet voelt komen? En hoe vermindert het dan vervolgens weer en wat komt het eerst weer vrij van de vloer? Of gaat dat niet zo geleidelijk, maar meer in één keer de hele voet los? Merk hoeveel tijd er nodig is om het proces te beschrijven en hoeveel stappen heb je dan al gezet? Hoe snel loop je? Heb je voldoende tijd om details op te merken in de voet? En wat gebeurt er als je langzamer gaat lopen? Sommige mensen raken dan meteen uit balans en hun lopen lijkt niet meer op hun normale tred. Loop weer in een voor jou gewoon tempo en dan weer langzamer. Wat merk je op?

Loop weer gewoon, laat de aandacht los en voel hoe je nu loopt, meer globaal. Is er verschil tussen je rechter en je linker been, of in je rechter en je linker stap? Kon je net al die tijd bij je rechter voet blijven of heb je je aandacht al lang een paar keer gewisseld?

Ga nu met je aandacht naar je linker voet en merk hoe die beweegt in relatie met de vloer. Ga dan met je aandacht naar je linker schouder en merk hoe die in het loopritme beweegt. Waar gaat hij heen als je linker voet een stap naar voren maakt? Waar is hij als je linker voet het volle gewicht op de vloer heeft? En waar als je voet achter de vloer verlaat om de volgende stap te zetten? Kijk of je je linker schouder en je linker voet tegelijk kunt voelen in de loopbeweging?

Loop weer gewoon, laat de aandacht los en voel hoe je nu loopt, meer globaal. Is er verschil tussen je linker en je rechter been, of in je linker en je rechter stap, je linker en je rechter schouder? Voel wat je merkt in je lopen wat het effect zou kunnen zijn van de aandacht die je geeft.

- **Referentiebeweging 2**

Kom met je voeten een beetje uit elkaar staan en til de hiel van je rechter voet op. Houd je knieën in dezelfde stand, dus gestrekt zonder dat met veel nadruk te doen. Voel hoe je je gewicht dan naar je linker been brengt. Hoe neemt je linker been het gewicht aan en hoe stabiel voel je je in dat been? Doe dit een paar maal en voel ook of je duwt in de bal van rechter voet en tenen om het gewicht over te brengen. En hoe komt je gewicht terug als je je hiel weer laat zakken naar de vloer? Doe dan hetzelfde met de linker voet. Hoe doe je het hier? Neemt je rechter been even gemakkelijk je gewicht aan als zojuist je linker? Hoe brengt je linker voet het gewicht over naar de bal van de voet en duw je daar? Doe het nu afwisselend. Geef jezelf de tijd om heel rustig te ervaren hoe je steeds in het ene been en dan in het andere been het gewicht voornamelijk draagt. En hoe is het gevoel van balans in elk been? Voel je verschil? Voel je verschil in hoe je je gewicht overbrengt door je hiel op te tillen?

- ■ **De bodyscan liggend**

Bodyscan in ruglig met accent op de voeten/tenen. Kom op de rug liggen en voel hoe je jezelf aan de vloer geeft. Hoe verdeelt het gewicht van je lichaam zich over de vloer? Waar lig je zwaar drukkend en waar is het contact heel licht? Waar voel je de ruimtes tussen jou en de vloer? Hoe voel je je voeten in het contact met de vloer? Wat van je hiel maakt contact en hoe zwaar? Ga met je aandacht langs de binnenrand en dan naar je grote teen. Hoe helder is die lijn? Kun je het topje van je grote teen voelen? Hoeveel meer tenen voel je? Voel je ze alle vijf? Of zijn er twee of meer alsof het één is, alsof ze aan elkaar gegroeid zijn? We hebben onze tenen bijna altijd bij elkaar, zoals in sokken in de teen van de sok en in schoenen in de teen van de schoen. Ben je je dan nog bewust dat het eigenlijk vijf tenen zijn? Ga dan met je aandacht van je kleine teen langs de buitenrand van de voet terug naar je hiel. En voel je hele voetzool. Hoe is de vorm? Voel waar je voetzool bol is en waar hol? Voel nu nog eens het geheel van jezelf, hoe je hier nu ligt en hoe helder je voeten in het gehele plaatje zijn. Is er iets veranderd ten opzichte van zo pas?

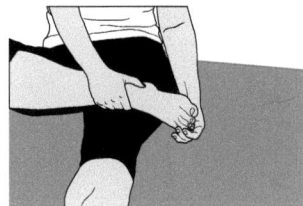

Kom zitten, zo dat je met je handen bij je rechter voet kunt komen. Pak met je rechter hand om je voet om hem te stabiliseren en met je linker hand pak je één voor één een teen vast en maak je bewegingen in alle richtingen die je teen te bieden heeft. Buigen/strekken, zijwaarts rechts en links, cirkels en dan je teen een beetje uittrekken en om de as draaien. Merk hoe de verschillende tenen anders reageren op wat je handen doen. Merk op of je dit rustig doet of meer afraffelt. De één kan dit vijf minuten doen of meer, terwijl de ander na twee minuten klaar is. Merk hoe jij dit doet. En hoe voelt je voet zich daarbij?

Rust in ruglig en voel het verschil in je beide voeten.

Trek je beide voeten op en leg je rechter enkel op je linker bovenbeen en beweeg hier je tenen van je rechter voet één voor één met je handen op dezelfde manier. Kijk of je een nieuwsgierige houding kunt aannemen, alsof je nog nooit een voet gezien en gevoeld hebt of alsof je dit niet net nog hebt gedaan.

Rust. Laat het weer gaan en voel weer hoe het voelt in het contact met de vloer. Verschil in gewichtsverdeling? En hoe voelt het nu in je beide voeten?

Kom weer via je zij omhoog naar zit en doe nu de vingers van je linker hand vanaf de voetzool tussen de tenen van je rechter voet, zoals je doet met je vingers als je je handen samenvouwt. Laat je rechter hand helpen en kijk hoe ver en hoe gemakkelijk je je vingers ertussen krijgt. En dan met de vingers tussen je tenen laat je je hand de tenen buigen en strekken. En dan buigen en strekken en tegelijk de enkels meenemen.

Laat het weer gaan en doe dan de vingers van je rechter hand tussen de tenen van je rechter voet vanaf de wreefkant. Hoe gaat dit? Lastiger of makkelijker?

Rust. Laat het weer los en rol op je rug en voel vooral hoe dit voelt in je handen en je voeten. Waar komt de aandacht makkelijker? Hoeveel tenen voel je nu rechts en hoe duidelijk? Hoeveel ruimte heb je tussen de tenen van je linker voet en hoeveel ruimte tussen de tenen van je rechter voet?

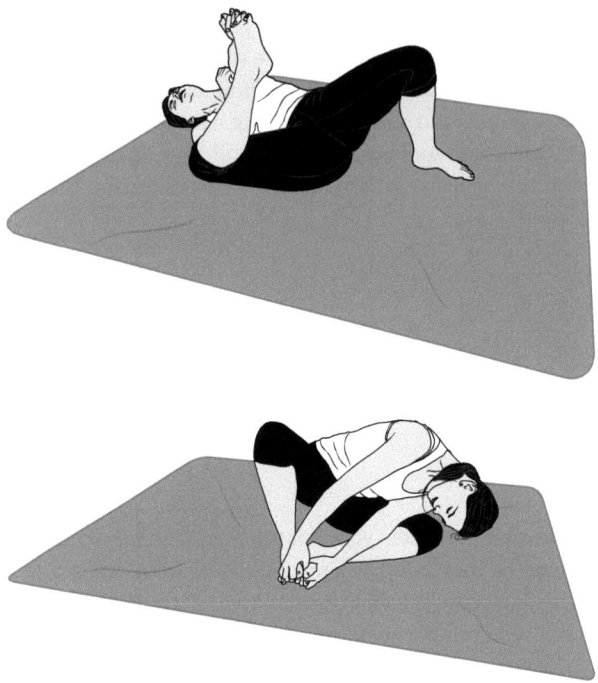

Buig je benen en leg weer je rechter enkel op je linker bovenbeen en doe de vingers van je linker hand vanaf de voetzoolkant tussen je tenen, alsof je hand en voet samenvouwt. Beweeg dan met je hand je tenen naar buigen en strekken en dan verder zodat je in je enkel ook buigt en strekt en zijwaarts beweegt en dan cirkels met je voeten vanuit de beweging van je hand. Kan je voet zich daar makkelijk aan overgeven? En dan verder, zodat je ook buigt en strekt in je knie en weer verder zodat je je heupgewricht ook mee laat doen. En laat dan elke gedachte over gewrichtsfunctie los en kijk gewoon hoe je kunt spelen met de beweeglijkheid van je been als geheel en waar je allemaal naar toe kunt met hand en voet ineengestrengeld bij de tenen en vingers. Voel ook hoe je rug en bekken mee komt in een rollende beweging. En je hoofd? Kun je je voet naast je in contact met de vloer brengen? En langs de vloer strijken? En aan de andere kant? Kun je zo met hand en voet ineen tot zit komen of op je buik draaien? Wat gebruik je allemaal nog meer om dat te doen?

Rust. Laat het weer gaan en kom op je rug. Hoe voel je jezelf nu in het contact met de vloer? Hoe voelen je voeten en wat is het verschil tussen beide? En je benen? Je handen? En je armen?

Rol over je zij naar zit en kom van daaruit tot staan. Herhaal de bodyscan staand met nadruk op de verschillen tussen hoe je in je beide voeten rust, hoe je in je beide benen staat. En wat je verder opmerkt in hoe je nu staat ten opzichte van zo pas. Rondlopen en daar ook de verschillen voelen tussen hoe je je rechter voet neer zet en hoe je dat links doet enzovoort (zie begin van deze les).

Doe dan dezelfde opbouw aan de andere kant.

Opmerking Natuurlijk kun je ook een klein stukje van de les doen en dan de andere kant. En zo opbouwen links en rechts afwisselend, zoveel tijd als je eraan wilt besteden. Door gebruik te maken van de verschillen tussen links en rechts leren patiënten beter voelen en kunnen ze ook merken hoeveel ruimte er voor verandering is. Als de vingers tussen de tenen doen te pijnlijk is, kun je de laatste bewegingen ook prima doen met de hele hand om de tenen gevouwen vanaf de topjes van de tenen.

14.2.2 Bewegen in het enkelgewricht

Op de buik liggend met één been gebogen, zodat het onderbeen verticaal staat. Vervolgens worden allerlei enkelbewegingen gemaakt:
- Bovenste spronggewricht, dus buigen en strekken in de enkel met nadruk op de tegengesteldheid in de beweging tussen het hielbot en de tenen. Je kunt ook vragen stellen over hoeveel elke teen door de ruimte wordt bewogen en of er een teen is die eerder in beweging komt. Als dat zo is, is de beweging toch ook in het onderste spronggewricht. Hoe helder is je voet over wat buigen en strekken in de enkel betekent?
- Kantelbeweging in de voetzool rechts en links, onderste spronggewricht.
- Cirkelvormige bewegingen vanuit de voorvoet. Welke teen is dominant? Oftewel met welke teen teken je de cirkel? Daarna de andere kant op cirkelen.

Gebruik als fysiotherapeut steeds voelwoorden. Vraag de patiënt om niet naar de grens te gaan waar de spieren rekken, want dan voelt hij vooral de spieren en pezen en niet het gewricht. Het idee is om echt het gewricht te voelen en alle onderdelen van de voet. Wat speciaal is, is dat de coördinatie hier pas goed lukt als je goed in de voet kunt voelen. Immers, de voet is qua positie *achter* de patiënt en daardoor buiten de corrigerende werking van de ogen. De patiënt wordt daardoor gedwongen het echt alleen met zijn sensomotoriek te doen!

Daarna de andere voet en dan beide voeten. Uiteraard tussendoor steeds rusten op de rug.

14.3 Mindful bewegen 2 – cervicale stabilisatie en thoracale mobilisatie

Gordon Browne

We gaan door met hetzelfde thema als in hoofdstuk 14, namelijk cervicale stabilisatie en thoracale mobilisatie. We gebruiken weer een fixatie door 'handen op het hoofd' met als doel de borstkas te mobiliseren en tegelijkertijd de nek te stabiliseren. De eerste twee oefeningen in het vorige hoofdstuk gingen over rotatie, flexie en extensie. De twee lessen die in dit hoofdstuk beschreven staan gaan over lateroflexie en circumductie oftewel: meerdere bewegingsrichtingen gecombineerd.

Ook nu is het de bedoeling dat we de patiënt leren om de eindstandige beweging van de nek te vermijden, terwijl we de grenzen van de thoracale mobiliteit juist opzoeken en verleggen. De houdingen die we hier gekozen hebben zijn niet zo stabiliserend voor de lumbale wervelkolom als die in het vorige hoofdstuk. Als fysiotherapeut moet je daarom goed opletten dat de patiënt geen gebruikmaakt van de weg van de minste weerstand en het effect terechtkomt in de onderrug in plaats van in de thoracale regio.

De vier principes van optimaal bewegen die we in deze serie oefeningen gebruiken zijn:
- Optimaal dragen van fascio-skeletale gewicht (*alignment*); we werken in de richting van een betere zit- en stahouding.
- Adequate verdeling van de beweging; in dit geval wordt cervicaal (en lumbaal) bewegen wat verminderd, terwijl thoracale (en heup) mobiliteit wordt bevorderd.
- Proportioneel inzetten van synergisten; het coördineren van heupbuigers en thoracale extensoren ter voorkoming van hypertonie van de nek.
- Minimaliseren van onnodige inspanning; duw niet met je hoofd tegen je handen en til je schouders niet op door aanspannen van het bovenste deel van de m. trapezius.

14.3.1 Nek en schoudergordel-oefening 3 (staande metronoom)

A
- Ga staan met je voeten ongeveer op schouderbreedte. Plaats je handen op het onderste deel van je gezicht zodat je ellebogen naar de grond wijzen en je schouders ontspannen/omlaag blijven.
- Verplaats je gewicht boven je rechter voet en zwaai je ellebogen naar rechts. Buig je ribbenkast en midden-/bovenrug naar links terwijl je je gewicht verplaatst en je ellebogen naar rechts zwaait. Dit is een balansreactie; we willen hier een zijwaartse buiging, geen rotatie.
- Keer de beweging om en verplaats je gewicht naar links, zwaai je ellebogen naar links; nu buig je dus naar rechts. Hoe voelt bewegen naar deze kant in vergelijking tot de andere kant wat betreft beweeglijkheid/gemak/vertrouwd gevoel?
- Wissel beide kanten af. Stel je voor dat de onderkant van je borstbeen de slinger van een klok is.
- Synchroniseer de beweging met je ademhaling. Adem in om de lange zijde met lucht te vullen en langer te maken. Adem uit om de korte zijde, waar je naartoe buigt, leeg te maken en samen te trekken.
- Vergroot de beweging als je wilt en maak de beweging vervolgens steeds kleiner tot je in het midden tot stilstand komt; met het gewicht midden tussen de voeten, de romp niet naar rechts of naar links gebogen en de onderkant van je borstbeen gericht op het midden van je schaambeen. Kom exact in het midden, je centrum.

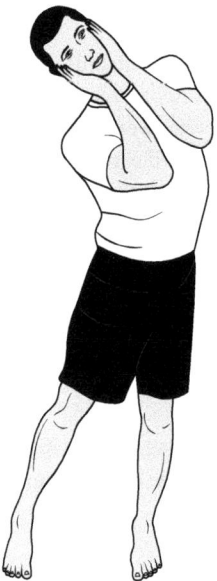 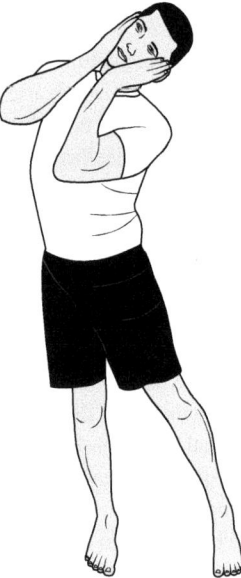

14.3 · Mindful bewegen 2 – cervicale stabilisatie en thoracale mobilisatie

B
- Probeer dezelfde beweging, maar nu met je vingers verstrengeld achter je hoofd (als je dit kunt zonder onaangenaam gevoel in je schoudergewricht, zonder spanning in je nek/schouderspieren en zonder je schouders naar je oren te trekken).
- Verplaats je gewicht naar rechts en reik met je rechter elleboog naar het plafond; doe het nu naar de andere kant, dus gewicht naar links en linker elleboog naar het plafond. Wissel af en vergelijk. Probeer, net als in de vorige beweging, de beweging te synchroniseren met je ademhaling.
- Maak een beweging als een metronoom. Eerst groter, dan kleiner en kom ten slotte tot stilstand in het midden.
- Vermijd een schaarbeweging in je taille/onderrug; zwaai niet met je bekken voorbij je voet.
- Vermijd strekking en overmatige inspanning van je nek; het gaat hier om het verkrijgen van rompbeweeglijkheid en samenwerking met de nek.

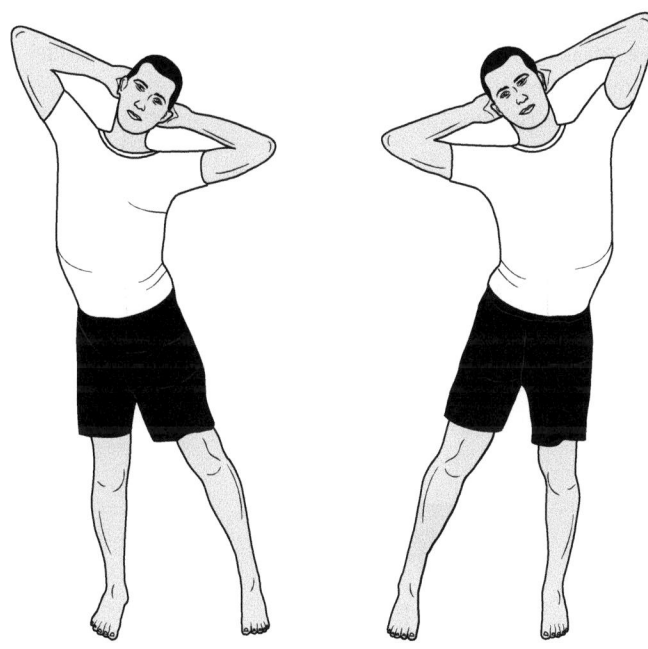

14.3.2 Nek en schoudergordel-oefening 4 (roerbeweging)

- Ga op de voorste rand van een stoel zitten en plaats beide handen tegen je gezicht. Houd je schouders de hele tijd ontspannen omlaag.
- Draai je bekken naar achteren om je rug rond te maken en wijs met je ellebogen dicht bij je omlaag naar je heupen. Dit is de uitgangshouding.
- Draai je bekken naar voren en naar links en reik met je ellebogen naar links voor. Kom terug in het midden en draai dan je bekken naar voren en naar rechts; reik met je ellebogen naar voren en naar rechts. Wissel achter en voor af in een halve cirkel; links-voor, midden-achter, rechts-voor, midden-achter, links-voor enzovoort.
- Laat nu de halve cirkel langzaam overgaan in een hele cirkel. Laat je ellebogen naar links-voor wijzen, dan recht vooruit, vervolgens naar rechts-voor en daarna weer naar achter, voor de achterkant van de cirkel.
- Stel je voor dat je met je ellebogen in een grote pan roert. Je bekken maakt een cirkel op de stoelzitting. De onderkant van je borstbeen beschrijft een cirkel in de ruimte, evenals je ellebogen. Kun je erachter komen hoe je je hoofd kunt laten meedraaien als een verlengstuk van de cirkelbeweging van je borst en bekken?
- Doe dit in beide richtingen. Maak de beweging groot; maak hem klein. Maak steeds kleinere cirkels en kom in het midden tot stilstand.
- Herhaal de oefeningen in de andere richting.

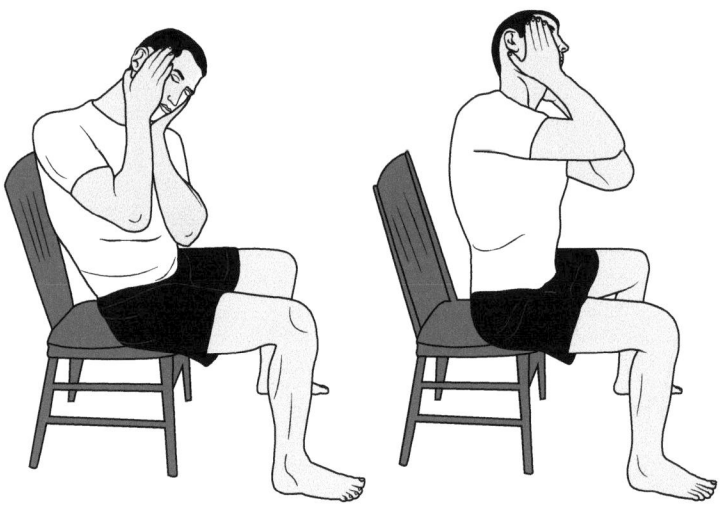

14.4 Voorbeeld van de agenda en het huiswerk van les 4

tijd	toelichting
19.00–19.05	zie- en hooroefening (5 min)
19.05–19.50	– mindful zitten (30 minuten adem-lichaam-geluiden-gedachten-keuzeloos gewaarzijn-gedicht 'Wilde ganzen') & nabespreking – huiswerk van afgelopen week bespreken
19.50–20.35	mindful bewegen & nabespreking (45 min)
20.35–21.00	– vragenlijst automatische gedachten (naar keuze) – thema bespreken (25 min)
21.00–21.05	drieminuten-ademruimte & nabespreking (5 min)
21.05–21.15	lopen in aandacht (10 min)
huiswerk	– 6x week mindful zitten (30 minuten adem-lichaam-geluiden-gedachten-keuzeloos gewaarzijn) – 3x per dag drieminuten-ademruimte – drieminuten-coping-ademruimte indien nodig

Literatuur

1 Price DD. Central neural mechanisms that interrelate sensory and affective dimensions of pain. Molecular Interventions. 2002;2(6):392–402.
2 Segal ZV, Williams JMG, Teasdale JD. Mindfulness en cognitieve therapie bij depressie. Amsterdam: Uitgeverij Nieuwezijds; 2013.

Les 5 – Toelaten

Samenvatting

In dit praktijk hoofdstuk staat het thema 'accepteren van een moeilijkheid' centraal. De patiënt verkent een andere manier van omgaan met lastige ervaringen, waaronder pijn, bewegingsongemak of bewegingsonvermogen. In plaats van te vechten tegen kan de patiënt leren te accepteren. Niet passief, maar als een actief 'ja zeggen'. De metafoor van 'de herbergier die elke gast welkom heet' licht dit toe. Met de probleemmeditatie gaat de patiënt zelf actief aan de slag met een moeilijke ervaring. Dit keer niet vanuit de piekerende doe-modus, maar van uit een lijfelijke zijn-modus. Een zekere mate van nieuwsgierigheid is hier erg behulpzaam. De onderdelen mindful bewegen hebben als thema's: druk maken met verschillende lichaamsdelen in de vloer en uitbalanceren van krachtenkoppels rond het bekken.

15.1   **Mindfulnesskader – 258**
15.1.1   Wat is toelaten en accepteren? – 258
15.1.2   Toelaten en accepteren stimuleren – 259
15.1.3   Doelbewust oefenen met moeilijke dingen – 260
15.1.4   De probleemverkenningsmeditatie – 261
15.1.5   Aanvaarden is niet gemakkelijk – 262
15.1.6   Ademruimte en openen voor een moeilijkheid – 262
15.1.7   Mindfulness en chronische pijn – 263

15.2   **Mindful bewegen 1 – druk maken met verschillende lichaamsdelen in de vloer – 263**

15.3   **Mindful bewegen 2 – uitbalanceren van krachtenkoppels rond het bekken – 265**
15.3.1   Benenoefening 1 (achteroverliggend marcheren) – 266
15.3.2   Benenoefening 2 (schaar-schop in zijlig) – 267

15.4   **Voorbeeld van de agenda en het huiswerk van les 5 – 269**

          Literatuur – 269

© Bohn Stafleu van Loghum, onderdeel van Springer Media B.V. 2017
P. van Burken, *Mindfulness en fysiotherapie*, DOI 10.1007/978-90-368-0699-2_15

15.1 Mindfulnesskader

Binnen de formele MBCT-benadering begint deze les met een verhaal [1]:

> Er was eens een koning met drie zonen. Twee zonen waren erg populair bij het volk: de één was knap, de ander intelligent. Ieder van hen kreeg van de koning een paleis in de stad. De derde zoon was niet knap of intelligent, maar juist onvriendelijk en onpopulair. Op advies van de raadslieden bouwde de koning voor deze zoon een paleis buiten de stad, en liet het met een paar soldaten beschermen tegen schurken. Een jaar later klaagt deze zoon dat de schurken te machtig waren. De koning bouwde daarom een groter en steviger paleis, nu 30 km verder van de stad en met 100 soldaten ter bescherming. Een jaar later klaagt de zoon weer: 'De stammen zijn sterk.' Dus bouwde de koning een nog groter kasteel, 150 km verwijderd van de stad en met 500 soldaten ter bescherming. Even later klaagt de zoon dat de aanvallen van buurvolkeren nog steeds te sterk waren. Waarop de koning tegen de raadslieden zei dat zijn zoon naar huis moest komen, want: 'Ik kan beter leren van mijn zoon te houden, dan dat ik al mijn energie en reserves van het koninkrijk gebruik om hem op afstand te houden.'

Moraal van het verhaal: vaak is leven met onze problemen uiteindelijk gemakkelijker en efficiënter, dan interen op onze reserves door de problemen alsmaar te bestrijden en te verdringen. Op dezelfde wijze steken veel patiënten met chronische pijn, stressgerelateerde pijn en uitputting veel energie in het vermijden of verdringen van negatieve sensaties, herinneringen, gevoelens of ervaringen. Dat komt omdat het bij sommige, meer alledaagse problemen wel werkt, maar bij meer hardnekkige of als erg belangrijk gelabelde problemen vaak averechts uitpakt.

In de eerste vier lessen trainde de patiënt zijn vaardigheden in opmerkzaam zijn en het terugkeren naar het object van aandacht. Het thema 'afkeer' in les 4 vormde een waterscheiding en een brug naar het tweede deel van deze acht lessen. In dit tweede deel leert de patiënt zich anders te verhouden tot negatieve ervaringen: accepteren en toelaten.

15.1.1 Wat is toelaten en accepteren?

Toelaten betekent alles wat aanwezig is bewust registreren. We leren de patiënt zijn aandacht zo dicht mogelijk bij de oorspronkelijke waarneming te brengen: bij het ruwe materiaal van de waarneming (*bare perception*). We leiden hem dus naar de fase die nog vóór het psychologische reageren ligt. Dat vraagt commitment en doelbewuste energie van de patiënt.

Het accepteren waarop we als fysiotherapeut aansturen is een vorm van actieve aanvaarding. Dit staat tegenover 'berusting', dat passief is en iets van hulpeloosheid in zich heeft. Het gedicht 'De herberg' van Rumi wordt binnen de mindfulnessbenaderingen vaak geciteerd om deze actieve aanvaarding uit te drukken. Het moedigt de patiënt aan om te zijn als een goede herbergier die alle gasten welkom heet, ook de ogenschijnlijke moeilijke gast (zie ▶ www.demindfulfysiotherapeut.nl/gedichten/) Vaak is het een goed moment om dit gedicht net voor het eind van een mindfulnessoefening voor te lezen. Laat het gedicht even doorklinken, alvorens de bel te luiden voor het beëindigen van de mindfulnessoefening.

Deze fundamentele vriendelijkheid en openheid voor alle ervaringen is weliswaar moeilijk, maar mogelijk. Zelfs een eerste kleine stap om de 'onaangename gasten' tegemoet te treden, kan voor de patiënt een volledig nieuwe en veelbetekenende ervaring zijn. De volgende stap is veel radicaler: 'ze met een lach bij de deur tegemoet te treden'. Dit gaat nog sterker tegen de neiging in om met afkeer te reageren op onplezierige dingen en met toenadering op plezierige. Voor de duidelijkheid, afkeer en gehechtheid zijn natuurlijke neigingen: we hebben voor *pain & pleasure* voorbedrade neurologische approach- en avoidance-systemen. Deze basissystemen hebben evolutionair een onmiskenbaar en enorm voordeel. Het probleem ontstaat echter als ze uit gewoonte overmatig ingezet worden, waardoor rechtstreeks ervaren, toelaten en onderzoeken, niet meer plaatsvindt. Verzet kan blind maken. Sommige patiënten verzetten zich zo hard tegen het negatieve, dat ze over het hoofd zien dat er ook een andere innerlijke houding ten opzichte van het negatieve mogelijk is.

15.1.2 Toelaten en accepteren stimuleren

Acceptatie is belangrijk omdat het tegenovergestelde ervan veel nadelen kent. Niet bereid zijn het negatieve te ervaren, vormt de eerste schakel in de neerwaartse spiraal in de richting van meer pijn, stress, vermoeidheid en piekeren. De aanzet van de neerwaartse spiraal begint zodra de patiënt denkt 'verdikkie, daar heb je die pijn weer' of 'ik moet hier tegen kunnen'. De voordelen van doelbewust toelaten en accepteren zijn:
- De patiënt schenkt meer bewuste aandacht en kan zo nieuwe dingen ontdekken.
- Door naar 'openstaan' te schakelen doet de patiënt iets geheel anders dan het geconditioneerde pad van verzet.
- De patiënt leert dat bij fysieke pijn, vermoeidheid of teleurstelling blijven, te doen is en hij niet overweldigd wordt. Door bewust observeren leert hij ook dat alles veranderlijk is en niets blijft: 'ook dit gaat voorbij'. Als de patiënt het effect op het lichaam van gedachten als 'ik word gek van die pijn' of 'het heeft allemaal geen zin' zonder oordeel en open waarneemt, kunnen deze gedachten en effecten vervagen. Dit is een geheel andere benadering dan een fysiotherapeut die zegt: 'Zo moet u niet denken.'

Het is erg moeilijk om de primaire reactiviteit (gevoed door afkeer) te veranderen door pure wilskracht en positief denken. Bij 'koele' beschrijvende cognities zoals 'mijn wervel staat scheef' is dat gemakkelijker, omdat bijvoorbeeld educatie de denkbeelden kan corrigeren. Een alternatieve route is wel haalbaar: leid de aandacht van de patiënt actief naar een plek in het lichaam waar de negatieve ervaring tot uitdrukking komt en laat de patiënt deze sensaties en gevoelens open en accepterend onderzoeken. Zo beschreef een patiënt een sterk pijnlijke druk rond haar borst en keel. Nadat de fysiotherapeut vroeg haar handen erop te leggen en te beschrijven wat ze lichamelijk voelde, kwamen er al meer woorden met zowel een fysieke als psychologische betekenis, zoals 'beknellend'. Doorvragen welke emotie daaronder zou kunnen liggen, bracht direct verdriet naar boven. Het interessante is dat nadat dit verdriet geuit en uitgesproken was, de patiënt zichtbaar meer opgelucht was. Dit proces kan zich soms in twee of drie minuten voltrekken. Doet de fysiotherapeut dat niet, dan praat en zoekt hij tevergeefs door op puur somatisch gebied. Men zou kunnen tegenwerpen dat dat een interventie voor een psycholoog is, maar daarmee miskent men hoe natuurlijk en eenvoudig deze algemeen menselijke interventie is. Als de binnengehouden emotie verwijst naar een psychologische trauma, kan alsnog naar een psycholoog verwezen worden. Maar ook zonder zware psychologische trauma's is 'niet durven voelen en toelaten' een veelvoorkomend en algemeen menselijk proces, met verergering van musculoskeletale klachten als mogelijke uitkomst.

Het 'openstellen voor het problematische' gebeurt in twee stappen:
1. Stap 1 is aandacht geven aan de ervaring in het huidige moment. In dit geval dus de aandacht bewust brengen naar negatieve gedachten, gevoelens of lichamelijke gewaarwordingen.
2. Stap 2 is opmerken hoe je lichaam omgaat met wat er opkomt. Dat kan een reactie met afkeer voor het onaangename zijn of juist hechting aan het aangename. Een alternatief is gewoon toe te laten dat de reacties zijn zoals ze zijn, op dit moment – geduldig en zonder verwachtingen. Het paradoxale is dat door het niet weg te wensen het juist de kans krijgt te verdwijnen.

Voor veel patiënten en ook fysiotherapeuten voelt dit als 'onverstandig' aan. Ze zijn bang dat het dan escaleert en uit de hand loopt. Feit is echter dat de emotie weliswaar tevoorschijn komt, maar gewoon verschijnt en ook weer verdwijnt. Een mooie uitspraak is: 'Emoties willen niet opgelost worden, maar gezien of gehoord.' Dat is voldoende. Als ze geuit zijn – en erkend –, is hun taak volbracht. Zolang ze niet geuit en erkend zijn, blijven ze in welke vorm dan ook ergens in het lijf of de geest aankloppen. Soms jarenlang. De emotie niet willen voelen leidt tot verharding en ongevoeligheid in het lichaam. De patiënt wordt een gespannen blok.

Binnen mindfulness-based benaderingen kunnen dus gemakkelijk emoties vrijkomen, soms ook vrij heftig. De fysiotherapeut zal aanvankelijk merken dat hij dat wil oplossen. De volgende uitspraak past hier: 'Artsen (en andere hulpverleners) gaan met tranen om als met een bloeding: het moet zo snel mogelijk gestelpt worden.' Als men de patiënt helpt door bijvoorbeeld een troostende arm, ontneemt men de patiënt, hoe goed bedoeld ook, de kans zijn eigen emotie door te werken. Juist het niet-oplossen of het vanuit compassie zachte aanmoediging geven van 'laat maar toe, het is oké om dat te voelen' communiceert dat emotie iets is wat er mag zijn. Feitelijk communiceert de fysiotherapeut dat de patiënt er mag zijn, precies zoals hij op dit moment is. Ook dit kan een ervaring zijn die volledig nieuw is voor de patiënt, want ook de thuisomgeving reageert vaak met een 'oplossingsstrategie' op emoties.

15.1.3 Doelbewust oefenen met moeilijke dingen

Spontane problemen, zoals verveling, irritatie of lichamelijk ongemak, die tijdens de mindfulness in zit of bewegingsoefeningen opkomen zijn 'koren op de molen' om de patiënt te leren zich anders te verhouden tot het 'problematische'. De patiënt leert om gevoelens van verveling, irritatie en lichamelijk ongemak aanwezig te laten zijn, ze ruimte te bieden, en niet te proberen iets te veranderen. Daarmee is niet gezegd dat de patiënt erin moet gaan ronddobberen of zich erin verliezen. Het is geen passief 'laten zijn', maar actief toelaten en accepteren.

Zijn die problemen er tijdens een huidige oefening niet, dan nodigen we de patiënt uit een recent probleem in gedachten te nemen. Met de 'probleemmeditatie' gaat de patiënt in deze les welbewust een moeilijkheid onderzoeken die normaal gesproken sterk zijn aandacht trekt (en tot piekeren leidt) Het probleem – lastige gedachte, gevoel of lichaamsgewaarwording – wordt daarbij in de geest gehouden en tegelijkertijd merkt de patiënt op *waar* en *hoe* het lichaam reageert. Door waar te nemen waar het lichaam reageert, kan de patiënt de afkeer beter opmerken. Afkeer uit zich vaak in samentrekken of verkrampen, pijn of spanning. De patiënt wordt uitgenodigd dit fysieke gevoel van weerstand, vastzetten, wegduwen duidelijk waar te nemen. Hij wordt aangemoedigd zich open te stellen en er naartoe te ademen met de intentie tot 'openen' en 'zacht worden' om zo de tweede stap 'loslaten' te oefenen. De patiënt kan deze houding ondersteunen door in gedachten te zeggen 'Het is oké. Wat het ook is, het is oké. Laat ik me hiervoor openstellen.'

Tijdens dit proces kan de patiënt experimenteren met openen en verzachten door op iedere uitademing 'verzachten, openen' te zeggen. Het gaat er niet om de ervaring weg te ademen, maar hem te omvatten in een ruimer en accepterend bewustzijn. Net zoals de herbergier in het gedicht van Rumi. In kleine stapjes oefent de patiënt het 'verwerpen' na te laten en iets onaangenaams open en vriendelijk tegemoet te treden. Dit toenaderen is een belangrijke stap in de richting van accepteren. Nieuwsgierigheid is een compleet andere *mindset* dan afkeer. Het toelaten en loslaten van afkeer in het lichaam vormt voor patiënten met chronische pijn, stress of uitputting een alternatief voor een op denken gebaseerde oplossingsgerichte benadering. Bovendien vermindert een lichamelijke aandachtsfocus het piekeren in het algemeen.

15.1.4 De probleemverkenningsmeditatie

De patiënt kan deze meditatie thuis oefenen in aansluiting op de adem en lichaammeditatie en de geluiden en gedachtemeditatie van de afgelopen week. Deze duren ca. 20 minuten en daar kan de probleemmeditatie van 10 minuten achter gezet worden. De eerste oefening is dan bedoeld om meer mindfull in het huidige moment te komen. Als de patiënt afgeleid wordt door pijnlijke gedachten, emoties of gevoelens, kan hij het probleemverkenningsdeel van deze meditatie starten. Als er niets moeilijks opkomt, kan hij doelbewust een probleem voor de geest halen dat op dit moment in zijn leven speelt. Het hoeft niet groot te zijn, als het maar iets onplezierigs is wat nog niet is opgelost. Dan volgen drie stappen:
1. De eerste stap is toelaten dat de gedachte of het gevoel blijft liggen op de 'werkbank' van de geest.
2. Bij de tweede stap richt de patiënt zijn aandacht op de lichamelijke sensaties die zich gelijktijdig met de gedachte of emotie aandienen.
3. Bij de derde stap richt de patiënt zijn aandacht speciaal op dat deel van het lichaam waar deze sensaties het sterkst zijn. Hij kan de adem daarbij weer als voertuig gebruiken. Ga kalm en vriendelijk met de aandacht naar het lichaamsdeel, door bij de inademing er naartoe te ademen en bij de uitademing eruit weg te ademen.

De patiënt probeert niet de lichamelijke sensaties te veranderen, maar ze vriendelijk en nieuwsgierig te onderzoeken voor wat ze zijn: fysieke sensaties die komen en gaan. Het helpt deze sensaties toe te laten als de patiënt af en toe innerlijk zegt: 'Het is oké om dit te voelen. Wat het ook is, het is oké om me ervoor open te stellen.' Daarna kijkt de patiënt of hij bij het bewustzijn van deze lichamelijke sensaties kan blijven en kan zien wat zijn relatie ermee is. Probeert hij ze kwijt te raken of kan hij ze de volle aandacht geven? De patiënt wordt aangemoedigd zo dicht mogelijk bij de sensaties te blijven. Hij kan tegen zichzelf zeggen: 'Onderzoek ze allemaal, stel je open, en adem ermee. Dit is er nu. Wat het ook is, het is er al. Laat ik me ervoor openstellen.' Hij probeert zich open te stellen voor de sensaties terwijl hij alle spanning en weerstand laat varen. Op iedere uitademing kan de patiënt zeggen: 'Zacht worden, opengaan.'

Als de aandacht niet meer zo sterk door de lichamelijke sensaties aangetrokken wordt, kan de ademhaling weer als focus gekozen worden. Als zich na enkele minuten geen sterke lichaamssensaties meer aandienen, kun de patiënt als hij wilt *naar* en *vanuit* alle mogelijke lichaamssensaties ademen, ook al lijken ze niet verbonden met een emotionele lading.

15.1.5 Aanvaarden is niet gemakkelijk

Patiënten geven vaak aan moeite te hebben met de uitspraak 'het is oké', omdat sommige dingen helemaal niet 'oké' zijn. Deze woorden zijn echter niet bedoeld als definitieve uitspraak over de toestand van de wereld, maar bedoeld als hulpmiddel om in evenwicht te blijven als het tegenzit. Christina Feldman, een bekende mindfulnesstrainer, vertelde dat ze tijdens haar retraite aanvankelijk veel last van het lawaai van springende apen op het ijzeren golfplatendak. Het viel niet mee om deze rustverstoorder uiteindelijk te accepteren al 'het is oké zoals het is'. Acceptatie is niet zomaar 'aan te zetten'. Het is ook niet de bedoeling dat de patiënt dingen die onaangenaam zijn geforceerd prettig gaat vinden. Het is belangrijk dat 'ik hoef dit niet fijn te vinden' ook aanwezig mag zijn of bijvoorbeeld 'ik vind het moeilijk om dit te accepteren'. Bij de verbatims in hoofdstuk 7 kwamen we dit al tegen in de vorm van: 'Kun je de pijn en deze negatieve emoties neutraal en nieuwsgierig observeren en accepteren? Of, als je dat moeilijk vindt: kun je het jezelf toestaan dat je het moeilijk vindt?' Dit voorkomt dat er een probleem over een probleem ontstaat, waarbij de patiënt zichzelf gaat verwijten dat hij de pijn niet accepteert. Het trainen van aanvaarding is moeilijk. Het enige wat de patiënt kan proberen is het op elke moment zo goed mogelijk te oefenen. In welke mate acceptatie 'lukt' is niet belangrijk, wel dat de patiënt het probeert.

Een ander punt is dat aanvaarding ingezet kan worden als vermijding. Het is tot zekere hoogte mogelijk om via concentratie en ademhaling irritaties en spanningen te beheersen. Dit is dan feitelijk een vorm van coping, wat op zich wel prettig en functioneel kan zijn, maar meestal niet tot een duurzame verandering leidt. Het kan een subtiele vorm van vermijden zijn. Zodra de concentratie verslapt of vermoeidheid optreedt, stort de coping weer in elkaar. Door je oprecht te openen voor ongemakkelijke ervaringen kan er wel een fundamentele verandering optreden. Een paniekpatiënte hield tijdens een aanval binnen een fysiotherapeutische setting voor het eerst een onderzoekende en nieuwsgierige attitude in stand. Ze probeerde oprecht en objectief te ervaren wat nu precies de lichamelijke sensaties en gevoelens waren en hoe het verloop was. Het was een indrukwekkende ervaring voor haar, want de eerste keer dat ze 'erbij was gebleven'; bovendien merkte ze dat het 'te hebben' was en dat het 'komt, maar ook weer gaat'. Dat veranderde haar mentale instelling ten aanzien van paniekgevoelens op een duurzaam manier.

15.1.6 Ademruimte en openen voor een moeilijkheid

De patiënt kan de ademruimte gebruiken om tot zichzelf te komen, de dingen helderder te zien en minder verstrikt te raken in (oude) gevoelens en gedachten. Op zichzelf zinvol, maar een stap verder is de ademruimte gebruiken om een meer open perspectief op de huidige situatie te krijgen. Daardoor kan inzicht en ruimte ontstaan die nodig is om wijs te handelen. Dit wordt bereikt via het focussen op de meest intense plek die gevoeld wordt in het lichaam in relatie tot een 'moeilijkheid'. Een moeilijkheid kan een problematische situatie zijn of een moeilijk gevoel, gedachte of lichamelijke gewaarwording. Vanaf nu wordt aan het eind van de ademruimteoefening ook gevraagd zich open te stellen voor moeilijke dingen: 'Laat de adem zich uitbreiden naar heel het lichaam, en vooral naar gevoelens van onbehagen. Ga met de aandacht erheen door er naartoe te ademen bij elke inademing. Adem vervolgens uit vanuit die gevoelens en maak je zachter en opener bij het uitademen terwijl je zegt: 'Het is oké om dit te voelen, wat het ook is, het mag er zijn.'

Iets anders is de ademruimte gebruiken om iets *niet* te voelen; dat is te vergelijken met schuilen voor de regen. Schuilen kan helpen, maar als alles er alleen maar op gericht is 'niet nat te worden', mist men veel van het schouwspel van de regen en de eigen gevoelens en reacties erop. Bovendien moet men vaak alsnog door de regen met grote frustratie als gevolg. Als het lukt om meer nieuwsgierig en onderzoekend met regen om te gaan, blijft het misschien wel onaangename aspecten hebben, hoewel die vaak sterk afnemen, maar ook interessante.

Het zich openen voor moeilijke ervaringen zal vaak niet 100 % lukken. En ook dat is normaal en begrijpelijk. Een patiënt zal dat als falen kunnen ervaren. Op dat moment wordt echter de rode loper uitgelegd voor dit 'moeilijke gevoel van falen', in de vorm van 'ook dit mag er zijn'. En als ook dat niet lukt, wordt ook dat open ontvangen: 'ik mag het moeilijk vinden om het falen te accepteren'. Men probeert dus steeds compassievol de gehele ervaring te omvatten, inclusief mislukken. Dat valt niet mee en vraagt veel oefening. De volgende overweging kan daarbij helpen: 'Ik ben geen perfect mens, maar wel perfect menselijk.'

15.1.7 Mindfulness en chronische pijn

Ook bij chronische pijn en stressgerelateerde aandoeningen speelt toelaten een belangrijke rol. Het gaat om moedig accepteren van wat zich voordoet. In plaats van in paniek weg proberen te vluchten voor de pijn, geleidelijk aan tot stilstand komen en moedig gaan kijken waar die pijnervaring nu feitelijk uit bestaat. Op deze wijze komt de patiënt dichterbij datgene wat hij juist vreest. Het is de 'herberg' openstellen voor waar we bang voor zijn, en zelfs de rode loper ervoor uitrollen. De eerste stap is altijd de geestelijke of lichamelijke pijn helder te zien en ook onze reactiviteit op die ervaring. Zowel de 'pijn' als de wens 'dat die er niet was' zijn beide aanwezig – dat is pijn in het kwadraat. Het gaat om open te staan voor de pijn, maar dat wil niet zeggen dat men de gevoelens leuk moet vinden of wensen! Het helpt als de patiënt tegen zichzelf zegt: 'Het is oké dat ik dit niet leuk vind, het is oké dat ik dit niet wil.' Veel patiënten ervaren het als een verademing dat ze het niet leuk hoeven te vinden. Mindfulness en accepteren moet geen dwingende norm worden, maar een vrij gekozen attitude die overal toepasbaar is. Dus als de patiënt kan accepteren dat hij het niet kan accepteren, is dat al een grote winst. De patiënt kan daardoor makkelijker bij het oorspronkelijke gevoel blijven, dit onderzoeken en vervolgens vaardig handelen.

Patiënten leren gaandeweg uit de strijd van het 'niet-willen' te stappen. Mindful bewegen bij een patiënt met Parkinson leverde een spontane op: 'Ik kan mijn Parkinson en symptomen beter accepteren' en dit terwijl de fysiotherapeut in de begeleiding daar nog niet op had aangestuurd, maar het toelaten van 'bewegen met rigiditeit en tremoren' meer algemeen had benaderd.

15.2 Mindful bewegen 1 – druk maken met verschillende lichaamsdelen in de vloer

Tjitske de Boer

Scan in ruglig met heel precieze vragen over waar de druk het grootst en het duidelijkst is. We gaan werken met die druk, dus is het belangrijk dat je er van tevoren al op inzoomt.

De referentiebeweging is hier de mate van gemak in het liggen en de ruimte en mate van rust in de ademhaling. Voel je adembeweging en merk waar je de beweging ervan voelt? Hoeveel beweging voel je in de buik, hoeveel boven je navel, hoeveel onder je navel? Hoeveel beweging voel je in de borstkas? Hoeveel beweging voel je van je adem in je flanken en hoeveel in je rug ten opzichte van de grond? Deze vragen stel je ook weer aan het eind.

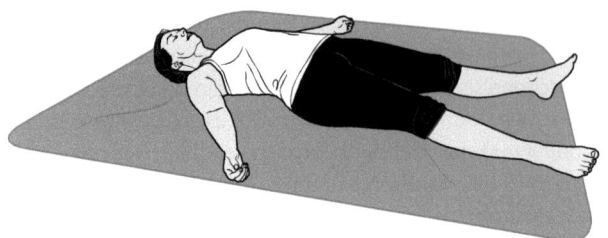

Ruglig, benen lang, armen langszij. De grote lijn is dat je steeds een bepaald lichaamsdeel in de grond laat drukken en weer loslaat, terwijl je laat voelen wat er gebeurt. Als je deze plek zwaarder maakt, waar voel je dan dat het tegelijk lichter wordt? Of waar beweegt het van de grond weg? Wat helpt mee druk maken? Kun je ook heel precies sturen, zodat precies dat wat je in de grond wilt duwen, zwaarder wordt en niet iets anders tegelijk ook helpt duwen of een heel groot gebied? Wat komt in beweging als je precies alleen hier druk maakt?

Ga de volgende lichaamsdelen langs:
- achterhoofd – stuitje;
- rechter schouder – rechter elleboog – rechter hand;
- rechter heup – rechter voet;
- linker schouder – linker elleboog – linker hand;
- linker heup – linker voet.

Hierbij kun je je richten op een lichaamshelft en dan het effect ervan voelen. Je kunt je richten op alleen armen of alleen benen. Je kunt een diagonale verbindingen maken door combinaties te maken.

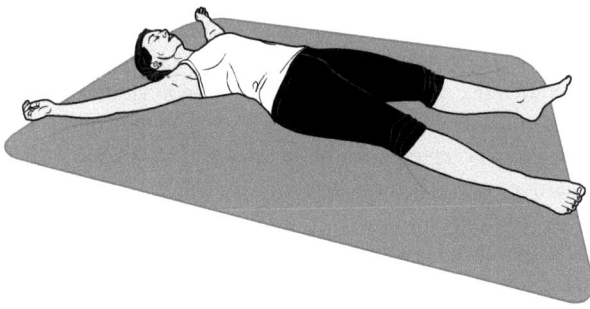

Je kunt een andere houding kiezen door de armen omhoog te leggen, een beetje gespreid en de benen ook gespreid, zodat je een X-vorm creëert. Dan is de diagonale vorm ook logischer en kun je die van tevoren wakker maken door in de scan rechter arm en linker been, van rechter hand naar linker voet, te verbinden en zo ook de linker arm en het rechter been. Waar kruisen die lijnen?

Variaties:
- Al deze bewegingen kunnen ook liggend op de buik gedaan worden. Verschillende posities zijn hier mogelijk:
  - armen omhoog langs de vloer en benen gespreid, dus de X-positie in buiklig;
  - hoofd op rechter oor en linker been opgetrokken, rechter arm langszij en linker arm gebogen met hand voor het gezicht op de vloer en vice versa.

Als drukpunten noem je alleen die lichaamsdelen die op de grond liggen. Bijvoorbeeld in de beschreven asymmetrische houding liggen de linker heup en schouder niet op de vloer; die kun je dus ook niet in de grond drukken.

Ruglig, met opgetrokken knieën. Spelen met heupen en schouder in de grond drukken. Hier kun je heel mooi toewerken naar de heterolaterale relatie die je ook bij het lopen gebruikt. Dus eerst alle onderdelen los van elkaar en in vergelijking met elkaar, bijvoorbeeld linker heup en rechter heup. Daarna rechter heup tegelijk met linker schouder enzovoort.

Door bij de eerste oefening de bewegingen na elkaar en symmetrisch aan beide kanten tegelijk te maken, krijg je een wormachtige beweging. In de X-positie duw je met beide voeten in de grond en laat je weer los; een paar maal en dan vergelijken of beide voeten tegelijk en evenveel drukken. Dan de beide heupen een paar maal in de grond drukken en weer loslaten en ook hier voelen naar de kwaliteit en kwantiteit van beide drukbewegingen en de timing ervan. En zo ook met de beide schouders, beide ellebogen, en beide handen. Dan opnieuw de voeten tegelijk en weer loslaten, de heupen, de schouders, ellebogen en de handen, steeds één keer en duidelijk een rustmoment voelen tussen elke beweging. Dan weer terug naar de voeten via de ellebogen, schouders enzovoort.

Als je zo een paar maal heen en weer bent gegaan, verander je de beweging door tijdens het loslaten van de druk in de voeten, de druk in de heupen al te beginnen en op te voeren, dan terwijl je de druk in de heupen langzaam loslaat, begin je in je schouders te drukken enzovoort. De bewegingen gaan dan meer vloeiend in elkaar over. Je kunt bij de benen nog de kuiten erbij doen en in de rug de ribben net onder de schouderbladen, waardoor de beweging net iets vloeiender 'wormt'.

Ditzelfde kun je ook op de buik liggend in de X-positie doen. Dan kun je wel met de knieën in de grond drukken en niet met de schouders, maar meer de borstkas of het borstbeen net boven de borsten. Als tussenplek kun je dan weer de buik gebruiken om vloeiender te 'wormen'.

- **Opmerking**

Als je ervan uitgaat dat de mens in zijn ontwikkeling de evolutie is doorgelopen, is dit een heel sterke beweging die diep doorwerkt op je hele systeem. Een leuk boek over hoe de evolutie zichtbaar is in onze genen is *Your inner fish* van Neil Shubin [2].

15.3 Mindful bewegen 2 – uitbalanceren van krachtenkoppels rond het bekken

Gordon Browne

De thema's van de twee oefeningen in dit hoofdstuk zijn: het uitbalanceren van krachtenkoppels rond het bekken en een stevige/neutrale voetenstand. De krachtenkoppels rond het bekken hebben een enorme invloed op de rotatiebalans van het bekken en op de mediaal/laterale balans van de knie en voet. Ze worden slechts zelden erkend of beschreven, laat staan getraind door fysiotherapeuten. De krachtenkoppels van het bekken ontstaan door de samenwerking tussen heupbuigers en -strekkers aan tegenover elkaar gelegen zijden (heupabductoren en heupadductoren) om het bekken te draaien en/of het gewicht te verplaatsen van links naar rechts of van voor naar achter. Het is het centrale principe van de golfswing, je gewicht verplaatsen op een stoel, gooien, lopen, rennen, zwemmen, een trekbeweging om een motormaaier aan te zetten, schaatsen en een veelheid aan andere activiteiten waarbij het hele lichaam asymmetrisch of alternerend asymmetrisch beweegt.

De lessen in dit hoofdstuk faciliteren een gebalanceerd gebruik van de krachtenkoppels van het bekken, waarbij tegelijkertijd de heup recht boven de knie en de knie recht boven de voet moet worden gehouden. Ze zijn goed te gebruiken in een vroeg stadium van de revalidatie om de patiënt bewust te maken van een valgusstand van de knie of een neiging tot pronatie van de enkel.

Tegenwoordig is *core stability* een bekend begrip en horen we vaak de stelregel 'proximale stabilisatie en distale beweging'. In het systeem van de onderste extremiteit is dit meestal niet het geval. Hier zijn we over het algemeen meer geïnteresseerd in distale stabiliteit (het centreren van de voet en deze stabiel op de grond houden) en proximale bewegelijkheid (vrije en gebalanceerde beweging van het bekken in de ruimte, oftewel heupmobiliteit).

15.3.1 Benenoefening 1 (achteroverliggend marcheren)

- Ga op je rug liggen met je rechter been gebogen en je linker been languit.
- Druk je rechter voet tegen de vloer door de achterkant van het been/de heup aan te spannen (hamstrings en bilspier) en niet de voorkant van de bovenbenen (quadriceps). Zo rol je je bekken naar boven en naar links en duw je de linker kant van je onderrug in de vloer.
- Houd je rechter voet goed in het midden en laat je rechter knie rechtop naar het plafond wijzen. Let vooral op dat je rechter knie en/of je rechter voet niet naar binnen bewegen.
- Lig op je rug met beide knieën gebogen en beide voeten ongeveer op schouderbreedte op de onderlaag; je voeten zo goed mogelijk evenwijdig aan elkaar.
- Duw, terwijl je je knieën op dezelfde plek houdt en je voeten stevig op de onderlaag, je rechter voet in de vloer om je bekken naar links-boven te laten rollen. Til in deze houding je linker voet op en breng je linker knie omhoog naar je linker schouder.

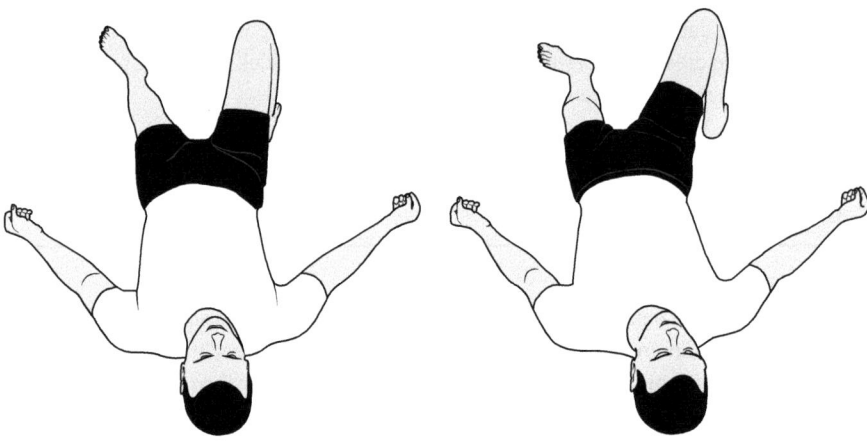

- Door deze liggende marcheerbeweging, oftewel hoge beenheffing, met je linker been te maken accentueer je de afzetbeweging van je rechter been.
- Om de beweging van je linker knie omhoog/naar buiten naar je linker schouder te ondersteunen, rol je je bekken naar links omhoog door je heup in extensie/abductie/exorotatie te brengen.
- Wissel van kant, duw met je linker voet in de onderlaag en til je rechter been op; breng je rechter knie naar buiten en naar omhoog in de richting van je rechter schouder.
- Wissel beide kanten steeds af. Laat je borstkas en schouders meebewegen. Vergelijk de twee kanten.

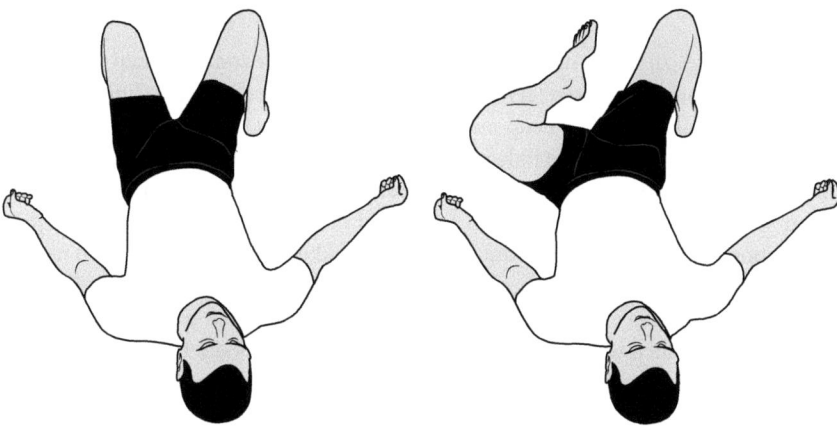

15.3.2 Benenoefening 2 (schaar-schop in zijlig)

- Ga op je rechter zij liggen met je heupen en knieën ongeveer 90 graden gebogen. Plaats je linker hand op je linker heup.
- Til je linker been op, zodat zowel je linker dijbeen als je linker onderbeen horizontaal zijn, dus evenwijdig aan de vloer.
- Draai je bekken en je romp achterover en beweeg je linker elleboog naar achteren. Terwijl je dit doet, breng je je linker knie omhoog naar je linker schouder. Breng je been en bekken/romp terug naar de beginpositie, maar houd het been in de lucht en herhaal deze stapbeweging een aantal keer.
- Voel hoe je de beweging in je linker heup moet aanpassen om je linker dijbeen en onderbeen horizontaal te houden. Doe dit een aantal keer op deze zij, wissel dan van kant en doe het nogmaals. Vergelijk het gemak en hoe vertrouwd het voelt aan beide zijden en in beide richtingen.

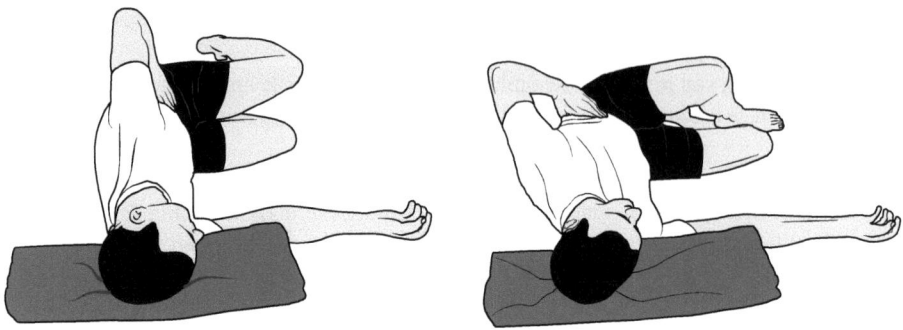

- Ga weer op je rechter zij liggen met je been van de grond en horizontaal. Draai dit keer je bekken/romp/elleboog naar voren terwijl je achter je 'schopt', alsof je met je linker voet de muur achter je wil raken. Strek je heup maar niet je knie.
- Merk op hoe je de beweging van je linker heup moet aanpassen om je dijbeen en onderbeen horizontaal te houden. Doe deze beweging een aantal keer en rust dan uit.
- Als je weer verdergaat, wissel dan af tussen achterover draaien met het bekken terwijl je je knie naar je borst brengt en voorover draaien van het bekken terwijl je met je been naar achter schopt.
- Doe dit een aantal keer op deze zij. Waar voel je vermoeidheid? Heeft je knie de neiging om naar de vloer te vallen wanneer je bekken naar voren draait, of om naar het plafond te wijzen wanneer je bekken naar achter draait?
- Wissel van kant en doe hetzelfde. Vergelijk beide kanten.

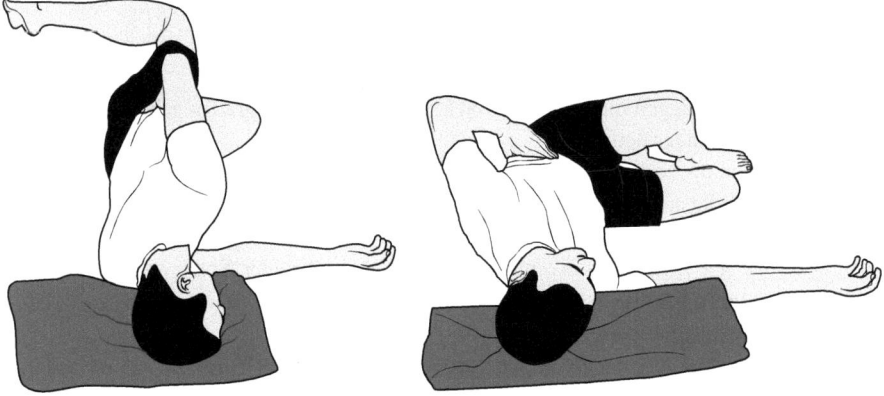

15.4 Voorbeeld van de agenda en het huiswerk van les 5

tijd	toelichting
19.00–19.40	mindfulness in zit (30 à 40 minuten adem-lichaam; waarnemen omgaan met opkomende gedachten, gevoelens of lichamelijke gewaarwordingen; een probleem uitnodigen en reageren observeren van lichaam en onze reacties) & nabespreken
19.40–19.50	huiswerk van afgelopen week bespreken (10 min)
19.50–20.10	– drieminuten-coping-ademruimte & nabespreken (20 min) – extra instructie – gedicht 'De herberg'
20.10–21.10	mindful bewegen & nabespreking (60 min)
huiswerk	– elke dag: probleemmindfulnessoefening, om de dag begeleid door geluidsopname – 3x per dag: drieminuten-ademruimte – drieminuten-coping-ademruimte indien nodig

Literatuur

1 Segal ZV, Williams, J.M.G., Teasdale, J.D. Mindfulness en cognitieve therapie bij depressie. Amsterdam: Uitgeverij Nieuwezijds; 2013.
2 Shubin N. Your inner fish. New York: Vintage Books; 2009.

Les 6 – Gedachten

Samenvatting

In dit praktijkhoofdstuk staat het thema 'gedachteassociaties' centraal. De patiënt leert dat het brein razend snel van alles invult, ook rond pijn en bewegen. Bovendien leert de patiënt dat gedachten en emoties elkaar wederzijds gemakkelijk oproepen. Afglijden in een neerwaartse spiraal kan dan het gevolg zijn. Afstand nemen van gedachten door te zien voor wat ze zijn – namelijk niets meer of minder dan gedachten – kan de patiënt erg helpen. Mindfulnesstraining op lichaam en adem ondersteunt het vermogen van de patiënt om zowel meer afstand van zijn gedachten als meer afstand van zijn emoties te nemen. Met het eind van de training in zicht begint de patiënt met een lijstje te maken van signalen van terugval. De onderdelen mindful bewegen hebben als thema's buigbeweging in ruglig en extensiebeweging in buiklig, en uitbalanceren van krachtenkoppels rond het bekken.

16.1   Mindfulnesskader – 273
16.1.1   Gedachten veranderen of gedachten als gedachten leren zien – 273
16.1.2   Gedachten zijn slechts gedachten – 274
16.1.3   Achter de waterval – 275
16.1.4   Oude films als oude films gaan zien – 277
16.1.5   Bespreking van het huiswerk – 278
16.1.6   Stemming beïnvloedt 'helder kijken' – 278
16.1.7   Ademruimte als eerste stap – 279
16.1.8   Ongemerkt toch vechten met gedachten – 280
16.1.9   Terugval – 280
16.1.10 Met het eind van de cursus in zicht – 281

16.2   Mindful bewegen – buigbeweging in ruglig en extensiebeweging in buiklig – 281
16.2.1   Bodyscan in ruglig – 282

© Bohn Stafleu van Loghum, onderdeel van Springer Media B.V. 2017
P. van Burken, *Mindfulness en fysiotherapie*, DOI 10.1007/978-90-368-0699-2_16

16.3		**Mindful bewegen 2 – uitbalanceren van krachtenkoppels rond het bekken – 286**
16.3.1		Benenoefening 3 (paaldansen) – 286
16.3.2		Benenoefening 4 (krachtenkoppel schaatsen) – 288

16.4   Voorbeeld van de agenda en het huiswerk van les 6 – 290

Literatuur – 290

16.1 Mindfulnesskader

In deze les staat het denken van de patiënt centraal en dan vooral het thema 'gedachten zijn geen feiten, gedachten zijn slechts gedachten'. De fysiotherapeut kan het thema introduceren door aan het eind van een van zitmeditatie waarmee de les start, kort het volgende verhaaltje zin voor zin voor te lezen [1]. Houd tussen elke zin drie tellen pauze.

> John liep naar school...
> Hij zag op tegen de rekenles...
> Hij vroeg zich af of hij vandaag wel orde zou kunnen houden...
> Het hoorde niet bij de taak van een conciërge...

Patiënten melden dan vaak dat ze het mentale beeld tijdens het luisteren steeds bijstellen van jongetje, naar onderwijzer, naar conciërge. Onze hersenen zijn dus constant aan het interpreteren en aan het bijstellen. Normaal gesproken zij we ons daar niet van bewust. Dat zou ook niet vol te houden zijn, maar een nadeel is wel dat deze automatische en onopgemerkte interpretaties veel (negatieve) emoties kunnen veroorzaken. Een bekend voorbeeld: de patiënt met rugpijn begint meer in beweging te komen en ook de spieren van zijn romp te trainen. De pijn neemt op dat moment toe. De ene patiënt interpreteert dit (automatisch) als een logisch en goed gevolg van de training. De andere patiënt interpreteert de toename van pijn (automatisch) als een bewijs voor een zwakke rug en dat hij veel te hard getraind heeft. Een ander voorbeeld: een fysiotherapeut vraagt aan zijn patiënt: 'Waar wil je vandaag aan werken, aan je conditie of je looppatroon?' De patiënt zegt: 'Dat maakt me niets uit.' Bij een problematische behandelrelatie kan deze korte interactie door beide partijen geheel anders geïnterpreteerd worden. De fysiotherapeut herinnert het zich misschien als 'het kon hem niets schelen', de patiënt herinnert het zich als 'ik probeerde behulpzaam te zijn, want de fysiotherapeut had weer eens geen idee'. Het gaat in dit voorbeeld niet zozeer om het verschil in interpretatie van eenzelfde gebeurtenis, maar vooral om de vanzelfsprekendheid en overtuigingskracht waarmee dit gebeurt. De interpretatie wordt als 'echt waar' beleefd. Net zoals men in het verhaaltje aan het begin van het hoofdstuk gewoon aannam dat het echt om een jongen ging, en later echt om een docent, en nog later echt om een conciërge. Maar gedachten zijn geen feiten!

Het scheiden van gebeurtenissen en interpretaties vinden patiënten moeilijk, zeker ook als er tekenen van vermoeidheid en uitputting zijn. Bovendien tast chronische pijn de verwerkingscapaciteit van de hersenen aan, wat helder denken lastiger maakt. Patiënten die door pijn en/of stress opgebrand zijn, hebben de neiging gebeurtenissen negatief uit te leggen. Ze hebben vaak uiterst negatieve gedachten over zichzelf of de toekomst, wat dan uitmondt in een soort desastreuze eindconclusie: ik ben niets waard, het wordt niets meer met me enzovoort. Deze negatieve gedachtestroom is moeilijk te stoppen omdat het brein nu eenmaal zoekt naar wat ze al meent te weten. Informatie die ermee in strijd is, wordt genegeerd; informatie die ermee strookt wordt geselecteerd.

16.1.1 Gedachten veranderen of gedachten als gedachten leren zien

In cognitieve therapie – zoals rationele emotieve therapie (RET) – gaat men ervan uit dat als iemand gebeurtenissen constant op een catastrofale, zorgelijke of hopeloze manier interpreteert, daardoor allerlei emotionele problematiek ontstaat. Het is dus de negatieve kijk op zichzelf, anderen of de wereld die voor problemen zorgt. Bovendien gaat deze negatieve kijk gepaard met lichamelijke spanningsklachten. Het opmerken van deze psychologische, sociale en biologische klachten en symptomen wordt door de patiënt vervolgens weer gebruikt als bewijs voor eigen kwetsbaarheid, incompetentie of waardeloosheid. Op deze wijze ontstaat een negatieve spiraal. Tijdens cognitieve therapie leert de patiënt de inhoud van deze gedachten te veranderen. Dat gebeurt door deze automatische gedachten te herkennen, ze te toetsen op realiteitsgehalte, en door het genereren van een betere alternatieve gedachte. Dit werkt. De inhoud van de gedachte, bijvoorbeeld 'door die pijn ben ik nergens meer toe in staat', wordt daarbij als hypothese beschouwd die de patiënt leert toetsen aan recente gebeurtenissen en huiswerkexperimenten. Binnen *graded exposure* aan bewegen bijvoorbeeld zit dit cognitieve corrigerende element ook. De catastroferende patiënt voorspelt voorafgaande aan een beweging de pijn, voert de beweging uit en vergelijkt de uitkomst met de gedachte die hij vooraf had. De realiteitstoets heeft dan als resultaat dat de geloofwaardigheid van de negatieve gedachte verminderd is. Mindfulness-based benaderingen proberen niet zozeer de inhoud van de gedachte te veranderen, maar de relatie of verhouding die de patiënt heeft tot dergelijke gedachten. Als ze leren gedachten niet als feiten maar slechts als gedachten te zien. Er ontstaat dus een gezonde afstand tot denken en daardoor meer vrijheid in reageren en handelen.

16.1.2 Gedachten zijn slechts gedachten

De patiënt leert gedachten zien als 'mentale gebeurtenissen' die bijvoorbeeld ontstaan vanuit een overspannen of sombere toestand. De patiënt leert zich minder te vereenzelvigen met zijn denken, maar er meer naar te kijken. 'Ik *ben* niet mijn denken, er *is* denken.' Ten aanzien van rugpijn: 'mijn rug is zwak' versus 'daar is de gedachte weer dat mijn rug slecht is'. Dat laatste geeft meer vrijheid er wel of niet op te reageren. Het helpt daarbij als de patiënt beseft dat denken nu eenmaal het product of de functie van het orgaan 'brein' is, net zoals kracht een functie is van een spier, en zuurstof opnemen een functie van de longen. Deze houding ten opzichte van gedachten valt echter niet mee, omdat gedachten bedrieglijk echt en waar aanvoelen.

Impliciet is 'gedachten zijn slechts gedachten' tijdens de training al vele malen aan bod geweest. De patiënt heeft immers al geoefend om gedachten als een mentaal proces te benaderen. Ten eerste doordat gedachten min of meer dezelfde status kregen als geluid, lichamelijke gewaarwordingen en emoties: het zijn verschijnselen die komen en gaan, en die erg kunnen afleiden. En ten tweede doordat de patiënt aangemoedigd werd om als hij in gedachten afdwaalde, dit te herkennen en weer terug te keren naar het object van aandacht, bijvoorbeeld de adem. In deze fase van de training wordt de stelling 'gedachten zijn slechts gedachten' meer expliciet op de voorgrond geplaatst.

Gedachten 'voelen' echter als heel echt en waar aan. Dat komt onder andere omdat ze een directe actie lijken af te dwingen: 'Ik *moet* nu echt voorzichtig aandoen en even gaan liggen.' Ook de gemoedstoestand of stemming kan een gedachte meer waar laten lijken. Als de patiënt bijvoorbeeld al wat somber is lijkt een opkomende gedachte als 'ik kan dit niet' al snel echt waar. In de mindful zit-oefening aan de start van deze les werd met 'John liep naar school' heel duidelijk gedemonstreerd dat wat waar leek een interpretatie bleek. Gedachten zijn geen feiten, maar een klasse van mentale gebeurtenissen. Of ze waar zijn of niet, is een vraag van andere orde. Vaak genoeg is een gedachte wel waar. Bijvoorbeeld: de patiënt verwachtte meer pijn (=gedachte) en kreeg ook daadwerkelijk meer pijn bij het lopen (=feit). Het gaat er in deze les niet om of de gedachten die de patiënt waar of onwaar zijn – daarmee houdt de cognitieve therapie zich bezig –, maar om te zien uit wat voor materie de gedachte bestaat. Segal et al. (2013) zeggen het prachtig: 'Een gedachte is een zaadje van werkelijkheid omgeven door een schil van gevolgtrekkingen.'[1] Om meer afstand tot gedachten te creëren,

en gedachten meer als 'materie' of proces te gaan zien in plaats van als feiten, zijn de volgende beelden behulpzaam:
- Gedachten voor je op een leeg bioscoopscherm zien komen en gaan.
- Gedachten zien als een trein waar we ongemerkt zijn ingestapt, zonder te weten waar we instapten en waar de trein heengaat. Als we eenmaal doorhebben wat er gebeurd is en uitstappen, kan de stemming geheel anders zijn, en vaak slechter.
- Gedachten die een leeg podium opkomen en weer tussen de coulissen verdwijnen.
- De geest beschouwen als een blauwe hemel waarin gedachten als wolkjes langsdrijven. Sommige gaan snel, andere zijn log en zwaar. Het hoopgevende van deze metafoor is dat 'wat voor wolken er ook zijn, de hemel die dit alles omvat blijft onaangetast' (in het Engels: *'I am the sky, everything else is just weather.'* Voor de patiënt kan dat de ervaring geven dat hij meer is dan pijn, gespannenheid of negatieve gedachten of stemming. Iets in de patiënt blijft onaangetast.
- Een vergelijkbare metafoor is die van de spiegel: in de spiegel verschijnen verschijnselen, zoals gedachten, en die komen en gaan. De spiegel zelf omvat dit alles en wordt er zelf niet door aangetast.
- Gedachten zijn als een komeet met een lange staart: de komeet is de oorspronkelijke gedachte die opkomt – dat is vaak niet te voorkomen. De staart van de komeet is de oeverloze denkketting die daarna ontstaat. Het gaat erom te herkennen wat er in de staart opgenomen is.
- Gedachten zijn als een rivier die constant stroom, soms rustig, soms wild – zit men midden in de rivier of zit men op de kant te kijken naar de rivier?

Ook in deze les vragen we de patiënt aan het eind van de mindful zit-oefening om:
- welbewust aan een moeilijkheid te denken;
- zich bewust te worden van alle gedachten die zich daarbij voordoen;
- en om vervolgens op te merken waar in het lichaam deze gedachten een effect hebben.
- en dit alles met de attitude van een introspectieve wetenschapper te doen: nieuwsgierig maar objectief.

Dus: moeilijkheid→ gedachten→ lichamelijk reactie. Meer niet, de patiënt hoeft niets op te lossen. Alleen maar observeren, zonder oordeel.

16.1.3 Achter de waterval

Gedachten roepen vaak een stemming of emoties op. Soms ook heftige. Op zo'n moment is het moeilijk voor de patiënt om niet in het verhaal meegezogen te worden. De instructie is dan zoals bij de probleemmeditatie: blijf met open aandacht bij het probleem door het via het lichaam te onderzoeken. De patiënt moet keer op keer uit de gedachtetrein stappen en geduldig terugkeren naar wat er lichamelijk waar te nemen is. Dit is de centrale strategie: aandacht naar het lichaam verleggen om meer afstand te creëren ten opzichte van gedachten en gevoelens. Zo wordt voorkomen dat het denken ingezet wordt als oplossingsstrategie. De patiënt leert te stoppen om zich uit het probleem te denken. Dit is vanaf nu in de training altijd de eerste stap: opmerken wat er in het lichaam gebeurt. Belangrijk daarbij is dat de patiënt deze fysieke sensaties omgeeft met een gevoel van vriendelijke of zorgzame aandacht. De patiënt kan daarbij zachtjes en vriendelijk innerlijk de volgende zinnen uitspreken: 'Het is oké. Wat

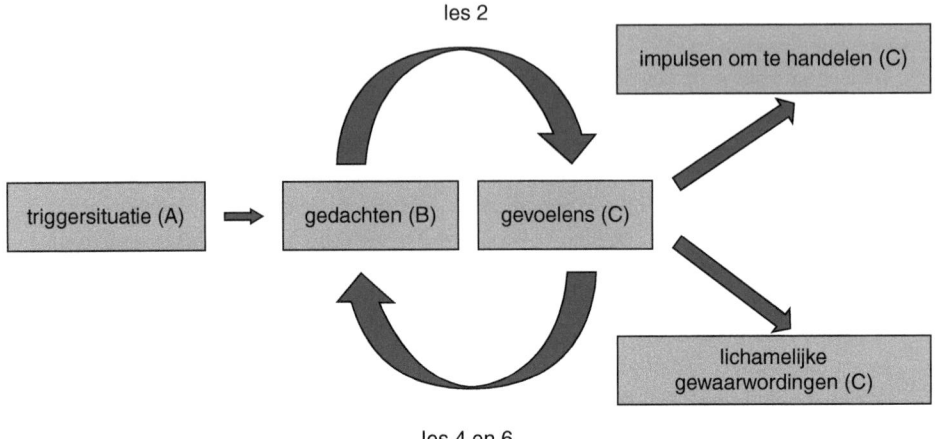

Figuur 16.1 ABC-model van emoties

het ook is, het is oké om dit te voelen. Laat ik zacht worden en mezelf ervoor openstellen.' Deze wijze van omgang creëert een breder en ook milder perspectief.

In les 2 lag het accent op de bovenste pijl (zie ◻fig. 16.1): hoe gedachten gevoelens beïnvloeden. In deze les meer op de onderste pijl: hoe gevoelens gedachten veroorzaken. Een gedachte, bijvoorbeeld 'ik kom nooit van deze pijn af, wat heeft mijn leven nog voor zin', kan aanleiding zijn voor een stroom van negatieve gevoelens. Deze gevoelens (en gedachten) kunnen de patiënt als een krachtige waterval naar beneden sleuren. Door concentratie op de lichamelijk ervaren gevoelens kan de patiënt in de ruimte achter de waterval komen: de gevoelens en gedachten zijn er dan nog wel en de kracht ervan is voelbaar, maar de patiënt wordt er niet meer door meegesleurd. Een wat hypochondere patiënt voelde een kleine onbestemde lichamelijke sensatie, waarop een gedachtetrein ontstond rond een ernstige ziekte. Ze werd daar zorgelijk gespannen van. Door mindfulnesstraining lukt het haar dit proces vanaf een afstandje aan het te werk zien. Door de gedachten en gevoelens vanaf een afstandje te erkennen als 'gedachten-en-gevoelens' kwam er meer ruimte en rust, en kon ze weer meer open in het hier-en-nu zijn. De spanning loste op.

Dat spanningen hierdoor kunnen verminderen komt veel voor. Dus door te leren 'achter de waterval te staan' neemt het effect van de waterval op iemand af. Om achter de waterval te komen, in plaats van eronder, is intensieve training in de bodyscan en mindful zitten nodig. Het lichaam en de adem gaan dan een stabiel anker vormen om 'achter de waterval' te komen. Het is dus niet een truc, maar een trainbare vaardigheid. Niet bedoeld als vermijding, maar juist bedoeld om letterlijk en figuurlijk een 'standpunt' te creëren om van daaruit helderder te kijken naar wat er in het huidige moment gaande is.

Het kan geen kwaad de patiënt nogmaals uit te leggen dat het de natuurlijke functie van het brein als orgaan is om dit soort producten te produceren. Deze functie van het brein is door de evolutie ontstaan: denken en gevoelens hielpen (en helpen nog steeds) om te overleven. De claim van de patiënt 'ik denk zo negatief…', met een accent op 'ik' is daarom erg betrekkelijk. De patiënt produceert dit soort gedachten niet wel bewust zelf, maar zijn brein als orgaan doet dat automatisch. Als de patiënt van binnen kijkt waar gedachten echt vandaan komen, zal hij moeten erkennen dat hij dat niet weet: ze komen gewoon op en zijn er. Gedachten en gevoelens zijn er gewoon en zullen daarom nu in het huidige moment erkend moeten worden en met zachtheid en aanvaarding behandeld.

Wat we als emoties ervaren is feitelijk een pakket van gedachten, gevoelens, lichamelijke gewaarwordingen en gedragsimpulsen. En deze beïnvloeden elkaar ook nog eens wederkerig. Veel patiënten, vooral patiënten met lichamelijke spanningsklachten, zien die elementen niet: ze rapporteren alleen de fysieke klacht. Door open en nieuwsgierige aandacht er naartoe te brengen kan de patiënt leren om ook de aanwezige gedachten, gevoelens en gedragsimpulsen te gaan zien. Als de patiënt objectief constaterend de 'werking' van gedachten ziet, kan hij ze minder aandacht geven en stoppen te handelen alsof gedachten waar zijn en opgevolgd moeten worden. De patiënt wordt dan langzaam maar zeker minder door zijn gedachten beheerst. Gedachten bezien vanaf de positie van 'achter de waterval', zal de emotionele reactie erop op subtiele maar belangrijke wijze wijzigen.

16.1.4 Oude films als oude films gaan zien

Door onachtzaamheid kunnen bepaalde hardnekkige gedachtepatronen jaren op de achtergrond meedraaien en de patiënt elke keer meesleuren – alsof het allemaal echt waar is. Door met zorgzame bewuste aandacht welbewust maar met enige afstand naar deze oude gedachtestromen te kijken, gaat op de duur de lading er vanaf. Het is alsof men voor de zoveelste keer naar een spannende film kijkt – op een gegeven moment is die niet spannend meer. Het is dan wel belangrijk dat de patiënt naar de film kijkt vanaf zijn positie achter de waterval. Als een patiënt een moeilijke gebeurtenis tegen de fysiotherapeut blijft vertellen en zich daarbij elke keer verliest in het verhaal, treedt er geen verandering op maar bestendiging. Als het de patiënt lukt hetzelfde verhaal een aantal keer te vertellen terwijl hij bewust in het huidige moment aanwezig blijft, bijvoorbeeld door contact te houden met zijn zitvlak op de stoel, dan treedt uitdoving van de geassocieerde automatische reacties op den duur wel op. Het verhaal in het hoofd van de patiënt wordt minder spannend of verdrietig. Het cultiveren van een stevig lichaamsbewust zijn en goede aandachtvaardigheden zijn daar onmisbaar in.

Het *benoemen* van terugkerende gedachtepatronen helpt ook bij het herkennen en een stap achteruit doen (decentreren). Dat kan in de vorm van: 'ah, daar heb je de "ik kan mijn pijn niet uitstaan"-film weer' of de "niemand ziet hoeveel ik lijd"-film, of de "ik sta altijd voor iedereen klaar maar krijg nooit iets terug"-film. Soms is het verstandig een gedachte serieus te nemen en bijvoorbeeld pijnmedicatie te nemen of zich assertiever opstellen. Vaak zal het echter zinvoller zijn om gedachten vooral te zien voor wat ze zijn: 'oude zich herhalende films in het hoofd waarin de patiënt ongemerkt meespeelt'. De patiënt hoeft ze niet 'leuk' te vinden, maar kan erkennen dat het 'pijnlijke verhalen' zijn. Maar daar blijft het dan bij, een (erg) onprettige ervaring, zonder dat dit extra lijden creëert doordat de patiënt erin meegesleurd wordt of doordat de patiënt vanuit afkeer ertegen blijft vechten.

Gedachten zijn vooral moeilijk als gedachten te zien als de patiënt onder stress staat of uitgeput of somber is. Bovendien verschijnen gedachten vaak in de vorm van beelden en die lijken bedrieglijk echt. De patiënt ziet bijvoorbeeld zichzelf met de pijn eenzaam thuis zitten. Ook onaangename lichamelijke gewaarwordingen kunnen ongemerkt als magneten voor gedachten werken. Ze brengen bij niet in mindfulness getrainde patiënten gemakkelijk een stroom aan gedachten op: waarom voel ik me zo?, vroeger had ik meer energie, en met deze pijn valt niet te leven. Ook deze gedachtestroom over fysieke klachten kan de patiënt leren als het ware op het filmdoek of podium te projecteren en gade te slaan.

Sommige gedachten zijn luid schallend aanwezig. De patiënt kan ze daarom gemakkelijk benoemen. Er zijn echter ook subtielere gedachtestromen waarop de patiënt moet leren letten. Ze komen als het ware van achteren op en fluisteren de patiënt zachtjes in het oor:

'dit werkt niet', 'dit is te moeilijk', 'het moet stoppen' enzovoort. Deze fluisterende gedachten verschijnen niet openlijk op het toneel en zijn daarom moeilijker te ontmaskeren als zijnde gedachten. Hier kan de fysiotherapeut twee metaforen aanbieden:
- Suggereren de geest voor te stellen als een theater dat *surround sound* heeft en dat daarom de gedachten overal vandaan kunnen komen.
- Suggereren dat de patiënt op de oever langs de rivier zit, maar dat een deel van de rivier achter hem langsstroomt en ook daar 'bladeren' meevoert die de patiënt makkelijk over het hoofd ziet. Dergelijke 'stroompjes' opmerken valt niet mee en mag in het begin slechts drie of vier minuten per keer geoefend, want het kan heel vermoeiend zijn als je niet weet waar te kijken; het kan de geest bovendien drukker maken.

16.1.5 Bespreking van het huiswerk

De afgelopen week heeft de patiënt, als het goed is, op bepaalde dagen zonder audiomateriaal geoefend. Dat is bijna altijd veel lastiger voor de concentratie. Zonder de stem van de fysiotherapeut zal de patiënt veel vaker afdwalen. En voor je het weet is de patiënt weer hard en zelfkritisch met zichzelf in de weer. Door verwachtingen en vergelijkingen raken ze ontevreden over het huidige moment: het gaat minder makkelijk dan ze hoopten en slechter dan de vorige keer. Het oordeel 'dat de meditatie mislukt is' is al snel geveld. Wat hier feitelijk gebeurt, is dat een feit 'de geest bleef doormalen' vermengd wordt met de interpretatie 'dat het niet lukte'. Als fysiotherapeut kun je dan benadrukken dat de patiënt er niet vanuit moet gaan dat het direct 'goed' moet gaan. De patiënt probeert de voorgeschreven tijd te gaan zitten, ongeacht of de geest nu meewerkt of niet. Achteraf kunnen deze momenten van 'gewoon gaan zitten en de rotzooi over je heen krijgen' waardevoller blijken dan de zogenaamde rustige momenten. Vooral als de geest druk is, raken we tijdens het oefenen vaak geïrriteerd. Juist omdat dit gebeurt, kan de patiënt de vaardigheid trainen om uit het gevecht te stappen en zo goed mogelijk 'achter de waterval' zien te komen. Tegelijkertijd kan de patiënt zien wat de aard en eigenschappen van deze gedachten van 'mislukken' en gevoelens van 'irritatie' zijn. Ze lijken erg waar en trekken letterlijk sterk de aandacht. Stevig verankerd in het lichaamsbewustzijn, de adem en het huidige moment, kan de patiënt zien en ervaren dat deze cognitief-emotionele afleidingen 'sterk spul' is!

16.1.6 Stemming beïnvloedt 'helder kijken'

De volgende oefening is bedoeld om de patiënt te laten ervaren hoe onze stemming bepaalt hoe we tegen een situatie aankijken. Als we in een groep werken, krijgt elke patiënt een vel papier met aan de voorkant en achterkant de volgende twee verschillende scenario's. De patiënt moet noteren wat hij zou denken bij elk scenario.
- Scenario 1. Je zit binnen en voelt je rot omdat je door je pijn thuisgebleven bent terwijl het buiten juist zo lekker zonnig is. Je besluit een vriendin te bellen maar die neemt niet op. Wat denk je dan?
- Scenario 2. Je zit binnen en voelt je blij omdat je ondanks je pijn toch een rondje in het park hebt gewandeld en het buiten heerlijk zonnig was. Je besluit een vriendin te bellen maar die neemt niet op. Wat denk je dan?

Veel patiënten zullen zich in het eerste scenario afgewezen of eenzaam voelen, en in het tweede scenario misschien meer nieuwsgierig naar waar de vriendin kan zijn. Hier is te zien dat er door stemming een verschil in interpretatie ontstaat en dat daarop weer bijpassende gevoelens ontstaan. Feit is ook dat de dingen dus niet zo hoeven te zijn als de patiënt denkt dat ze zijn.

Patiënten moeten zich grondig bewust worden dat gedachten en feiten twee volkomen verschillende dingen zijn. In de mindful zit-oefening leert de patiënt gedachten te zien als voorbijgaande mentale gebeurtenissen. Het is belangrijk dat de patiënt beseft dat gedachten daarmee dezelfde status hebben als andere mentale gebeurtenissen, zoals een sensorische gewaarwording, een emotie, een impuls tot handelen enzovoort.

> **Een nuttige metafoor voor het zien van gedachten**
> De verschillende typen mentale gebeurtenissen zijn als een rij glazen potjes op een plank. De potjes zijn even groot, maar dragen verschillende etiketten: op de ene staat 'waarnemen van geluid', op de andere 'waarnemen van stemming', op weer een andere 'waarnemen van gedachten' en zo verder. Het waarnemen van gedachten heeft op de plank geen hogere status dan bijvoorbeeld het waarnemen van de adem. Ze zijn bijvoorbeeld niet belangrijker of juist minder belangrijk dan sensorische waarnemingen. Ook niet slechter of beter. Ze hebben andere eigenschappen, maar dat is ook alles. Elk potje wordt met dezelfde openheid en gelijkmoedigheid benaderd. En net zoals we kunnen (h)erkennen dat we afgeleid zijn door een geluid inclusief bijkomende gevoelens, kunnen we ook (h)erkennen dat we afgedwaald zijn in gedachten inclusief bijkomende gevoelens. De opdracht blijft in beide gevallen gelijk: herkennen dat men afgedwaald is, eventuele kort labelen als 'ah daar is gedachte x weer' en vervolgens met de aandacht terugkeren naar de ademhaling en het zitten.

Gedachten zijn interpretaties die een aantal verschillende invloeden reflecteren, waaronder levenslessen uit het verleden en onze gemoedstoestand in het heden. Dat een gedachte erg overtuigend lijkt, maakt haar nog niet waar. Les 6 voegt toe aan les 2 en 4 dat:
- interpretaties zo snel komen dat we normaal gesproken niet zien dat ze onze reactie kleuren (zie verhaaltje van John op weg naar school);
- gevoelens door een recent incident, een herinnering of bijvoorbeeld een laag bloedsuikergehalte mede bepalen welke gedachten opkomen;
- gedachten moeilijk te herkennen zijn omdat ze voortkomen uit de context en gevoelens en daarbij aansluiten. Daardoor voelen ze als erg 'waar' aan.

16.1.7 Ademruimte als eerste stap

Als in het dagelijks leven de malende gedachten of gevoelens de patiënt de baas worden, kan de drieminuten-ademruimte de patiënt helpen uit deze automatische piloot-spiraal te stappen en mindful in het nu aandacht naar het hele pakket aan gedachten, gevoelens, lichamelijke gewaarwordingen en impulsen te brengen. Dit waarnemen en erkennen geeft de patiënt meer tijd en ruimte om vrijer te reageren in plaats vanuit gewoonte. Na dit korte opmerken

van 'wat er allemaal speelt' brengt de patiënt zijn aandacht naar de ademhaling. Het gebruik van de ademruimte kan binnen de lessen een verschillend accent krijgen:
- In les 5 onderzocht de patiënt het effect van moeilijke gedachten op het lichaam en leerde zich hiervoor openstellen.
- In les 6, de huidige les, oefent de patiënt met gedachten om te gaan.
- In les 7 verkent de patiënt aan het eind van de ademruimte hoe hij daarna kan gaan handelen.

Als er na de ademruimte nog negatieve gedachten zijn, kan de fysiotherapeut het volgende voorstellen:
- Kijk hoe deze gedachten in je bewustzijn komen en gaan, zonder ze te hoeven volgen. Je mag er 'heel onbeleefd' geen aandacht aan schenken. Je hoeft gedachten niet af te maken, je mag zomaar abrupt de aandacht verplaatsten naar het lichaam.
- Gedachten als mentale gebeurtenissen zien in plaats van feiten. Geef gedachten geen andere status dan andere mentale gebeurtenissen, zoals een lichamelijk gevoel waarnemen. De gedachten lijken zo waar door de bijkomende gevoelens.
- Gedachten opschrijven creëert gezonde afstand. Het maakt de gedachten minder emotioneel en overweldigend.
- Richt je op de voorliggende gevoelens: welke gevoelens veroorzaken deze gedachten? Welke gewaarwordingen voel ik in mijn lichaam? Hoe kan ik nu het beste voor mezelf zorgen?

De patiënt leert het proces van denken objectief waar te nemen. Hij begint daadwerkelijk te zien hoe betekenisverlening ter plekke plaatsvindt. Hij ziet dit 'letterlijk' gebeuren en voelt de emotionele kracht ervan evenals de automatische geneigdheid tot reageren (het gehele pakket). Het is alsof de patiënt een *virtual reality*-bril op heeft, waarvan hij zich normaal gesproken niet bewust is, maar nu wel. Zo van enige afstand beschouwd, geeft deze aanpak de ruimte om te kiezen om naar de gedachten te handelen of ze te laten voor wat ze zijn.

16.1.8 Ongemerkt toch vechten met gedachten

Ook met de ademruimte moet de patiënt oppassen deze niet als oplossingsstrategie te gebruiken ingezet vanuit aversie. Dit verzet gaat doorgaans met een kritische innerlijk stem gepaard – 'wat stom dat ik zo denk' – die het denken versterkt en nog negatiever maakt. De bedoeling is dat hij leert om een andere relatie tot zijn gedachten te krijgen. In tegenstelling tot vechten tegen gedachten krijgt bij kijken naar gedachten een mildere innerlijke stem de kans te verschijnen.

16.1.9 Terugval

Patiënten die moeite hebben met chronische pijn of stress kunnen na een aanvankelijk 'goede' periode toch weer gemakkelijk terugvallen in het oude denk-, voel- en gedragspatronen. Het vroegtijdig herkennen van tekenen van terugval helpt de hier geleerde vaardigheden op tijd weer in te zetten. Ook nu geldt dat de mindfulness/based benaderingen niet zozeer nastreven dat de patiënt zich nooit meer rottig voelt, maar vooral hoe daarmee om te gaan, en er een vruchtbare relatie mee te ontwikkelen. Tekenen van terugval herkennen, past mooi in deze les over gedachten; een toename in hardnekkige negatieve gedachten is een belangrijk signaal

voor terugval. Als oefening kan de fysiotherapeut de patiënt vragen terugvalsignalen op te schrijven. Veelgenoemde signalen zijn:
- meer pijn;
- vaker thuisblijven;
- makkelijker geïrriteerd raken;
- geen zin hebben in leuke dingen;
- meer op bed liggen;
- hardnekkige negatieve gedachten hebben;
- meer medicijnen nemen;
- minder naar buiten gaan;
- meer klagen of zich afhankelijk opstellen;
- niet meer oefenen.

Als de eerste tekenen al gaande zijn, zal de patiënt extra zijn best moeten doen weer uit dat 'verhaal' te stappen en er op milde wijze naar te kijken. Dat is lastig omdat een van de kenmerken van stress 'kortzichtigheid' is en in een vergevorderd stadium 'uitputting en hopeloosheid'. Dat ondermijnt het vaardig omgaan met terugvalsignalen. De patiënt kan zich afvragen: wat deed ik voorheen als deze terugvalsignalen er waren (valkuilen), wat kan ik nu nalaten, hoe kan ik nu voor mijzelf zorgen? Hoe kunnen anderen mij helpen bij het herkennen van terugvalsignalen?

De patiënt kan thuis de lijst van terugvalsignalen afmaken. Het is handig als hij daarbij weer de afzonderlijke elementen van de ervaring als leidraad neemt. Het is immers een inventarisatie van oorzakelijke prikkels, gedachten, emoties en lichamelijke gewaarwordingen die de eerste tekenen van terugval zijn. In les 7 leert de patiënt een actieplan op deze signalen te ontwikkelen.

16.1.10 Met het eind van de cursus in zicht

Het is goed om nog eens een overzicht van de gehele cursus te geven en te benadrukken dat de patiënt zelf kan kiezen welke mindfulnessoefeningen hij wil toepassen. De patiënt kan op deze wijze een eigen selectie maken voor de toekomst waarbij hij ten minste veertig minuten per dag oefent. Mindfulness moet een vast ritueel worden en onderdeel van de leefwijze wil ze na de training volgehouden worden. Elke dag oefenen is daarom belangrijker dan hoelang de patiënt oefent. Zonder oefenen is het welhaast onmogelijk. Als de patiënt door de dag heen 'meer mindful' wil zijn, moet er ergens op de dag even een moment zijn waarop hij oefent om 'volledig mindful' te zijn – een moment waarop de patiënt intiem gericht, in op het huidige moment en even volledig thuis bij zichzelf is.

16.2 Mindful bewegen – buigbeweging in ruglig en extensiebeweging in buiklig

Tjitske de Boer
Les 1
De patiënt gaat op de rug liggen en doet vervolgens een bodyscan.

16.2.1 Bodyscan in ruglig

- **Testbeweging:**

Op de rug liggend het hoofd op tillen en voelen hoe zwaar het voelt. Waar kun je het gewicht mee vergelijken? 'Het voelt zo zwaar als…'

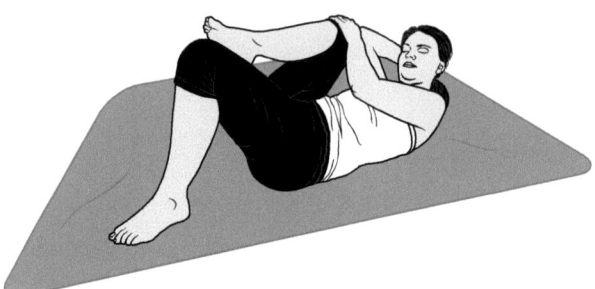

1. Rechter hand achter het hoofd en linker hand om de rechter knie. Beweeg de rechter elleboog en de rechter knie in elkaars richting. Ze hoeven elkaar niet te bereiken, beweeg zo ver als echt gemakkelijk gaat en voel hoe je dit doet. Wat beweegt meer, je knie of je elleboog? Hoe komt je hoofd mee, in welke richting wijst je neus? Wat voel je veranderen in het contact met de vloer? Wat wordt lichter of voel je zelfs van de vloer weg bewegen en wat voel je naar de vloer toe gaan of drukt meer en duidelijker in de grond?
2. Linker hand achter het hoofd en rechter hand om linker knie, linker elleboog en linker knie in elkaars richting bewegen.
3. Rechter hand achter je hoofd en linker hand om je linker knie, rechter elleboog en linker knie in elkaars richting bewegen.
4. Linker hand achter je hoofd en rechter hand om je rechter knie, linker elleboog en rechter knie in elkaars richting bewegen.
5. Vergelijk 1 en 2 door ze afwisselend te doen, beiden homolaterale bewegingen. Welke is makkelijker, lichter? Wat is het patroon van druk in de vloer, hoe verandert dat al bewegend? Wat is het verschil hoe je dat doet in de ene beweging en hoe doe je dat bij de andere?
6. Vergelijk 3 en 4, beiden heterolaterale bewegingen. Welke is makkelijker, lichter? Wat is het patroon van druk in de vloer, hoe verandert dat al bewegend? Wat is het verschil hoe je dat doet in de ene beweging en hoe doe je dat bij de andere?
7. Vergelijk 1 en 3, beide met de rechter hand achter het hoofd. Welke is makkelijker, lichter? Wat is het patroon van druk in de vloer, hoe verandert dat al bewegend? Wat is het verschil hoe je dat doet in de ene beweging en hoe doe je dat bij de andere?
8. Vergelijk 2 en 4, beiden met de linker hand achter het hoofd. Welke is makkelijker, lichter? Wat is het patroon van druk in de vloer, hoe verandert dat al bewegend? Wat is het verschil hoe je dat doet in de ene beweging en hoe doe je dat bij de andere?

En zo kun je natuurlijk ook vergelijken door de hand aan de knie gelijk te houden, dus 1 en 3 of 2 en 4.

Rust. Steeds tussendoor de bodyscan herhalen of een moment rust geven.

16.2 · Mindful bewegen – buigbeweging in ruglig en extensiebeweging in buiklig

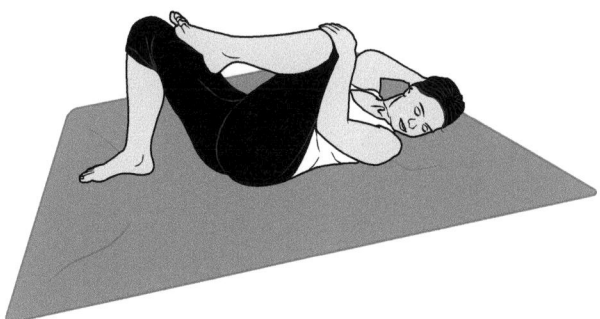

Wat je met deze beweging goed kunt overbrengen is het verschil tussen agonist, de buigers en de antagonist, de strekkers. In deze beweging is de actie vanuit de buigers en de strekkers dat ze moeten vrijgeven, zich laten verlengen. Voel je de beweging in je nek of in je rug, dan trekken de buigers zo hard aan de strekkers dat ze gerekt worden en dus eigenlijk tegen gaan werken. Dan kun je zoeken naar de grens waar je de beweging kunt doen, terwijl je de rug en/of nekspieren nog los kunt laten, langer kunt voelen worden, dus waar je voor de rektoestand kunt blijven. Bij mensen met korte strekkers, wat bij rug- en/of nekklachten vaak het geval is, zal je dus minder bewegingsruimte hebben dan de buigers kunnen doen. Maar juist door hier de aandacht heen te leiden kunnen er grote veranderingen op gaan treden in de onderlinge samenwerking tussen de buigers en de strekkers.

Nog een serie 5 en 6 en voelen waar de rug de grond in drukt en dan ga je helpen door actief mee te drukken met de rug op die plek. En wat doet de staande voet? Kan die helpen door de druk van de voet in de grond te vergroten als de knie en elleboog naar elkaar toe gaan en de rug in de grond duwt. Hoeveel makkelijker beweeg je nu?

Idem met 7 en 8. Voel je verschillen in hoe je dat doet als je homolateraal beweegt en waar je in de grond drukt als je heterolateraal beweegt? Kun je de diagonale lijnen voelen die bij de laatste vorm ontstaan?

Rust. Laat alles weer gaan en voel hoe je jezelf nu aan de vloer geeft. Hoe groot is het contact en hoe is het verdeeld over het geheel? Til weer je hoofd op en voel hoe zwaar het nu is. Kun je herinneren waar je het zo pas mee vergeleek en hoe zwaar het nu voelt?

Kom via je zij overeind naar zit en voel hoe je zit. Hoe is je gevoel van oprichting? Hoe gemakkelijk draagt je skelet je?

Kom staan en voel hier hoe dat nu is. Voel het gemak in het staan. Het gevoel in je rug en de lengte daar en hoe het voelt aan de voorkant en de lengte daar.

Les 2

- **Testbeweging**

Kom op je buik liggen met je hoofd op het voorhoofd en de armen gebogen met de handen rechts en links van je hoofd. Voel hoe je hoofd op de vloer rust en til dan langzaam je hoofd zover op als dat gemakkelijk gaat en weer terugleggen. Een paar keer, terwijl je voelt hoe je dat doet. Wat verandert er in het contact met de vloer? Waar wordt het zwaarder en waar komt het mee van de grond of voel je het lichter worden? Als je het nog een keer doet, kijk dan voor je uit terwijl je hoofd opkomt en kijk tot waar je nog met gemak langs de vloer of langs de muur omhoog kunt kijken. Is er ergens een punt op de muur wat je nu ziet, dat je als ijkpunt kunt gebruiken?

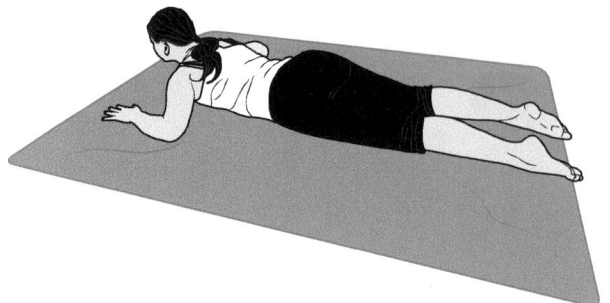

Buiklig. Je hoofd is op het linker oor. Buig je rechter been zodat je onderbeen loodrecht staat ten opzichte van de vloer. Til je knie een paar maal op en terug. Voel hoe je dat doet. Laat je knie rusten in deze positie en buig en strek in je rechter enkelgewricht. Wat doen je tenen, doen die mee? Buig en strek je tenen. Buig en strek weer je rechter enkel en laat je tenen zonder initiatief. En dan je enkel en tenen samen buigen en strekken. Hoe doe je dat? En dan precies omgekeerd, dus als de enkel buigt, buig je je tenen naar je voetzool en als je enkel strekt, buig je de tenen naar de wreef. Laat je voeten weer rusten en druk je rechter knie een paar maal in de grond. Dan til je weer je rechter knie op en laat het weer terugkomen. Hoe gaat dat nu? Laat het even rusten op je buik liggend.

Hetzelfde met je linker been met je hoofd op je rechter oor.

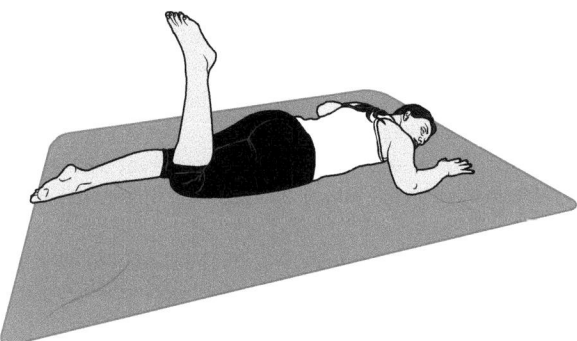

Hetzelfde met je beide knieën gebogen en met beide knieën tegelijk of juist afwisselend. Afwisselend snelle klopjes met je knieën op de vloer geven en dan heel snel alsof het kleine stapjes zijn zoals trippelvoetjes van Geisha's. Een poosje met je hoofd naar rechts gedraaid en dan een poosje met je hoofd naar links gedraaid.

Testbeweging herhalen. Benen laten rusten op de vloer en hoofd weer op het voorhoofd en weer de testbeweging doen. Kijk je met hetzelfde gemak nu hoger?

Rust. Rol naar je rug en rust uit en voel hoe je ligt in het contact met de vloer. Is je rug verder van de vloer in je taillegebied? De rugspieren hebben de neiging om altijd te hard te werken en kunnen niet zo makkelijk weer loslaten. Dus als de rug in de taille verder van de vloer voelt, zijn de spieren nog steeds bezig met verkorten. Trek je knieën op en hang ze over je buik, rechter hand om rechter knie, linker hand om linker knie met de benen een beetje gespreid. Beweeg rustig je knieën een beetje meer naar je borst toe en voel hoe je bekken daardoor mee rolt en je rug in je taille meer in de vloer wordt gedrukt en dan weer terug. Kijk of je dat zo rustig kunt doen dat je de verlenging van je rugspieren kunt voelen en toe kunt laten. Merk hoe de toename van druk in de vloer voelt als een massage van je lange rugspieren, waardoor je ze nog makkelijker kunt loslaten en ontspannen. Laat het weer gaan en laat

16.2 · Mindful bewegen – buigbeweging in ruglig en extensiebeweging in buiklig

je benen weer lang. Voel hoe het nu voelt in je taille. Ligt je taille weer dichter bij de vloer? Heb je je rugspieren weer meer los kunnen laten?

Buiklig met de handen als kommetjes op je ogen terwijl je hoofd min of meer symmetrisch ligt. Als dit lastig is omdat de handen niet zo makkelijk naar buiten draaien, leg je je handen op elkaar en je voorhoofd op je handen. Beweeg je ogen een paar maal een beetje naar rechts en terug, zover als makkelijk gaat. En dan een paar maal naar links en terug. Welke richting gaat het makkelijker? Een paar maal in het zachte makkelijke gebied heen en weer naar rechts en links. Dan naar boven met je ogen bewegen en terug, licht, zacht en rustig. Niet gaan duwen of trekken aan je ogen. Voel de kwaliteit hier. En dan naar beneden bewegen en terug. Makkelijker? En dan omhoog en omlaag afwisselend. Rust een poosje met je ogen losjes op de rand van je oogkassen. Maak nu cirkels, eerst naar omhoog, dan naar rechts, naar omlaag en naar links en weer naar omhoog enzovoort, in een cirkelvormige beweging. Hoe rond is je cirkel? Gaat dat met je rechter oog en linker oog even makkelijk? Hetzelfde de andere kant op draaiend. En laat het dan weer gaan. Rust weer een poosje met je ogen losjes op de rand van je oogkassen. Merk ook op hoe ontspannen je oogleden over je oogbollen zijn gesloten en hoe door de zwaartekracht alles de neiging heeft om meer te hangen, te rusten.

Testbeweging herhalen en voel hoe je meer ruimte hebt gecreëerd om je hoofd op te tillen en naar een hogere plek op de muur te kijken.

Rust. Laat het weer gaan en kom terug op je rug. Voel weer het contact met de vloer, vooral rond je taille en zo nodig buig je weer je knieën en pak je met je rechter hand om je rechter knie en met je linker hand om je linker knie. Beweeg je beide knieën een beetje naar links en naar rechts, niet zover dat je voelt dat je je evenwicht gaat verliezen, maar waar het gewicht in je rug meer naar de rechter kant van je wervelkolom gaat en dan naar de linker kant van de wervelkolom. Weer laten gaan en voel hoe je rug nu voelt in het contact.

Je hoofd op het voorhoofd en de handen rechts en links van je hoofd. Kijk een aantal malen onder je buik door en schuif daarbij je voorhoofd over de vloer naar omlaag om je ogen te helpen en weer terug. Merk wat er dan in je borstkas gebeurt en bij je buik. Kijk of je zo kunt bewegen dat je in je bovenrug een bochel maakt. Wat gebeurt er dan bij je borstbeen en je buik en wat voel je bij je liezen?

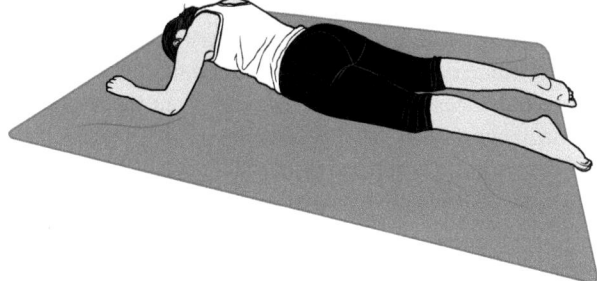

Laat het weer gaan en kijk weer met je hoofd langs de vloer en de muur voor je omhoog. Wat zie je nu? Wat doe je met je armen, je ellebogen, handen?

Rust. Laat het weer gaan en kom terug op je rug. Trek weer je knieën op en pak met elke hand om een knie. Laat steeds je beide knieën omhooggaan dichter naar je borst en afwisselend rechter knie meer in de richting van de rechter schouder en dan de linker knie meer naar de linker schouder. En dan cirkels met je knieën over je borst: dichterbij en dan naar links en dan wat in de richting van je voeten en dan naar rechts enzovoort. Niet te groot zodat je knieën boven je buik-borstgebied blijven.

Rust. Laat het weer helemaal gaan en voel hoe je nu in het contact met de vloer bent. Wat valt je op? Hoe voelt dit voor je? Is er iets nieuws wat je voelt, bijvoorbeeld een bepaald gevoel van lengte? Hoe lang voelt het voor en hoe lang voelt het achter?

Rol langzaam naar je zij en kom zo via je zij overeind tot staan.

Voel hoe je staat en wat voor gevoel dat je geeft. Hoe lang voelt het langs de voorkant en hoe lang voelt het langs de achterkant? Hoe bewust ben je je van de ruimte tussen voor en achter?

Loop rond en voel wat er anders voelt. Wat is meer in je aandacht gekomen? Wat voelt lichter en gemakkelijker in het lopen? Kijk al lopend om je heen en merk op hoe je de wereld om je heen ziet. Is er iets veranderd in de helderheid of in de kleuren? Is je horizon even hoog als gebruikelijk?

16.3 Mindful bewegen 2 – uitbalanceren van krachtenkoppels rond het bekken

Gordon Browne

In dit hoofdstuk gaan we verder met het versterken van gebalanceerde krachtenkoppels rond het bekken, met de knie en voet stevig recht op één lijn. De eerste twee lessen in deze serie deden we in horizontale positie, namelijk in zijlig en in ruglig, om de krachtenkoppels van het bekken alternerend te trainen. In de volgende paar lessen gaan we staan en brengen we, wat we hiervoor liggend deden, in de praktijk. We doen dezelfde basisbewegingen maar in andere standen; we trainen zo vanuit het principe 'variabiliteit in uitgangsposities'. Dat doen we opdat onze patiënten de geïntegreerde patronen die ze oefenen, beter begrijpen en invoelen; we noemen dit patroonherkenning. Patroonherkenning vergroot ons probleemoplossend vermogen. De kans dat deze lessen ook in een alledaagse setting bij functionele activiteiten gebruikt zullen worden, is veel groter wanneer onze patiënten echt begrijpen wat ze doen. Dit is steeds een terugkerend thema geweest door alle hoofdstukken heen en zal ook in de rest van de hoofdstukken een rol spelen. Nog een rode draad in al deze lessen is het verschijnsel van 'reciproke bewegingen'; we switchen van voor naar achter tussen tegenovergestelde bewegingspatronen om voor een gebalanceerde afwisseling te zorgen van antagonisten, synergisten en om het midden terug te vinden. We maakten afwisselend flexie/extensie-bewegingen in de lage-rugserie, afwisselende lateroflexie in de nekserie en in dit hoofdstuk oefenen we met afwisselende krachtenkoppels van het bekken oftewel driedimensionale heupbewegingen (flexie/adductie/endorotatie tegenover extensie/abductie/exorotatie). Nogmaals, dit is bedoeld om het oefenen meer informatief, dynamischer en functioneel te maken.

16.3.1 Benenoefening 3 (paaldansen)

- Houd een lange stok diagonaal voor je, zoals op de afbeelding; het onderste eind van de stok aan je rechter kant en het boveneind aan je linker kant. Je linker hand houdt de stok dicht bij het uiteinde vast en je rechter ongeveer in het midden. Houd de stok steeds in dezelfde hoek ten opzichte van de vloer.
- Zet de zool of de binnenrand van je rechter voet tegen de buitenkant van de stok. Je gewicht is op je gestrekte linker been; je linker voet midden onder je, je bekken bijna horizontaal en je onderrug zo vlak/gerekt als mogelijk.

16.3 · Mindful bewegen 2 – uitbalanceren van krachtenkoppels rond het bekken

- Laat je rechter voet omhoog langs de buitenzijde van de stok glijden terwijl je je bekken en borstkas naar rechts omhoog brengt; laat je linker heup helemaal in extensie en exorotatie komen zonder dat je je linker voet naar binnen laat rollen.
- Laat je voet langs de buitenkant van de stok naar beneden glijden zodat je bekken en je borst naar links draaien terwijl je voorover buigt naar de stok; laat je rechter heup helemaal in flexie/adductie komen zonder dat je je rechter voet naar buiten laat draaien.
- Stel je voor dat je je navel in de richting van je linker bovenbeen beweegt; houd je rug vlak en lang (laat je onder- en middenrug niet rond worden, inzakken of hol en gestrekt worden).
- Laat je voet steeds op en neer glijden langs de stok; maak je lang en draai naar rechts als je voet omhoog glijdt en zak iets in, buig wat voorover en draai naar links als je voet naar omlaag glijdt. Voel de actie in je linker bilspier/heup; voel de driedimensionale beweging van de heup. Dit is een krachtenkoppel van het bekken: de ene heup strekt terwijl de andere buigt.
- Let op dat je je linker voet stevig en stabiel midden onder je op de vloer houdt; roteer om je heup en voorkom dat je knie naar binnen of naar buiten draait. Doe dit een aantal keer en neem dan rust.
- Doe hetzelfde aan de andere kant; vergelijk wat je voelt rond je heupen, hoe het je lukt om je rug vlak en lang te houden en hoe goed je je voet onder je stevig en stabiel op de grond kunt houden.
- Doe dit een aantal keer aan beide kanten.

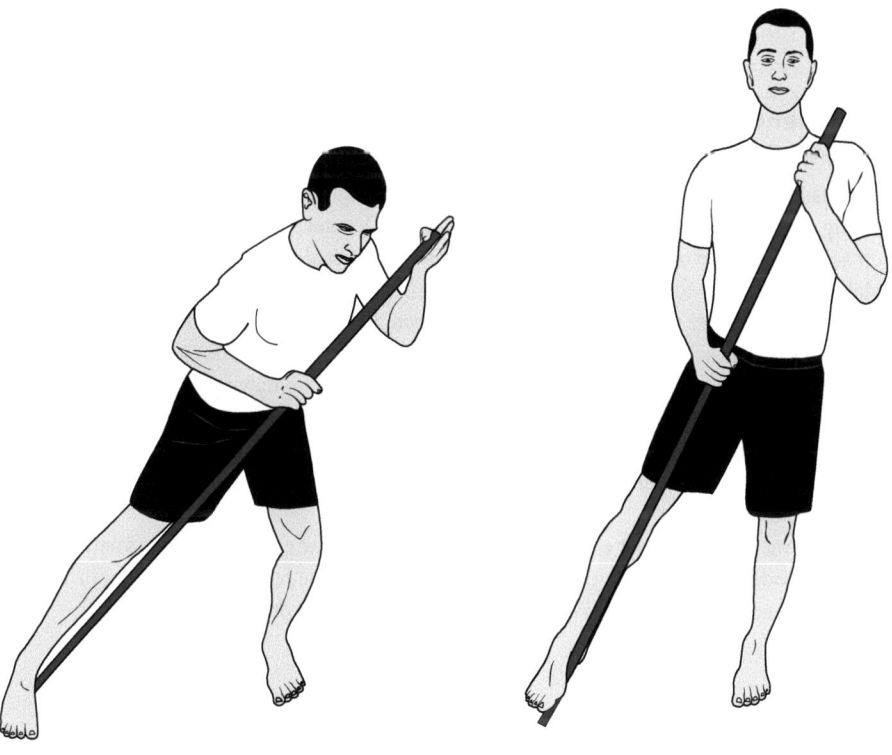

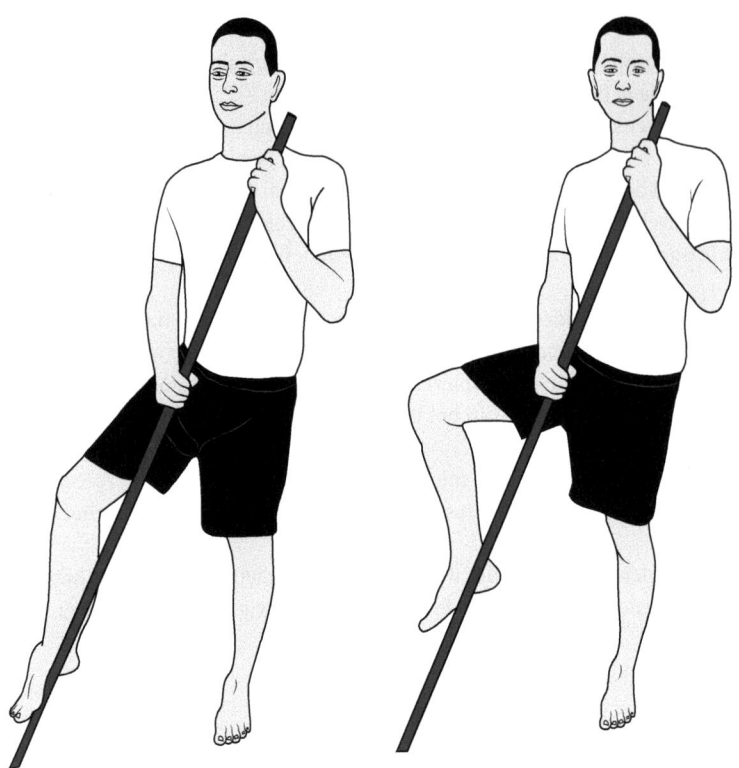

16.3.2 Benenoefening 4 (krachtenkoppel schaatsen)

- Ga staan met je voeten uit elkaar op minder dan schouderbreedte; je voeten staan evenwijdig aan elkaar en je handen rusten op je heupen. Kantel je bekken een paar keer voor- en achterover; stop op het punt waar je bekken zo verticaal mogelijk staat en je onderrug vlak is.
- Zet nu met je linker voet een halve pas naar voren. Beweeg je rechter elleboog naar voren om je bekken uit te nodigen om naar links te draaien, dus naar je voorste been toe.
- Ga terug en herhaal deze beweging een paar keer. Zet nu een halve pas naar achteren met je linker voet; beweeg je linker elleboog naar voren om je bekken uit te nodigen om naar rechts te draaien. Wissel af met kleine stapjes van je linker voet naar voren en naar achteren. Doe dan hetzelfde met je andere been; zoek naar de overeenkomsten en de verschillen.
- Zet weer met je linker voet een halve stap naar voren, maar glijd met je hele voetzool over de vloer zodat je wat wrijving/weerstand ervaart. Beweeg je rechter elleboog, net zoals hiervoor, naar voren om je bekken weer naar links te laten komen.

16.3 · Mindful bewegen 2 – uitbalanceren van krachtenkoppels rond het bekken

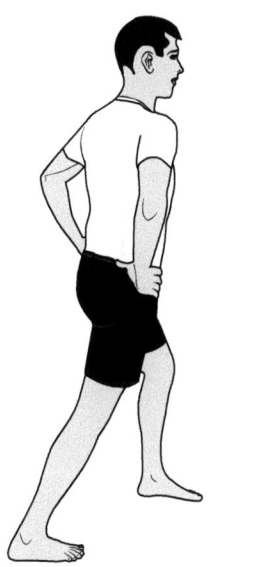
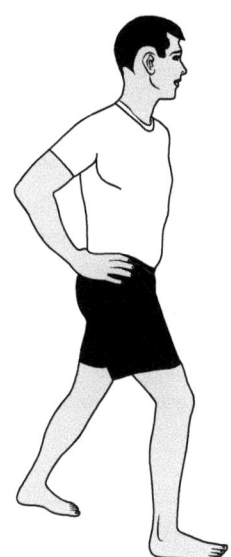

- Zet je rechter voet al glijdend over de vloer een halve pas naar voren om weerstand te zoeken. Wissel al stappend links en rechts af terwijl je doelbewust je tegenover gelegen elleboog mee beweegt naar voren om je bekken en je bovenlijf uit te nodigen samen naar het uitstappende been te bewegen.
- Houd je beide voetzolen (de hielen dus) op de vloer, alsof je aan het schaatsen bent. Voel hoe de weerstand onder je stappende voet maakt dat je spieren van je achterste been (bilspier en hamstrings), waarmee je afzet, harder moeten werken.
- Blijf deze schaatsbeweging een aantal minuten doen. Zorg ervoor dat je je bekken netjes praktisch verticaal houdt en dat je je achterste knie strekt (als je bekken voorover kantelt of je achterste knie buigt is dat een compenserende beweging voor strekking en naar buiten draaien van je achterste heup).

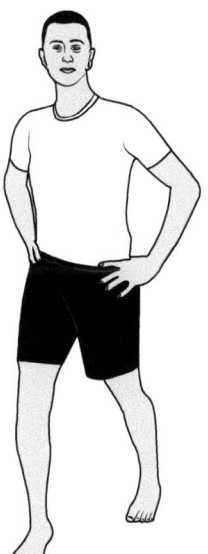
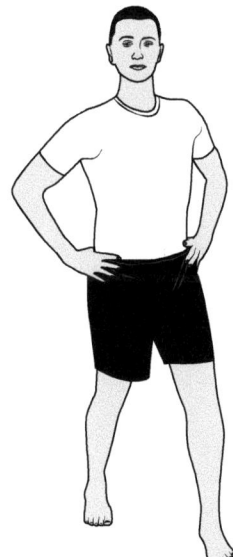

16.4 Voorbeeld van de agenda en het huiswerk van les 6

tijd	toelichting
19.00–19.40	mindfulness in zit (adem-lichaam-geluiden-gedachten/gevoelens en opmerken hoe je omgaat met opkomende gedachten) & nabespreking (30 à 40 minuten)
19.40–19.50	huiswerk bespreken afgelopen week (10 min)
19.50–20.15	oefening 'stemming, gedachten en andere gezichtspunten' (25 min)
20.15–20.30	drieminuten-ademruimte (gedachten) & bespreken kenmerken terugval (15 min)
20.30–21.15	mindful bewegen & nabespreking (45 min)
huiswerk	– 40 min per dag: mindfulnessoefening, keuze uit geleide mindfulnessoefeningen – 3 x dag: drieminuten-ademruimte – drieminuten-ademruimte in gedachten indien nodig

Literatuur

1. Segal ZV, Williams JMG, Teasdale JD. Mindfulness en cognitieve therapie bij depressie. Amsterdam: Uitgeverij Nieuwezijds; 2013.

Les 7 – Zelfzorg

Samenvatting

In dit praktijkhoofdstuk staat het thema 'herstellen van de balans tussen voedende en uitputtende activiteiten' centraal. Via het herkennen van welke activiteiten de patiënt energie geven en welke uitputten wordt een begin gemaakt met het herstellen van de balans. Belangrijk daarbij is dat de patiënt dit zichzelf wil gunnen. Een patiënt die door pijn of stress moe of uitgeput is, moet ontdekken dat wachten op 'zin hebben' niet werkt. Het starten met plezierige activiteiten of activiteiten die hem een gevoel van controle geven is wel een goede ingang. De patiënt maakt op basis van terugvalsignalen een actieplan om hiermee om te gaan. De onderdelen mindful bewegen hebben als thema's: met de hand strijkend bewegen en arm als verlengstuk van een dynamische romp.

17.1 Mindfulnesskader – 293
17.1.1 Juiste actie in het omgaan met uitputting – 293
17.1.2 Toestaan goed voor jezelf te zorgen – 293
17.1.3 Zin krijgen door doen – 294
17.1.4 Activiteiten leren inzetten als middel voor herstel – 294
17.1.5 Praktische tips voor de patiënt – 296
17.1.6 Actieplan maken – 296
17.1.7 Huiswerk – 297

17.2 Mindful bewegen 1 – met de hand strijkend bewegen – 297
17.2.1 Beweegvariant 1 – 298
17.2.2 Beweegvariant 2 – 299
17.2.3 Beweegvariant 3 – 300
17.2.4 Beweegvariant 4 – 300
17.2.5 Beweegvariant 5 – 301

© Bohn Stafleu van Loghum, onderdeel van Springer Media B.V. 2017
P. van Burken, *Mindfulness en fysiotherapie*, DOI 10.1007/978-90-368-0699-2_17

17.3	**Mindful bewegen 2 – arm als verlengstuk van een dynamische romp – 301**
17.3.1	Schouder- en armoefening 1 (zij-zit) – 302
17.3.2	Schouder- en armoefening 2 (op een rolletje) – 303
17.4	**Voorbeeld van de agenda en het huiswerk van les 7 – 305**
	Literatuur – 305

17.1 Mindfulnesskader

Zorgzaamheid voor zichzelf is een belangrijk onderdeel binnen een mindfulnessbenadering. Bij veel patiënten is er geen goede balans tussen voedende en uitputtende activiteiten, waardoor het herstel belemmerd wordt. In deze les gaat de patiënt deze balans onderzoeken en een plan maken om die balans te herstellen.

Een goede start is om al vroeg in de les de patiënt de balans te laten opmaken, bijvoorbeeld direct na de inleidende meditatie. Dat kan met de volgende manier. De patiënt maakt op een vel papier twee kolommen. In de linker kolom schrijft hij alle activiteiten die op een doorsnee dag plaatsvinden. In de rechter kolom komt achter elke activiteit te staan of deze activiteit een goed gevoel en energie geeft (voedende activiteit) of down maken en energie vreten (uitputtende activiteit). Dit kan aangegeven worden met een V van voedend en U van uitputtend. Voedende activiteiten geven energie en zijn vaak prettig of interessant, uitputtende activiteiten vragen veel energie en vallen vaak binnen de categorie 'verplichtingen'. De oefening maakt duidelijk dat activiteiten meebepalen hoe we ons voelen. Bovendien kan de patiënt zien of er enige balans is tussen de voedende en uitputtende activiteiten. Deze oefening wordt direct na de eerste zitmeditatie gedaan.

17.1.1 Juiste actie in het omgaan met uitputting

Veel patiënten zijn dermate moe geworden van de strijd tegen de fysieke of emotionele pijn dat ze uitgeput zijn geraakt: somberheid en hopeloosheid ligt dan op de loer. Ze zullen bij somberheid geneigd zijn minder te gaan doen. Dat is jammer, want actief gedrag is juist de beste remedie tegen somberheid. Bij gedragsactivatie, een interventie uit de cognitieve gedragstherapie, leert de patiënt het effect van verschillende handelingen op zijn stemming zien en het palet van energiegevende handelingen uitbreiden. Bij gedragsactivatie gaat het om het weer in beweging komen van de patiënt. Omdat in beweging komen niet alleen figuurlijk, maar ook letterlijk genomen moet worden, past dit onderdeel goed binnen een fysiotherapeutische context. Als de patiënt zijn dagelijkse activiteiten beter leert beheren, kan hij ook beter zien wanneer de balans weer begint te ontregelen.

17.1.2 Toestaan goed voor jezelf te zorgen

Veel patiënten vinden het moeilijk om zelfzorg voor zichzelf te hebben. Ze vinden dat dat niet hoort of dat ze dat niet verdienen. Vaak hebben ze als kind geleerd zichzelf weg te cijferen en anderen voorop te stellen. Om jezelf geven en jezelf op de eerste plaats stellen, is zelfs beladen geraakt met het begrip 'egoïsme'. Binnen mindfulnessbenaderingen leren we de patiënt weer zorg te dragen voor de een mens 'die ze in de kou laten staan', namelijk zichzelf. Binnen de training is het daarom een goed moment om het gedicht 'De zomerdag' van Mary Oliver voor te lezen. Het vertelt over onbezorgd door de velden kuieren, te genieten van de volheid waarmee het leven zich nu aandient, vanuit het besef dat het leven eindig is (zie: ▶www.demindfulfysiotherapeut.nl/gedichten/). Het gaat hier om zorgeloos mogen genieten. Binnen de fysiotherapie wordt aan 'genieten' traditioneel geen aandacht aan geschonken. Het gaat binnen die setting om het verminderen van pijn en ongemak. Die doelstelling zou voor de gezondheid van de patiënt weleens te beperkt kunnen zijn. Immers, als ongemak en pijn verdwenen is, wil dat nog niet zeggen dat de patiënt optimaal functioneert. Hij komt daarmee uit de min op een nullijn terecht. In die zin kan men zeggen dat er sprake is van herstel, maar niet per se van optimaal functioneren. Het blijkt dat positieve gevoelens een relatief losstaande dimensie is ten opzichte van pijn en ongemak. Het heeft een voedend effect ten aanzien van gezondheid. Het *broaden and build model* van Frederickson is hier van toepassing [1]. Mindful bewegen kan binnen dit positieve psychologische kader geplaatst worden. Maar is de patiënt hiertoe instaat? Mag de patiënt van zichzelf genieten van bewegen, gewoon puur voor zichzelf, zonder extern nut of doel?

17.1.3 Zin krijgen door doen

Bij uitputting, stress, pijn en somberheid is het belangrijk dat de patiënt voedende activiteiten uitvoert, ook voordat hij er zin in of behoefte aan heeft. Het wachten op zin zou weleens heel lang kunnen gaan duren. Hoeveel patiënten zitten er niet thuis op de bank tevergeefs te wachten op het magische moment van 'zin hebben om te bewegen.' De moet patiënt actief worden, ook al heeft hij er geen zin in. Met een beetje geluk ontstaat die zin op den duur dan. Het helpt als de patiënt het weer in actie komen benadert als een experiment. Eerst uitvoeren en dan pas beoordelen wat het oplevert, in plaats van vooraf al besluiten dat het niets is. Normaal gesproken kunnen we vermoeidheid gebruiken als een raadgever om wel of niet iets te gaan doen; misschien besluiten we nog even door te gaan of dat qua vermoeidheid kan of besluiten we om te gaan rusten omdat dit passender lijkt. Maar bij pijn, stress en uitputting is vermoeidheid een onbetrouwbare raadgever. Soms is rust inderdaad nodig, soms verergert rust de vermoeidheid juist. Het is vaak een loomheid die om activiteit vraagt, al is het maar even. Als de patiënt onder die omstandigheden goed voor zichzelf wil zorgen, moet hij niet nog meer gaan rusten, maar juist meer gaan ondernemen. Ook al maken zijn gedachten en lijf hem wijs dat hij daar de energie of zin niet voor heeft.

17.1.4 Activiteiten leren inzetten als middel voor herstel

Nadat een doorsnee dag qua activiteiten geklasseerd is als voedend of uitputtend, beoordeelt de patiënt of er balans is tussen deze activiteiten. Vaak is dat niet het geval. De patiënt kan vervolgens bekijken hoe hij die balans kan herstellen. In essentie zijn daar enkele strategieën voor: voedende activiteiten qua duur of frequentie laten toenemen en uitputtende activiteiten proberen te verminderen. Dat hoeven geen radicale veranderingen te zijn; ook kleine verschuivingen in de balans kunnen al veel opleveren. Vaak zullen bepaalde 'uitputtende' activiteiten niet te verminderen zijn; ze moeten gewoon gebeuren. Dan is er altijd nog de optie om dergelijke activiteiten, zoals afwassen of stofzuigen, meer mindful uit te voeren. Een aanzienlijke groep patiënten geeft aan dat dit de dagelijkse beslommeringen inderdaad aantrekkelijker maakt. In ieder geval stopt het mopperen ertegen, en net zoals bij de rozijnoefening, maakt de patiënt meer mee, doordat hij nu dingen ziet en voelt waar hij normaal gesproken langs keek.

Het voorgaande betrof de balans in het dagelijkse leven herstellen. De volgende stap is de patiënt te leren om met perioden of signalen van chronische pijn, stress of uitputting om te gaan. Deze periodes zullen de patiënt in een neerwaartse spiraal brengen. De patiënt probeert daarom op voorhand activiteiten te bedenken die deze neerwaartse spiraal kunnen stoppen of zelfs een opwaartse spiraal creëren. Dat is niet altijd gemakkelijk, want patiënten ervaren vaak schuldgevoelens als ze voor zichzelf gaan kiezen. Men meent bijvoorbeeld dat men er geen tijd voor heeft, dat verplichtingen voorgaan, dat kiezen voor jezelf egoïstisch is enzovoort. Deze gedachten lijken voor de patiënt erg waar en houden hem weg bij zelfzorg. Daarom wordt 'aandacht schenken in het huidige moment' als eerste stap voorgesteld. Dat kost geen tijd of geld en kan altijd en overal ingezet worden. In het dagelijks leven van de patiënt zijn talloze momenten waarin hij meer mindful aanwezig kan zijn. De patiënt kan in interactie met de fysiotherapeut deze momenten leren herkennen en gaan benutten. Het kan het wachten aan de telefoon zijn, voor een stoplicht staan, tijdens het lopen naar bijvoorbeeld aan andere afdeling enzovoort. Deze 'verloren tijd', die doorgaans verveling of irritatie geeft, wordt via 'aandachtig zijn' getransformeerd van energievreter naar energiegever. Naast deze algemene strategie van meer mindful aanwezig zijn, zijn er twee soorten activiteiten die stemming kunnen verbeteren:

- Iets doen wat het gevoel van *plezier* geeft: bad nemen, film kijken, prettige gezelschap zoeken enzovoort.
- Iets doen wat een gevoel van *controle* geeft; deze activiteit hoeft niet per se plezierig te zijn: brief schrijven, boodschappen doen enzovoort. Het is iets waarover de patiënt tevreden kan zijn dat hij het gedaan heeft. Dit verhoogt zijn competentiegevoel (*self-efficacy*) – een belangrijke gangmaker voor welzijn.

De patiënt kan deze activiteiten op het spoor komen door zijn lijst met dagelijkse activiteiten na te lopen en aan te geven welke prettig (P) zijn en welke een gevoel van controle (C) geven. Misschien ontdekt hij ook nieuwe activiteiten die plezierig zijn of controle geven. De patiënt kan ook gevraagd worden deze nieuwe activiteiten te bedenken. Op deze wijze creëert de patiënt een lijstje met activiteiten die betrekking hebben op zelfzorg. Het hebben van een dergelijke lijst heeft twee voordelen. De lijst kan hem in algemene zin aanmoedigen meer van deze activiteiten in zijn dagelijks leven in te bouwen. Bovendien heeft de patiënt nu een beter beeld van welke activiteiten hij concreet kan ondernemen als hij het moeilijk heeft. Als de patiënt een dergelijke activiteiten moet bedenken op het moment dat hij het moeilijk heeft, komt hij waarschijnlijk nergens op.

De ademruimte is in meerdere hoofdstukken besproken, waarin telkens aan het eind van de oefening een klein verschil werd aangebracht. Het start altijd met het erkennen van wat er is qua gedachten, stemming en lichamelijke gevoelens. Vervolgens wordt op alleen de ademhaling gefocust. En tot slot breidt de aandacht weer uit naar het lichaam en adem. In de basisvorm wordt daarna de oefening beëindigd en vervolgt de patiënt zijn dag (meer mindful). Als de patiënt het echter moeilijk heeft, kan er meer nodig zijn. De patiënt kan dan kiezen uit drie varianten:
- Aandacht blijven richten op het lichaam (les 5).
- Aandacht richten op gedachten (les 6).
- Bewust een activiteit ondernemen (les 7).

Voor les 7 geldt de boodschap dat mindfulness en het kiezen van plezierige of controlegevende activiteiten helpen om pijn, stress en stemming te reguleren als de patiënt het moeilijk heeft. Niet als vermijdingsstrategie, maar uit respect en zelfzorg voor zichzelf. Het leven in algemene zin in balans brengen, verkleint de kans dat de patiënt afglijdt in een neerwaarde spiraal en kan zelfs een opwaartse spiraal creëren. De patiënt wordt aangemoedigd niet te berusten maar bewuste keuzes te maken als hij het moeilijk heeft. Dat kan door zich af te vragen:
- 'Wat heb ik om dit moment nodig?'
- 'Hoe kan ik op dit moment het beste voor mezelf zorgen?'

Op zichzelf is de bereidheid van de patiënt om over deze vragen na te denken al een daad van zelfcompassie die een positieve uitwerking op hem kan hebben.

17.1.5 Praktische tips voor de patiënt

Tips die de fysiotherapeut kan geven om de patiënt te laten ontdekken welke activiteiten 'werken':
- Zie de gekozen activiteit als een experiment zonder verwachting vooraf. Beoordeel achteraf wat het je doet.
- Deel de activiteit op in kleine eenheden; qua tijd bijvoorbeeld een paar minuten en dan rust of qua hoeveelheid in kleine stukjes opdelen (bijvoorbeeld eerst naar de hoek van de straat wandelen of alleen de eerste mindful beweegoefening).
- Onderzoek een reeks van verschillende activiteiten en beperk je niet tot één of twee favorieten. Dan valt er iets te ontdekken. Als de patiënt alleen wandelen heeft geprobeerd, is fietsen, zwemmen of bij een sportvereniging gaan mogelijk ook een alternatieve optie die veel betekenend kan blijken.
- Verwacht niet te veel en probeer gewoon zo goed mogelijk te doen wat je je voorgenomen hebt. Houd deze strategie een paar dagen of weken vol, voordat je beoordeelt of het je helpt.
- Zoals we aan het begin van dit hoofdstuk bespraken moet de patiënt daarbij niet wachten tot hij zin of energie heeft. Het is juist omgekeerd: de patiënt doet deze activiteiten om op den duur meer zin en energie te krijgen.

17.1.6 Actieplan maken

Vervolgens kan de patiënt actieplannen maken voor de perioden dat hij kwetsbaar is. Obstakels om de plannen niet uit te voeren en hoe hiermee om te gaan, krijgen daarbij ook de aandacht. Een actieplan bestaat doorgaans uit de volgende drie stappen:
1. Ademruimte nemen.
2. Onderdelen uit cursus die behulpzaam bleken terughalen. Bijvoorbeeld de geluidsopnames weer luisteren, een stukje tekst herlezen, herinneren dat je toen met deze zelfde soort gevoelens geoefend hebt enzovoort.
3. Doe iets wat plezierig is of iets wat een gevoel van controle geeft.

Mogelijk kan de patiënt ook een brief naar zichzelf schrijven met de titel 'instructies voor moeilijke perioden'. De brief wordt pas geopend als de patiënt merkt dat hij aan het terugvallen is in passiviteit of juist overactiviteit waardoor de chronische pijn en uitputting toenemen.

Sommige patiënten krijgen te maken met een onverwachte verslechtering van chronische pijn, stress, uitputting of somberheid. Geradbraakt worden ze wakker, alsof het lichaam niet meer in actie wil komen. Men is al moe voordat de dag begonnen is. Op die momenten is het nemen van een langere ademruimte belangrijk. En ook de eerder genoemde vragen – 'wat heb ik nu nodig, wat is wijs handelen?' – kunnen met extra aandacht gesteld worden. Deze vragen stelt de patiënt met zorgzame vriendelijkheid en compassie voor zichzelf. Door geduldige mindful 'observatie' verliest de patiënt zich dan niet in het gepieker over 'waarom voel ik me toch zo? Zo ben ik niets waard' enzovoort.

Een klein beetje meer mindful in het moment zijn, bevordert de kwaliteit van het daaropvolgende moment. Als de patiënt ook dan opnieuw een klein beetje meer mindful wordt, klimt hij weer langzaam uit de neerwaartse spiraal. Niet door ertegen te vechten, maar door met geduld en vriendelijkheid zich meer en meer open te stellen voor dat wat er is en zichzelf te gunnen een kleine positieve actie te ondernemen.

17.1.7 Huiswerk

De patiënten worden gevraagd thuis concrete plannen voor terugval te maken. Bovendien moet de patiënt een mindfulnessoefening(en) kiezen die hij de komende weken elke dag zal gaan oefenen. Hoelang er per keer geoefend wordt, is daarbij minder van belang dan dat er geoefend wordt. De uitgekozen mindfulnessoefening wordt de komende week al gedaan.

Als de patiënt het moeilijk heeft of signalen van terugval opmerkt, moet hij de 'ademruimte gevolgd door actie' toepassen. Ook wordt hij gevraagd om familieleden of vrienden (of medecursisten) te betrekken bij het herkennen van terugval en bij het kiezen van de juiste acties.

17.2 Mindful bewegen 1 – met de hand strijkend bewegen

Deze beweging kan zowel in zit als staand gedaan worden. Het heeft een groot effect op de samenwerking tussen de beenspieren en de rugspieren, waardoor mensen met rugklachten en/of verkorte hamstrings er veel baat bij kunnen hebben. Een deel van het effect kun je verklaren doordat je steeds ook aandacht hebt in je hand: het zacht houden van de hand, het aanpassen van de hand aan de onderlaag. De hand beslaat een heel groot gebied in het sensomotorische gebied in de hersenen. Het zachter en dus meer ontspannen worden van de hand verspreidt zich over het gehele sensomotorische gebied van de bijbehorende hersenhelft. Door afwisselend rechts en links te werken, gaat in een helft van het lichaam dus steeds de basisspierspanning omlaag. Doordat steeds uitgenodigd wordt het geheel in de beweging te betrekken, komt deze daling van de basisspierspanning ten goede aan de coördinatie binnen de beweging en de algehele samenwerking tussen de verschillende lichaamsdelen.

Je maakt een beweging waarbij het hele lichaam in dienst staat van de hand die naar de voet glijdt. De voet en het been kunnen meebewegen, waar en hoeveel dat nodig is, zodat de hand ook echt bij de voet kan komen. Als mensen niet makkelijk zitten in langzit, kunnen ze het been waar niet overheen gestreken wordt gebogen laten, hetzij op de voetzool staand, hetzij gebogen met de knie naar opzij.

Belangrijk is je te realiseren dat het hier niet om stretchen gaat, maar om voelend bewegen met gemak en binnen grenzen. Hoe meer rondom voelen – rug, buik, schouders, bekken, ademhaling – hoe meer effect. De benen mogen dus buigen, maar dat is niet de eerste instructie. Je laat eerst uitzoeken hoe patiënten de beweging met gemak kunnen doen, zonder extra aanwijzingen. Pas als ze niet begrijpen dat de knieën mee mogen helpen door de hand tegemoet te komen, ga je dat benoemen. Ook als ze dan vervolgens in zit het been gebogen houden in plaats van weer terug te komen naar de uitgangspositie, kun je daar een opmerking over maken.

- **Referentiebeweging**

Staan en vooroverbuigen en voelen hoe de armen hangen. Hoe dicht zijn de handen bij de vloer? Hoe is de afstand van de armen ten opzichte van de benen? Waar is het hoofd en kun je het vrij laten hangen?

17.2.1 Beweegvariant 1

Bodyscan. Voorafgaande aan de bewegingen doe je eerst een bodyscan in ruglig.

Langzit op de vloer, benen een beetje gespreid, knieën hoeven niet gestrekt. De linker hand rust ergens waar dat gemakkelijk is en de rechter hand is op het rechter bovenbeen. Met de rechter hand strijk je langs de voorkant van het been omlaag en in de richting van de voet en voel naar wat er in beweging komt om dat te doen. Ga zo ver omlaag langs het been in de richting van de voet als makkelijk gaat en weer terug naar het bovenbeen. Volg de aanraking van je hand over het bovenbeen en hoe je hand zich aanpast aan de vorm van het bovenbeen, bijvoorbeeld het bovenbeen is veel breder, de knie veel boller. Laat de hand zacht en met een zo groot mogelijk contact. Voel wat er gebeurt in de rechter schouder, langs de wervelkolom, wat doet je hoofd en wat doet je linker arm, je linker schouder. Heeft de beweging ook effect op je linker been? Kijk hoe je bij je voet kunt komen en over de voetwreef naar je tenen. Hoe helpt je been daarbij?

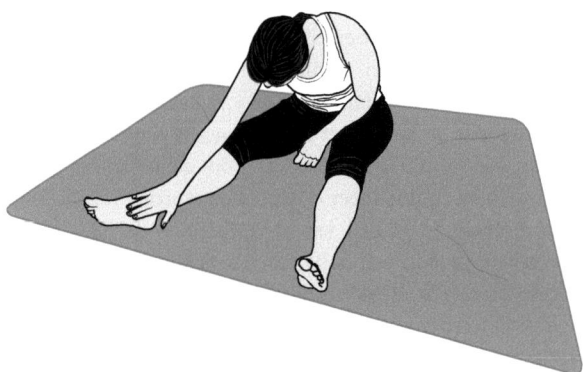

Rust. Laat het gaan en kom op je rug en rust een moment. Wat voel je in je rechter been anders door de aanraking? Wat voel je in je handen anders?

Hetzelfde met je rechter hand rustend en met je linker hand over de voorkant van je linker been strijkend.

Rust. En dan weer rusten op je rug.

Weer in langzit op de vloer, benen een beetje gespreid, knieën hoeven niet gestrekt. De rechter hand is op het rechter bovenbeen. Strijk nu over de buitenkant van je been omlaag en terug. Kijk of je met gemak tot en met je voet kunt gaan. Je kunt ook de zijkant van je bekken mee laten doen. Dan langs de achterkant van het rechter been en neem ook je rechter bil daarbij mee. Langs de binnenkant van je rechter been, vanaf je kruis langs je been naar je rechter voet en terug. En dan van tussen je benen naar de achterkant van je been. En nog eens langs de voorkant strijken en terug. Voel bij elke beweging hoe je rechter schouder volgt en wat het antwoord van de linker schouder daarop is. Wat doet je hoofd, welke richting kijk je op? En hoe reageert je wervelkolom op de beweging die je hand maakt? En je borstkas?

Rust. Laat het weer gaan en rust op je rug. Voel je de nawerking van de aanraking in je rechter been? Voel je het effect in je been van de aanraking in hoe je been nu op de vloer ligt? Vergelijk dat met je linker been.

Dezelfde bewegingen met je linker hand op het linker been en navoelen.

Langzit. Met twee handen op je rechter been en langs je been naar omlaag strijken naar je rechter voet. Voel hoeveel verschillende manieren je hebt om dat te doen? Kun je bij je voet komen? Hoe helpt je rechter been daarbij en hoe je linker been? Wat doe je in je wervelkolom en borstkas en wat doet je hoofd?

Dezelfde bewegingen met beide handen over het linker been en navoelen.

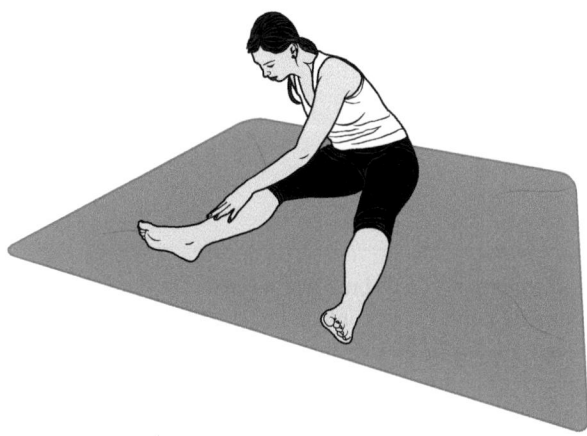

Andere variaties zijn:
- Met je rechter hand over je linker been, zo nodig steunend op je linker hand.
- Met je linker hand over je rechter been, zo nodig steunend op je rechter hand.
- Met beide handen elk op het eigen been.
- Met beide handen elk op het andere been.

17.2.2 Beweegvariant 2

Doe dezelfde sequentie staand. Speciaal hier is: met rechter hand over rechter been strijken en voel ook heel nauwgezet naar wat de linker arm doet. Kan die hangen? Hangt die vrij of wordt die tegen het lichaam gehouden? Op welke manier helpt het bekken de beweging? In welke richting beweegt het en wat betekent dat voor de wervelkolom? Bij elke richting waarmee je met de hand langs het been omlaag gaat, reageert het bekken anders. Luister daarbij vooral naar de richting waarheen het stuitje gaat. Het stuitje kun je zien als de wijsvinger van je bekken.

Je kunt ook deze twee lessen mengen, zodat je je rechter hand over je been laat strijken in zit en dan staand en zo steeds afwisselen in de houding.

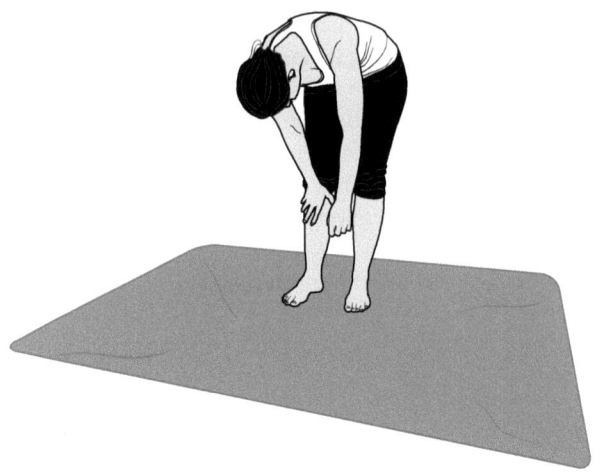

17.2.3 Beweegvariant 3

Ruglig, met de knieën opgetrokken. Rechter hand op de buik net boven de rechter lies en dan naar het rechter bovenbeen glijden met de hand vol in contact, dus ook de handpalm en de handwortel en dan over het bovenbeen glijden in de richting van de rechter knie. En weer terug. Recht voor naar de knie of meer langs binnen of buitenkant. Waar het om gaat is dat de schouder en ribben meegeven zodat de arm ruimte krijgt. Het hoofd rolt daarbij wat achterover en draait een beetje afhankelijk van de actieve hand en welke richting hij op beweegt. Het hoofd komt dus niet van de vloer.

Variaties:
- De linker hand op het linker bovenbeen.
- De rechter hand op het linker bovenbeen.
- De linker hand op het rechter bovenbeen.

Ook hier is weer het belangrijkste om niet te streven, maar te strijken met de hand zo ver als de rest meekomt en niet in je schouder, ribben enzovoort het initiatief overnemen en dus je hand wegduwen. Je hand beweegt en nodigt de rest uit te volgen, zich vrij te geven, dus meer als 'meegetrokken' worden. Hoe zachter de hand daarbij kan blijven hoe groter het effect dat je wilt bereiken.

17.2.4 Beweegvariant 4

Op de linker zij gaan liggen met gebogen benen, rechter hand op rechter bekkenhelft en laat de hand in de richting van de knie langs de zijkant van het been strijken. Wat doet de schouder? Hoe volgt hij de beweging? En hoe helpen de ribben erbij? Terug kan de hand ook wat meer naar achter gaan, bijvoorbeeld naar de achterzak. Vervolgens de streek die de hand maakt meer langs de voorkant van het been laten gaan en/of meer langs de achterkant.

Dezelfde beweging op de rechter zij met de linker hand over het linker been. Zie opmerkingen bij beweegvariant 3.

17.2.5 Beweegvariant 5

In zit, op een stoel. De rechter hand over het rechter bovenbeen richting de knie laten glijden en eventueel er voorbij en weer terug naar de uitgangspositie. Voel hoe je lichaam zich aanpast aan wat de hand doet en hoe het weer terugkomt als de hand terugglijdt. Voel daarbij vooral hoe het gewicht van je schouders en je borstkas veranderen ten opzichte van de vloer.

Je kunt ook hier weer variëren in de route waarlangs de hand over het been strijkt:
- Dezelfde beweging met de linker hand over het linker been.
- Met de linker hand over het rechter been strijken.
- Met de rechter hand over het linker been strijken.

Bij de heterolaterale bewegingen wordt er dus meer uitgenodigd naar rotatie.

De laatste drie varianten zijn uitnodigingen tot rotatie in de wervelkolom en aanpassingen daarbij in de borstkas. Een goede referentiebeweging is dus in zit of staand omkijken.

17.3 Mindful bewegen 2 – arm als verlengstuk van een dynamische romp

In dit hoofdstuk is het thema van de lessen 'geïntegreerde organisatie van de arm' oftewel het 'verankeren van de arm aan de rug'. We gaan nu endo- en exorotatiepatronen van de arm afwisselen met als doel: het trainen van 'de grote coalitie van de arm', te weten: thoracale extensie, posterior kanteling en depressie van de scapula in combinatie met glenohumerale exorotatie. Eigenlijk hebben we maar twee keuzes als het aankomt op waar we de arm steunen en verankeren: (1) de nek met zijn fijn gebouwde gewrichten en spieren of (2) de middenrug met zijn robuustere structuren. De lessen zoals hieronder beschreven faciliteren 'de grote coalitie' en zijn voor een groot scala van musculoskeletale problemen inzetbaar. Denk aan: myofasciale schoudergordelsyndromen, thoracic outlet syndrome, cervicale hypertonie, gleno-humerale impingement, bursitis, tendinitis, dislocaties, artrose, frozen shoulder enzovoort. De schouder en de nek zijn beide zeer complex structuren, met vele gradaties van vrijheid en complexe relaties met structuren zowel proximaal als distaal. De complexiteit en de uitgebreide, ontelbare specifieke bewegingen die in dit gebied mogelijk zijn, kunnen onmogelijk in het beperkte bestek van dit boek behandeld worden. Desondanks is het vermogen tot faciliteren van unilaterale/asymmetrische thoracale extensie met posteriorkanteling en depressie van de scapula, gecombineerd met abductie of adductie (afhankelijk van de reikrichting van de arm: naar achter, naar voor, voorlangs of boven het hoofd) zeer waardevol.

We willen onze patiënten het verschil leren voelen tussen het verankeren van de arm aan de nek (waarbij de nek/schouder spieren actief zijn) en het verankeren van de arm aan de rug. Egmond en Schuitemaker noemen dit in hun schoudercursus: scapula netjes in de 'patatzak'.

17.3.1 Schouder- en armoefening 1 (zij-zit)

A
- Kom in linker zijzit op de grond. Je rechter voet ligt achter je op de grond, je linker voet ligt tegen je rechter knie/dijbeen aan. Leun met je linker hand schuin achter/opzij van je.
- Draai je bekken naar rechts achter en zak iets in en naar rechts (buig en draai naar rechts). Keer de beweging om en draai je bekken naar links voor en maak je lang (strek en draai naar links).
- Wissel achter en voor af, inzakken en lang maken – naar rechts draaiend en naar links draaiend.
- Wissel van kant en doe hetzelfde; vergelijk en ontdek de verschillen.

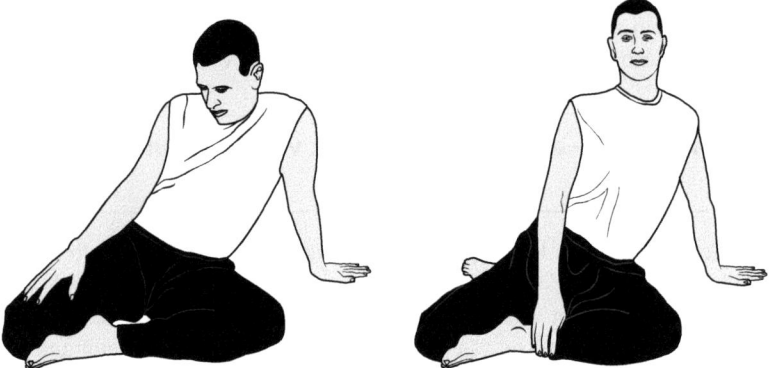

B
- Kom weer terug in zijzit links. Deze keer reik je met je rechter hand voor je in een halve cirkel terwijl je je lang maakt en naar links draait, alsof je de rand van je wasdroger schoon veegt of de binnenkant van een grote ronde vuilnisbak schoonmaakt.
- Je rechter hand komt om te beginnen naar voren, omhoog en naar binnen, draait dan in een cirkel naar buiten en naar rechts. Je rechter elleboog eindigt dichter bij de middenlijn van je lichaam dan je rechter hand. Draai zowel je schouder als je onderarm naar buiten, alsof je wat aan de duimzijde van je rechter hand af laat vallen.
- Je elleboog is op geen enkel moment helemaal gestrekt. Door je lang te maken en je rug te strekken wordt het makkelijker om je schouderblad achterover te kantelen. Door in zijzit te zitten wordt je romp uitgenodigd om naar rechts te buigen.
- De exorotatie van je arm zorgt ervoor dat je rechter schouderblad naar beneden beweegt (totale achterover kanteling, omlaag komen en naar buiten bewegen).
- Keer de beweging om, beweeg je hand terug en omlaag in een halve cirkel terwijl je je bekken terug laat draaien naar achter en naar rechts en je wat inzakt. Wissel de beide bewegingen af. Het zou moeten voelen alsof je de onderste punt van je schouderblad in de 'patatzak' van je ribbenkast nestelt: je verankert je arm aan je rug.
- Wissel van kant en doe dan hetzelfde; vergelijk en voel de verschillen.

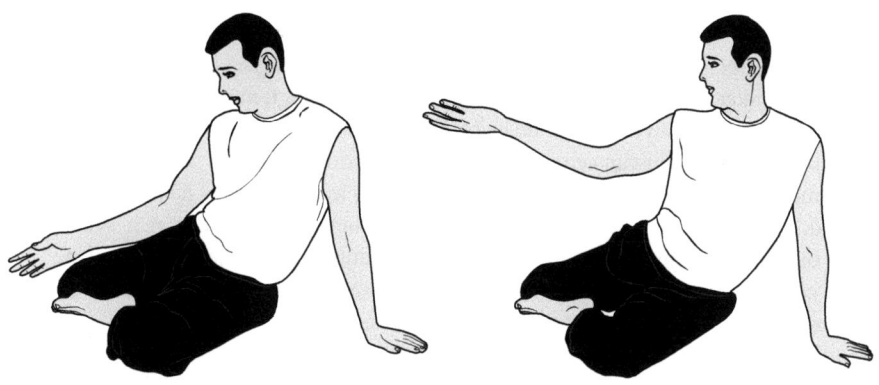

17.3.2 Schouder- en armoefening 2 (op een rolletje)

A
- Ga op je rug liggen op een opgerolde deken of twee of drie handdoeken; maak er een zachte rol van, met een lengte van ongeveer een meter. Ga erop liggen van hoofd tot en met bekken.
- Laat je linker heup naar de grond vallen links van de rol terwijl je goed oplet dat je beide knieën omhoog naar het plafond gericht blijven en dat je beide voeten stevig op dezelfde plek blijven staan (laat je knieën niet naar links of naar rechts uitwijken en laat je voeten niet heen en weer rollen).
- Voel wat je moet doen met je heupen om je benen op dezelfde plek in de ruimte te houden. Om je balans te herstellen, laat je je romp naar rechts buigen en breng je je ribben aan de rechter kant naar elkaar toe en aan de linker kant juist uit elkaar. Laat je hoofd volgen door je nek iets naar rechts te buigen.
- Doe deze beweging een aantal keer naar dezelfde kant en doe het daarna naar de andere kant; vergelijk beide kanten en zoek de verschillen. Zorg voor een mooie gelijkmatige overgang van de ene beweging naar de andere.

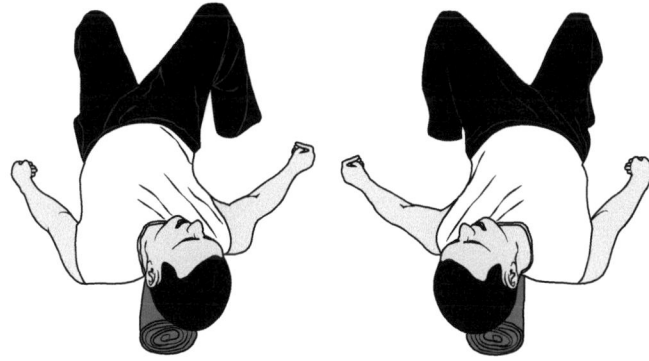

B
- Reik nu met je rechter hand naar het plafond met een lichte buiging in je elleboog. Terwijl je je linker heup laat vallen en je romp naar rechts buigt, maak je met je rechter arm weer die halve cirkel in de lucht. Stel je weer voor dat je met je rechter handpalm de binnenkant van een ronde vuilnisbak schoonmaakt.
- Op het moment dat je heup helemaal op de grond is, is je arm volledig naar buiten gedraaid; dit is een naar-voren-reikbeweging. Ook nu bevindt je elleboog zich weer dichter bij je middenlijn dan je hand; laat iets aan de duimzijde van je hand af vallen.
- Doe dit een aantal keer aan de rechter kant en wissel dan van kant; vergelijk de beide kanten.
- Doe deze beweging tot slot afwisselend rechts en links.

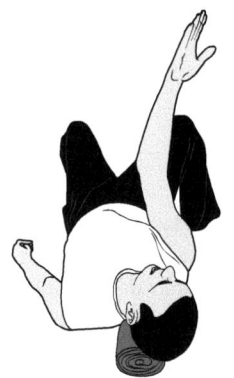 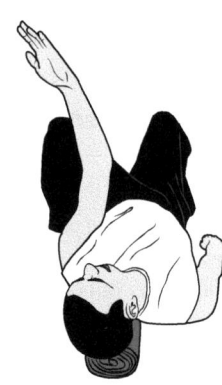

17.4 Voorbeeld van de agenda en het huiswerk van les 7

tijd	toelichting
19.00–19.40	mindfulness in zit, adem-lichaam en opmerken hoe je omgaat met opkomende gedachten, gevoelens en lichamelijke gewaarwordingen en effect op lichaam observeren, inclusief korte oefening zelfcompassie & nabespreking (30 à 40 min)
19.40–19.50	huiswerk van afgelopen week bespreken (10 min)
19.50–20.10	– oefening verbanden pijn/stress/spanning & dagelijkse activiteiten – plan maken om te reageren als verslechtering/terugval dreigt aan de hand van balans energiegevers en energievreters, en activiteiten die plezier of controle geven – gedicht: De zomerdag
20.10–20.20	drieminuten-ademruimte en vaardig handelen (10 min)
20.20–20.30	terugvalsignalen signaleren en acties bedenken (10 min)
20.30–21.15	mindful bewegen & nabespreking (45 min)
huiswerk	– mindfulnessoefeningen kiezen om elke dag te doen – 3 x per dag: drieminuten-ademruimte – drieminuten-coping-ademruimte indien nodig – actieplan voor verslechtering verder uitwerken (eventueel)

Literatuur

1 Fredrickson BL. Cultivating positive emotions to optimize health and well-being. Prevention & Treatment. 2000;3: ►http://journals.apa.org/prevention.

Les 8 – Vasthouden

Samenvatting

In dit praktijkhoofdstuk staat het thema 'afronden en dooroefenen' centraal. Veel patiënten rollen van het één in het ander. Aandacht geven aan de afronding van een taak zorgt voor herstel en het genieten van de geklaarde taak. Samen met de patiënt wordt doorgekomen wat hij zoal in deze training heeft geleerd. Er wordt vooruitgekeken naar blijven oefenen in de toekomst. De metafoor van de parachute wordt ingebracht om aan te geven dat de patiënt ook moet oefenen als het goed met hem gaat. Een plan wordt gemaakt om mindfulness in de toekomst vast te houden. De doelen van de patiënt worden geëvalueerd. Via motiverende gespreksvoering versterkt de patiënt zijn eigen motivatie om met mindfulness door te gaan. De onderdelen mindful bewegen hebben als thema's: bewegingen in staan, spelen met gewicht en gewicht verplaatsen, en arm als verlengstuk van een dynamische romp.

18.1 Mindfulnesskader – 308
18.1.1 Hectiek – 308
18.1.2 Een parachute weven – 309
18.1.3 Laat de patiënt een keuze maken – 311
18.1.4 Gedicht – 311

18.2 Mindful bewegen 1 – bewegingen in staan, spelen met gewicht en gewicht verplaatsen – 311

18.3 Mindful bewegen 2 – arm als verlengstuk van een dynamische romp – 314
18.3.1 Schouder- en armoefening 3 (langzit) – 314
18.3.2 Schouder- en armoefening 4 (in stand) – 315

18.4 Voorbeeld van de agenda en het huiswerk van les 8 – 317

Literatuur – 317

© Bohn Stafleu van Loghum, onderdeel van Springer Media B.V. 2017
P. van Burken, *Mindfulness en fysiotherapie*, DOI 10.1007/978-90-368-0699-2_18

18.1 Mindfulnesskader

Veel patiënten met stressgerelateerde problematiek hebben vaak een jachtig leven. Ze rollen van de ene klus in de andere. Er zijn geen momenten waarin de patiënt tot stilstand komt. Geen moment om uit te rusten, bij te tanken of te genieten van het feit dat een taak afgerond is. Geen moment om welbewust te bezinnen 'wat ga ik nu doen en hoe'. We spreken vaak van 'een taak afronden', maar in feite gaat het om 'een eind van de taak', 'een taakloze fase' en mogelijk 'een start van een volgende taak'. Het zijn drie fases die actueel in het huidige moment beleefd kunnen worden, mits de patiënt er aandacht voor heeft. Dat is vaak niet zo. Op de automatische piloot is de patiënt aan het eind van een taak in gedachten al bezig met de volgende. Daardoor komt er nooit een afronding, een besef dat iets gelukt is, en kan de patiënt het gevoel krijgen de hele dag druk geweest te zijn en toch bijna niets gedaan te hebben.

De patiënt kan echter leren om wel bewust van afrondingen te gaan genieten. De kans dat taken voeden in plaats van uitputten, neemt daardoor toe. De patiënt staat immers bewuster stil bij iets wat gelukt is. 'Lukken' is een basale menselijke behoefte. Wellicht zal in het begin de kwetterende geest de patiënt wijsmaken dat pauzeren nog niet kan, dat hij dóór moet, er nog niet is enzovoort. Door toch kleine of grotere pauzes te nemen tussen verschillende taken en daarbij mindful te observeren wat er allemaal aanwezig is, wordt de patiënt langzamaan meer bestendig tegen die kwetterende geest. Het is te vergelijken met het ongemak tijdens de zitmeditatie: wel het hele palet waarnemen maar er verder niets mee doen en heel eigenwijs doorgaan met de aandacht terug te brengen in de richting van het lichaam en de adem. Hier geldt dat ook: heel eigenwijs de aandacht richten op het besef dat een taak is afgerond, op 'even nietsdoen' en ervan genieten.

Om ook deze training een bewuste en goede afronding te geven, kijken we met de patiënt terug op de inhoud van de training. De patiënt leerde:
- de doe-modus te herkennen en te schakelen naar de zijn-modus;
- zijn aandacht uit zorgen te bevrijden door langdurig te richten op één alledaags ding: eten, adem, lichaam;
- zien welke denkpatronen hem afleiden en hoe het gekwetter van de geest de patiënt van de direct ervaring weghoudt;
- dat gedachten slechts gedachten zijn en geen feiten;
- zonder zelfkritiek terug te keren naar het object van aandacht;
- 'wakker te worden' uit de doe-modus door de aandacht te richten op één ding;
- dat de doe-modus geen vijand is, maar niet oeverloos ingezet moet worden bij taken waarbij het niet werkt;
- zien wanneer de stress tot overmatig gebruik van de doe-modus leidt;
- ruimte te maken voor lastige emoties;
- onder stress schakelen van doe-modus naar zijn-modus;
- dat vriendelijkheid voor zichzelf bij dit alles helpt;
- dat mindfulness hem in de zijn-modus brengt en meer ruimte, inzicht en tijd voor goede keuzen geeft.

18.1.1 Hectiek

Voor veel patiënten is de wereld erg hectisch. Alles lijkt sneller te moeten, geluk en succes worden als dwingende norm voorgehouden, informatieoverload dreigt overal, gevolgen van een economische crisis zijn voelbaar en daarnaast zijn er de verplichtingen naar gezin, vrienden, werk en maatschappelijke initiatieven. Voor de patiënt komt daar de last van zijn aandoening nog bij. Voor je het weet, is de wereld een vermoeiende loden last geworden.

De antieke filosoof Epictetus maakte echter al duidelijk dat het niet zozeer de gebeurtenissen zijn die ons van de kaart brengen, maar hoe we tegen die gebeurtenissen aankijken. We bepalen voor een belangrijk deel zelf hoe we tegen onszelf, de anderen en de wereld aankijken. Binnen de cognitieve gedragstherapie wordt de inhoud van deze kijk op de wereld onderzocht en veranderd. Bij mindfulnesstraining leert de patiënt ook zijn disfunctionele gedachten herkennen, maar leert daar losser van te komen.

De patiënt leerde piekeren, gespannenheid en lichamelijk klachten zien als signalen dat hij meer geduld, aandacht en mildheid in zijn leven moet brengen. Symptomen zijn een aansporing om van moment tot moment het leven nu te leven en vooral niet te wachten tot morgen. Mindfulness helpt de patiënt om bewust te worden van het leven dat hij al heeft, in plaats van het leven dat hij zou willen hebben. Het nu is de toekomst die de patiënt zichzelf al talloze malen beloofde. Het mañana-mañana-syndroom moet gestopt worden:
- 'Die slaap haal ik het weekend wel in.'
- 'Als het rustiger wordt doe ik meer met de kinderen.'
- 'Volgende zomer doe ik het rustiger aan en neem ik echt vakantie.'

Naast 'wakker worden in het nu' leerde mindfulness de patiënt ook om meer compassie voor zichzelf te hebben, ook voor de minder prettige kanten van zijn persoonlijkheid. Centraal daarbij staat het besef dat de patiënt geen perfect mens is, maar wel perfect menselijk. Open accepterende en zorgzame aandacht is een bijzondere aandacht: vechten en allerlei negatieve motieven en kritische gedachten lossen er langzaam maar zeker in op.

18.1.2 Een parachute weven

Jon Kabat-Zinn gebruikt vaak de metafoor van de parachute. Met mindfulness weef je een parachute die je opvangt als het leven moeilijk wordt. Een parachute weef je niet als je uit het vliegtuig gevallen bent, maar ruim daarvoor. Kabat-Zinn moedigt aan elke dag een beetje aan de parachute te werken, hem te onderhouden en te verbeteren. Met mindfulnessvaardigheden is dat net zo: ze moeten onderhouden worden. Een andere passende uitspraak van Kabat-Zinn is: 'Les 8 is de rest van je leven.' Met andere woorden, na les 8 eindigt het niet maar begint het pas [1].

Enkele tips om mindfulness in het dagelijks leven te onderhouden (verwijzing):
- Blijf nog even rustig liggen als je wakker wordt en haal aandachtig adem.
- Ook door de dag heen is de adem altijd een anker naar het heden.
- Oefen om al je gedachten, gevoelens en sensaties mild en met compassie te accepteren voor wat ze zijn.
- Gebruik ademruimtes om uit je hoofd in het nu te komen.
- Blijf de formele mindfulnessoefeningen doen als fundament onder mindful leven.
- Gebruik ademruimte als je veel pijn hebt, bezorgd, boos of moe bent. Je kunt daarna beter een verstandige keuze maken.
- Ruik, voel, zie, hoor en proef zo precies mogelijk, elk moment.
- Ga fietsen, wandelen, tuinieren enzovoort en breid dit langzaam op. Mocht er afkeer tegen bewegen ontstaan, bijvoorbeeld bij ongemak, kijk en adem ernaar.

Kijk samen met de patiënt terug op wat hij de afgelopen weken bereikt heeft. Dat kan door de patiënt dat zelf te laten verwoorden. Een andere manier is door de doelen die de patiënt aan het begin van de training opgeschreven heeft, weer tevoorschijn te halen en aan de patiënt terug te geven. Vervolgens kunnen op een formulier de volgende vragen beantwoord worden:

1. Als je terugkijkt naar al je doelen bij elkaar genomen; wat is je algemene oordeel over de mate waarin je dichter bij je doelen bent gekomen?

Niets dichterbij gekomen   **Doelen volledig bereikt**

0   1   2   3   4   5   6   7   8   9   10

2. In welke mate ben je tevreden met wat je met mindfulnesstraining bereikt hebt?

Heel erg ontevreden   **Neuraal**   **heel erg tevreden**

-5   -4   -3   -2   -1   0   1   2   3   4   5

3. Hieronder kun je je afzonderlijke doelen opschrijven en evalueren. Gebruik hiervoor dezelfde schalen als hierboven staan.

Doel	Mate waarin dit doel bereikt is? 0–10	Mate van tevredenheid over de verandering. –5 naar +5

De successen opgeschreven zien motiveert om door te gaan met meer mindfulness in het leven en bewegen te brengen. Laat de patiënt zelf verwoorden waarom het belangrijk en waardevol voor hem is om door te gaan met mindfulness. Het antwoord kan heel verschillend zijn:
- Omdat ik dan een prettig mens voor mijzelf en anderen ben.
- Om ondanks mijn pijn een gelukkig leven te leiden.
- Om kalm en energiek blijven.
- Om vrij te blijven van boosheid, wrok en cynisme.

De fysiotherapeut kan hier de stijl van motiverende gespreksvoering inzetten. Daardoor worden zelfmotiverende uitspraken ontlokt om met mindfulness door te gaan. Een mooie manier om dat in een groep te doen is de deelnemers elkaar in tweetallen te laten interviewen. Eerst wordt de één vijf minuten geïnterviewd en daarna wisselen de rollen. Omdat de deelnemers geen cursus gevolgd hebben in motiverende gespreksvoering krijgen ze de vragen op een formulier aangereikt. Ze lezen elke vraag afzonderlijk voor en de ander geeft antwoord:

1. Wat zie jij als nadelen als je stopt met mindfulness te oefenen of toe te passen?
2. Wat zie jij als voordelen om door te gaan met mindfulness?
3. Hoe belangrijk is dat op een schaal van 0 tot 10?
4. Waarom is het x en niet lager (noem lager getal)?

5. Hoeveel vertrouwen heb je dat je het vol kan houden (op een schaal van 0 tot 10)?
6. Waarom is het x en niet lager (noem lager getal)?
7. De interviewer geef nu een samenvatting van de positieve punten.

18.1.3 Laat de patiënt een keuze maken

Vraag de patiënt welke oefeningen hij zal blijven doen. Natuurlijk kan hij dat naar behoeven wijzingen. Heeft de patiënt bijvoorbeeld behoefte aan contact met het lichaam, dan kan hij de bodyscan doen. Als hij een zorg centraal wil stellen, kan hij de probleemverkennende mindfulnessoefening doen. Belangrijk is dat de patiënt begrijpt en ondertussen ervaren heeft dat mindfulness een vaardigheid is die aangekweekt en onderhouden moet worden. Er moeten elke dag momenten van mindfulness opgezocht worden, zowel in de vorm van informele momenten als in de vorm van de formele oefeningen. De formele oefeningen zijn nodig om het fundament onder mindfulness stevig te houden. De patiënt wordt aangemoedigd door te gaan met oefenen, ongeacht wat zijn innerlijke stem ook zegt. Zelfs een drieminuten-ademruimte is al zinvol, ook al zeggen je gedachten tijdens stress misschien dat het allemaal onzin is – doe het toch!

18.1.4 Gedicht

Ter afsluiting van de cursus kan het gedicht 'Hokusai zegt' van Roger Keyes voorgelezen worden. Zie: ▶www.demindfulfysiotherapeut.nl/gedichten/. Dit gedicht spoort de patiënt, en ook de fysiotherapeut, aan om nieuwsgierig en geïnteresseerd te blijven. Het vertelt dat het er niet toe doet wat je doet als je maar open opmerkzaam blijft en blijft voelen. Het moedigt aan om niet bang te zijn en het leven je bij de hand laten nemen. En het leven waar we onderdeel van zijn, door je heen laten leven.

18.2 Mindful bewegen 1 – bewegingen in staan, spelen met gewicht en gewicht verplaatsen

- **Referentiebeweging:**

Staan en je gewicht naar voren laten komen net zover totdat je je evenwicht zo verliest dat je een uitvalspas maakt om jezelf op te vangen. Hoe ver naar voren kun je jezelf laten gaan? Hoe snel maak je die pas naar voren? Hetzelfde spel naar achteren.

Er zijn mensen die dit heel eng vinden en er niet op vertrouwen dat zij zichzelf opvangen door een uitvalspas naar achter te maken. Deze mensen kun je bij het doen van de bewegingenserie beter met de rug vlak voor een muur laten staan. Je kunt ze dan naar voren laten vallen en laten voelen hoe de deur hen in de borstkas opvangt. Laat ze zo dichtbij de muur staan dat als ze zich als een plank naar achter laten vallen, ze opgevangen worden ter hoogte van de schouderbladen. Laat dat een paar keer doen, zodat de angst voor naar achter bewegen verdwijnt en ga dan verder met de beweging met het veilige gevoel van de opvangende muur achter zich. Lukt het niet hen gerust te stellen, dan is dit misschien wel juist een goede beweging voor ze, maar niet op dit moment. Door angst kan de aandacht niet vrijgegeven worden voor de beweging en zal de spanning alleen maar vergroten.

Bodyscan in staan. Staan en voel hoe je staat. Welke impressie, welk gevoel past bij hoe je nu staat? Als iemand naar je kijkt, wat ziet hij dan? Wat leest hij af aan je houding en wat je uitstraalt? Merk het contact van je voeten met de grond:
- Hoe maakt je rechter voet contact met de vloer?
- Waar is het gewicht het duidelijkst, het grootst? Meer voor of meer achter, meer binnenrand of meer buitenrand?
- En je linker voet?
- Welke van de twee heeft meer gewicht als je links en rechts vergelijkt? Hoe weet je dat? Voel je ook verschil in je benen, je billen, je rug?

Verplaats het gewicht in je beide voeten meer naar voor, richting je tenen. Niet meer dan dat je nog gemakkelijk kunt blijven staan en je niet extra hoeft aan te spannen om je balans te bewaren. Hoe doe je dat? Hoe breng je je gewicht meer naar voor? Waar is het initiatief en wat gebeurt er tegelijk in je hele lichaam? Wat komt mee naar voor en wat blijft achter? Zoek naar een manier dat je voelt dat je hele lijf meekomt. Merk dat de beweging dan in je kruin het grootst is. Merk dat het alleen in je enkelgewrichten beweegt. Ga niet zover naar voren dat je hielen van de grond willen.

Rust gewoon staand en voel wat de beweging heeft veranderd.

Verplaats het gewicht nu naar achter. En voel hoe het gewicht in je voetzool naar de hiel verplaatst en dat de beweging weer in het enkelgewricht is. Hoeveel vertrouwen heb je in deze richting? Hoever naar achter kun je gaan zonder extra te hoeven aanspannen in de spieren die je rechtop houden? Voel hoe je hele lichaam naar achter gaat. Gaat alles even veel? Of voel je bepaalde stukjes lichaam aarzelen, niet even veel mee komen of de andere kant op bewegen? Zoek naar een beweging waar alles in gelijke mate in verhouding tot elkaar meekomt, waarbij de uitslag bij je kruin het grootst is, omdat de voeten op hun plek blijven. Ga niet zover naar achteren dat je tenen van de grond willen.

Rust in staan, voel hoe dat voelt, vooral in je voeten en benen en loop dan even rond. Kijk of je een manier van rondlopen kunt vinden die ontspannen is en jou rust geeft.

Kom weer staan en beweeg nu naar voor en naar achter, rustig en geleidelijk je gewicht in je voeten naar voor en achter verplaatsend. Kijk of je je kunt overgeven aan die beweging alsof je een boom bent die wiegt in de wind. Voel hoe je reageert in je voeten. Als je voetspieren het toelaten, worden je tenen langer als je naar voor gaat en korter als je naar achter gaat. Hoe is dit in je kruin? Beweegt het daar gelijk op met de gewichtsverplaatsing in je voeten? Of is daar een lichte vertraging in, of zelfs een duidelijke? En hoe is dat in je bekken? Voel dat vanuit je heiligbeen middenachter, voel dat vanuit je schaambot middenvoor.

Weer rust in staan.

Nu je gewicht meer naar de buitenrand van de linker voet en de binnenrand van de rechter voet en terug. Je hele voetzool blijft in contact met de vloer, dus niet kantelen in je voeten. Voel hoe ver je kunt gaan voor je extra gaat aanspannen om in balans te blijven. Zoek niet naar het meest grote, maar naar een beweging waar je voldoende rust hebt om in opmerkzaamheid te blijven over wat er gebeurt en vooral ook wat er gebeurt in de rest van jou, bijvoorbeeld langs de wervelkolom.

En dan met je gewicht naar de buitenrand van je rechter voet en binnenrand van je linker voet en terug naar het midden.

Beweeg naar beide kanten afwisselend en zoek naar waar alles in verhouding mee doet, dus bovenin het meest en dan steeds lager een beetje minder en minder tot je bij je voeten bent die het vaste punt zijn. Voel hoe binnen in je voet er van alles beweegt om je voetzolen vol in contact met de vloer te kunnen houden, terwijl je gewicht verplaatst in de voet van links naar rechts en weer naar links.

Verplaats het gewicht in je voeten naar voor en vandaar naar rechts, en dan naar achter, naar links en weer naar voor enzovoort. Dus in cirkelvormige beweging in je voetzool je gewicht verplaatsen. Blijf een poosje bij die verplaatsing van het gewicht in je voeten en merk op wat er in je voet in beweging is.

Hoe beweegt je kruin? Wat voor patroon? Is het ook een cirkel? Zo niet, kijk dan nog eens naar de cirkel van gewichtsverplaatsing in je voeten. Wat kun je veranderen zodat je kruin precies een cirkel maakt? Ga je even veel naar voor en achter als naar links en rechts of is de ene richting veel groter zodat de beweging meer hoger in je lichaam ook nooit een cirkel kan worden? Kijk of je je gewichtsverplaatsing in je voeten in alle richtingen precies gelijk maakt, precies even veel. Voel andere plekken van je lichaam en voel hoe het daar beweegt ten opzichte van de ruimte om je heen. Als alles meedoet is het een beweging die overal cirkels creëert. Waar is dat minder zuiver, waar is dat minder duidelijk?

Dezelfde gewichtsverplaatsing in de andere richting maken en zoek naar een zo precies mogelijke cirkel.

Rust. Staan en voel hoe je staat. Welke impressie, welk gevoel past bij hoe je je nu voelt staan? Merk het contact van je voeten met de grond:

- Hoe maakt je rechter voet nu contact met de vloer? Heeft het een andere kwaliteit? Hoe voelt de vloer aan?
- Waar is het gewicht nu het duidelijkst, het grootst? Meer voor of meer achter, meer binnenrand of meer buitenrand? En hoe was dat aan het begin?
- En je linker voet?
- Hoe is het gewicht verdeeld over je linker en rechter voet? Voel je ook verschil in je benen, je billen, je rug?

Loop rond en voel hoe het in het lopen voelt. Wat is anders dan gebruikelijk?

Dan weer de referentiebewegingen herhalen. Merk op hoeveel meer ruimte en tijd er is voordat de opvangreflex maakt dat je een pas naar voor zet (of naar achter). Merk op hoeveel makkelijker je die stap dan ook zet.

- **Variaties**

Je kunt op deze beweging een aantal variaties maken:

- In schredestand. Hier moet je oppassen dat het geen rotatiebeweging wordt maar dat het borstbeen en de neus naar voor blijven.
- Met de voeten op één lijn. Hier wordt het spannender voor het evenwicht.
- Met de benen voorlangs gekruist. Hier wordt het nog moeilijker met het evenwicht.
- Met je benen een beetje gespreid en dan het gewicht op één voet. Hier kun je meer gewaarwording krijgen van hoe je je gewicht draagt in je been en hoe dat betekent dat je een min of meer rechte verbinding kunt voelen door je been en hoofd, door je romp naar je kruin. Als je heupgewricht niet in lijn is, dan steekt het bekken naar buiten. Meestal heeft één been die prachtige lineaire connectie en bij het andere been verdwaalt de lijn ergens of gaat gebogen, gegolfd of helemaal kriskras.

Opmerking Als het evenwicht te veel een issue is, zorg dan dat er iets in de buurt is om aan vast te pakken als dat nodig is: een muur, een stoel, je hand. Doe nooit de variaties voordat iemand ruimte heeft gecreëerd in zijn balans door de eerste set bewegingen van deze les. Dan zal het zelfs met gekruiste benen niet zo moeilijk hoeven zijn.

18.3 Mindful bewegen 2 – arm als verlengstuk van een dynamische romp

In deze serie faciliteren we de arm om als een verlengstuk van een dynamisch romp te bewegen, net zoals we deden in de lessen voor de nek en schoudergordel. Het gaat dus om thoracale mobiliteit en integratie van beweging met de volle aandacht erbij. Merk ook op dat de romp wordt uitgelokt tot asymmetrisch bewegen, in samenwerking met krachtenkoppels van het bekken. In de les in zijzit ging het vooral om de door de heupextensoren aangedreven krachtenkoppels van het bekken. Net zoals het geval was bij de les op de rol, waarbij we gebruikmaakten van een natuurlijke evenwichtsreactie om het bekken en de romp te laten samenwerken met de scapula en de arm. De eerste les van dit laatste hoofdstuk is ook een beweging die door een krachtenkoppel van het bekken wordt aangestuurd, maar dan door asymmetrische heupflexie. Merk op hoe in deze zestien minilessen de thema's met elkaar verweven zijn en steeds worden uitgebreid; voet- en kniestabiliteit, heupmobiliteit, lumbale stabiliteit, thoracale mobiliteit, cervicale en glenohumerale beweging die stopt voor de eindstand. Reciproke bewegingen, verandering van uitgangshouding en koppelen aan functionele context werden steeds ingezet als gereedschap. Overal vond je dynamisch geïntegreerde bewegingen terug; het hoofd en de armen bewogen als een verlengstuk van een dynamisch bewegende of juist een kunstmatig onbeweeglijk gehouden romp; het bekken wordt bewogen, onder controle gehouden of gestabiliseerd door de heup of de spieren in de taille. In alle lessen zaten principes van optimaal bewegen:

- optimaal dragen van het fascio-skeletale gewicht (*alignment*);
- adequate verdeling van de beweging;
- proportioneel inzetten van synergisten;
- minimaliseren van onnodige (in)spanning.

18.3.1 Schouder- en armoefening 3 (langzit)

A
- Ga op de grond zitten met je benen gestrekt voor je; langzit.
- Laat je bekken achterover over de vloer rollen en maak je rug rond. Rol je bekken naar voren en kom omhoog zodat je op je linker zitbeenknobbel terecht komt; je rechter zitbeenknobbel is los van de grond en je romp buigt, als evenwichtsreactie, achterover en naar rechts.
- Rol terug naar het midden en doe het nogmaals naar links. Herhaal dit een aantal keer en doe het dan naar de andere kant. Doe het vervolgens om en om naar beide kanten; omhoog en naar links-voor, terug naar midden-achter, omhoog en naar rechts-voor enzovoort.
- Als extra oefening kun je proberen om op je zitbeenknobbels naar voren te wandelen. Deze beweging wordt aangedreven door je heupbuigers.

18.3 · Mindful bewegen 2 – arm als verlengstuk van een dynamische romp

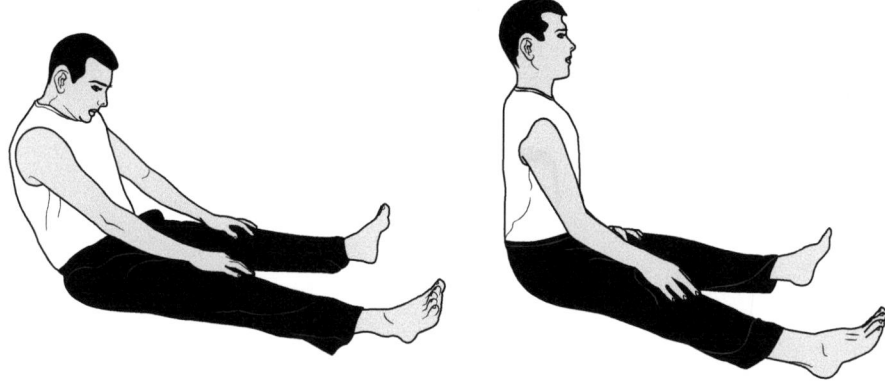

B

- Na een welverdiende rust kom je weer terug in langzit. Kom weer omhoog en op je linker zitbeenknobbel terwijl je met je rechter arm naar voren reikt en een halve cirkel beschrijft (alsof je de binnenkant van de vuilnisbak schoonmaakt). Hier is onze schouder/onderarm naar buiten draaiing weer; met je elleboog weer dichter bij je middenlijn dan je hand en je laat iets aan de duimzijde van je hand vallen.
- Keer de beweging om; draai je arm naar binnen en rol je romp terug. Herhaal deze beweging een aantal keer, naar links-voor omhoog komen en je arm naar buiten draaien. Wissel van kant en doe hetzelfde. Doe de beweging om en om links en rechts. Wandel op je zitbeenknobbels als extraatje.

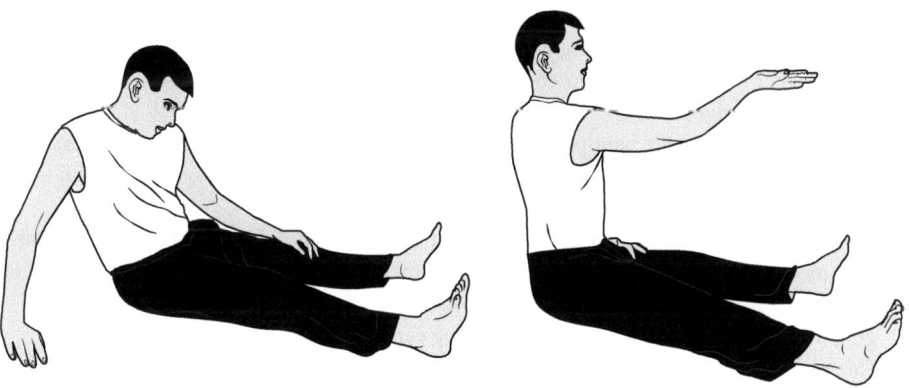

18.3.2 Schouder- en armoefening 4 (in stand)

- Ga staan met je voeten evenwijdig en iets verder uit elkaar dan schouderbreedte. Buig je knieën licht en kantel je bekken achterover zodat je bekken praktisch verticaal staat.
- Verplaats je gewicht boven je linker voet en draai je romp en je bekken samen naar links; je achterste (rechter) knie strekt en je voorste (linker) knie buigt. Houd je voeten stevig in het midden op de grond, je bekken praktisch verticaal en je onderrug lang en vlak.

- Doe dit een aantal keer heen en weer aan iedere kant en vervolgens heen en weer naar beide kanten. Draai je bekken en je romp steeds samen in dezelfde richting als waar je je gewicht naar toe brengt.

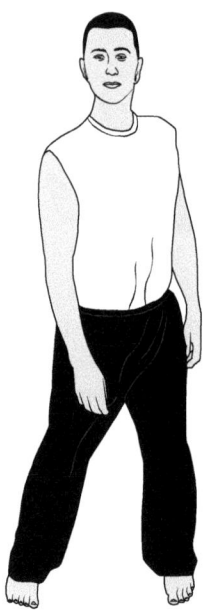 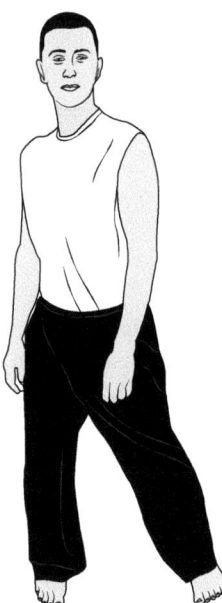

- Neem wat rust. Doe de oefening weer, verplaats je gewicht en draai naar links en beweeg nu je rechter hand weer naar voren en draai hem naar buiten in een halve cirkel zoals we deden in de vorige lessen.
- Stel je voor dat je met je handpalm langs de binnenkant van een vat strijkt. Dit is exorotatie van zowel je schouder als je onderarm; wederom eindigt je elleboog dichter bij je middenlijn dan je hand, die weer wat laat vallen.
- Keer de beweging om, om terug te keren naar de uitgangshouding. Herhaal dit een aantal keer met je rechter hand. Doe het dan andersom, verplaats je gewicht naar je rechter voet terwijl je je linker arm naar voor en omhoog brengt in de welbekende halve cirkel beweging. Herhaal ook aan deze kant de beweging een aantal keer.
- Doe de beweging om en om links en rechts; zoek naar de overeenkomsten en de verschillen. De handen reiken recht naar voren maar doordat je romp en bekken samen draaien, zal de hoek van je arm met je romp ongeveer 45 graden zijn.
- Leg de nadruk op het optillen van de borstkas en het uitstrekken van de middenrug. Zorg er ook voor dat je de onderste hoek van je schouderblad in de 'patatzak' van je ribben laat glijden (achterover kanteling van je schouderblad) en zorg ervoor dat je je schouder laag houdt en hem verankert aan je rug.
- Kun je een manier bedenken om vooruit te lopen terwijl je je armen zo beweegt?

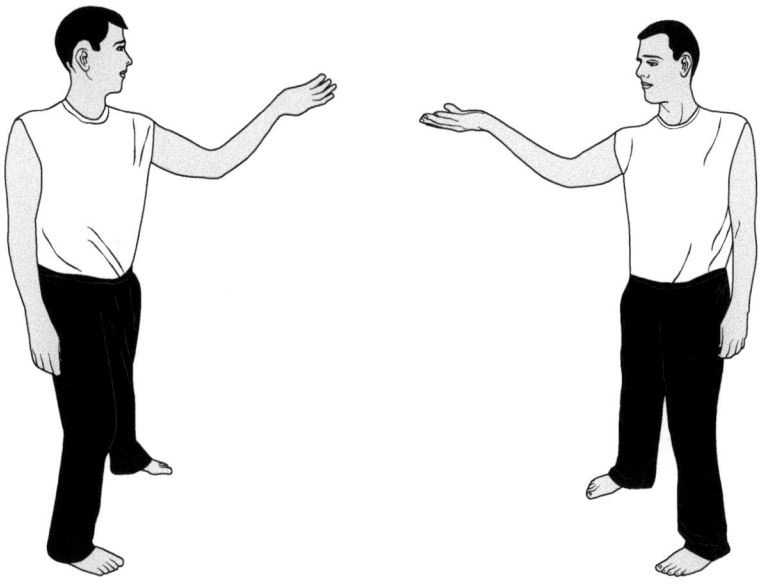

18.4 Voorbeeld van de agenda en het huiswerk van les 8

tijd	toelichting
19.00–19.40	bodyscan & nabespreking (30 à 40 min)
19.40–19.50	huiswerk bespreken, inclusies alarmsysteem en actieplannen
19.50–20.10	bespreek wat men de gehele cursus geleerd heeft (eerst in tweetallen, daarna centraal)
20.10–20.20	vragenlijsten persoonlijk impressie cursus & doelen evalueren (10 min)
20.20–20.30	– bespreek hoe momentum en discipline vast te houden – bespreek de plannen en koppel aan positieve redenen voor zelfzorg – gedicht: 'Hokusai zegt'
20.30–21.15	mindful bewegen & nabespreking (45 min)
21.15–21.30	afsluiting met mindfulnessoefening en elkaar het beste wensen

Literatuur

1 Kabat-Zinn J. Working with physical pain: your pain is not you. Full catastrophe living: how to cope with stress, pain and illness using mindfulness meditation. 2nd ed. London: Piatkus; 2013.

Bijlagen

Het brein – 320

Register – 322

© Bohn Stafleu van Loghum, onderdeel van Springer Media B.V. 2017
P. van Burken, *Mindfulness en fysiotherapie*, DOI 10.1007/978-90-368-0699-2

Het brein

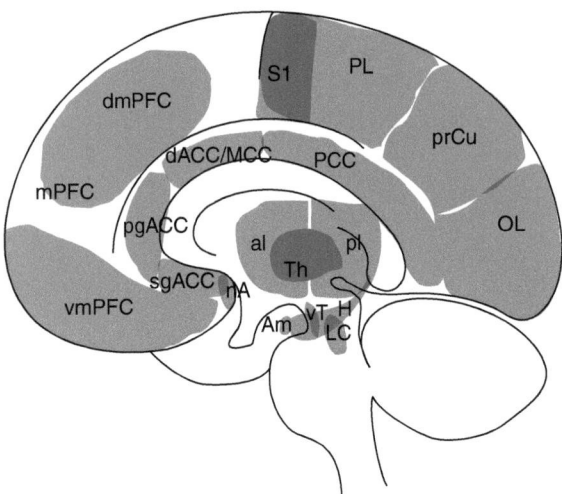

Breinoverzicht (mediaal) met gebruikte afkortingen

afkorting	naam van gebied
aI	anterior insula
Am	amygdala
dACC	dorsale anterior cingulate cortex
dmPFC	dorsomediale prefrontale cortex
H	hypothalamus
Lc	locus coeruleus
MCC	mid cingulate cortex
nA	nucleus accumbens
OL	occipital lobe (achterhoofdskwab)
PCC	posterior anterior cingulate cortex
pgACC	pregenuale anterior cingulate cortex
pI	posterior insula
PL	parietal lobe (pariëtaalkwab)
prCu	precuneus
S1	primaire sensorische cortex
sgACC	subgenuale anterior cingulate cortex
Th	thalamus
vmPFC	ventromediale prefrontale cortex
vT	ventrale tegmentum

Het brein

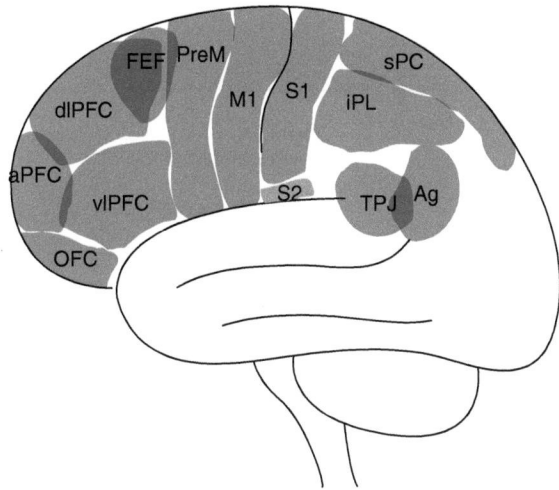

Breinoverzicht (lateraal) met gebruikte afkortingen

afkorting	naam van gebied
Ag	angulaire gyrus
aPFC	anterior prefrontale cortex
dlPFC	dorsolaterale prefrontale cortex
FEF	frontal eye field
iPL	inferior parietal lobe
M1	primaire motorische cortex
OFC	orbitofrontale cortex
PreM	premotorische cortex
S1	primaire sensorische cortex
S2	secundaire sensorische cortex
sPC	superior parietal cortex
TPJ	temporoparietal junction
vlPFC	ventrolaterale prefrontale cortex

Register

7–14 Hz alfaritme 42

A

aandacht, actieve 15
aandacht, executieve 16
aandacht, flexibiliteit 25
aandacht, krachtige volgehouden 25
aandacht op het lichaam 41
aandacht, reflectieve 24
aandacht, sensorisch perceptuele 24
aandachtabsorptie 81
aandachtfocus, en-en- 82
aandachtsfocus, externe 74, 80
aandachtsfocus, interne 75
aanvaarding 262
ABC-model van emotionele pijn 197
acceptatie 259, 262
acceptatie bij chronische pijn 116
accepterende therapeutische attitude 146
achter de waterval, metafoor 276
actieplannen 296
actieve aandacht 15
actueel ervarende zelf (AEZ) 37
adem 115
ademen, mindful 130
ademmeditatie 52
ademruimte 262, 295
afdwalende gedachte 192
afferentie 76
afkeer 224, 237, 241
afleiding 5, 116
afwijking 20
alcohol en drugs 158
alertheid 16
andere uitkijkpost 222
anker 215
anterior cingulate cortex 18, 20
anterior insula 37
approach 34, 38, 259
attention bias 44
attitude, milde 7
authentiek 147
autogene training van Schultz 153
automatische piloot 165
avoidance 34, 38, 242, 259

B

Bartenieff fundamentals 71
begeleidingsvaardigheid 148
beleggingsexpert 81
belichaming van mindfulness 147
bewegen 95
bewegingskwaliteit 71
bewegingsoefening 168
bewegingsvariabiliteit 78
bewegingsvrijheid 78
bewustzijn 4
bewustzijn, motorisch 76
bijbeweging, disfunctioneel 71
biopsychosociale model 90
bioscoopscherm 275
blauwe hemel 275
bodyscan 48, 92, 169, 170
boos 134
bredere perspectief 238
brein als orgaan 276
brief naar zichzelf 296
broaden en build model 294
burn-out 145

C

cartograaf 173
catastroferen 105, 242
chronische pijn 92
chronische-vermoeidheidssyndroom 120
classificeren van ervaringen 199
clean pain 91
cognitief herinterpreteren 132
cognitief vermogen 105
cognitief-emotionele route 6
cognitieve achteruitgang 128
cognitieve techniek 110
cognitieve therapie 273
common humanity 152
competentie van de leraar 156
conflicterende informatie 129
connectiviteit 73
contra-indicatie 151
controle 295
COPD 120
COPD-patiënt 52

coping 262
coping ademruimte 246
copingstijl 92
correspondente vertekening 133
corticale bewegingsmap 73
corticale plasticiteit 72
crisis 157
CVA 83

D

darten 78
decentreren 216
default mode network (DMN) 23, 106
depersonalisatie 155
depressie 158
dirty pain 91
discrepantiereductie 215, 223
disfunctionele bijbeweging 71
doe-modus 215
dorsolaterale prefrontale cortex 20
dreiging 133
drieminuten-ademruimte 139, 221, 246, 279
dubbelbelaste patiënten 114

E

effect 44
efferentie 75
eigenwijsheidtraining 196
emotie, heftige 149
emotieregulatie 131
emotionele impact 133
en-en-aandachtfocus 82
endogene opioïde netwerken 115
Epictetus 309
error positivity 129
error related negative 128
ethische mindset 4
executieve aandacht 16
executieve functie 18
externe aandachtsfocus 74, 80

F

fear-avoidance-model 116
Feldenkrais 71, 224

Register

film 277
Five Facet Mindfulness Questionnaire (FFMQ) 11
flexibiliteit van de aandacht 25
flow 15
focus op het lichaam 8
focused attention 22, 61, 108
focusing 48, 64
fouten maken 129
functie, eenvoudige executieve 19
functioneren, mentaal-emotioneel 31
fybromyalgie 114
fysiek ongemak 218
fysiotherapeutisch proces 146

G

gast, onaangename 258
gastheer 148
gedachte 240
gedachte, afdwalende 192
gedachtestroom 197
gedicht 240
gedragsimpuls 198
geen tijd 194
geen zin 294
gehechtheid 237
gelijkmoedigheid 129, 243
geluid 192, 239
geluidsopname 151
geluk 128, 135
genieten 293
gevoel van leegheid 155
gewaarzijn, keuzeloos 55
gezondheidsgedrag 118
graded exposure 31, 274
grens 95
grijze-stofdichtheid 105
groep 11
groepsproces 149

H

harm avoidance 137
hechting 135
hechting, angstige 136
hechting, onveilige 136
hechting, vermijdende 136
hectisch 308
hedonistisch 92
heelheid 96
heftige emotie 149
herinnering 128
herstelbelemmerende factor 45
het zelf 117
hoge sensorische verwerkingssensitiviteit 66

homunculus 42, 60, 170
hulpverlener 145

I

identificatie 40
identificatie met de pijn 117
impact, emotionele 133
impact van pijn 112
informatieoverdracht 150
informatiestroom 81
informele mindfulnessoefening 51
innerlijke vrede 135
inquiry 151
interne aandachtsfocus 75
interoceptie 37, 63
interoceptief gewaarzijn 130
interpretatie, onopgemerkte 273

J

Jon Kabat-Zinn 8
just this 219

K

keuzeloos bewustzijn 240
keuzeloos gewaarzijn 55
komeet 275
korte bodyscan 138
krachtige volgehouden aandacht 25
kwetsbaarheid 157

L

lage rugpijn, chronisch 113
langetermijndoel 191
levenswijsheid 148
lichaam, focus op 8
lichaamsbewustzijn 33
lichaamsrepresentatie 105
lichamelijk ongemak 54
lijden 241
lijden, extra 241
lijfelijk onbewuste zelf (LOZ) 37
lijst van terugvalsignalen 281
logboek 173
logboek prettige gebeurtenissen 220
lopen met aandacht 247
loslaten 219
luister- of kijkoefening 215

M

manjana-syndroom 309
medisch onverklaarde klachten 119

meditatiekussen 54
mentaal-emotioneel functioneren 31
mentale gezondheid 127
metafoor – berg 243
metafoor – driehoek 40
metafoor – parachute 309
metafoor – potjes op een plank 279
metafoor – spiegel 240
metafoor – steentje kiezen 196
metafoor – twee pijlen 244
metafoor – waterval 246, 276
metafoor – wolkeloze hemel 220
middenrif 53
milde attitude 7
mindful ademen 130, 134
mindful bewegen 80, 223
mindful lopen 57
mindful masseren 134
mindful reflecteren 191
mindful revalideren 95
mindful wandelen 83
mindful yoga 48, 56
mindful zitten 216
mindfulness als persoonskenmerk 26
Mindfulness Based Cognitive Therapy (MBCT) 8
Mindfulness Based Stress Reduction (MBSR) 8
mindfulness, definitie 4
mindfulness-stresshypothese 107
mindfulnessoefening, informeel 51
mini-teaching 150
motiverende gespreksvoering 310
motorisch bewustzijn 76
motorische leertheorie 81
motorische vaardigheidstraining 73
MP3 173
Multidimensional Assessment of Interoceptive Awareness (MAIA) 11

N

naming is taming 108, 220
narratief zelf (NZ) 37, 38
neerwaartse spiraal 237
negatief effect 153
negatieve ervaring 153
niet durven voelen 259
nieuwheid 15
nieuwsgierigheid 134, 169, 217, 261

O

obesitas 63
object van aandacht 22
observeren, open objectief 168

observerende zelf 90
oefeninstructie 150
oefenobstakel 218
offline consolidatie 78
onaangename gast 258
onderdrukken 195
ongemak, fysiek 218
ongemak, lichamelijk 54
ongemakkelijke ervaring 172
onkruid 243
onopgemerkte interpretatie 273
onplezierige gebeurtenis 244
ontstekingsreactie 119
onveilig gehechte patiënten 135
onveilige hechting 155
onvrede 64, 199
open monitoring 22, 61
open objectief observeren 168
opioïdenverslaving 114
oriëntatie 16
overactieve blaas 120
overdracht en tegenoverdracht 148
overweldigd worden 220

P

pain, clean vs dirty 244
pain-pleasure-dimensie 89
paniekaanval 158
parasympathische activiteit 130
Parkinson 83
pauzes 308
periaqueductale grijs 111
personaliseren 246
persoonlijkheid 146
perspectief, bredere 238
piekeren 130
pijn 89
pijn, chronische 92
pijn, emoties rondom 93
pijn en identiteit 137
pijn, gedachten rondom 93
pijn, identificatie met 117
pijn, impact 112
pijn/onplezierigheid 109
pijndimensie 105
pijndimensie, affectief 105
pijndimensie, cognitief 105
pijndimensie, sensorisch discriminatief 105
pijngroep 117
pijnmodulatie 112, 115
pijnverlichting 89
placebo 115
plezier 295

podium 275
posturele stabiliteit 79
prefrontale cortex 20
primaire reactiviteit 259
probleemmeditatie 260, 261
problem solving-proces 194
progressieve relaxatie van Jacobson 153
proprioceptie 63, 77
PTSS 154
puppy 241

R

rationele emotieve therapie (RET) 273
reactiviteit 240
reflecteren, mindful 191
reflectieve aandacht 24
regelfunctie, complexe executieve 18
rivier 275
routinebezigheid 174
rozijnoefening 165
rugklachten 94
ruimtelijk niveau 76

S

schema enmeshment theory of pain 136
schuldgevoelens 294
screenen 156
Self Determinaton theory 78
sensitiviteit 60
sensorisch perceptuele aandacht 24
sensorische discriminatietraining 73
signaal-ruisverhouding 42
slaap 127, 195
somatosensorische cortex 75
sombere patiënt 112
speelsheid 50
spiegel 275
spiegelmetafoor 90, 240
stabiliteit, posturele 79
stemgebruik 150
stemming 274, 279
stressreactiviteit 108
suïcidaliteit 158
sunk-cost bias 133
suppressie 131
synergieniveau 76

T

taak afronden 308
Tai Chi 83

tekenen van terugval 280
teleurstelling 243
telomeren 119
therapeut-patiëntrelatie 146
therapietrouw 153
tieners 135
tijd 138
tijd-ruimteas 40
toelaten 237, 258
trapeze 219
trillend bewegen 168
tweepuntsdiscriminatie 60

U

uitputbaar 117
uitputtende activiteiten 293, 294
uitval 152

V

valentie 38
valentie van de ervaring 198
verankeren 200
verbeeldingsvermogen 83
vergelijken 237
verveling 195, 237
verwerkingssensitiviteit 66
verwijzingssysteem 157
Vipassana 23
visualisatie 23
visuele sensorische sensitiviteit 60
voedende activiteit 293, 294
vragenlijst 245
vrij voelen 151

W

wakker-zijn 127
Weber-Fechner-principe 71
website 10
werkgeheugen 127
wijze aandacht 89

Y

yoga, mindful 48, 56
yogi-master 108

Z

zelf 36
zelf, actueel ervarend 37
zelf, lijfelijk onbewust 37

zelf, narratief 37
zelf, observerende 90
zelfbeeld 35
zelfcompassie 147
zelfcontrole 128
zelfdiscipline 50
zelfkritiek 219
zelfmanagement 18
zelfregulatie 18, 89
zelfsturing 16
zelftranscendentie 137
Zen 23
zijn-modus 215
zitmeditatie 54, 201
Zorgzaamheid 293
zorgzame aandacht 148

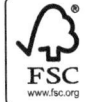

MIX
Papier aus verantwortungsvollen Quellen
Paper from responsible sources
FSC® C105338

If you have any concerns about our products,
you can contact us on
ProductSafety@springernature.com

In case Publisher is established outside the EU,
the EU authorized representative is:
**Springer Nature Customer Service Center GmbH
Europaplatz 3, 69115 Heidelberg, Germany**

Printed by Libri Plureos GmbH
in Hamburg, Germany